U0236203

卫生健康数据手册

2024

国家卫生健康委统计信息中心 编

 中国协和医科大学出版社

北 京

编者名单

主　编　吴士勇

编　者　张耀光　陈俐锦　王晓旭　冯星淋

　　　　刘菊芬　徐向东　李岳峰　蔡　玥

　　　　武瑞仙　王　帅　梁艺琼　刘子峰

　　　　张黎黎　魏文强　郑荣寿　聂丽蓉

前　　言

　　为贯彻落实新发展理念，全面推进健康中国建设和实施积极应对人口老龄化战略，促进卫生健康事业高质量发展，更好服务管理决策，国家卫生健康委统计信息中心组织编写了《卫生健康数据手册2024》（以下简称《数据手册》），供各级领导、政策制定者、管理和研究人员参考使用。

　　《数据手册》以国家卫生健康委各类统计调查制度数据为基础，结合相关部委公开数据，涵盖人口社会与经济发展、居民健康状况、医疗资源与卫生服务、卫生健康投入、医疗保障、药品监管、教育与科技创新、医药产业发展等与健康相关的指标力图全景式反映卫生健康事业发展以及居民健康卫生服务利用、健康水平的现状及变化等情况。《数据手册》主要提供了2018—2023年最新数据，重点指标则为1949年以来的情况。

　　希望《数据手册》能够为政策研究、制定和落实提供便捷的数据支持，成为决策和管理的有力助手。因本书汇总了多种来源的数据，难免存在疏漏及不足之处，敬请广大读者批评指正。

国家卫生健康委统计信息中心

2024年11月

目　录

第一章

人口社会经济发展

第一节

人 口 情 况

1-1-1　历年全国总人口及分性别、分城乡人口数

单位：万人

年份	年末人口数	男性人口数	女性人口数	城镇人口数	乡村人口数
1949	54167	28145	26022	5765	48402
1950	55196	28669	26527	6169	49027
1955	61465	31809	29656	8285	53180
1960	66207	34283	31924	13073	53134
1965	72538	37128	35410	13045	59493
1970	82992	42686	40306	14424	68568
1975	92420	47564	44856	16030	76390
1980	98705	50785	47920	19140	79565
1985	105851	54725	51126	25094	80757
1990	114333	58904	55429	30195	84138
1995	121121	61808	59313	35174	85947
2000	126743	65437	61306	45906	80837
2001	127627	65672	61955	48064	79563
2002	128453	66115	62338	50212	78241
2003	129227	66556	62671	52376	76851
2004	129988	66976	63012	54283	75705
2005	130756	67375	63381	56212	74544
2006	131448	67728	63720	58288	73160
2007	132129	68048	64081	60633	71496
2008	132802	68357	64445	62403	70399
2009	133450	68647	64803	64512	68938
2010	134091	68748	65343	66978	67113
2011	134916	69161	65755	69927	64989
2012	135922	69660	66262	72175	63747
2013	136726	70063	66663	74502	62224
2014	137646	70522	67124	76738	60908
2015	138326	70857	67469	79302	59024
2016	139232	71307	67925	81924	57308
2017	140011	71650	68361	84343	55668
2018	140541	71864	68677	86433	54108
2019	141008	72039	68969	88426	52582
2020	141212	72357	68855	90220	50992
2021	141260	72311	68949	91425	49835
2022	141175	72206	68969	92071	49104
2023	140967	72032	68935	93267	47700

数据来源：国家统计局历年《中国统计年鉴》。

1-1-2　2018—2023年全国人口基本情况

指标	2018	2019	2020	2021	2022	2023
总人口/万人	**140541**	**141008**	**141212**	**141260**	**141175**	**140967**
按性别分/万人						
男性人口	71864	72039	72357	72311	72206	72032
女性人口	68677	68969	68855	68949	68969	68935
按城乡分/万人						
城镇人口	86433	88426	90220	91425	92071	93267
农村人口	54108	52582	50992	49835	49104	47700
性别比重/%						
男性人口	51.1	51.1	51.2	51.2	51.1	51.1
女性人口	48.9	48.9	48.8	48.8	48.9	48.9
城乡比重/%						
城镇人口	61.5	62.7	63.9	64.7	65.2	66.2
农村人口	38.5	37.3	36.1	35.3	34.8	33.8
人口年龄构成/%						
0～14岁人口	16.9	16.8	17.9	17.5	16.9	16.3
15～64岁人口	71.2	70.6	68.6	68.3	68.2	68.3
65岁及以上人口	11.9	12.6	13.5	14.2	14.9	15.4
人口总抚养比/%	40.4	41.5	45.9	46.3	46.6	46.5
少年儿童抚养比	23.7	23.8	26.2	25.6	24.8	24.0
老年人口抚养比	16.8	17.8	19.7	20.8	21.8	22.5
受教育程度人口占6岁及以上人口比重/%						
小学	25.3	25.3	24.8	26.1	—	—
初中	37.8	37.3	34.5	34.7	—	—
高中及中职	17.6	17.7	15.1	16.7	—	—
大专及以上	14.0	14.6	15.5	18.9	—	—
15岁以上人口文盲率/%						
总文盲率	4.9	4.6	2.7	3.2	—	—
男性文盲率	2.4	2.2	—	1.5	—	—
女性文盲率	7.5	7.0	—	5.0	—	—

数据来源：国家统计局历年《中国统计年鉴》。

1-1-3 2020年全国分年龄、分性别人口数和性别比

年 龄	人口数/万人			性别比 （女＝100）
	合计	男	女	
总 计	**140978**	**72142**	**68836**	**104.80**
0～4岁	7788	4097	3692	110.98
5～9岁	9024	4802	4223	113.71
10～14岁	8526	4561	3965	115.03
15～19岁	7268	3905	3363	116.12
20～24岁	7494	3968	3527	112.51
25～29岁	9185	4816	4369	110.25
30～34岁	12415	6387	6027	105.97
35～39岁	9901	5093	4808	105.93
40～44岁	9295	4763	4532	105.10
45～49岁	11422	5819	5603	103.85
50～54岁	12116	6111	6006	101.74
55～59岁	10140	5082	5058	100.46
60～64岁	7338	3687	3651	100.98
65～69岁	7401	3634	3767	96.47
70～74岁	4959	2416	2543	95.03
75～79岁	3124	1475	1649	89.48
80～84岁	2038	916	1123	81.57
85～89岁	1083	443	640	69.15
90～94岁	365	137	229	59.85
95～99岁	82	27	55	49.50
100岁及以上	12	4	8	41.95

数据来源：《2020中国人口普查年鉴》。

1-1-4　历年全国人口年龄结构及抚养比

年份	总人口数/万人	0～14岁人口数/万人	15～64岁人口数/万人	65岁及以上人口数/万人	总抚养比/%	少儿抚养比/%	老年抚养比/%
1990	114333	31659	76306	6368	49.8	41.5	8.3
1995	121121	32218	81393	7510	48.8	39.6	9.2
2000	128453	28774	90302	9377	42.2	31.9	10.4
2001	127627	28716	89849	9062	42	32	10.1
2002	126743	29012	88910	8821	42.6	32.6	9.9
2003	129227	28559	90976	9692	42.0	31.4	10.7
2004	129988	27947	92184	9857	41.0	30.3	10.7
2005	130756	26504	94197	10055	38.8	28.1	10.7
2006	131448	25961	95068	10419	38.3	27.3	11.0
2007	132129	25660	95833	10636	37.9	26.8	11.1
2008	132802	25166	96680	10956	37.4	26.0	11.3
2009	133450	24659	97484	11307	36.9	25.3	11.6
2010	134091	22259	99938	11894	34.2	22.3	11.9
2011	134916	22261	100378	12277	34.4	22.1	12.3
2012	135922	22427	100718	12777	34.9	22.2	12.7
2013	136726	22423	101041	13262	35.3	22.2	13.1
2014	137646	22712	101032	13902	36.2	22.5	13.7
2015	138326	22824	100978	14524	37.0	22.6	14.3
2016	139232	23252	100943	15037	37.9	22.9	15.0
2017	140011	23522	100528	15961	39.3	23.4	15.9
2018	140541	23751	100065	16724	40.4	23.7	16.8
2019	141008	23689	99552	17767	41.5	23.8	17.8
2020	141212	25277	96871	19064	45.9	26.2	19.7
2021	141260	24678	96526	20056	46.3	25.6	20.8
2022	141175	23908	96289	20978	46.6	24.8	21.8
2023	140967	22978	96280	21709	46.5	24.0	22.5

数据来源：国家统计局历年《中国统计年鉴》。

1-1-5 2018—2023年分省人口数 单位：万人

地区	2018	2019	2020	2021	2022	2023
全　国	**140541**	**141008**	**141212**	**141260**	**141175**	**140967**
北　京	2192	2190	2189	2189	2184	2186
天　津	1383	1385	1387	1373	1363	1364
河　北	7426	7447	7464	7448	7420	7393
山　西	3502	3497	3490	3480	3481	3466
内蒙古	2422	2415	2403	2400	2401	2396
辽　宁	4291	4277	4255	4229	4197	4182
吉　林	2484	2448	2399	2375	2348	2339
黑龙江	3327	3255	3171	3125	3099	3062
上　海	2475	2481	2488	2489	2475	2487
江　苏	8446	8469	8477	8505	8515	8526
浙　江	6273	6375	6468	6540	6577	6627
安　徽	6076	6092	6105	6113	6127	6121
福　建	4104	4137	4161	4187	4188	4183
江　西	4513	4516	4519	4517	4528	4515
山　东	10077	10106	10165	10170	10163	10123
河　南	9864	9901	9941	9883	9872	9815
湖　北	5917	5927	5745	5830	5844	5838
湖　南	6635	6640	6645	6622	6604	6568
广　东	12348	12489	12624	12684	12657	12706
广　西	4947	4982	5019	5037	5047	5027
海　南	982	995	1012	1020	1027	1043
重　庆	3163	3188	3209	3212	3213	3191
四　川	8321	8351	8371	8372	8374	8368
贵　州	3822	3848	3858	3852	3856	3865
云　南	4703	4714	4722	4690	4693	4673
西　藏	354	361	366	366	364	365
陕　西	3931	3944	3955	3954	3956	3952
甘　肃	2515	2509	2501	2490	2492	2465
青　海	587	590	593	594	595	594
宁　夏	710	717	721	725	728	729
新　疆	2520	2559	2590	2589	2587	2598

1-1-6 2020年分省家庭户数、人口数及性别比

地　区	户数/万户			人口数/万人			性别比 (女＝100)
	合计	家庭户	集体户	合计	男	女	
全　国	**52269**	**49416**	**2853**	**140978**	**72142**	**68836**	**104.80**
北　京	914	823	91	2189	1120	1070	104.65
天　津	546	487	60	1387	714	672	106.31
河　北	2636	2543	93	7461	3768	3693	102.02
山　西	1338	1275	64	3492	1781	1711	104.06
内蒙古	997	948	49	2405	1228	1177	104.26
辽　宁	1817	1747	70	4259	2126	2133	99.70
吉　林	996	943	53	2407	1202	1206	99.69
黑龙江	1371	1302	68	3185	1595	1590	100.35
上　海	1047	964	82	2487	1288	1200	107.33
江　苏	3192	2991	201	8475	4303	4172	103.15
浙　江	2688	2501	187	6457	3368	3089	109.04
安　徽	2289	2191	98	6100	3110	2992	103.94
福　建	1531	1437	94	4154	2147	2007	106.94
江　西	1479	1407	72	4519	2330	2187	106.62
山　东	3705	3518	186	10153	5143	5009	102.67
河　南	3322	3178	144	9937	4983	4953	100.60
湖　北	2102	1993	109	5775	2969	2806	105.83
湖　南	2389	2288	101	6644	3400	3245	104.77
广　东	4669	4247	422	12601	6687	5914	113.08
广　西	1687	1622	65	5013	2592	2421	107.04
海　南	320	296	24	1008	535	474	112.86
重　庆	1263	1204	59	3205	1620	1585	102.21
四　川	3221	3076	145	8367	4229	4139	102.19
贵　州	1327	1270	57	3856	1971	1886	104.50
云　南	1586	1515	71	4721	2442	2279	107.16
西　藏	109	101	8	365	191	173	110.32
陕　西	1498	1421	76	3953	2023	1930	104.79
甘　肃	877	842	35	2502	1270	1232	103.10
青　海	208	197	11	592	303	289	104.97
宁　夏	266	254	13	720	367	353	103.83
新　疆	880	835	45	2585	1335	1250	106.85

数据来源：《2020中国人口普查年鉴》。

1-1-7　2020年分省城乡人口分布情况

地区	城乡人口/万人		城镇人口比重/%	乡村人口比重/%
	城镇	乡村		
全　国	**90199**	**50979**	**63.9**	**36.1**
北　京	1917	273	87.6	12.4
天　津	1174	212	84.6	15.4
河　北	4482	2979	60.1	39.9
山　西	2183	1308	62.5	37.5
内蒙古	1623	782	67.5	32.5
辽　宁	3073	1187	72.2	27.8
吉　林	1508	899	62.7	37.3
黑龙江	2090	1095	65.6	34.4
上　海	2221	266	89.3	10.7
江　苏	6224	2251	73.4	26.6
浙　江	4660	1797	72.2	27.8
安　徽	3560	2543	58.3	41.7
福　建	2856	1298	68.8	31.2
江　西	2731	1788	60.4	39.6
山　东	6401	3751	63.0	37.0
河　南	5508	4429	55.4	44.6
湖　北	3632	2143	62.9	37.1
湖　南	3905	2740	58.8	41.2
广　东	9344	3258	74.2	25.8
广　西	2717	2296	54.2	45.8
海　南	608	401	60.3	39.7
重　庆	2226	979	69.5	30.5
四　川	4747	3621	56.7	43.3
贵　州	2050	1807	53.2	46.8
云　南	2363	2358	50.1	49.9
西　藏	130	234	35.6	64.4
陕　西	2477	1476	62.7	37.3
甘　肃	1307	1195	52.2	47.8
青　海	356	236	60.1	39.9
宁　夏	468	252	65.0	35.0
新　疆	1461	1124	56.5	43.5

数据来源:《2020中国人口普查年鉴》。

1-1-8　历年家庭户规模比例及家庭户比例

单位：%

年份	一人户家庭占比	二人户家庭占比	三人户家庭占比	四人户家庭占比	五人户及以上家庭占比	家庭户数占比
2002	7.7	18.4	31.7	23.1	19.1	98.9
2003	7.6	19.1	31.7	22.8	18.8	99.1
2004	7.8	19.6	31.4	21.8	19.3	99.1
2005	10.7	24.5	29.8	19.2	15.8	98.1
2006	9.1	24.2	30.7	20.0	16.0	98.4
2007	8.9	24.4	30.4	20.9	15.3	98.4
2008	8.9	24.6	30.4	21.0	15.2	98.3
2009	10.0	25.0	29.4	19.6	16.0	98.5
2011	14.0	26.0	27.7	16.9	15.4	96.9
2012	14.1	26.4	27.6	16.8	15.2	97.2
2013	14.6	27.3	26.9	17.0	14.2	97.4
2014	14.9	27.7	26.7	15.9	14.8	97.4
2015	13.1	25.3	26.4	17.9	17.1	94.6
2016	14.1	25.8	26.1	17.8	16.2	98.2
2017	15.6	27.2	24.7	17.1	15.3	97.9
2018	16.7	28.3	23.4	16.5	15.1	98.0
2019	18.5	29.6	22.3	15.9	13.9	98.0
2020	23.8	23.4	21.1	14.8	16.9	94.5
2021	17.0	24.3	21.6	18.6	18.5	96.5
2022	16.8	23.9	21.2	18.5	19.6	96.8

数据来源：国家统计局历年《中国统计年鉴》，2020年数据来自《2020中国人口普查年鉴》。

1-1-9　2020年分省家庭户数及不同家庭规模户数比例

地　区	家庭户数	一人户家庭占比/%	二人户家庭占比/%	三人口家庭占比/%	四人户家庭占比/%	五人户及以上家庭占比/%
全　国	494157423	25.39	29.68	20.99	13.17	10.76
北　京	8230792	29.93	33.14	21.71	8.94	6.27
天　津	4867116	23.99	35.49	24.84	10.52	5.16
河　北	25429609	19.99	31.34	21.69	15.50	11.47
山　西	12746142	23.99	31.79	23.28	13.86	7.08
内蒙古	9483957	23.30	37.60	25.20	10.03	3.87
辽　宁	17467111	26.61	36.90	23.93	8.23	4.32
吉　林	9426822	24.54	37.09	24.32	9.19	4.85
黑龙江	13024687	29.23	36.25	22.80	8.09	3.64
上　海	9644628	28.37	34.55	22.39	8.45	6.24
江　苏	29910849	23.32	32.22	21.73	12.43	10.29
浙　江	25008606	30.84	32.38	19.13	9.93	7.71
安　徽	21910377	23.66	30.99	21.76	13.57	10.03
福　建	14371078	27.31	26.28	19.45	14.25	12.71
江　西	14072847	21.82	25.33	20.19	16.18	16.48
山　东	35184241	20.05	31.92	21.81	16.46	9.76
河　南	31782093	21.98	26.73	20.46	16.08	14.75
湖　北	19931045	23.61	29.30	23.03	13.17	10.87
湖　南	22878336	25.34	27.68	20.84	14.46	11.69
广　东	42469178	33.22	24.25	16.48	12.22	13.82
广　西	16215014	25.13	23.71	20.13	15.19	15.84
海　南	2961646	22.41	21.91	19.90	17.62	18.16
重　庆	12040234	29.29	30.27	20.25	11.38	8.81
四　川	30756120	28.73	29.78	19.79	11.61	10.09
贵　州	12696585	23.88	26.10	20.32	15.30	14.38
云　南	15146831	22.82	24.71	20.87	15.62	15.97
西　藏	1014090	33.22	17.76	13.79	11.91	23.32
陕　西	14211344	27.18	29.03	21.44	13.32	9.02
甘　肃	8422836	22.67	28.38	21.47	14.18	13.30
青　海	1965893	25.38	25.06	20.90	14.03	14.62
宁　夏	2535074	21.20	31.23	23.42	15.16	8.98
新　疆	8351642	20.90	26.96	22.65	16.67	12.81

数据来源:《2020中国人口普查年鉴》。

1-1-10 历年全国出生率、死亡率及自然增长率

单位：‰

年份	出生率	死亡率	自然增长率
1949	36.00	20.00	16.00
1950	37.00	18.00	19.00
1955	32.60	12.28	20.32
1960	20.86	25.43	-4.57
1965	38.00	9.50	28.50
1970	33.59	7.64	25.95
1975	23.13	7.36	15.77
1980	18.21	6.34	11.87
1985	21.04	6.78	14.26
1990	21.06	6.67	14.39
1995	17.12	6.57	10.55
2000	14.03	6.45	7.58
2001	13.38	6.43	6.95
2002	12.86	6.41	6.45
2003	12.41	6.40	6.01
2004	12.29	6.42	5.87
2005	12.40	6.51	5.89
2006	12.09	6.81	5.28
2007	12.10	6.93	5.17
2008	12.14	7.06	5.08
2009	11.95	7.08	4.87
2010	11.90	7.11	4.79
2011	13.27	7.14	6.13
2012	14.57	7.13	7.43
2013	13.03	7.13	5.90
2014	13.83	7.12	6.71
2015	11.99	7.07	4.93
2016	13.57	7.04	6.53
2017	12.64	7.06	5.58
2018	10.86	7.08	3.78
2019	10.41	7.09	3.32
2020	8.52	7.07	1.45
2021	7.52	7.18	0.34
2022	6.77	7.37	-0.60
2023	6.39	7.87	-1.48

数据来源：国家统计局历年《中国统计年鉴》。

1-1-11 2018—2023年分省出生率 单位：‰

地区	2018	2019	2020	2021	2022	2023
全 国	**10.86**	**10.41**	**8.52**	**7.52**	**6.77**	**6.39**
北 京	8.24	8.12	6.99	6.35	5.67	5.63
天 津	6.67	6.73	5.99	5.30	4.75	4.47
河 北	11.26	10.83	8.16	7.15	6.09	—
山 西	9.63	9.12	8.26	7.06	6.75	6.13
内蒙古	8.35	8.23	7.20	6.26	5.58	5.00
辽 宁	6.39	6.45	5.16	4.71	4.08	4.06
吉 林	6.62	6.05	4.84	4.70	4.33	2.90
黑龙江	5.98	5.73	3.75	3.59	3.34	—
上 海	7.20	7.00	5.02	4.67	4.35	3.95
江 苏	9.32	9.12	6.65	5.65	5.23	4.80
浙 江	11.02	10.51	7.13	6.90	6.28	5.80
安 徽	12.41	12.03	9.45	8.05	7.16	—
福 建	13.20	12.90	9.21	8.26	7.07	6.81
江 西	13.43	12.59	9.48	8.34	7.19	6.52
山 东	13.26	11.77	8.56	7.38	6.71	6.01
河 南	11.72	11.02	9.24	8.00	7.42	7.06
湖 北	11.54	11.35	8.28	6.98	6.08	5.48
湖 南	12.19	10.39	8.53	7.13	6.23	6.00
广 东	12.79	12.54	10.28	9.35	8.30	8.12
广 西	14.12	13.31	11.36	9.68	8.51	8.04
海 南	14.48	12.87	10.36	9.74	8.60	9.28
重 庆	11.02	10.48	7.47	6.49	5.98	—
四 川	11.05	10.70	7.60	6.85	6.39	6.32
贵 州	13.90	13.65	13.70	12.17	11.3	10.65
云 南	13.19	12.63	10.96	9.35	8.14	8.22
西 藏	15.22	14.60	13.96	14.17	14.24	13.72
陕 西	10.67	10.55	8.95	7.89	7.36	6.83
甘 肃	11.07	10.60	10.55	9.68	8.47	7.71
青 海	14.31	13.66	11.43	11.22	10.60	9.25
宁 夏	13.32	13.72	11.59	11.62	10.60	—
新 疆	10.69	8.14	6.94	6.16	6.53	—

注：2023年数据根据各省份统计公报整理，部分省（自治区）未公布出生率。

1-1-12 2018—2023年分省死亡率

单位：‰

地区	2018	2019	2020	2021	2022	2023
全　国	**7.08**	**7.09**	**7.07**	**7.18**	**7.37**	**7.87**
北　京	5.58	5.49	5.19	5.39	5.72	6.13
天　津	5.42	5.30	5.92	6.23	6.43	7.04
河　北	6.38	6.12	7.22	7.58	7.80	—
山　西	5.32	5.85	7.02	7.32	7.73	8.38
内蒙古	5.95	5.66	7.30	7.54	7.83	8.42
辽　宁	7.39	7.25	8.59	8.89	9.04	9.69
吉　林	6.26	6.90	7.81	8.08	8.40	11.30
黑龙江	6.67	6.74	8.23	8.70	9.09	—
上　海	5.40	5.50	5.58	5.59	5.96	6.37
江　苏	7.03	7.04	6.49	6.77	7.04	7.60
浙　江	5.58	5.52	6.56	5.90	6.24	6.66
安　徽	5.96	6.04	7.96	8.00	8.09	—
福　建	6.20	6.10	6.24	6.28	6.52	6.95
江　西	6.06	6.03	6.61	6.71	6.94	7.36
山　东	7.18	7.50	7.25	7.36	7.64	8.19
河　南	6.80	6.84	7.15	7.36	7.50	8.00
湖　北	7.00	7.08	7.67	7.86	8.09	8.63
湖　南	7.08	7.28	7.92	8.28	8.54	9.08
广　东	4.55	4.46	4.70	4.83	4.97	5.36
广　西	5.96	6.14	6.46	6.80	7.08	7.62
海　南	6.01	6.11	5.85	6.01	6.16	6.47
重　庆	7.54	7.57	7.70	8.04	8.09	—
四　川	7.01	7.09	8.48	8.74	9.04	9.44
贵　州	6.85	6.95	7.17	7.19	7.32	7.77
云　南	6.32	6.20	7.92	8.12	8.21	8.61
西　藏	4.58	4.46	5.37	5.47	5.48	5.76
陕　西	6.24	6.28	7.11	7.38	7.64	8.14
甘　肃	6.65	6.75	7.91	8.26	8.51	9.04
青　海	6.25	6.08	6.39	6.91	7.23	7.57
宁　夏	5.54	5.69	5.88	6.09	6.19	
新　疆	4.56	4.45	5.46	5.60	5.76	—

注：2023年数据根据各省份统计公报整理，部分省（自治区）未公布死亡率。

1-1-13　2018—2023年分省人口自然增长率　单位：‰

地区	2018	2019	2020	2021	2022	2023
全　国	**3.78**	**3.32**	**1.45**	**0.34**	**−0.60**	**−1.48**
北　京	2.66	2.63	1.8	0.96	−0.05	−0.50
天　津	1.25	1.43	0.07	−0.93	−1.68	−2.57
河　北	4.88	4.71	0.94	−0.43	−1.71	−2.80
山　西	4.31	3.27	1.24	−0.26	−0.98	−2.25
内蒙古	2.40	2.57	−0.1	−1.28	−2.25	—
辽　宁	−1.00	−0.80	−3.43	−4.18	−4.96	−5.63
吉　林	0.36	−0.85	−2.97	−3.38	−4.07	−8.40
黑龙江	−0.69	−1.01	−4.48	−5.11	−5.75	—
上　海	1.80	1.50	−0.56	−0.92	−1.61	−2.42
江　苏	2.29	2.08	0.16	−1.12	−1.81	−2.70
浙　江	5.44	4.99	0.57	1.00	0.04	−0.86
安　徽	6.45	5.99	1.49	0.05	−0.93	—
福　建	7.00	6.80	2.97	1.98	0.55	−0.14
江　西	7.37	6.56	2.87	1.63	0.25	−0.84
山　东	6.08	4.27	1.31	0.02	−0.93	−2.18
河　南	4.92	4.18	2.09	0.64	−0.08	−0.94
湖　北	4.54	4.27	0.61	−0.88	−2.01	−3.15
湖　南	5.11	3.11	0.61	−1.15	−2.31	−3.08
广　东	8.24	8.08	5.58	4.52	3.33	2.76
广　西	8.16	7.17	4.9	2.88	1.43	0.42
海　南	8.47	6.76	4.51	3.73	2.44	—
重　庆	3.48	2.91	−0.23	−1.55	−2.11	—
四　川	4.04	3.61	−0.88	−1.89	−2.65	−3.12
贵　州	7.05	6.70	6.53	4.98	3.71	2.88
云　南	6.87	6.43	3.04	1.23	−0.07	−0.39
西　藏	10.64	10.14	8.59	8.70	8.76	7.96
陕　西	4.43	4.27	1.84	0.51	−0.28	−1.31
甘　肃	4.42	3.85	2.64	1.42	−0.04	−1.33
青　海	8.06	7.58	4.78	4.31	3.37	1.68
宁　夏	7.78	8.03	5.71	5.53	4.41	—
新　疆	6.13	3.69	1.48	0.56	0.77	—

注：2023年数据根据各省份统计公报整理，部分省（自治区）未公布自然增长率。

1-1-14　2020年分省育龄妇女年龄别生育率

单位：‰

地　区	15～19岁	20～24岁	25～29岁	30～34岁	35～39岁	40～44岁	45～49岁	总和生育率
全　国	**6.07**	**55.22**	**98.98**	**65.05**	**26.91**	**6.34**	**1.61**	**1300.90**
北　京	0.96	11.88	55.70	66.66	29.96	7.45	1.07	868.39
天　津	1.40	26.58	74.41	54.86	22.26	4.15	0.60	921.28
河　北	4.30	62.27	104.87	60.29	22.16	4.99	1.30	1300.90
山　西	1.70	45.73	104.90	64.66	22.99	3.73	1.07	1223.87
内蒙古	2.13	34.25	98.26	68.84	28.27	5.17	0.82	1188.73
辽　宁	1.98	28.66	74.44	52.06	20.39	4.70	0.98	916.03
吉　林	2.19	29.69	74.38	47.03	18.61	3.14	0.99	879.21
黑龙江	1.78	25.35	64.19	41.52	14.80	3.36	0.66	758.26
上　海	2.99	20.70	52.53	47.34	18.87	4.70	0.95	740.37
江　苏	3.68	41.66	86.70	50.36	19.24	4.30	1.58	1037.60
浙　江	6.21	41.50	80.40	51.57	22.29	5.48	1.43	1044.38
安　徽	5.80	65.18	106.33	66.04	27.04	5.75	1.29	1387.16
福　建	5.98	57.01	108.14	68.70	27.87	6.30	1.66	1378.39
江　西	5.00	70.40	110.70	63.74	23.61	5.57	2.41	1407.21
山　东	3.16	50.70	107.41	76.56	37.05	9.49	1.85	1431.15
河　南	4.74	62.57	109.07	71.11	26.82	6.35	1.83	1412.46
湖　北	2.35	40.01	96.98	62.64	25.01	5.33	1.59	1169.50
湖　南	3.89	55.68	104.57	68.24	27.37	6.75	2.10	1343.00
广　东	5.83	52.53	101.29	71.06	31.54	8.13	1.97	1361.78
广　西	10.85	82.85	134.06	96.37	47.35	12.95	2.83	1936.32
海　南	12.57	66.75	106.08	76.71	34.67	11.41	2.14	1551.63
重　庆	3.68	50.29	95.37	59.80	23.02	4.40	1.11	1188.28
四　川	5.78	57.90	94.60	59.25	22.50	4.51	1.35	1230.51
贵　州	24.60	115.88	142.47	88.45	38.85	11.25	2.27	2118.88
云　南	18.09	80.69	110.42	70.43	31.17	8.12	2.15	1605.30
西　藏	16.29	108.50	117.98	77.96	41.45	17.12	6.03	1926.69
陕　西	1.68	37.88	96.45	65.36	25.17	4.80	1.45	1163.89
甘　肃	11.14	82.47	131.00	78.28	27.20	5.41	1.47	1684.86
青　海	20.86	76.52	107.34	69.66	32.59	7.80	3.11	1589.38
宁　夏	15.40	86.44	120.50	77.64	28.11	4.87	1.46	1672.09
新　疆	3.21	50.42	81.03	51.37	19.10	4.71	1.18	1055.09

数据来源：《2020中国人口普查年鉴》。

1-1-15   2020年分省出生人口数及不同孩次比例

单位：%

地　区	第一孩占比	第二孩占比	第三孩占比	第四孩占比	第五孩及以上占比
全　国	**45.8**	**43.1**	**9.0**	**1.6**	**0.5**
北　京	62.5	35.6	1.7	0.2	0.1
天　津	59.1	37.7	2.8	0.3	0.0
河　北	40.7	47.4	10.4	1.3	0.2
山　西	49.9	45.4	4.1	0.5	0.1
内蒙古	52.8	43.2	3.5	0.4	0.1
辽　宁	65.6	32.1	1.9	0.2	0.0
吉　林	65.1	32.5	2.2	0.2	0.1
黑龙江	68.2	30.0	1.6	0.1	0.1
上　海	65.7	31.6	2.4	0.2	0.1
江　苏	52.9	41.7	4.8	0.5	0.1
浙　江	50.6	43.8	4.9	0.6	0.1
安　徽	43.2	47.3	8.3	1.1	0.2
福　建	41.1	47.3	10.2	1.1	0.2
江　西	39.7	43.5	13.9	2.3	0.6
山　东	37.8	48.5	12.2	1.3	0.3
河　南	40.7	44.2	13.1	1.7	0.4
湖　北	49.1	45.2	5.1	0.5	0.1
湖　南	43.1	46.1	9.1	1.4	0.3
广　东	43.1	41.1	12.0	2.9	0.9
广　西	37.7	42.2	14.7	3.8	1.5
海　南	42.8	41.7	12.6	2.2	0.7
重　庆	52.8	41.8	4.5	0.7	0.2
四　川	51.3	40.8	5.6	1.5	0.8
贵　州	38.8	42.5	13.8	3.5	1.4
云　南	43.8	43.2	10.0	2.2	0.8
西　藏	33.9	32.3	17.5	8.4	7.9
陕　西	48.8	45.9	4.7	0.5	0.1
甘　肃	44.3	44.0	8.9	2.0	0.8
青　海	46.1	37.2	10.7	3.7	2.3
宁　夏	43.0	39.9	12.1	3.6	1.4
新　疆	54.4	38.1	6.4	0.9	0.2

数据来源：《2020中国人口普查年鉴》。

1-1-16　2020年分省、分孩次出生人口性别比
（女＝100）

地　区	性别比	第一孩性别比	第二孩性别比	第三孩性别比	第四孩性别比	第五孩及以上性别比
全　国	**112.28**	**113.17**	**106.78**	**132.93**	**130.07**	**127.14**
北　京	110.06	111.63	107.20	119.85	93.33	28.57
天　津	108.36	111.21	101.30	148.94	166.67	100.00
河　北	108.60	109.42	102.34	132.77	142.99	163.46
山　西	102.94	106.80	96.82	128.28	107.79	137.50
内蒙古	105.60	105.84	104.05	127.53	61.36	300.00
辽　宁	107.15	110.39	98.63	152.30	125.00	100.00
吉　林	104.06	105.64	100.31	123.48	56.25	50.00
黑龙江	105.51	110.90	93.58	123.47	90.00	33.33
上　海	109.12	107.84	108.52	152.78	216.67	150.00
江　苏	110.73	112.10	105.59	146.55	111.56	130.77
浙　江	110.82	110.10	108.27	143.10	120.97	178.26
安　徽	114.54	111.96	108.92	165.85	161.71	120.83
福　建	120.10	111.53	118.40	164.49	203.62	134.29
江　西	122.73	119.80	113.38	158.22	177.59	148.60
山　东	112.52	110.21	107.96	138.89	132.70	136.84
河　南	111.04	116.37	101.24	123.66	163.62	159.84
湖　北	115.28	115.02	109.98	177.42	130.36	172.22
湖　南	116.91	121.07	108.41	140.74	149.05	108.97
广　东	117.52	118.39	111.74	130.87	135.35	128.46
广　西	115.97	116.77	110.46	125.25	129.35	136.50
海　南	120.55	114.29	118.49	144.09	153.93	180.00
重　庆	107.51	111.92	102.43	111.57	76.53	86.36
四　川	111.45	116.33	105.21	115.35	100.00	131.06
贵　州	113.59	113.21	109.90	123.69	123.80	118.89
云　南	107.25	109.96	103.27	111.20	107.54	134.71
西　藏	101.14	112.62	104.21	94.77	77.69	86.18
陕　西	108.51	111.78	102.04	145.09	120.29	80.00
甘　肃	108.41	110.89	103.70	115.29	121.55	139.51
青　海	110.63	116.45	106.22	103.55	111.61	102.74
宁　夏	105.67	104.59	100.29	120.42	131.62	118.52
新　疆	105.89	108.53	103.57	112.57	47.11	41.67

数据来源：《2020中国人口普查年鉴》。

1-1-17　2020年全国分民族人口数及不同民族
人口数比例

民　族	人口数/万人	男/万人	女/万人	各民族人口占总人口的比重/%
总　　计	**140978**	**72142**	**68836**	**100.00**
汉　族	128445	65737	62708	91.11
蒙古族	629	314	315	0.45
回　族	1138	575	562	0.81
藏　族	706	352	354	0.50
维吾尔族	1177	593	585	0.84
苗　族	1107	574	532	0.79
彝　族	983	499	484	0.70
壮　族	1957	1013	944	1.39
布依族	358	183	174	0.25
朝鲜族	170	83	87	0.12
满　族	1042	535	507	0.74
侗　族	350	184	165	0.25
瑶　族	331	172	159	0.23
白　族	209	105	104	0.15
土家族	959	497	462	0.68
哈尼族	173	89	84	0.12
哈萨克族	156	78	78	0.11
傣　族	133	66	67	0.09
黎　族	160	83	77	0.11
傈僳族	76	38	38	0.05
佤　族	43	22	21	0.03
畲　族	75	40	34	0.05
高山族	0	0	0	0.00
拉祜族	50	25	25	0.04
水　族	50	26	24	0.04
东乡族	77	39	38	0.05
纳西族	32	16	16	0.02
景颇族	16	8	8	0.01
柯尔克孜族	20	10	10	0.01

数据来源：《2020中国人口普查年鉴》。

1-1-17 2020年全国分民族人口数及不同民族
人口数比例（续）

民　族	人口数/万人	男/万人	女/万人	各民族人口占总人口的比重/%
土　族	28	14	14	0.02
达斡尔族	13	6	7	0.01
仫佬族	28	14	14	0.02
羌　族	31	16	16	0.02
布朗族	13	6	6	0.01
撒拉族	17	8	8	0.01
毛南族	12	6	6	0.01
仡佬族	68	36	32	0.05
锡伯族	19	10	9	0.01
阿昌族	4	2	2	0.00
普米族	5	2	2	0.00
塔吉克族	5	3	3	0.00
怒　族	4	2	2	0.00
乌孜别克族	1	1	1	0.00
俄罗斯族	2	1	1	0.00
鄂温克族	3	2	2	0.00
德昂族	2	1	1	0.00
保安族	2	1	1	0.00
裕固族	1	1	1	0.00
京　族	3	2	2	0.00
塔塔尔族	0	0	0	0.00
独龙族	1	1	0	0.00
鄂伦春族	1	1	0	0.00
赫哲族	1	0	0	0.00
门巴族	1	1	1	0.00
珞巴族	0	0	0	0.00
基诺族	3	1	1	0.00
未定族称人口	84	44	40	0.06
入　籍	2	1	1	0.00

1-1-18　历年地级及以上城市数及人口规模情况

单位：个

年份	全部地级及以上城市数	400万以上人口城市数	200万～400万人口城市数	100万～200万人口城市数	100万以下人口城市数
2000	262	8	12	70	172
2001	269	8	16	69	176
2002	278	10	21	71	176
2003	284	11	21	73	179
2004	286	12	23	73	178
2005	286	13	25	75	173
2006	286	13	24	80	169
2007	287	13	26	79	169
2008	287	13	28	81	165
2009	287	14	28	82	163
2010	287	14	30	81	162
2011	288	14	31	82	161
2012	289	14	31	82	162
2013	290	14	33	86	157
2014	292	17	35	91	149
2015	295	15	38	94	148
2016	297	17	43	96	141
2017	298	19	42	100	137
2018	297	20	42	99	136
2019	297	20	44	98	135
2020	297	22	46	96	133
2021	297	22	48	97	130
2022	297	23	49	96	129

数据来源：国家统计局，城市人口规模以城市市辖区年末总人口数计算。

1-1-19 2020年分省城市规模分布情况

地区	400万以上人口城市数	200万～400万人口城市数	100万～200万人口城市数	城区面积/平方千米	城市人口密度（人/平方千米）
全 国	**22**	**46**	**96**	**186629**	**2778**
北 京	1				
天 津	1			2640	4449
河 北	1	4	3	6321	3085
山 西		1	2	3020	4015
内蒙古			3	4984	1850
辽 宁	2		3	12509	1805
吉 林	1		1	6486	1876
黑龙江	1		2	2574	5501
上 海	1			6341	3830
江 苏	1	9	3	15797	2240
浙 江	1	2	4	13461	2105
安 徽		4	5	6712	2655
福 建		3	2	3919	3545
江 西		3	3	2997	4426
山 东	2	6	8	23954	1665
河 南	1	2	8	5364	4994
湖 北	1	1	4	8221	2778
湖 南		1	6	4779	3677
广 东	4	3	9	16213	3909
广 西	1	1	7	5877	2162
海 南			1	1439	2444
重 庆	1			7779	2070
四 川	1	1	12	8894	3158
贵 州		2	2	3702	2262
云 南		1	1	3274	3138
西 藏				632	1584
陕 西	1		3	2597	4985
甘 肃		1	2	2005	3235
青 海			1	736	2930
宁 夏			1	951	3153
新 疆		1		2451	3627

数据来源：国家统计局。城市人口规模以城市市辖区年末总人口数计算。

第二节

行政区划与经济发展情况

1-2-1 2018—2023年分省地级区划数 单位：个

地区	2018	2019	2020	2021	2022	2023
全 国	**333**	**333**	**333**	**333**	**333**	**333**
北 京						
天 津						
河 北	11	11	11	11	11	11
山 西	11	11	11	11	11	11
内蒙古	12	12	12	12	12	12
辽 宁	14	14	14	14	14	14
吉 林	9	9	9	9	9	9
黑龙江	13	13	13	13	13	13
上 海						
江 苏	13	13	13	13	13	13
浙 江	11	11	11	11	11	11
安 徽	16	16	16	16	16	16
福 建	9	9	9	9	9	9
江 西	11	11	11	11	11	11
山 东	16	16	16	16	16	16
河 南	17	17	17	17	17	17
湖 北	13	13	13	13	13	13
湖 南	14	14	14	14	14	14
广 东	21	21	21	21	21	21
广 西	14	14	14	14	14	14
海 南	4	4	4	4	4	4
重 庆						
四 川	21	21	21	21	21	21
贵 州	9	9	9	9	9	9
云 南	16	16	16	16	16	16
西 藏	7	7	7	7	7	7
陕 西	1	1	1	1	1	1
甘 肃	14	14	14	14	14	14
青 海	8	8	8	8	8	8
宁 夏	5	5	5	5	5	5
新 疆	14	14	14	14	14	14

1-2-2 2018—2023年分省县级区划数

单位：个

地区	2018	2019	2020	2021	2022	2023
全 国	**2851**	**2846**	**2844**	**2843**	**2843**	**2844**
北 京	16	16	16	16	16	16
天 津	16	16	16	16	16	16
河 北	168	168	167	167	167	167
山 西	117	117	117	117	117	117
内蒙古	103	103	103	103	103	103
辽 宁	100	100	100	100	100	100
吉 林	60	60	60	60	60	60
黑龙江	128	121	121	121	121	121
上 海	16	16	16	16	16	16
江 苏	96	96	95	95	95	95
浙 江	89	90	90	90	90	90
安 徽	105	105	104	104	104	104
福 建	85	85	85	84	84	84
江 西	100	100	100	100	100	100
山 东	137	137	136	136	136	136
河 南	158	158	158	157	157	157
湖 北	103	103	103	103	103	103
湖 南	122	122	122	122	122	122
广 东	122	122	122	122	122	122
广 西	111	111	111	111	111	111
海 南	23	23	25	25	25	25
重 庆	38	38	38	38	38	38
四 川	183	183	183	183	183	183
贵 州	88	88	88	88	88	88
云 南	129	129	129	129	129	129
西 藏	74	74	74	74	74	74
陕 西	107	107	107	107	107	107
甘 肃	86	86	86	86	86	86
青 海	44	44	44	44	44	44
宁 夏	22	22	22	22	22	22
新 疆	105	106	106	107	107	108

1-2-3　2018—2023年分省乡镇级区划数　　单位：个

地区	2018	2019	2020	2021	2022	2023
全　国	39945	38755	38741	38558	38602	38658
北　京	333	333	343	343	343	343
天　津	249	248	250	252	252	252
河　北	2255	2255	2254	2254	2254	2254
山　西	1398	1396	1396	1278	1278	1280
内蒙古	1024	1024	1024	1025	1025	1025
辽　宁	1531	1355	1355	1354	1354	1354
吉　林	933	937	951	958	961	970
黑龙江	1196	1240	1292	1316	1315	1315
上　海	214	215	215	215	215	215
江　苏	1258	1261	1258	1237	1237	1237
浙　江	1375	1360	1365	1364	1364	1364
安　徽	1488	1498	1501	1512	1522	1522
福　建	1106	1107	1107	1102	1108	1108
江　西	1567	1563	1566	1570	1578	1581
山　东	1824	1824	1822	1825	1825	1825
河　南	2451	2451	2453	2457	2458	2459
湖　北	1235	1249	1251	1255	1257	1260
湖　南	1933	1937	1940	1943	1944	1946
广　东	1601	1606	1611	1609	1612	1613
广　西	1251	1250	1251	1253	1253	1256
海　南	218	218	218	218	218	1031
重　庆	1030	1029	1031	1031	1031	1031
四　川	4612	3440	3230	3101	3101	3101
贵　州	1381	1440	1509	1509	1509	1510
云　南	1400	1407	1410	1418	1424	1426
西　藏	697	697	697	699	699	711
陕　西	1311	1312	1313	1316	1316	1317
甘　肃	1355	1357	1356	1356	1356	1356
青　海	403	403	403	404	404	404
宁　夏	240	240	241	242	243	243
新　疆	1076	1103	1128	1142	1146	1162

1-2-4 历年国内生产总值及增长情况

年份	生产总值GDP/亿元	GDP年增长率/%	人均GDP/元	人均GDP增长率/%
1952	679.1		119	
1955	911.6	6.9	150	4.6
1960	1470.1	0.0	220	−0.2
1965	1734.0	17.0	242	14.2
1970	2279.7	19.3	279	16.1
1975	3039.5	8.7	332	6.8
1980	4587.6	7.8	468	6.5
1985	9098.9	13.4	866	11.9
1990	18872.9	3.9	1663	2.4
1995	61339.9	11.0	5091	9.8
2000	100280.1	8.5	7942	7.6
2001	110863.1	8.3	8717	7.6
2002	121717.4	9.1	9506	8.4
2003	137422.0	10.0	10666	9.4
2004	161840.2	10.1	12487	9.5
2005	187318.9	11.4	14368	10.7
2006	219438.5	12.7	16738	12.1
2007	270092.3	14.2	20494	13.6
2008	319244.6	9.7	24100	9.1
2009	348517.7	9.4	26180	8.9
2010	412119.3	10.6	30808	10.1
2011	487940.2	9.6	36277	9.0
2012	538580.0	7.9	39771	7.1
2013	592963.2	7.8	43497	7.1
2014	643563.1	7.4	46912	6.8
2015	688858.2	7.0	49922	6.2
2016	746395.1	6.8	53783	6.2
2017	832035.9	6.9	59592	6.3
2018	919281.1	6.7	65534	6.3
2019	986515.2	6.0	70078	5.6
2020	1013567.0	2.2	71828	2.0
2021	1149237.0	8.1	81370	8.0
2022	1204724.0	3.0	85310	3.0
2023	1260582.1	—	89358	—

数据来源：国家统计局历年《中国统计年鉴》。

1-2-5　2015—2022年分省国内生产总值

单位：亿元

地区	2015	2017	2018	2019	2020	2021	2022
全　国	688858.2	832035.9	919281.1	986515.2	1013567.0	1143669.7	1210207.2
北　京	24779.1	29883.0	33106.0	35445.1	35943.3	40269.6	41610.9
天　津	10879.5	12450.6	13362.9	14055.5	14008.0	15695.0	16311.3
河　北	26398.4	30640.8	32494.6	34978.6	36013.8	40391.3	42370.4
山　西	11836.4	14484.3	15958.1	16961.6	17835.6	22590.2	25642.6
内蒙古	12949.0	14898.1	16140.8	17212.5	17258.0	20514.2	23158.6
辽　宁	20210.3	21693.0	23510.5	24855.3	25011.4	27584.1	28975.1
吉　林	10018.0	10922.0	11253.8	11726.8	12256.0	13235.5	13070.2
黑龙江	11690.0	12313.0	12846.5	13544.4	13633.4	14879.2	15901.0
上　海	26887.0	32925.0	36011.8	37987.6	38963.3	43214.9	44652.8
江　苏	71255.9	85869.8	93207.6	98656.8	102807.7	116364.2	122875.6
浙　江	43507.7	52403.1	58002.8	62462.0	64689.1	73515.8	77715.4
安　徽	23831.2	29676.2	34010.9	36845.5	38061.5	42959.2	45045.0
福　建	26819.5	33842.4	38687.8	42326.6	43608.6	48810.4	53109.9
江　西	16780.9	20210.8	22716.5	24667.3	25782.0	29619.7	32074.7
山　东	55288.8	63012.1	66648.9	70540.5	72798.2	83095.9	87435.1
河　南	37084.1	44824.9	49935.9	53717.8	54259.4	58887.4	61345.1
湖　北	30344.0	37235.0	42022.0	45429.0	43004.5	50012.9	53734.9
湖　南	28538.6	33828.1	36329.7	39894.1	41542.6	46063.1	48670.4
广　东	74732.4	91648.7	99945.2	107986.9	111151.6	124369.7	129118.6
广　西	14797.8	17790.7	19627.8	21237.1	22120.9	24740.9	26300.9
海　南	3734.2	4497.5	4910.7	5308.9	5566.2	6475.2	6818.2
重　庆	16040.5	20066.3	21588.8	23605.8	25041.4	27894.0	29129.0
四　川	30342.0	37905.1	42902.1	46363.8	48501.6	53850.8	56749.8
贵　州	10541.0	13605.4	15353.2	16769.3	17860.4	19586.4	20164.6
云　南	14960.0	18486.0	20880.6	23223.8	24555.7	27146.8	28954.2
西　藏	1043.0	1349.0	1548.4	1697.8	1902.7	2080.2	2132.6
陕　西	17898.8	21473.5	23941.9	25793.2	26014.1	29801.0	32772.7
甘　肃	6556.6	7336.7	8104.1	8718.3	8979.7	10243.3	11201.6
青　海	2011.0	2465.1	2748.0	2941.1	3009.8	3346.6	3610.1
宁　夏	2579.4	3200.3	3510.2	3748.5	3956.3	4522.3	5069.6
新　疆	9306.9	11159.9	12809.4	13597.1	13800.7	15983.6	17741.3

数据来源：国家统计局历年《中国统计年鉴》。

1-2-6　2015—2022年分省人均地区生产总值

单位：元

地区	2015	2017	2018	2019	2020	2021	2022
全　国	49922	59592	65534	70078	71828	80976	85698
北　京	113692	136172	150962	161776	164158	183980	190313
天　津	75868	87280	95689	101557	101068	113732	119235
河　北	35994	41451	43808	47036	48302	54172	56995
山　西	33593	41242	45517	48469	51051	64821	73675
内蒙古	52972	61196	66491	71170	71640	85422	96474
辽　宁	46482	50221	54657	58019	58629	65026	68775
吉　林	38128	42890	44925	47554	50561	55450	55347
黑龙江	32759	35887	38199	41156	42432	47266	51096
上　海	109186	133489	145767	153299	156803	173630	179907
江　苏	85871	102202	110508	116650	121333	137039	144390
浙　江	73276	85612	93230	98770	100738	113032	118496
安　徽	39692	49092	56063	60561	62411	70321	73603
福　建	67649	83758	94719	102722	105106	116939	126829
江　西	37436	44878	50347	54640	57065	65560	70923
山　东	56205	62993	66284	69901	71825	81727	86003
河　南	38338	45723	50714	54356	54691	59410	62106
湖　北	52021	63169	71097	76712	73687	86416	92059
湖　南	43155	51030	54763	60104	62537	69440	73598
广　东	64516	76218	81625	86956	88521	98285	101905
广　西	30890	36441	39837	42778	44237	49206	52164
海　南	39704	46631	50263	53929	55438	63707	66602
重　庆	52480	64171	68460	74337	78294	86879	90663
四　川	37150	45835	51658	55619	58009	64326	67777
贵　州	28547	35988	40271	43727	46355	50808	52321
云　南	32117	39458	44446	49323	52047	57686	61716
西　藏	31847	39158	44051	47491	52280	56831	58438
陕　西	46654	55216	61115	65506	65867	75360	82864
甘　肃	25946	29103	32178	34707	35848	41046	44968
青　海	34883	42211	46854	49976	50845	56398	60724
宁　夏	37876	45718	49614	52537	55021	62549	69781
新　疆	39520	45476	51238	53542	53606	61725	68552

数据来源：国家统计局历年《中国统计年鉴》。

1-2-7　2018—2023年人均主要工农业产品产量

指标	2018	2019	2020	2021	2022	2023
粮食人均占有量/千克	472.4	475.0	474.5	483.5	486.2	493.3
棉花人均占有量/千克	4.4	4.2	4.2	4.1	4.2	4.0
油料人均占有量/千克	24.7	25.0	25.4	25.6	25.9	27.4
糖料人均占有量/千克	85.7	87.1	—	—	—	80.7
茶叶人均产量/千克	—	2.0	—	—	—	2.5
水果人均占有量/千克	184.5	196.0	—	—	—	232.3
猪牛羊肉人均占有量/千克	46.8	38.7	37.4	46.1	48.0	50.2
水产品人均占有量/千克	46.4	46.4	46.4	47.4	48.6	50.5
人均原煤产量/吨	2.7	2.8	2.8	2.9	3.2	—
人均原油产量/千克	135.9	136.7	138.0	140.8	145.0	—
人均纱产量/千克	22.1	20.2	18.6	20.6	19.3	15.8
人均布产量/米	50.2	39.7	32.5	35.54	33.1	20.9
人均机制纸及纸板产量/千克	86.5	89.5	90.0	96.2	97.0	—
人均水泥产量/千克	1605.6	1677.2	1697.1	1683.2	1507.8	1435.0
人均粗钢产量/千克	667.1	712.2	754.6	733.0	720.8	722.9
人均发电量/千瓦小时	5145.4	5368.4	5512.8	6042.5	6266.0	—

1-2-8　2018—2023年全国财政收入支出情况

指标	2018	2019	2020	2021	2022	2023
财政收入/亿元						
全国财政收入	183359.8	190390.1	182913.9	202554.6	203649.3	216784.4
中央财政收入	85456.5	89309.5	82770.7	91470.4	94887.1	99565.8
地方财政收入	97903.4	101080.6	100143.2	111084.2	108762.2	117218.6
全国财政收入增长速度/%	6.2	3.8	−3.9	10.7	0.5	6.4
财政支出/亿元						
全国财政支出	220904.1	238858.4	245679.0	245673.0	260552.1	274573.8
中央财政支出	32707.8	35115.2	35095.6	35050.0	35570.8	38219.4
地方财政支出	188196.3	203743.2	210583.5	210623.0	224981.3	236354.4
全国财政支出增长速度/%	8.7	8.1	2.9	0.0	6.1	5.4
国家财政支出/亿元						
教育支出	32169.5	34796.9	36360.0	37468.9	39447.6	41242.4
教育支出占比/%	14.6	14.6	14.8	15.3	15.1	15.0
科学技术支出	8326.7	9470.8	9018.3	9669.8	10032.0	10823.0
科学技术支出占比/%	3.8	4.0	3.7	3.9	3.9	3.9
社会保障和就业支出	27012.1	29379.1	32568.5	33788.3	36609.2	39882.8
社会保障和就业支出占比/%	12.2	12.3	13.3	13.7	14.1	14.5
医疗卫生支出	15623.6	16665.3	19216.2	19142.7	22536.7	22392.9
医疗卫生支出占比/%	7.1	7.0	7.8	7.8	8.6	8.2

1-2-9 2019—2023年全国财政卫生健康支出情况

指标	2019	2020	2021	2022	2023
卫生健康支出/亿元	**16665.3**	**19216.2**	**19142.7**	**22536.7**	**22396.0**
卫生健康管理事务支出	538.8	566.3	555.9	630.2	614.7
卫生健康管理事务占比/%	3.2	2.9	2.9	2.8	2.7
公立医院支出	2538.4	2848.4	2613.5	2724.9	2882.8
公立医院占比/%	15.2	14.8	13.7	12.1	12.9
基层医疗卫生机构支出	1496.2	1489.3	1451.5	1513.8	1565.0
基层医疗卫生机构占比/%	9.0	7.8	7.6	6.7	7.0
公共卫生支出	2211.6	3878.6	3593.3	6433.32	5289.1
中医药支出	60.4	67.3	59.4	70.1	78.3
中医药占比/%	0.4	0.4	0.3	0.3	0.3
计划生育事务支出	693.1	663.4	646.2	610.75	726.1
计划生育事务占比/%	4.2	3.5	3.4	2.7	3.2
财政对基本医疗保险基金的补助支出	5863.6	6066.5	6504.4	6398.0	6723.8
财政对基本医疗保险基金的补助占比/%	35.2	31.6	34.0	28.4	30.0
医疗救助支出	517.9	566.2	582.2	597.7	656.0
医疗救助占比/%	3.1	2.9	3.0	2.7	2.9
医疗保障管理事务支出	104.3	224.6	253.6	273.7	301.4
医疗保障管理事务占比/%	0.6	1.2	1.3	1.2	1.3
其他卫生健康支出	627.4	689.1	628.6	810.51	708.2
其他卫生健康支出占比/%	3.8	3.6	3.3	3.6	3.2

第三节

居民收入、支出与价格

1-3-1　2018—2023年全国人均可支配收入与支出

指标	2018	2019	2020	2021	2022	2023
居民人均可支配收入/元	**28228**	**30733**	**32189**	**35128**	**36883**	**39218**
居民人均可支配工资性收入	15829	17186	17917	19629	20590	22053
居民人均可支配经营净收入	4852	5247	5307	5893	6175	6542
居民人均可支配财产净收入	2379	2619	2791	3076	3227	3362
居民人均可支配转移净收入	5168	5680	6173	6531	6892	7261
居民人均消费支出/元	**19853**	**21559**	**21210**	**24100**	**24538**	**26796**
居民人均医疗保健消费支出	1685	1902	1843	2115	2120	2460
居民人均医疗保健消费支出占人均消费支出比/%	8.5	8.8	8.7	8.8	8.6	9.2
居民人均食品烟酒消费支出	5631	6084	6397	7178	7481	7983
居民人均衣着消费支出	1289	1338	1238	1419	1365	1479
居民人均居住消费支出	4647	5055	5215	5641	5882	6095
居民人均生活用品及服务消费支出	1223	1281	1260	1423	1432	1526
居民人均交通通信消费支出	2675	2862	2762	3156	3195	3652
居民人均教育文化娱乐消费支出	2226	2513	2032	2599	2469	2904
居民人均其他用品及服务消费支出	477	524	462	569	595	697

1-3-2 2018—2023年城镇人均可支配收入与支出

指标	2018	2019	2020	2021	2022	2023
居民人均可支配收入/元	**39251**	**42359**	**43834**	**47412**	**49283**	**51821**
居民人均可支配工资性收入	23792	25565	26381	28481	29578	31321
居民人均可支配经营净收入	4443	4840	4711	5382	5584	5903
居民人均可支配财产净收入	4028	4391	4627	5052	5238	5392
居民人均可支配转移净收入	6988	7563	8116	8497	8882	9205
居民人均消费支出/元	**26112**	**28063**	**27007**	**30307**	**30391**	**32994**
居民人均医疗保健消费支出	2046	2283	2172	2521	2481	2850
居民人均医疗保健消费支出占消费支出比/%	7.8	8.1	8.0	8.3	8.2	8.6
居民人均食品烟酒消费支出	7239	7733	7881	8678	8958	9495
居民人均衣着消费支出	1808	1832	1645	1843	1735	1880
居民人均居住消费支出	6255	6780	6958	7405	7644	7822
居民人均生活用品及服务消费支出	1629	1689	1640	1820	1800	1910
居民人均交通通信消费支出	3473	3671	3474	3932	3909	4495
居民人均教育文化娱乐消费支出	2974	3328	2592	3322	3050	3589
居民人均其他用品及服务消费支出	687	747	646	786	814	953

1-3-3   2018—2023年农村人均可支配收入与支出

指标	2018	2019	2020	2021	2022	2023
居民人均可支配收入/元	**14617**	**16021**	**17131**	**18931**	**20133**	**21691**
居民人均可支配工资性收入	5996	6583	6974	7958	8449	9163
居民人均可支配经营净收入	5358	5762	6077	6566	6972	7431
居民人均可支配财产净收入	342	377	419	469	509	540
居民人均可支配转移净收入	2920	3298	3661	3937	4203	4557
居民人均消费支出/元	**12124**	**13328**	**13713**	**15916**	**16632**	**18175**
居民人均医疗保健消费支出	1240	1421	1418	1580	1632	1916
居民人均医疗保健消费支出占消费支出比/%	10.2	10.7	10.3	9.9	9.8	10.5
居民人均食品烟酒消费支出	3646	3998	4479	5200	5485	5880
居民人均衣着消费支出	648	713	713	860	864	921
居民人均居住消费支出	2661	2871	2962	3315	3503	3694
居民人均生活用品及服务消费支出	720	764	768	901	934	992
居民人均交通通信消费支出	1690	1837	1841	2132	2230	2480
居民人均教育文化娱乐消费支出	1302	1482	1309	1646	1683	1951
居民人均其他用品及服务消费支出	218	241	224	284	300	341

1-3-4　2018—2023年人均可支配收入及指数

指标	2018	2019	2020	2021	2022	2023
居民人均可支配收入/元	28228	30733	32189	35128	36883	39218
居民人均可支配收入中位数/元	24336	26523	27540	29975	31370	33036
居民人均可支配收入基尼系数	0.468	0.465	0.468	0.466	0.467	—
城镇居民人均可支配收入/元	39251	42359	43834	47412	49283	51821
城镇居民人均可支配收入中位数/元	36413	39244	40378	43504	45123	47122
农村居民人均可支配收入/元	14617	16021	17131	18931	20133	21691
农村居民人均可支配收入中位数/元	13066	14389	15204	16902	17734	18748
居民恩格尔系数/%	28.4	28.2	30.2	29.8	30.5	29.8
城镇居民家庭恩格尔系数/%	27.7	27.6	29.2	28.6	29.5	28.8
农村居民家庭恩格尔系数/%	30.1	30.0	32.7	32.7	33.0	32.4

1-3-5 历年城乡居民消费价格指数

年份	居民消费价格指数定基比			居民消费价格指数环比		
	合计	城市	农村	合计	城市	农村
1978	100.0	100.0		100.7	100.7	
1980	109.5	109.5		107.5	107.5	
1985	131.1	134.2	100.0	109.3	111.9	107.6
1990	216.4	222.0	165.1	103.1	101.3	104.5
1995	396.9	429.6	291.4	117.1	116.8	117.5
2000	434.0	476.6	314.0	100.4	100.8	99.9
2001	437.0	479.9	316.5	100.7	100.7	100.8
2002	433.5	475.1	315.2	99.2	99.0	99.6
2003	438.7	479.4	320.2	101.2	100.9	101.6
2004	455.8	495.2	335.6	103.9	103.3	104.8
2005	464.0	503.1	343.0	101.8	101.6	102.2
2006	471.0	510.6	348.1	101.5	101.5	101.5
2007	493.6	533.6	366.9	104.8	104.5	105.4
2008	522.7	563.5	390.7	105.9	105.6	106.5
2009	519.0	558.4	389.5	99.3	99.1	99.7
2010	536.1	576.3	403.5	103.3	103.2	103.6
2011	565.0	606.8	426.9	105.4	105.3	105.8
2012	579.7	623.2	437.6	102.6	102.7	102.5
2013	594.8	639.4	449.9	102.6	102.6	102.8
2014	606.7	652.8	458.0	102.0	102.1	101.8
2015	615.2	662.6	464.0	101.4	101.5	101.3
2016	627.5	676.5	472.8	102.0	102.1	101.9
2017	637.5	688.0	478.9	101.6	101.7	101.3
2018	650.9	702.4	489.0	102.1	102.1	102.1
2019	669.8	722.1	504.6	102.9	102.8	103.2
2020	686.5	738.7	519.7	102.5	102.3	103.0
2021	692.7	746.1	523.3	100.9	101.0	100.7
2022	706.6	761.0	533.8	102.0	102.0	102.0
2023	708.0	—	—	100.2	100.3	100.1

数据来源：国家统计局历年《中国统计年鉴》。

1-3-6　2018—2023年医疗与教育类居民消费价格指数

指标	2018	2019	2020	2021	2022	2023
医疗保健类居民消费价格指数						
合计	104.3	102.4	101.8	100.4	100.6	101.1
城市	104.6	102.5	101.7	100.3	100.6	101.1
农村	103.7	102.1	102.0	100.7	100.8	101.3
药品及医疗器具类居民消费价格指数						
合计	104.4	103.6	101.0	99.5	100.2	
城市	104.1	103.5	100.8	99.5	100.1	
农村	105.3	104.0	102.4	99.6	100.5	
医疗服务类居民消费价格指数						
合计	104.3	101.6	102.3	100.8	100.8	
城市	105.0	101.8	102.4	100.7	100.8	
农村	102.8	101.1	102.2	101.0	100.9	
教育类居民消费价格指数						
合计	102.9	103.1	102.2	102.1	102.1	
城市	102.9	103.3	102.3	102.2	102.1	
农村	102.7	102.5	101.7	101.9	102.0	
教育用品类居民消费价格指数						
合计	102.5	102.8	101.5	101.2	102.0	
城市	102.6	103.1	101.7	101.2	102.1	
农村	102.3	102.1	100.9	101.3	101.8	
教育服务类居民消费价格指数						
合计	102.9	103.1	102.2	102.2	102.1	
城市	103.0	103.4	102.4	102.3	102.1	
农村	102.7	102.5	101.8	101.9	102.0	

第四节

教育与就业情况

1-4-1 历年教育经费投入情况

年份	教育经费投入/亿元	国家财政性教育经费投入/亿元	国家财政性教育经费投入占教育经费投入的比例/%	社会捐赠经费/亿元
1991	731.5	617.8	84.5	62.8
1995	1878.0	1411.5	75.2	162.8
2000	3849.1	2562.6	66.6	114.0
2001	4637.7	3057.0	65.9	112.9
2002	5480.0	3491.4	63.7	127.3
2003	6208.3	3850.6	62.0	104.6
2004	7242.6	4465.9	61.7	93.4
2005	8418.8	5161.1	61.3	93.2
2006	9815.3	6348.4	64.7	89.9
2007	12148.1	8280.2	68.2	93.1
2008	14500.7	10449.6	72.1	102.7
2009	16502.7	12231.1	74.1	125.5
2010	19561.8	14670.1	75.0	107.9
2011	23869.3	18586.7	77.9	111.9
2012	28655.3	23147.6	80.8	95.7
2013	30364.7	24488.2	80.6	85.5
2014	32806.5	26420.6	80.5	79.7
2015	36129.2	29221.5	80.9	87.0
2016	38888.4	31396.3	80.7	81.0
2017	42562.0	34207.8	80.4	85.0
2018	46143.0	36995.8	80.2	94.8
2019	50178.1	40046.6	79.8	101.4
2020	53033.9	42908.2	80.9	117.2
2021	57873.7	45835.3	79.2	142.7
2022	61329.1	48472.9	79.0	154.3

数据来源：国家统计局历年《中国统计年鉴》。

1-4-2　2020年分省3岁以上人口及不同受教育程度人口比例

地区	3岁及以上人口/万人	未上过学人口占比/%	学前教育人口占比/%	小学人口占比/%	初高中人口占比/%	大学专科人口占比/%	大学本科及以上人口占比/%
全　国	136814	3.6	3.9	25.6	51.1	8.2	7.7
北　京	2134	1.4	2.8	10.8	41.9	13.7	29.3
天　津	1355	1.8	2.9	16.5	51.2	11.2	16.3
河　北	7244	2.2	4.2	25.4	55.4	7.3	5.5
山　西	3393	1.6	3.4	20.1	57.0	9.6	8.2
内蒙古	2346	3.8	2.9	24.2	49.9	10.2	8.9
辽　宁	4182	1.5	2.1	19.2	58.5	9.0	9.5
吉　林	2366	1.9	2.1	22.7	56.3	7.7	9.4
黑龙江	3141	1.9	1.8	22.2	59.1	7.4	7.6
上　海	2442	2.1	2.4	12.2	48.8	12.6	21.9
江　苏	8276	3.4	3.5	23.3	50.7	9.9	9.2
浙　江	6297	3.9	3.2	27.1	48.5	8.7	8.7
安　徽	5907	5.8	4.7	27.8	48.6	7.5	6.3
福　建	4021	3.8	4.2	29.0	48.0	7.2	7.4
江　西	4374	2.7	4.3	28.4	52.3	6.9	5.3
山　东	9826	4.4	4.4	24.5	51.8	8.0	6.9
河　南	9612	3.2	4.8	25.4	54.5	7.1	5.1
湖　北	5613	3.1	3.6	24.2	53.2	8.4	7.6
湖　南	6449	2.5	3.9	26.0	55.0	7.3	5.3
广　东	12162	2.4	4.3	21.4	55.6	8.9	7.4
广　西	4820	3.2	5.3	29.0	51.3	6.3	4.9
海　南	973	3.1	4.3	20.4	57.8	7.6	6.9
重　庆	3122	2.3	3.5	30.7	47.8	8.4	7.4
四　川	8148	4.7	3.6	32.2	45.9	7.4	6.2
贵　州	3684	6.8	4.8	33.4	42.3	5.8	5.6
云　南	4549	5.8	4.0	37.0	41.1	6.3	5.7
西　藏	348	25.9	4.9	33.7	23.9	5.4	6.1
陕　西	3829	3.5	3.9	22.4	51.2	9.9	9.1
甘　肃	2413	8.0	4.2	30.9	41.9	8.0	7.0
青　海	570	10.1	4.2	34.0	36.3	8.1	7.3
宁　夏	693	6.1	3.9	27.1	44.9	9.3	8.7
新　疆	2524	2.5	5.6	29.1	45.9	10.0	6.9

数据来源：《2020中国人口普查年鉴》。

1-4-3　2020年分省、分性别的15岁及以上
文盲人口数及文盲人口占比

地　区	15岁及以上人口/万人			文盲人口占15岁及以上人口比重/%		
	合　计	男	女	合　计	男	女
全　国	**115639**	**58682**	**56957**	**3.26**	**1.62**	**4.95**
北　京	1930	985	945	0.89	0.39	1.42
天　津	1200	616	584	1.42	0.67	2.20
河　北	5952	2969	2983	1.89	0.88	2.91
山　西	2921	1486	1435	1.45	0.83	2.08
内蒙古	2067	1052	1015	3.83	2.06	5.67
辽　宁	3785	1880	1905	1.01	0.56	1.45
吉　林	2125	1056	1070	1.51	0.91	2.10
黑龙江	2856	1425	1431	1.53	0.92	2.13
上　海	2243	1160	1083	1.79	0.70	2.96
江　苏	7186	3616	3570	3.08	1.27	4.90
浙　江	5589	2907	2682	3.14	1.51	4.91
安　徽	4928	2478	2451	5.54	2.69	8.43
福　建	3351	1712	1640	2.89	1.02	4.85
江　西	3527	1791	1736	2.48	1.00	4.01
山　东	8246	4114	4132	4.01	1.79	6.22
河　南	7638	3758	3879	2.91	1.44	4.34
湖　北	4833	2460	2373	2.77	1.19	4.41
湖　南	5348	2707	2640	2.12	1.06	3.21
广　东	10226	5413	4814	1.78	0.73	2.97
广　西	3828	1960	1869	3.10	1.27	5.02
海　南	807	424	382	4.05	1.83	6.52
重　庆	2696	1354	1341	1.93	1.02	2.85
四　川	7020	3530	3491	4.74	2.70	6.80
贵　州	2932	1477	1455	8.77	4.08	13.53
云　南	3797	1960	1837	5.77	3.27	8.44
西　藏	275	146	130	28.08	20.44	36.68
陕　西	3268	1663	1604	3.33	1.88	4.83
甘　肃	2017	1017	1000	8.32	4.66	12.04
青　海	469	240	229	10.01	6.14	14.06
宁　夏	573	291	283	5.07	2.65	7.56
新　疆	2005	1037	968	3.43	2.59	4.32

数据来源：《2020中国人口普查年鉴》。

1-4-4　历年在校学生教育情况

单位：万人

年份	普通高等学校在校学生数	普通高中在校学生数	初中在校学生数	普通小学在校学生数	特殊教育学校在校学生数	学前教育在校学生数
1949	11.7	20.7		2439.1		
1950	13.7	23.8		2892.4		14.0
1955	28.8	58.0		5312.6	0.5	56.2
1960	96.2	167.5		9379.1	2.7	
1965	67.4	130.8		11620.9	2.3	171.3
1970	4.8	349.7		10528.0		
1975	50.1	1163.7		15094.1	2.7	620.0
1980	114.4	969.8	4551.8	14627.0	3.3	1150.8
1985	170.3	741.1	4010.1	13370.2	4.2	1479.7
1990	206.3	717.3	3916.6	12241.4	7.2	1972.2
1995	290.6	713.2	4727.5	13195.2	29.6	2711.2
2000	556.1	1201.3	6256.3	13013.3	37.8	2244.2
2001	719.1	1405.0	6514.4	12543.5	38.6	2021.8
2002	903.4	1683.8	6687.4	12156.7	37.5	2036.0
2003	1108.6	1964.8	6690.8	11689.7	36.5	2003.9
2004	1333.5	2220.4	6527.5	11246.2	37.2	2089.4
2005	1561.8	2409.1	6214.9	10864.1	36.4	2179.0
2006	1738.8	2514.5	5957.9	10711.5	36.3	2263.9
2007	1884.9	2522.4	5736.2	10564.0	41.9	2348.8
2008	2021.0	2476.3	5585.0	10331.5	41.7	2475.0
2009	2144.7	2434.3	5440.9	10071.5	42.8	2657.8
2010	2231.8	2427.3	5279.3	9940.7	42.6	2976.7
2011	2308.5	2454.8	5066.8	9926.4	39.9	3424.5
2012	2391.3	2467.2	4763.1	9695.9	37.9	3685.8
2013	2468.1	2435.9	4440.1	9360.5	36.8	3894.7
2014	2547.7	2400.5	4384.6	9451.1	39.5	4050.7
2015	2625.3	2374.4	4312.0	9692.2	44.2	4264.8
2016	2695.8	2366.6	4329.4	9913.0	49.2	4413.9
2017	2753.6	2374.5	4442.1	10093.7	57.9	4600.1
2018	2831.0	2375.4	4652.6	10339.3	66.6	4656.4
2019	3031.5	2414.3	4827.1	10561.2	79.5	4713.9
2020	3285.3	2494.5	4914.1	10725.4	88.1	4818.3
2021	3496.1	2605.0	5018.4	10779.9	88.1	4805.2
2022	3659.4	2713.9	5120.6	10732.1	91.9	4627.5
2023	3775.0	2803.6	5243.7	10836.0	91.2	4093.0

数据来源：国家统计局历年《中国统计年鉴》。

1-4-5　历年医学专业招生及在校学生数　单位：万人

年份	普通高等学校				中等职业学校			
	招生总数	医学专业	在校生总数	医学专业	招生总数	医学专业	在校生总数	医学专业
1955	9.8	1.0	28.8	3.6	19.0	2.3	53.7	5.7
1965	16.4	2.0	67.4	8.3	20.8	3.7	54.7	8.9
1970	4.2	0.9	4.8	1.3	5.4	0.8	6.4	1.1
1975	19.1	3.4	50.1	8.6	34.4	6.7	70.7	13.9
1980	28.1	3.1	114.4	14.0	46.8	6.6	124.3	24.5
1985	61.9	4.3	170.3	15.7	66.8	8.8	157.1	22.1
1990	60.9	4.7	206.3	20.2	73.0	9.3	224.4	30.8
1995	92.6	6.6	290.6	25.6	138.1	13.3	372.2	40.2
2000	220.6	15.0	556.1	42.3	132.6	17.9	489.5	56.8
2001	284.8	19.1	719.1	52.9	127.7	19.8	452.0	64.8
2002	340.8	22.8	903.4	65.7	155.3	25.2	456.4	67.9
2003	409.1	28.4	1108.6	81.5	424.1	35.9	1063.6	108.2
2004	480.0	33.2	1333.5	97.6	456.5	38.8	1174.7	110.9
2005	540.9	38.7	1561.8	113.2	537.3	46.9	1324.7	122.7
2006	585.8	42.2	1849.3	138.4	613.1	49.2	1489.1	132.9
2007	607.8	41.0	2004.4	151.5	651.5	47.8	1619.9	137.2
2008	665.6	44.9	2186.7	167.3	650.3	53.9	1688.2	144.3
2009	702.2	50.0	2324.6	178.8	711.8	62.9	1779.8	159.7
2010	728.1	53.4	2427.7	186.5	711.4	58.3	1816.4	168.4
2011	750.9	59.3	2519.3	200.2	650.0	53.0	1774.9	165.1
2012	761.9	59.2	2612.3	212.1	597.1	51.3	1689.9	154.0
2013	777.7	63.0	2703.3	225.6	541.3	52.0	1536.4	147.1
2014	799.3	68.0	2792.1	241.9	495.4	48.8	1416.3	146.6
2015	811.1	70.9	2863.1	255.4	479.8	46.8	1335.2	140.1
2016	825.1	77.7	2942.2	275.6	419.9	45.1	1275.9	134.1
2017	839.0	80.9	3007.5	289.2	451.5	42.1	1254.3	128.6
2018	876.8	85.5	3104.2	305.0	428.5	39.0	1213.6	120.9
2019	1006.6	100.6	3317.9	331.5	457.4	39.4	1216.2	115.5
2020	1077.0	112.3	3595.2	367.7	484.6	44.2	1267.8	118.5
2021	1119.0	125.1	3829.3	411.7	489.0	45.1	1312.0	122.6

注：①普通高等学校招生和在校生数包括博士和硕士研究生、本科生及大专生，含研究机构研究生和在职研究生，不含成人本专科生；2003年起中等职业学校包括调整后中职学生、普通中专学生、成人中专学生、职业高中学生，下表同。
②2020年医学专业成人本专科招生572 904人。

1-4-6　历年医学专业毕业人数

单位：万人

年份	普通高等学校		中等职业学校	
	毕业人数	医学专业	毕业人数	医学专业
1950—1952	6.9	0.6	20.0	3.1
1953—1957	26.9	2.6	84.2	9.6
1958—1962	60.6	6.0	139.3	17.0
1963—1965	58.9	7.3	45.2	7.0
1966—1970	66.9	7.8	61.7	10.1
1971—1975	21.5	4.4	72.0	12.6
1976—1980	74.0	11.7	150.2	25.6
1981—1985	153.5	15.2	223.1	32.9
1986—1990	266.8	17.9	292.2	39.3
1991—1995	323.1	24.3	378.7	46.5
1996—2000	429.5	30.5	637.8	62.5
2000	95.0	6.0	150.7	13.0
2001	110.4	7.0	150.3	14.2
2002	141.8	8.8	144.2	16.1
2003	198.9	12.4	188.5	30.2
2004	254.2	17.0	180.1	34.1
2005	325.8	22.2	196.1	33.1
2006	403.1	28.0	392.6	35.1
2007	479.0	33.3	431.2	36.1
2008	546.4	40.9	471.1	40.9
2009	568.3	42.8	509.7	42.1
2010	613.8	48.4	543.7	43.6
2011	651.2	49.8	541.1	50.5
2012	673.4	51.3	554.4	53.4
2013	690.1	55.9	557.6	50.0
2014	713.0	58.9	516.2	45.2
2015	732.2	62.7	473.3	46.1
2016	756.9	67.4	440.6	44.4
2017	790.5	74.6	406.4	42.2
2018	813.7	79.1	397.0	40.9
2019	822.5	82.8	395.0	40.1
2020	868.8	87.8	383.5	37.5
2021	903.8	94.3	375.4	34.7

补充资料：①2020年医学专业成人本专科毕业482 796人；2003年起中等职业学校包括调整后中职学生、普通中专学生、成人中专学生、职业高中学生。②1928—1947年高校医药专业毕业生9499人，新中国成立前中等医药学校毕业生41 437人。

1-4-7　历年医学专业研究生数

单位：人

年份	研究生总数			医学专业		
	招生数	在校生数	毕业生数	招生数	在校生数	毕业生数
1978	10708	10934	9	1417	1474	—
1980	3616	21604	476	640	3651	32
1985	46871	87331	17004	4373	9196	777
1990	29649	93018	35440	—	—	—
1995	51053	145443	31877	—	—	—
2000	128484	301239	58767	12832	30070	6166
2001	165197	393256	67809	16274	37571	6722
2002	203000	501000	81000	16800	38837	6992
2003	268925	651260	111091	26501	63939	12207
2004	326286	819896	150777	33012	81859	16128
2005	364831	978610	189728	31602	80107	21923
2006	397925	1104653	255902	42200	115901	26415
2007	418612	1195047	311839	44161	128471	32453
2008	446422	1283046	344825	47412	140030	37402
2009	510953	1404942	371273	44713	128205	34629
2010	538177	1538416	383600	40067	128916	35582
2011	560168	1645845	429994	60831	181129	49039
2012	589673	1719818	486455	64868	188666	56001
2013	611381	1793953	513626	66525	196621	58550
2014	621323	1847689	535863	70466	204148	61192
2015	645055	1911406	551522	75325	215232	62602
2016	667064	1981051	563938	79341	227162	65798
2017	806103	2639561	578045	86539	253719	66869
2018	857966	2731257	604368	95172	271406	70708
2019	916503	2863712	639666	101347	290132	74371
2020	1106551	3139598	728627	130740	336215	80405
2021	1176526	3332373	772761	142549	387806	89257
2022	1242479	3653613	862165			
2023	1301700	3882940	1014755			

注：研究生包括博士和硕士研究生，2017年以后含在职研究生。

1-4-8　历年城乡就业人数及城镇登记失业情况

年份	就业人员/万人	城镇就业人员/万人	乡村就业人员/万人	城镇登记失业人数/万人	城镇登记失业率/%
1952	20729	2486	18243	—	—
1955	22328	2802	19526	—	—
1960	25880	6119	19761	—	—
1965	28670	5136	23534	—	—
1970	34432	6312	28120	—	—
1975	38168	8222	29946	—	—
1980	42361	10525	31836	542	4.9
1985	49873	12808	37065	239	1.8
1990	64749	17041	47708	383	2.5
1995	68065	19040	49025	520	2.9
2000	72085	23151	48934	595	3.1
2001	72797	24123	48674	681	3.6
2002	73280	25159	48121	770	4.0
2003	73736	26230	47506	800	4.3
2004	74264	27293	46971	827	4.2
2005	74647	28389	46258	839	4.2
2006	74978	29630	45348	847	4.1
2007	75321	30953	44368	830	4.0
2008	75564	32103	43461	886	4.2
2009	75828	33322	42506	921	4.3
2010	76105	34687	41418	908	4.1
2011	76196	36003	40193	922	4.1
2012	76254	37287	38967	917	4.1
2013	76301	38527	37774	926	4.0
2014	76349	39703	36646	952	4.1
2015	76320	40916	35404	966	4.0
2016	76245	42051	34194	982	4.0
2017	76058	43208	32850	972	3.9
2018	75782	44292	31490	974	3.8
2019	75447	45249	30198	945	3.6
2020	75064	46271	28793	1160	4.2
2021	74652	46773	27879	1040	4.0
2022	73351	45931	27420	1203	5.6
2023	74041	47032	27009	1074	5.2

数据来源：国家统计局，2022年度数据来自人力资源和社会保障事业发展统计公报。

1-4-9　历年按产业分就业人员数

单位：万人

年份	就业人员	第一产业就业人员	第二产业就业人员	第三产业就业人员
1952	20729	17317	1531	1881
1955	22328	18592	1913	1823
1960	25880	17016	4112	4752
1965	28670	23396	2408	2866
1970	34432	27811	3518	3103
1975	38168	29456	5152	3560
1980	42361	29122	7707	5532
1985	49873	31130	10384	8359
1990	64749	38914	13856	11979
1995	68065	35530	15655	16880
2000	72085	36043	16219	19823
2001	72797	36399	16234	20165
2002	73280	36640	15682	20958
2003	73736	36204	15927	21605
2004	74264	34830	16709	22725
2005	74647	33442	17766	23439
2006	74978	31941	18894	24143
2007	75321	30731	20186	24404
2008	75564	29923	20553	25087
2009	75828	28890	21080	25857
2010	76105	27931	21842	26332
2011	76196	26472	22539	27185
2012	76254	25535	23226	27493
2013	76301	23838	23142	29321
2014	76349	22372	23057	30920
2015	76630	21418	22944	32258
2016	76245	20908	22295	33042
2017	76058	20295	21762	34001
2018	75782	19515	21356	34911
2019	75447	18652	21234	35561
2020	75064	17715	21543	35806
2021	74652	17072	21712	35868
2022	73351	17678	21125	34548
2023	74041	16882	21520	35639

数据来源：国家统计局，2022年度数据来自人力资源和社会保障事业发展统计公报。

1-4-10　2018—2023年按经济类型分城镇、乡村就业人员情况

单位：万人

指标	2018	2019	2020	2021	2022	2023
城镇就业人员	44292	45249	46271	46773	45931	47032
国有单位城镇就业人员	5740	5473	5563	5633	5612	
城镇集体单位城镇就业人员	347	296	271	262	235	
股份合作单位城镇就业人员	66	60	69	62	58	
联营单位城镇就业人员	12	12	25	22	19	
有限责任公司城镇就业人员	6555	6608	6542	6526	6506	
股份有限公司城镇就业人员	1875	1879	1837	1789	1684	
私营企业城镇就业人员	13952	14567	—	—	1114	
港澳台商投资单位城镇就业人员	1153	1157	1159	1175	1164	
外商投资单位城镇就业人员	1212	1203	1216	1220	45931	
个体城镇就业人员	10440	11692	—	—	—	
乡村就业人员	31490	30198	28793	27879	27420	27009
私营企业乡村就业人员	7424	8267				
个体乡村就业人员	5597	6000				

1-4-11　2018—2023年按行业分城镇单位就业人员
平均工资　　　　　　　　　单位：元

指标	2018	2019	2020	2021	2022	2023
城镇单位就业人员平均工资	82413	90501	97379	106837	114029	120698
农、林、牧、渔业城镇单位	36466	39340	48540	53819	58976	
采矿业城镇单位	81429	91068	96674	108467	121522	
制造业城镇单位	72088	78147	82783	92459	97528	
电力、燃气及水的生产和供应业城镇单位	100162	107733	116728	125332	132964	
建筑业城镇单位	60501	65580	69986	75762	78295	
交通运输、仓储和邮政业城镇单位	88508	97050	100642	107735	115345	
信息传输、计算机服务和软件业城镇单位	147678	161352	177544	109851	220418	
批发和零售业城镇单位	80551	89047	96521	53631	115408	
住宿和餐饮业城镇单位	48260	50346	48833	201506	53995	
金融业城镇单位	129837	131405	133390	150843	174341	
房地产业城镇单位	75281	80157	83807	91143	90346	
租赁和商务服务业城镇单位	85147	88190	92924	102537	106500	
科学研究、技术服务和地质勘查业城镇单位	123343	133459	139851	151776	163486	
水利、环境和公共设施管理业城镇单位	56670	61158	63914	65802	68256	
居民服务和其他服务业城镇单位	55343	60232	60722	65193	65478	
教育城镇单位	92383	97681	106474	111392	120422	
卫生、社会保障和社会福利业城镇单位	98118	108903	115449	126828	135222	
文化、体育和娱乐业城镇单位	98621	107708	112081	117329	121151	
公共管理和社会组织城镇单位	87932	94369	104487	111361	117440	

第二章

居民健康水平及影响因素

第一节

居民健康水平

2-1-1　历年全国预期寿命

单位：岁

年份	预期寿命	男性	女性
新中国成立前	35.0		
1973—1975	…	63.6	66.3
1981	67.8	66.3	69.3
1990	68.55	66.84	70.47
1996	70.8		
2000	71.40	69.63	73.33
2005	72.95	70.83	75.25
2010	74.83	72.38	77.37
2015	76.34	73.6	79.4
2016	76.5		
2017	76.7		
2018	77.0		
2019	77.3		
2020	77.93	75.37	80.88
2021	78.2		
2022	78.3		
2023	78.6		

数据来源：国家统计局历年《中国统计年鉴》、国家卫生健康委《中国卫生健康统计年鉴》。2016年、2017年、2018年、2019年、2021年人均预期寿命系根据生命登记及人口普查数估算。

2-1-2　分省预期寿命

单位：岁

地区	1990	2000	2010	2020	2021
全　国	**68.55**	**71.40**	**74.83**	**77.93**	**78.2**
北　京	72.86	76.10	80.18	82.49	82.7
天　津	72.32	74.91	78.89	81.30	81.5
河　北	70.35	72.54	74.97	77.75	78.0
山　西	68.97	71.65	74.92	77.91	78.2
内蒙古	65.68	69.87	74.44	77.56	77.8
辽　宁	70.22	73.34	76.38	78.68	78.9
吉　林	67.95	73.10	76.18	78.41	78.6
黑龙江	66.97	72.37	75.98	78.25	78.5
上　海	74.90	78.14	80.26	82.55	82.8
江　苏	71.37	73.91	76.63	79.32	79.7
浙　江	71.38	74.70	77.73	80.19	80.4
安　徽	69.48	71.85	75.08	77.96	78.2
福　建	68.57	72.55	75.76	78.49	78.8
江　西	66.11	68.95	74.33	77.64	77.8
山　东	70.57	73.92	76.46	79.18	79.5
河　南	70.15	71.54	74.57	77.60	77.8
湖　北	67.25	71.08	74.87	78.00	78.2
湖　南	66.93	70.66	74.70	77.88	78.2
广　东	72.52	73.27	76.49	79.31	79.6
广　西	68.72	71.29	75.11	78.06	78.3
海　南	70.01	72.92	76.30	79.05	79.5
重　庆	66.33	71.73	75.70	78.56	78.8
四　川		71.20	74.75	77.79	78.0
贵　州	64.29	65.96	71.10	75.20	75.5
云　南	63.49	65.49	69.54	74.02	74.4
西　藏	59.64	64.37	68.17	72.19	72.5
陕　西	67.40	70.07	74.68	77.80	78.1
甘　肃	67.24	67.47	72.23	75.64	75.8
青　海	60.57	66.03	69.96	73.96	74.3
宁　夏	66.94	70.17	73.38	76.58	76.9
新　疆	63.59	67.41	72.35	75.65	76.0

　　数据来源：国家统计局历年《中国统计年鉴》。1990年、2000年、2010年、2020年数据为人口普查数字。2021年数据为国家卫生健康委与国家统计局联合测算发布。

2-1-3　历年监测地区婴儿死亡率和孕产妇死亡率

年份	婴儿死亡率/‰			孕产妇死亡率/（1/10万）		
	合计	城市	农村	合计	城市	农村
2000	32.2	11.8	37.0	53.0	29.3	69.6
2001	30.0	13.6	33.8	50.2	33.1	61.9
2002	29.2	12.2	33.1	43.2	22.3	58.2
2003	25.5	11.3	28.7	51.3	27.6	65.4
2004	21.5	10.1	24.5	48.3	26.1	63.0
2005	19.0	9.1	21.6	47.7	25.0	53.8
2006	17.2	8.0	19.7	41.1	24.8	45.5
2007	15.3	7.7	18.6	36.6	25.2	41.3
2008	14.9	6.5	18.4	34.2	29.2	36.1
2009	13.8	6.2	17.0	31.9	26.6	34.0
2010	13.1	5.8	16.1	30.0	29.7	30.1
2011	12.1	5.8	14.7	26.1	25.2	26.5
2012	10.3	5.2	12.4	24.5	22.2	25.6
2013	9.5	5.2	11.3	23.2	22.4	23.6
2014	8.9	4.8	10.7	21.7	20.5	22.2
2015	8.1	4.7	9.6	20.1	19.8	20.2
2016	7.5	4.2	9.0	19.9	19.5	20.0
2017	6.8	4.1	7.9	19.6	16.6	21.1
2018	6.1	3.6	7.3	18.3	15.5	19.9
2019	5.6	3.4	6.6	17.8	16.5	18.6
2020	5.4	3.6	6.2	16.9	14.1	18.5
2021	5.0	3.2	5.8	16.1	15.4	16.5
2022	4.9	3.1	5.7	15.7	14.3	16.6
2023	4.5	2.9	5.2	15.1	12.5	17.0

数据来源：国家卫生健康委《2023中国卫生健康统计年鉴》。

2-1-4 历年监测地区新生儿死亡率和
5岁以下儿童死亡率

单位：‰

年份	新生儿死亡率			5岁以下儿童死亡率		
	合计	城市	农村	合计	城市	农村
2000	22.8	9.5	25.8	39.7	13.8	45.7
2001	21.4	10.6	23.9	35.9	16.3	40.4
2002	20.7	9.7	23.2	34.9	14.6	39.6
2003	18.0	8.9	20.1	29.9	14.8	33.4
2004	15.4	8.4	17.3	25.0	12.0	28.5
2005	13.2	7.5	14.7	22.5	10.7	25.7
2006	12.0	6.8	13.4	20.6	9.6	23.6
2007	10.7	5.5	12.8	18.1	9.0	21.8
2008	10.2	5.0	12.3	18.5	7.9	22.7
2009	9.0	4.5	10.8	17.2	7.6	21.1
2010	8.3	4.1	10.0	16.4	7.3	20.1
2011	7.8	4.0	9.4	15.6	7.1	19.1
2012	6.9	3.9	8.1	13.2	5.9	16.2
2013	6.3	3.7	7.3	12.0	6.0	14.5
2014	5.9	3.5	6.9	11.7	5.9	14.2
2015	5.4	3.3	6.4	10.7	5.8	12.9
2016	4.9	2.9	5.7	10.2	5.2	12.4
2017	4.5	2.6	5.3	9.1	4.8	10.9
2018	3.9	2.2	4.7	8.4	4.4	10.2
2019	3.5	2.0	4.1	7.8	4.1	9.4
2020	3.4	2.1	3.9	7.5	4.4	8.9
2021	3.1	1.9	3.6	7.1	4.1	8.5
2022	3.1	1.8	3.6	6.8	4.2	8.0
2023	2.8	1.7	3.2	6.2	3.9	7.2

数据来源：国家卫生健康委历年《中国卫生健康统计年鉴》。

2-1-5 2018—2023年甲、乙类法定报告传染病发病人数

指标	2018	2019	2020	2021	2022	2023
总计	**3063031**	**3072338**	**2673200**	**2727288**	**2431346**	**2793698**
鼠疫	0	5	4	1	2	5
霍乱	28	16	11	5	31	29
病毒性肝炎	1280015	1286691	1138781	1226165	1105865	1278473
细菌性和阿米巴性痢疾	91152	81075	57820	50403	35951	37114
伤寒和副伤寒	10843	9274	7011	7244	5829	5542
艾滋病	64170	71204	62167	60154	52058	58903
淋病	133156	117938	105160	127803	96313	103613
梅毒	494867	535819	464435	480020	441159	530116
脊髓灰质炎	0	0	—	—	0	0
麻疹	3940	2974	856	552	552	621
百日咳	22057	30027	4475	9611	38295	41124
白喉	0	0	2	—	0	0
流行性脑脊髓膜炎	104	111	50	63	59	90
猩红热	78864	81737	16564	29503	20794	25819
流行性出血热	11966	9596	8121	9187	5218	5360
狂犬病	422	290	202	157	133	122
钩端螺旋体病	157	214	297	403	190	302
布鲁氏菌病	37947	44036	47245	69767	66138	70439
炭疽	336	297	224	392	349	434
流行性乙型脑炎	1800	416	288	207	146	205
疟疾	2518	2487	1023	783	820	2313
登革热	5136	22188	778	41	547	19541
新生儿破伤风	83	65	34	23	19	21
肺结核	823324	775764	670538	639548	560847	613091
血吸虫病	144	113	43	13	30	13
人感染高致病性禽流感	0	0			1	1
传染性非典型肺炎	0	0			0	0
人感染H7N9禽流感	2	1			0	0
新型冠状病毒感染	—	—	87071	15243		

数据来源：国家卫生健康委历年《中国卫生健康统计年鉴》，总计中不含新型冠状病毒感染，下表同。

2-1-6 2018—2023年甲、乙类法定报告
传染病发病率

单位：1/10万

指标	2018	2019	2020	2021	2022	2023
总计	220.51	220.00	190.36	193.46	172.36	198.17
鼠疫	0.00	0.00	0.00	0.00	0.00	0.00
霍乱	0.00	0.00	0.00	0.00	0.00	0.00
病毒性肝炎	92.15	92.13	81.12	86.98	78.4	90.69
细菌性和阿米巴性痢疾	6.56	5.81	4.12	3.58	2.55	2.63
伤寒和副伤寒	0.78	1.00	0.50	0.51	0.41	0.39
艾滋病	4.62	5.10	4.43	4.27	3.69	4.18
淋病	9.59	8.45	7.49	9.07	6.83	7.35
梅毒	35.63	38.00	33.08	34.05	31.27	37.60
脊髓灰质炎	0.00	0.00	—	—	0.00	0.00
麻疹	0.00	0.21	0.06	0.04	0.04	0.04
百日咳	1.59	2.15	0.32	0.68	2.71	2.92
白喉	0.00	0.00	0.00	0.00	0.00	0.00
流行性脑脊髓膜炎	0.01	0.01	0.00	0.00	0.00	0.01
猩红热	5.68	5.85	1.18	2.09	1.47	1.83
流行性出血热	0.86	0.69	0.58	0.65	0.37	0.38
狂犬病	0.03	0.02	0.00	0.01	0.01	0.01
钩端螺旋体病	0.01	0.02	0.02	0.03	0.01	0.02
布鲁氏菌病	2.73	3.15	3.37	4.95	4.69	5.00
炭疽	0.02	0.02	0.02	0.03	0.02	0.03
流行性乙型脑炎	0.13	0.03	0.02	0.01	0.01	0.01
疟疾	0.18	0.18	0.07	0.06	0.06	0.16
登革热	0.37	2.00	0.00	0.00	0.04	1.39
新生儿破伤风	0.01	0.00	0.00	0.00	0.00	0.00
肺结核	59.27	55.55	47.76	45.37	39.72	43.49
血吸虫病	0.01	0.00	0.00	0.00	0.00	0.00
人感染高致病性禽流感	0.00	0.00	0.00	0.00	0.00	0.00
传染性非典型肺炎	0.00	0.00			0.00	0.00
人感染H7N9禽流感	0.00	0.00	0.00	0.00	0.00	0.00
新型冠状病毒感染	—	—	6.20	1.08		

2-1-7　2018—2023年甲、乙类法定报告
传染病死亡人数

指标	2018	2019	2020	2021	2022	2023
总计	**23174**	**24981**	**26289**	**22179**	**21834**	**26872**
鼠疫	—	1	3	0	1	1
霍乱	0	0		0	0	0
病毒性肝炎	531	575	588	520	543	2397
细菌性和阿米巴性痢疾	1	1	2	3	1	2
伤寒和副伤寒	2	0	5		2	1
艾滋病	18780	20999	18819	19623	18885	22137
淋病	1		—	0	1	0
梅毒	39	42	54	30	23	16
脊髓灰质炎	0	0		0	—	0
麻疹	1		—		0	0
百日咳	2	2	1	2	2	5
白喉	0					0
流行性脑脊髓膜炎	10	6	3	5	5	1
猩红热	0	0	1	0	0	0
流行性出血热	97	44	48	64	34	12
狂犬病	410	276	188	150	118	111
钩端螺旋体病	1	2	8	2	2	0
布鲁氏菌病	0	1	—	3	0	0
炭疽	3	1		2	2	2
流行性乙型脑炎	135	13	9	6	3	7
疟疾	6	19	6	3	6	2
登革热	1	3		0	0	1
新生儿破伤风	4	5	1	1	1	0
肺结核	3149	2990	1919	1763	2205	2167
血吸虫病	0	0		0	0	0
人感染高致病性禽流感	—				0	0
传染性非典型肺炎	0	0				0
人感染H7N9禽流感	1	1				0
新型冠状病毒感染	—		4634	2		

2-1-8 2018—2023年甲、乙类法定报告
传染病死亡率

单位：1/10万

指标	2018	2019	2020	2021	2022	2023
合计	**1.67**	**1.79**	**1.87**	**1.57**	**1.55**	**1.91**
鼠疫	0.00	0.00	0.00	0.00	0.00	0.00
霍乱	—	0.00	—	0.00	0.00	0.00
病毒性肝炎	0.04	0.04	0.04	0.04	0.04	0.17
细菌性和阿米巴性痢疾	0.00	0.00	0.00	0.00	0.00	0.00
伤寒和副伤寒	0.00	0.00	0.00	0.00	0.00	0.00
艾滋病	1.35	1.50	1.34	1.39	1.34	1.57
淋病	0.00	0.00	0.00	0.00	0.00	0.00
梅毒	0.00	0.00	—	0.00	0.00	0.00
脊髓灰质炎	0.00	0.00	0.00	0.00	0.00	0.00
麻疹	0.00	0.00	0.00	0.00	0.00	0.00
百日咳	0.00	0.00	0.00	0.00	0.00	0.00
白喉	0.00	0.00	0.00	0.00	0.00	0.00
流行性脑脊髓膜炎	0.00	0.00	0.00	0.00	0.00	0.00
猩红热	0.00	0.00	0.00	0.00	0.00	0.00
流行性出血热	0.01	0.00	0.00	0.00	0.00	0.00
狂犬病	0.03	0.02	0.01	0.01	0.01	0.01
钩端螺旋体病	0.00	0.00	0.00	0.00	0.00	0.00
布鲁氏菌病	0.00	0.00	—	0.00	0.00	0.00
炭疽	0.00	0.00	0.00	0.00	0.00	0.00
流行性乙型脑炎	0.01	0.00	0.00	0.00	0.00	0.00
疟疾	0.00	0.00	0.00	0.00	0.00	0.00
登革热	0.00	0.00	0.00	0.00	0.00	0.00
新生儿破伤风	0.00	0.00	0.00	0.00	0.00	0.00
肺结核	0.23	0.21	0.14	0.13	0.16	0.15
血吸虫病	0.00	0.00	—	—	0.00	0.00
人感染高致病性禽流感	—	—	—	—	0.00	0.00
传染性非典型肺炎	0.00	0.00	—	—	—	0.00
人感染H7N9禽流感	0.00	0.00	—	—	—	0.00
新型冠状病毒感染	—	—	0.33	0.00	—	—

2-1-9　2015年、2021年城市居民主要疾病死亡率及构成

疾病名称	2015			2021		
	死亡率(1/10万)	构成/%	位次	死亡率(1/10万)	构成/%	位次
传染病（含呼吸道结核）	6.78	1.09	9	5.30	0.82	10
寄生虫病	0.04	0.01	17	0.07	0.01	16
恶性肿瘤	164.35	26.44	1	158.7	24.61	2
血液、造血器官及免疫疾病	1.22	0.20	15	1.33	0.21	13
内分泌、营养和代谢疾病	19.25	3.10	6	24.15	3.74	6
精神障碍	2.79	0.45	11	3.45	0.54	11
神经系统疾病	6.90	1.11	8	9.44	1.46	8
心脏病	136.61	21.98	2	165.37	25.64	1
脑血管病	128.23	20.63	3	140.02	21.71	3
呼吸系统疾病	73.36	11.80	4	54.49	8.45	4
消化系统疾病	14.27	2.30	7	15.41	2.39	7
肌肉骨骼和结缔组织疾病	1.79	0.29	12	1.95	0.30	12
泌尿生殖系统疾病	6.52	1.05	10	6.75	1.05	9
妊娠、分娩产褥期并发症	0.07	0.01	16	0.02	0	17
围生期疾病	1.70	0.27	14	0.69	0.11	15
先天畸形、变形和染色体异常	1.73	0.28	13	0.87	0.13	14
损伤和中毒外部原因	37.63	6.05	5	35.22	5.46	5
诊断不明	2.26	0.36	—	3.19	0.50	—
其他疾病	6.15	0.99		5.57	0.86	

2-1-10　2015年、2021年农村居民主要疾病死亡率及构成

疾病名称	2015			2021		
	死亡率 （1/10万）	构成/ %	位次	死亡率 （1/10万）	构成/ %	位次
传染病（含呼吸道结核）	7.72	1.16	8	6.52	0.88	10
寄生虫病	0.07	0.01	17	0.04	0.01	17
恶性肿瘤	153.94	23.22	1	167.06	22.47	3
血液、造血器官及免疫疾病	1.16	0.18	15	1.36	0.18	13
内分泌营养和代谢疾病	14.28	2.15	6	21.09	2.84	6
精神障碍	2.83	0.43	11	3.54	0.48	11
神经系统疾病	6.51	0.98	10	10.15	1.37	8
心脏病	144.79	21.84	3	188.58	25.36	1
脑血管病	153.63	23.17	2	175.58	23.62	2
呼吸系统疾病	79.96	12.06	4	65.23	8.77	4
消化系统疾病	14.16	2.14	7	15.98	2.15	7
肌肉骨骼和结缔组织疾病	1.54	0.23	14	2.48	0.33	12
泌尿生殖系统疾病	7.20	1.09	9	7.86	1.06	9
妊娠分娩产褥期并发症	0.10	0.02	16	0.04	0.01	16
围生期疾病	2.19	0.33	12	0.79	0.11	15
先天畸形、变形和染色体异常	1.78	0.27	13	1.04	0.14	14
损伤和中毒外部原因	53.49	8.07	5	52.98	7.13	5
诊断不明	2.41	0.36	—	2.61	0.35	—
其他疾病	6.17	0.93		6.91	0.93	

2-1-11 前十位恶性肿瘤发病率（合计）

单位：1/10万

顺位	2017		2018		2019	
	疾病名称	发病率	疾病名称	发病率	疾病名称	发病率
总计	恶性肿瘤总计	293.66	恶性肿瘤总计	298.94	恶性肿瘤总计	304.91
1	肺癌	62.95	肺癌	65.05	肺癌	67.22
2	乳腺癌	42.51	乳腺癌	43.02	乳腺癌	43.10
3	结直肠癌	28.96	结直肠癌	30.51	结直肠癌	31.23
4	胃癌	28.24	肝癌	27.42	肝癌	26.99
5	肝癌	28.17	胃癌	27.03	胃癌	25.89
6	食管癌	19.23	子宫颈癌	18.10	甲状腺癌	18.96
7	子宫颈癌	17.07	食管癌	17.96	子宫颈癌	18.16
8	甲状腺癌	13.91	甲状腺癌	16.17	食管癌	16.72
9	前列腺癌	11.57	前列腺癌	12.75	前列腺癌	13.62
10	子宫体肿瘤	10.06	子宫体肿瘤	10.56	子宫体肿瘤	10.83

资料来源：《2019中国肿瘤登记年报》《2020中国肿瘤登记年报》《2021中国肿瘤登记年报》《2022中国肿瘤登记年报》。下表同。

2-1-12 前十位恶性肿瘤发病率（男）

单位：1/10万

顺位	2017		2018		2019	
	疾病名称	发病率	疾病名称	发病率	疾病名称	发病率
合计	恶性肿瘤总计	321.80	恶性肿瘤总计	324.09	恶性肿瘤总计	327.76
1	肺癌	82.28	肺癌	83.45	肺癌	84.99
2	肝癌	41.05	肝癌	40.02	肝癌	39.64
3	胃癌	38.99	胃癌	37.12	结直肠癌	36.33
4	结直肠癌	33.45	结直肠癌	35.32	胃癌	35.57
5	食管癌	27.85	食管癌	26.30	食管癌	24.62
6	前列腺癌	11.57	前列腺癌	12.75	前列腺癌	13.62
7	膀胱癌	9.26	膀胱癌	9.09	膀胱癌	9.41
8	胰腺癌	8.02	胰腺癌	8.12	甲状腺癌	9.23
9	淋巴瘤	7.36	甲状腺癌	7.98	胰腺癌	8.01
10	脑瘤	7.14	淋巴瘤	7.44	淋巴瘤	7.63

2-1-13　前十位恶性肿瘤发病率（女）

单位：1/10万

顺位	2017		2018		2019	
	疾病名称	发病率	疾病名称	发病率	疾病名称	发病率
合计	恶性肿瘤总计	264.75	恶性肿瘤总计	273.02	恶性肿瘤总计	281.38
1	肺癌	43.09	肺癌	46.10	肺癌	48.93
2	乳腺癌	42.51	乳腺癌	43.02	乳腺癌	43.10
3	结直肠癌	24.34	结直肠癌	25.56	甲状腺癌	28.98
4	甲状腺癌	21.43	甲状腺癌	24.60	结直肠癌	25.99
5	胃癌	17.18	子宫颈癌	18.10	子宫颈癌	18.16
6	子宫颈癌	17.07	胃癌	16.64	胃癌	15.91
7	肝癌	14.93	肝癌	14.43	肝癌	13.96
8	食管癌	10.37	子宫体肿瘤	10.56	子宫体肿瘤	10.83
9	子宫体肿瘤	10.06	食管癌	9.36	脑瘤	9.22
10	脑瘤	8.45	脑瘤	8.35	食管癌	8.58

2-1-14　前十位恶性肿瘤发病率（城市）

单位：1/10万

顺位	2017		2018		2019	
	疾病名称	发病率	疾病名称	发病率	疾病名称	发病率
合计	恶性肿瘤总计	316.08	恶性肿瘤总计	321.64	恶性肿瘤总计	332.92
1	肺癌	66.08	肺癌	68.80	肺癌	72.36
2	乳腺癌	50.57	乳腺癌	51.33	乳腺癌	51.94
3	结直肠癌	34.65	结直肠癌	36.07	结直肠癌	37.18
4	肝癌	26.68	肝癌	26.41	肝癌	25.76
5	胃癌	26.31	胃癌	25.54	甲状腺癌	25.32
6	甲状腺癌	19.07	甲状腺癌	21.28	胃癌	25.03
7	子宫颈癌	16.53	子宫颈癌	17.11	前列腺癌	17.62
8	前列腺癌	15.46	前列腺癌	16.42	子宫颈癌	17.05
9	食管癌	14.86	食管癌	14.46	食管癌	13.67
10	子宫体肿瘤	10.89	子宫体肿瘤	11.35	子宫体肿瘤	11.70

2-1-15　前十位恶性肿瘤发病率（农村）

单位：1/10万

顺位	2017		2018		2019	
	疾病名称	发病率	疾病名称	发病率	疾病名称	发病率
合计	恶性肿瘤总计	272.23	恶性肿瘤总计	280.18	恶性肿瘤总计	284.02
1	肺癌	59.97	肺癌	61.96	肺癌	63.39
2	乳腺癌	34.64	乳腺癌	36.02	乳腺癌	36.35
3	胃癌	30.08	胃癌	28.26	肝癌	27.91
4	肝癌	29.59	肝癌	28.25	结直肠癌	26.80
5	结直肠癌	23.52	结直肠癌	25.92	胃癌	26.53
6	食管癌	20.96	食管癌	20.84	子宫颈癌	19.01
7	子宫颈癌	17.60	子宫颈癌	18.92	食管癌	19.00
8	子宫体肿瘤	9.24	甲状腺癌	11.95	甲状腺癌	14.22
9	甲状腺癌	8.98	子宫体肿瘤	9.90	前列腺癌	10.70
10	前列腺癌	7.92	前列腺癌	9.78	子宫体肿瘤	10.17

2-1-16　前十位恶性肿瘤死亡率（合计）

单位：1/10万

顺位	2017		2018		2019	
	疾病名称	死亡率	疾病名称	死亡率	疾病名称	死亡率
总计	恶性肿瘤总计	177.15	恶性肿瘤总计	174.41	恶性肿瘤总计	173.06
1	肺癌	49.28	肺癌	48.49	肺癌	48.25
2	肝癌	24.91	肝癌	24.11	肝癌	23.81
3	胃癌	20.89	胃癌	19.76	胃癌	19.07
4	食管癌	15.21	结直肠癌	14.52	结直肠癌	14.78
5	结直肠癌	14.08	食管癌	14.32	食管癌	13.5
6	乳腺癌	9.76	乳腺癌	9.66	乳腺癌	9.24
7	胰腺癌	6.40	胰腺癌	6.39	胰腺癌	6.43
8	子宫颈癌	5.55	子宫颈癌	5.72	子宫颈癌	5.55
9	前列腺癌	4.83	前列腺癌	5.07	前列腺癌	5.33
10	脑瘤	3.95	脑瘤	4.23	脑瘤	4.3

2-1-17　前十位恶性肿瘤死亡率（男）

单位：1/10万

顺位	2017		2018		2019	
	疾病名称	死亡率	疾病名称	死亡率	疾病名称	死亡率
合计	恶性肿瘤总计	223.54	恶性肿瘤总计	220.12	恶性肿瘤总计	219.09
1	肺癌	67.83	肺癌	67.06	肺癌	66.8
2	肝癌	36.12	肝癌	34.99	肝癌	34.77
3	胃癌	28.72	胃癌	27.18	胃癌	26.11
4	食管癌	22.03	食管癌	20.96	食管癌	19.96
5	结直肠癌	16.37	结直肠癌	16.95	结直肠癌	17.34
6	胰腺癌	7.23	胰腺癌	7.31	胰腺癌	7.27
7	前列腺癌	4.83	前列腺癌	5.07	前列腺癌	5.33
8	淋巴瘤	4.38	脑瘤	4.60	脑瘤	4.66
9	脑瘤	4.37	淋巴瘤	4.43	白血病	4.4
10	白血病	4.19	白血病	4.42	淋巴瘤	4.31

2-1-18　前十位恶性肿瘤死亡率（女）

单位：1/10万

顺位	2017		2018		2019	
	疾病名称	死亡率	疾病名称	死亡率	疾病名称	死亡率
合计	恶性肿瘤总计	129.48	恶性肿瘤总计	127.30	恶性肿瘤总计	125.66
1	肺癌	30.22	肺癌	29.36	肺癌	29.15
2	肝癌	13.39	肝癌	12.89	肝癌	12.52
3	胃癌	12.85	胃癌	12.12	结直肠癌	12.14
4	结直肠癌	11.73	结直肠癌	12.02	胃癌	11.82
5	乳腺癌	9.76	乳腺癌	9.66	乳腺癌	9.24
6	食管癌	8.20	食管癌	7.47	食管癌	6.84
7	子宫颈癌	5.55	子宫颈癌	5.72	胰腺癌	5.57
8	胰腺癌	5.54	胰腺癌	5.45	子宫颈癌	5.55
9	卵巢癌	3.60	脑瘤	3.84	脑瘤	3.93
10	脑瘤	3.53	卵巢癌	3.65	卵巢癌	3.57

2-1-19　前十位恶性肿瘤死亡率（城市）

单位：1/10万

顺位	2017		2018		2019	
	疾病名称	死亡率	疾病名称	死亡率	疾病名称	死亡率
合计	恶性肿瘤总计	181.14	恶性肿瘤总计	178.01	恶性肿瘤总计	177.82
1	肺癌	50.89	肺癌	49.91	肺癌	49.58
2	肝癌	23.70	肝癌	22.94	肝癌	22.45
3	胃癌	18.62	胃癌	18.17	胃癌	17.91
4	结直肠癌	16.81	结直肠癌	17.08	结直肠癌	17.31
5	食管癌	12.01	食管癌	11.66	食管癌	11.18
6	乳腺癌	11.25	乳腺癌	11.10	乳腺癌	10.7
7	胰腺癌	7.49	胰腺癌	7.30	胰腺癌	7.46
8	前列腺癌	6.21	前列腺癌	6.30	前列腺癌	6.76
9	子宫颈癌	5.13	子宫颈癌	5.40	子宫颈癌	5.09
10	卵巢癌	4.27	卵巢癌	4.34	淋巴瘤	4.2

2-1-20　前十位恶性肿瘤死亡率（农村）

单位：1/10万

顺位	2017		2018		2019	
	疾病名称	死亡率	疾病名称	死亡率	疾病名称	死亡率
合计	恶性肿瘤总计	173.34	恶性肿瘤总计	171.44	恶性肿瘤总计	169.51
1	肝癌	26.06	肝癌	25.07	肺癌	47.26
2	胃癌	23.07	胃癌	21.07	肝癌	24.82
3	食管癌	18.28	食管癌	16.51	胃癌	19.94
4	结直肠癌	11.48	结直肠癌	12.41	食管癌	15.23
5	乳腺癌	8.30	乳腺癌	8.44	结直肠癌	12.89
6	子宫颈癌	5.95	子宫颈癌	5.99	乳腺癌	8.13
7	胰腺癌	5.35	胰腺癌	5.64	子宫颈癌	5.91
8	脑瘤	4.02	脑瘤	4.36	胰腺癌	5.66
9	前列腺癌	3.55	前列腺癌	4.06	脑瘤	4.4
10	肺癌	47.74	肺癌	47.32	前列腺癌	4.29

2-1-21　历年中国城乡居民心血管疾病、冠心病、急性心肌梗死和脑血管疾病死亡率　单位：1/10万

年份	心血管疾病（死亡率）		冠心病（死亡率）		急性心肌梗死（死亡率）		脑血管疾病（粗死亡率）	
	农村	城市	农村	城市	农村	城市	农村	城市
2005	174	209	22	42	11	22	112	111
2006	177	184	34	57	18	26	105	91
2007	206	212	45	65	28	23	120	111
2008	221	242	52	91	34	40	134	121
2009	265	255	71	95	45	43	152	128
2010	257	234	69	85	43	38	146	125
2011	262	257	76	96	49	47	139	125
2012	255	252	69	93	39	43	136	120
2013	294	259	99	101	67	51	150	126
2014	296	262	105	108	69	55	152	126
2015	298	265	111	111	70	56	154	128
2016	309	265	119	113	75	59	158	126
2017	312	268	122	115	76	59	157	127
2018	322	275	128	120	78	62	160	129
2019	323	278	130	122	78	60	159	129
2020	336	291	136	127	79	60	165	135
2021	364	305	148	135	83	63	176	140

2-1-22　2004—2018年中国不同特征成人高血压知晓率、
治疗率和控制率　　　　　　　　　　单位：%

项目		2004	2007	2010	2013	2015	2018
知晓率							
总计	粗率	30.8	33.2	35.8	37.8	37.6	45.7
	年龄标化率	30.8	31.6	33.7	31.7	32.6	38.3
性别							
男性	粗率	25.0	30.0	32.4	34.6	33.8	41.8
	年龄标化率	25.7	29.2	30.9	29.0	29.2	34.2
女性	粗率	35.9	36.1	38.8	40.4	41.1	49.1
	年龄标化率	37.0	34.2	37.2	35.0	37.2	44.2
城乡							
城市	粗率	39.7	41.4	39.5	44.1	42.5	49.0
	年龄标化率	36.3	37.0	35.6	37.5	36.3	38.9
农村	粗率	24.7	27.9	33.3	33.3	34.0	42.9
	年龄标化率	24.5	25.8	31.5	28.4	28.7	37.6
治疗率							
总计	粗率	26.1	26.8	30.3	34.5	33.6	41.9
	年龄标化率	25.9	25.5	27.9	28.7	28.5	34.6
性别							
男性	粗率	20.1	23.3	26.1	30.8	29.5	37.6
	年龄标化率	20.5	22.4	24.2	25.7	24.7	30.3
女性	粗率	31.5	30.0	34.2	37.5	37.5	45.7
	年龄标化率	32.5	28.8	32.5	32.4	33.7	41.1
城乡							
城市	粗率	33.1	33.8	33.9	40.9	38.8	45.7
	年龄标化率	29.9	30.1	29.6	34.4	32.3	35.6
农村	粗率	21.3	22.3	27.9	30.0	29.8	38.8
	年龄标化率	21.4	20.6	26.1	25.5	24.6	33.5
控制率							
总计	粗率	7.0	6.1	5.8	10.7	9.4	13.7
	年龄标化率	7.1	6.7	5.5	8.9	8.8	12.0
性别							
男性	粗率	5.5	5.3	5.2	9.7	8.6	12.3
	年龄标化率	5.4	6.0	4.9	8.3	7.5	10.3
女性	粗率	8.4	6.8	6.4	11.5	10.3	15.0
	年龄标化率	8.8	7.3	6.3	9.6	10.6	14.5
城乡							
城市	粗率	9.3	8.9	8.2	14.7	12.7	17.4
	年龄标化率	8.4	8.7	7.1	12.9	11.3	14.0
农村	粗率	5.5	4.3	4.2	7.8	7.1	10.6
	年龄标化率	5.5	4.5	3.8	6.6	6.1	9.5

第二节

健康影响因素

2-2-1 2020年分省家庭户数及不同人均住房建筑面积户数比例

地 区	家庭户户数/万户	19m²及以下家庭占比/%	20～29m²家庭占比/%	30～39m²家庭占比/%	40～49m²家庭占比/%	50m²及以上家庭占比/%
全 国	46524	12.7	19.1	16.8	13.7	37.8
北 京	777	23.8	21.6	15.1	12.1	27.3
天 津	459	13.7	22.7	19.7	15.6	28.4
河 北	2455	10.2	21.5	19.3	14.7	34.3
山 西	1206	15.0	21.9	19.6	13.1	30.4
内 蒙 古	882	12.3	24.2	21.0	16.4	25.9
辽 宁	1657	12.1	24.2	20.6	15.2	27.9
吉 林	872	11.8	25.8	21.1	15.8	25.5
黑 龙 江	1169	12.4	25.5	20.7	14.2	27.2
上 海	910	28.7	22.7	16.0	11.4	21.3
江 苏	2807	8.9	16.2	16.2	14.8	44.0
浙 江	2292	19.5	17.5	13.2	11.5	38.2
安 徽	2075	7.2	17.1	17.2	14.7	43.8
福 建	1335	17.6	16.4	13.6	10.7	41.6
江 西	1333	6.4	13.9	13.3	12.3	54.1
山 东	3392	9.2	20.9	19.6	14.9	35.4
河 南	3056	7.0	15.9	16.6	14.5	46.0
湖 北	1876	5.7	15.4	16.6	15.6	46.7
湖 南	2156	5.0	14.5	16.5	15.4	48.7
广 东	3895	30.2	21.4	13.7	9.2	25.5
广 西	1552	10.6	16.5	14.6	12.7	45.6
海 南	275	22.0	22.8	15.8	11.5	28.0
重 庆	1142	8.5	18.5	17.2	14.4	41.2
四 川	2910	8.0	16.8	16.9	14.2	44.1
贵 州	1200	9.1	18.0	16.2	14.0	42.7
云 南	1430	13.4	18.6	15.7	13.4	38.8
西 藏	79	16.4	16.1	13.1	11.0	43.5
陕 西	1335	10.7	17.1	16.5	14.2	41.4
甘 肃	794	16.3	22.6	18.5	13.5	29.1
青 海	179	16.0	21.7	16.5	13.6	32.3
宁 夏	236	11.3	22.5	19.5	16.0	30.6
新 疆	788	16.1	25.7	17.4	13.5	27.3

数据来源:《2020中国人口普查年鉴》。

2-2-2 2018—2022年全国废水污染物排放量情况

指标	2018	2019	2020	2021	2022
化学需氧量/万吨	584.2	567.1	2564.7	2531.0	2595.8
其中：工业源	81.4	77.2	49.7	42.3	36.9
农业源	24.5	18.6	1593.2	1676.0	1785.7
生活源	476.8	469.9	918.9	811.8	772.2
集中式	1.5	1.4	2.9	0.9	1.1
氨氮/万吨	49.4	46.3	98.4	86.8	82.0
其中：工业源	4.0	3.5	2.1	1.7	1.4
农业源	0.5	0.4	25.4	26.9	28.1
生活源	44.7	42.1	70.7	58.0	52.5
集中式	0.2	0.3	0.2	0.1	0.1
总氮/万吨	120.2	117.6	332.3	316.7	317.2
其中：工业源	14.4	13.4	11.4	10.0	9.1
农业源	1.8	1.3	158.9	168.5	174.4
生活源	103.6	102.4	151.6	138.0	133.5
集中式	0.4	0.4	0.4	0.2	0.2
总磷/万吨	6.4	5.9	33.7	33.8	34.6
其中：工业源	0.7	0.8	0.4	0.3	0.2
农业源	0.2	0.2	24.6	26.5	27.7
生活源	5.4	5.0	8.7	7.0	6.6
集中式	0.0	0.0	0.1	0.1	0.01
废水重金属/吨	128.8	120.7	73.1	50.5	48.1
其中：工业源	125.4	117.6	67.5	45.0	45.1
集中式	3.4	3.1	5.6	5.5	3.0
石油类（工业源）/吨	7157.7	6293.0	3734.0	2217.5	1557.6
挥发酚（工业源）/吨	174.4	147.1	59.8	51.7	45.2
氰化物（工业源）/吨	46.1	38.2	42.4	28.1	22.3

数据来源：生态环境部，全国生态环境统计年报。

2-2-3　2018—2022年全国废气污染物排放、工业固体废物产生及利用情况

指标	2018	2019	2020	2021	2022
废气污染物排放量/万吨					
二氧化硫	516.1	457.3	318.2	274.8	243.5
其中：工业源	446.7	395.4	253.2	209.7	183.5
生活源	68.7	61.3	64.8	64.9	59.7
集中式	0.7	0.6	0.3	0.3	0.3
氮氧化物	1288.4	1233.9	1019.7	988.4	895.7
其中：工业源	588.7	548.1	417.5	368.9	333.3
生活源	53.1	49.7	33.4	35.9	33.9
移动源	644.6	633.6	566.9	582.1	526.7
集中式	2.0	2.4	1.9	1.5	1.9
颗粒物	1132.3	1088.5	611.4	537.4	493.4
其中：工业源	948.9	925.9	400.9	325.3	305.7
生活源	173.1	154.9	201.6	205.2	182.3
移动源	9.9	7.4	8.5	6.8	5.3
集中式	0.3	0.3	0.3	0.1	0.1
工业固体废物产生及利用					
一般工业固体废物产生量/亿吨	40.8	44.1	36.8	39.7	41.1
一般工业固体废物综合利用量/亿吨	21.7	23.2	20.4	22.7	23.7
一般工业固体废物处置量/亿吨	10.3	11.0	9.2	8.9	8.9
工业危险废物产生量/万吨	7470.0	8126.0	7281.8	8653.6	9514.8
工业危险废物综合利用处置量/万吨	6788.5	7539.3	7630.5	8461.2	9443.9

2-2-4　历年城市绿地与园林情况

年份	城市绿地面积/万公顷	城市公园绿地面积/万公顷	公园个数/个	公园面积/万公顷	建成区绿化覆盖率/%
2011	224.29	48.26	10780	28.58	39.2
2012	236.78	51.78	11604	30.62	39.6
2013	242.72	54.74	12401	32.98	39.7
2014	252.80	57.68	13037	35.24	40.2
2015	266.96	61.41	13834	38.38	40.1
2016	278.61	65.36	15370	41.69	40.3
2017	292.13	68.84	15633	44.46	40.9
2018	304.71	72.37	16735	49.42	41.1
2019	315.29	75.64	18038	50.24	41.5
2020	331.22	79.79	19823	53.85	41.3
2021	347.98	83.57	22062	64.80	42.4
2022	358.60	86.85	24841	67.28	43.0

数据来源：国家统计局，公园绿地面积包括综合公园、社区公园、专类公园、带状公园和街旁绿地。

2-2-5 历年城市市容环境卫生情况

年份	道路清扫保洁面积/万平方米	生活垃圾清运量/万吨	粪便清运量/万吨	市容环卫专用车辆设备/台	公共厕所数量/座
2011	630545	16395	1963	100340	120459
2012	573507	17081	1812	112157	121941
2013	646014	17239	1682	126552	122541
2014	676093	17860	1552	141431	124410
2015	730333	19142	1437	165725	126344
2016	794923	20362	1299	193942	129818
2017	842048	21521	—	228019	136084
2018	869329	22802	—	252484	147466
2019	922124	24206	—	281558	153426
2020	975595	23512	—	306422	165186
2021	1034211	24869	—	327512	184063
2022	1081814	24445	—	341628	193654

数据来源：国家统计局。

2-2-6 历年城市设施水平情况

年份	城市用水普及率/%	城市燃气普及率/%	每万人拥有公共交通车辆/标台	人均城市道路面积/平方米	人均公园绿地面积/（平方米/人）	每万人拥有公共厕所/座
2011	97.0	92.4	11.81	13.75	11.80	2.95
2012	97.2	93.2	12.15	14.39	12.26	2.89
2013	97.6	94.3	12.78	14.87	12.64	2.83
2014	97.6	94.6	12.99	15.34	13.08	2.79
2015	98.1	95.3	12.24	15.60	13.35	2.75
2016	98.4	95.8	13.84	15.80	13.70	2.72
2017	98.3	96.3	14.73	16.05	14.01	2.77
2018	98.4	96.7	13.09	16.70	14.11	2.88
2019	98.8	97.3	13.13	17.36	14.36	2.93
2020	99.0	97.9	12.88	18.04	14.78	3.07
2021	99.4	98.0	11.25	18.84	14.87	3.29
2022	99.4	98.1	14.06	19.28	15.29	3.43

数据来源：国家统计局。

2-2-7 2018—2022年主要受灾情况

指标	2018	2019	2020	2021	2022
自然灾害					
受灾人口/万人次	13553.9	13759.0	13829.7	10731	11267.8
受灾死亡人口/人	589	909	591	867	554
直接经济损失/亿元	2644.6	3270.9	3701.5	3340.2	2386.5
地质灾害					
伤亡人数/人	185	299	197	129	140
死亡人数/人	105	211	117	80	90
直接经济损失/亿元	14.7	27.7	50.2	32.0	15.0
地震灾害					
伤亡人数/人	85	428	35	—	—
死亡人数/人		17	5	9	122
直接经济损失/亿元	30.2	91.0	20.5	106.5	224.6

2-2-8 2018—2023年全国体育场地主要数据

项目	2018	2019	2020	2021	2022	2023
综合指标						
人均体育场地面积/平方米	1.86	2.08	2.20	2.41	2.62	2.89
体育场地数量/万个	316.20	354.44	371.34	397.14	422.68	459.27
基础大项场地						
田径场地/万个	16.10	17.39	17.95	18.92	19.74	20.76
游泳场地/万个	2.44	2.79	2.92	3.25	3.60	4.02
球类运动场地						
足球场地/万个	8.76	10.53	11.73	12.65	13.59	14.87
篮球场地/万个	90.36	97.48	100.58	105.36	110.28	117.64
排球场地/万个	8.20	8.77	9.13	9.68	10.12	11.04
乒乓球场地/万个	69.69	80.56	83.50	88.48	93.53	101.49
羽毛球场地/万个	16.41	19.06	20.24	22.59	24.61	27.79
冰雪运动场地						
滑冰场地/个	609	876	1187	1450	1576	1912
滑雪场地/个	524	644	701	811	876	935
体育健身场地						
全面健身路径/万个	74.91	82.35	87.12	92.93	98.02	105.22
健身房/万个	9.33	10.82	11.48	12.89	14.29	15.55
健身步道/（万个/万公里）	5.57/12.3	7.68/17.93	8.94/20.93	10.59/26.34	12.78/31.42	15.28/37.10

数据来源：国家体育总局《全国体育场地统计调查》数据。

2-2-9　2020年全民健身活动状况调查

项目		2020
体育锻炼参与度		
每周参与1次以上体育锻炼人数比例/%		
	7～18岁	81.1
	19～29岁	71.8
	30～39岁	69.9
	40～49岁	66.7
	50～59岁	60.0
	60～69岁	52.4
	70～79岁	44.1
	80岁以上	35.2
经常参加体育锻炼人数比例/%		
	7～18岁	55.9
	19～29岁	30.0
	30～39岁	28.4
	40～49岁	31.7
	50～59岁	31.6
	60～69岁	29.5
	70～79岁	23.5
	80岁以上	14.7
体育项目参与人数比例/%		
儿童青少年	跑步	15.6
	跳绳	11.2
成年人	健步走	22.7
	跑步	19.8
老年人	健步走	41.6
	跑步	14.7
人均体育消费/元		
成年人		1758.2
老年人		1092.2
各类体育健身场所使用比例/%		
公共体育场馆		26.9
广场空地或道路		13.4
健身路径		11.2

数据来源：国家体育总局《2020年全民健身活动状况调查公报》。

2-2-10 调查地区15岁及以上人口吸烟率

单位：%

指标	2003	2008	2013	2018
合计	**26.0**	**25.1**	**25.6**	**24.7**
城乡				
城市	23.9	22.5	24.3	23.0
农村	26.8	26.0	27.0	26.7
东中西部				
东部	25.4	24.6	24.2	22.7
中部	26.8	25.8	26.2	24.9
西部	26.0	24.9	26.5	26.6
城市地区				
东部	23.4	22.1	21.9	21.1
中部	24.6	23.9	24.8	23.3
西部	23.9	21.7	26.3	25.1
农村地区				
东部	26.5	25.9	26.6	25.2
中部	27.7	26.6	27.7	26.6
西部	26.5	25.8	26.6	27.9
按收入组分				
最低	27.0	25.3	26.0	25.3
较低	26.7	25.3	25.6	25.4
中等	25.8	25.0	25.9	25.1
较高	25.8	24.6	25.3	24.0
最高	25.2	25.1	25.2	23.9

数据来源：2003年、2008年、2013年、2018年《全国卫生服务统计调查》。

2-2-11　调查地区15岁及以上人口体育锻炼率

单位：%

指标	2003	2008	2013	2018
合计	**14.6**	**23.5**	**29.7**	**49.9**
城乡				
城市	36.2	53.5	44.9	60.4
农村	6.3	11.6	14.5	37.8
东中西部				
东部	17.3	27.7	34.3	52.5
中部	13.2	21.7	30.1	49.2
西部	13.2	21.0	24.6	48.0
城市地区				
东部	37.9	56.0	50.9	59.9
中部	30.2	47.0	44.9	62.0
西部	40.3	57.1	38.5	59.6
农村地区				
东部	6.9	13.4	17.4	40.7
中部	5.5	10.2	14.4	36.1
西部	6.3	11.1	11.7	37.2
按收入组分				
最低	10.1	18.7	23.5	43.2
较低	12.2	20.1	26.2	45.8
中等	14.1	23.0	27.9	48.7
较高	16.2	26.1	32.5	52.8
最高	20.6	28.8	37.8	58.2

　　数据来源：2003年、2008年、2013年、2018年《全国卫生服务统计调查》，体育锻炼为平均每周进行至少1次主动体育锻炼。

2-2-12　城乡居民每人每日营养素摄入量

营养素名称	总计			城市			农村		
	2002	2012	2015—2017	2002	2012	2015—2017	2002	2012	2015—2017
能量/kcal	2250.5	2172.1	2007.4	2134.0	2052.6	1940.0	2295.5	2286.4	2054.3
蛋白质/g	65.9	64.5	60.4	69.0	65.4	62.7	64.6	63.6	58.7
脂肪/g	76.2	79.9	79.1	85.5	83.8	80.4	72.7	76.2	78.1
碳水化合物/g	321.2	300.8	266.7	268.3	261.1	245.5	341.6	338.8	281.5
膳食纤维/g	12.0	10.8	10.4	11.1	10.8	10.8	12.4	10.9	10.1
视黄醇当量/mg	0.469	0.444	0.433	0.547	0.515	0.487	0.439	0.375	0.395
硫胺素/mg	1.0	0.9	0.8	1.0	0.9	0.8	1.0	1.0	0.8
核黄素/mg	0.8	0.8	0.7	0.9	0.8	0.8	0.7	0.7	0.7
维生素E/mg	35.6	35.9	37.4	37.3	37.5	35.8	35.0	34.3	38.6
钾/mg	1700.1	1616.9	1547.2	1722.4	1660.7	1658.2	1691.5	1574.3	1469.9
钠/mg	6268.2	5702.7	6046	6007.7	5858.8	6028.1	6368.8	5554.6	6058.5
钙/mg	388.8	366.1	356.3	438.6	412.4	398.7	369.6	321.2	326.8
铁/mg	23.2	21.5	21.0	23.7	21.9	21.1	23.1	21.2	21.0
锌/mg	11.3	10.7	10.3	11.5	10.6	10.1	11.2	10.8	10.5
硒/μg	39.9	44.6	41.6	46.5	47.0	45.0	37.4	42.2	39.3

数据来源：国家卫生健康委历年《中国卫生健康统计年鉴》。

第三章

医疗资源与卫生服务

第一节

卫生机构与床位

3-1-1　15分钟内能够到达最近医疗机构家庭比例

单位：%

指标	2008	2013	2018	2023
合计	**80.4**	**84.0**	**89.9**	**90.8**
按城乡分				
城市	91.8	87.8	91.9	92.4
农村	75.6	80.2	87.6	88.9
按地区分				
东部	89.7	91.7	94.1	
城市	95.1	93.0	94.6	95.7
农村	86.9	90.4	93.3	95.4
中部	81.5	84.9	89.9	
城市	90.0	88.8	91.6	93.0
农村	77.4	81.1	88.1	88.7
西部	70.9	75.3	85.8	
城市	89.2	81.6	89.0	87.6
农村	65.3	69.1	82.6	84.0
按收入情况分				
最低收入组	77.6	80.1	85.1	
较低收入组	79.2	82.6	88.5	
中等收入组	80.4	83.8	90.6	
较高收入组	81.5	86.0	91.6	
最高收入组	82.7	86.5	92.7	

3-1-2 历年医疗卫生机构数

单位：个

年份	合计	医院	基层医疗卫生机构	社区卫生服务中心	乡 镇卫生院	专业公共卫生机构数
1950	8915	2803				
1955	67725	3648				
1960	261195	6020			24849	
1965	224266	5330			36965	
1970	149823	5964			56568	
1975	151733	7654			54026	
1980	180553	9902			55413	
1985	978540	11955			47387	
1986	999102	12442			46967	
1987	1012804	12962			47177	
1988	1012485	13544			47529	
1989	1027522	14090			47523	
1990	1012690	14377			47749	
1991	1003769	14628			48140	
1992	1001310	14889			46117	
1993	1000531	15436			45024	
1994	1005271	15595			51929	
1995	994409	15663			51797	
1996	1078131	15833			51277	
1997	1048657	15944			50981	
1998	1042885	16001			50071	
1999	1017673	16678			49694	
2000	1034229	16318	1000169		49229	11386
2001	1029314	16197	995670		48090	11471
2002	1005004	17844	973098		44992	10787

3-1-2　历年医疗卫生机构数（续）

单位：个

年份	合计	医院	基层医疗卫生机构	社区卫生服务中心	乡镇卫生院	专业公共卫生机构数
2003	806243	17764	774693		44279	10792
2004	849140	18393	817018		41626	10878
2005	882206	18703	849488		40907	11177
2006	918097	19246	884818		39975	11269
2007	912263	19852	878686		39876	11528
2008	891480	19712	858015		39080	11485
2009	916571	20291	882153		38475	11665
2010	936927	20918	901709		37836	11835
2011	954389	21979	918003		37295	11926
2012	950297	23170	912620	8182	37097	12083
2013	974398	24709	915368	8488	37015	31155
2014	981432	25860	917335	8669	36902	35029
2015	983528	27587	920770	8806	36817	31927
2016	983394	29140	926518	8918	36795	24866
2017	986649	31056	933024	9147	36551	19896
2018	997433	33009	943639	9352	36461	18033
2019	1007579	34354	954390	9561	36112	15958
2020	1022922	35394	970036	9826	35762	14492
2021	1030935	36570	977790	10122	34943	13276
2022	1032918	36976	979768	10353	33917	12436
2023	1070785	38355	1016238	10070	33753	12121

注：①村卫生室数计入医疗卫生机构数中。②2002年起，医疗卫生机构数不再包括高、中等医学院校本部、药检机构、国境卫生检疫所和非卫生部门举办的计划生育指导站。③2013年起，医疗卫生机构数包括原计生部门主管的计划生育技术服务机构。④1996年以前门诊部（所）不包括私人诊所。

3-1-3　2023年分省医疗卫生机构数

单位：个

地区	合计	医院	基层医疗卫生机构	社区卫生服务中心	乡镇卫生院	专业公共卫生机构	其他医疗卫生机构
全　国	**1070785**	**38355**	**1016238**	**10070**	**33753**	**12121**	**4071**
北　京	11487	682	10505	363	0	93	207
天　津	6799	458	6184	133	126	72	85
河　北	92825	2487	89576	364	1965	633	129
山　西	37849	1383	35984	234	1285	428	54
内蒙古	25685	851	24328	349	1240	438	68
辽　宁	34137	1536	32005	400	1001	440	156
吉　林	26161	870	24905	260	762	282	104
黑龙江	21417	1249	19623	488	973	474	71
上　海	6514	467	5796	350	0	104	147
江　苏	39536	2173	36378	568	905	508	477
浙　江	37679	1606	35405	527	1045	414	254
安　徽	31361	1354	29340	367	1311	485	182
福　建	30023	731	28845	246	877	324	123
江　西	40129	1139	38292	203	1603	529	169
山　东	88186	2847	84426	626	1449	601	312
河　南	85044	2527	81645	631	1987	724	148
湖　北	38586	1245	36735	371	1107	469	137
湖　南	57503	1781	55110	439	2071	511	101
广　东	62819	1875	59874	736	1164	690	380
广　西	34888	892	33497	213	1266	427	72
海　南	6538	240	6143	59	303	128	27
重　庆	23389	862	22279	251	804	156	92
四　川	74975	2479	71581	545	2762	677	238
贵　州	30695	1543	28750	351	1313	333	69
云　南	28765	1409	26745	206	1361	539	72
西　藏	7058	190	6745	12	674	121	2
陕　西	35133	1292	33334	260	1509	391	116
甘　肃	25375	737	24200	217	1348	413	25
青　海	6950	243	6536	37	407	168	3
宁　夏	4863	220	4514	49	205	104	25
新　疆	18416	987	16958	215	930	445	26

3-1-4　2023年分省不同类别医院数　单位：个

地区	合计	综合医院	中医医院	中西医结合医院	民族医院	专科医院	护理院（中心）
全　国	38355	20497	5053	797	325	10581	1102
北　京	682	205	192	59	3	216	7
天　津	458	286	62	4	0	105	1
河　北	2487	1616	301	57	0	504	9
山　西	1383	628	219	40	0	488	8
内蒙古	851	393	166	14	83	185	10
辽　宁	1536	785	226	16	3	487	19
吉　林	870	403	167	8	2	288	2
黑龙江	1249	793	195	11	3	244	3
上　海	467	182	26	10	0	150	99
江　苏	2173	981	166	40	0	562	424
浙　江	1606	631	192	37	0	614	132
安　徽	1354	733	152	49	0	368	52
福　建	731	388	92	10	1	229	11
江　西	1139	664	140	30	0	287	18
山　东	2847	1463	397	41	0	830	116
河　南	2527	1400	478	65	0	562	22
湖　北	1245	602	161	23	0	443	16
湖　南	1781	841	225	28	1	666	20
广　东	1875	974	199	16	0	629	57
广　西	892	452	119	19	5	285	12
海　南	240	128	25	9	0	77	1
重　庆	862	434	142	56	0	213	17
四　川	2479	1423	277	38	43	676	22
贵　州	1543	1021	140	21	3	351	7
云　南	1409	860	170	18	4	352	5
西　藏	190	116	0	1	57	16	0
陕　西	1292	747	180	18	0	340	7
甘　肃	737	357	120	37	15	205	3
青　海	243	131	17	7	49	38	1
宁　夏	220	133	31	5	1	50	0
新　疆	987	727	76	10	52	121	1

3-1-5 2023年分省不同经济类别医院数

单位：个

地区	公立医院				民营医院			
	三级	二级	一级	未定级	三级	二级	一级	未定级
全 国	3233	5485	2036	1018	622	6461	11216	8284
北 京	91	54	51	0	30	110	305	41
天 津	48	46	37	1	3	51	163	109
河 北	101	361	193	35	15	308	1163	311
山 西	58	270	50	63	11	166	184	581
内蒙古	86	204	26	11	9	167	279	69
辽 宁	144	178	78	38	36	362	391	309
吉 林	59	150	31	26	17	164	157	266
黑龙江	99	244	159	47	26	141	231	302
上 海	54	91	9	8	0	1	1	303
江 苏	181	133	80	52	29	377	700	621
浙 江	177	161	5	109	8	49	39	1058
安 徽	139	135	58	21	22	332	461	186
福 建	80	146	43	19	23	142	186	92
江 西	115	152	44	40	23	155	331	279
山 东	158	336	191	86	46	612	927	491
河 南	197	293	204	12	24	396	1201	200
湖 北	151	173	46	27	57	250	274	267
湖 南	136	233	59	31	17	442	462	401
广 东	238	309	116	79	55	368	381	329
广 西	98	203	38	18	12	188	240	95
海 南	23	34	16	9	17	33	53	55
重 庆	72	88	38	19	25	167	318	135
四 川	289	272	45	77	55	496	831	414
贵 州	78	163	45	16	14	353	717	157
云 南	102	230	51	65	20	263	445	233
西 藏	17	64	35	16	1	3	16	38
陕 西	60	281	69	37	20	195	304	326
甘 肃	71	163	13	34	2	56	59	339
青 海	25	86	0	2	2	20	11	97
宁 夏	19	45	5	2	1	44	70	34
新 疆	67	187	201	18	2	50	316	146

3-1-6 历年不同机构类别医院数

单位：个

年份	综合医院				中医类医院				专科医院			
	三级	二级	一级	未定级	三级	二级	一级	未定级	三级	二级	一级	未定级
2012	995	4167	4632	5219	304	1753	413	708	325	640	903	2796
2013	1043	4171	4999	5674	371	1768	480	722	373	769	980	3005
2014	1116	4192	5389	5827	425	1791	537	718	413	864	1064	3137
2015	1191	4376	6641	5219	465	1963	694	708	467	1152	1397	2796
2016	1241	4472	6920	5837	487	2024	833	636	504	1445	1496	3197
2017	1283	4559	7472	5607	506	2084	968	731	551	1770	1567	3332
2018	1396	4680	7985	5632	549	2138	1142	807	603	2186	1641	3470
2019	1502	4785	8210	5466	581	2206	1289	853	666	2677	1680	3508
2020	1631	4924	8878	4700	649	2254	1490	810	716	3206	1760	3339
2021	1763	4839	9142	4563	715	2298	1603	826	797	3686	1794	3422
2022	1889	4758	9250	4293	769	2327	1673	845	865	4036	1773	3326
2023	2014	4865	9560	4058	877	2371	1877	1050	964	4690	1668	3259

3-1-7　2023年分省不同等级医院数

单位：个

地区	医院					
	合计	三级	内：三级甲等	二级	一级	未定级
全　国	**38355**	**3855**	**1795**	**11946**	**13252**	**9302**
北　京	682	121	58	164	356	41
天　津	458	51	32	97	200	110
河　北	2487	116	53	669	1356	346
山　西	1383	69	44	436	234	644
内蒙古	851	95	57	371	305	80
辽　宁	1536	180	63	540	469	347
吉　林	870	76	32	314	188	292
黑龙江	1249	125	73	385	390	349
上　海	467	54	32	92	10	311
江　苏	2173	210	99	510	780	673
浙　江	1606	185	113	210	44	1167
安　徽	1354	161	59	467	519	207
福　建	731	103	40	288	229	111
江　西	1139	138	54	307	375	319
山　东	2847	204	105	948	1118	577
河　南	2527	221	75	689	1405	212
湖　北	1245	208	79	423	320	294
湖　南	1781	153	61	675	521	432
广　东	1875	293	146	677	497	408
广　西	892	110	63	391	278	113
海　南	240	40	17	67	69	64
重　庆	862	97	37	255	356	154
四　川	2479	344	138	768	876	491
贵　州	1543	92	36	516	762	173
云　南	1409	122	54	493	496	298
西　藏	190	18	12	67	51	54
陕　西	1292	80	51	476	373	363
甘　肃	737	73	38	219	72	373
青　海	243	27	14	106	11	99
宁　夏	220	20	8	89	75	36
新　疆	987	69	52	237	517	164

3-1-8　2023年分省不同等级综合医院数　单位：个

地区	综合医院					
	合计	三级	内：三级甲等	二级	一级	未定级
全 国	**20497**	**2014**	**948**	**4865**	**9560**	**4058**
北 京	205	49	15	30	119	7
天 津	286	26	13	28	158	74
河 北	1616	69	33	327	1017	203
山 西	628	37	25	197	154	240
内蒙古	393	34	19	142	181	36
辽 宁	785	95	38	235	291	164
吉 林	403	35	16	137	122	109
黑龙江	793	61	43	215	314	203
上 海	182	29	12	43	6	104
江 苏	981	102	45	153	607	119
浙 江	631	94	51	118	28	391
安 徽	733	97	38	167	369	100
福 建	388	50	18	131	159	48
江 西	664	63	27	159	260	182
山 东	1463	94	47	305	845	219
河 南	1400	137	41	278	870	115
湖 北	602	105	47	148	203	146
湖 南	841	80	30	213	355	193
广 东	974	164	83	272	394	144
广 西	452	56	36	132	198	66
海 南	128	23	10	24	57	24
重 庆	434	43	23	120	216	55
四 川	1423	180	77	246	740	257
贵 州	1021	51	22	189	668	113
云 南	860	56	27	230	395	179
西 藏	116	10	7	62	23	21
陕 西	747	48	33	230	273	196
甘 肃	357	55	26	103	45	154
青 海	131	19	8	56	8	48
宁 夏	133	9	3	42	57	25
新 疆	727	43	35	133	428	123

3-1-9　2023年分省不同等级中医类医院数　单位：个

地区	中医类					
	合计	三级	内：三级甲等	二级	一级	未定级
全　国	**6175**	**877**	**513**	**2371**	**1877**	**1050**
北　京	254	36	28	42	173	3
天　津	66	7	6	20	23	16
河　北	358	27	15	167	125	39
山　西	259	11	8	99	26	123
内蒙古	263	30	22	108	101	24
辽　宁	245	33	23	73	91	48
吉　林	177	15	9	75	37	50
黑龙江	209	17	13	84	42	66
上　海	36	8	8	14	0	14
江　苏	206	46	26	61	74	25
浙　江	229	51	31	53	5	120
安　徽	201	42	14	69	69	21
福　建	103	20	15	60	18	5
江　西	170	39	14	63	47	21
山　东	438	38	31	154	183	63
河　南	543	55	25	150	291	47
湖　北	184	42	25	72	51	19
湖　南	254	45	24	109	58	42
广　东	215	57	45	105	35	18
广　西	143	28	19	80	34	1
海　南	34	4	4	15	8	7
重　庆	198	21	10	48	96	33
四　川	358	101	42	146	73	38
贵　州	164	21	7	76	49	18
云　南	192	29	11	99	41	23
西　藏	58	6	5	3	26	23
陕　西	198	13	11	112	41	32
甘　肃	172	11	6	82	15	64
青　海	73	4	2	44	3	22
宁　夏	37	7	5	21	6	3
新　疆	138	13	9	67	36	22

3-1-10　2023年分省不同等级专科医院数　单位：个

地区	专科医院					
	合计	三级	内：三级甲等	二级	一级	未定级
全　国	**10581**	**964**	**334**	**4690**	**1668**	**3259**
北　京	216	36	15	92	62	26
天　津	105	18	13	49	19	19
河　北	504	20	5	174	212	98
山　西	488	21	11	138	53	276
内蒙古	185	31	16	121	17	16
辽　宁	487	52	2	230	87	118
吉　林	288	26	7	101	29	132
黑龙江	244	47	17	85	33	79
上　海	150	17	12	34	0	99
江　苏	562	62	28	295	65	140
浙　江	614	40	31	39	11	524
安　徽	368	22	7	231	68	47
福　建	229	33	7	97	49	50
江　西	287	36	13	85	64	102
山　东	830	72	27	489	63	206
河　南	562	29	9	259	231	43
湖　北	443	61	7	201	62	119
湖　南	666	28	7	353	101	184
广　东	629	72	18	297	58	202
广　西	285	26	8	179	42	38
海　南	77	13	3	28	4	32
重　庆	213	33	4	86	38	56
四　川	676	63	19	376	61	176
贵　州	351	20	7	249	44	38
云　南	352	37	16	164	59	92
西　藏	16	2	0	2	2	10
陕　西	340	19	7	133	58	130
甘　肃	205	7	6	34	12	152
青　海	38	4	4	6	0	28
宁　夏	50	4	0	26	12	8
新　疆	121	13	8	37	52	19

3-1-11　2023年分省基层医疗卫生机构数　　单位：个

地区	合计	社区卫生服务中心	社区卫生服务站	乡镇卫生院	村卫生室	门诊部	诊所（医务室、护理站）
全　国	1016238	10070	27107	33753	581964	43909	318938
北　京	10505	363	1671	0	2774	1499	4198
天　津	6184	133	568	126	2196	966	2190
河　北	89576	364	1267	1965	59321	1342	25317
山　西	35984	234	853	1285	22566	855	9969
内蒙古	24328	349	918	1240	12812	995	8014
辽　宁	32005	400	1019	1001	16401	1420	11748
吉　林	24905	260	78	762	8799	2026	12980
黑龙江	19623	488	160	973	10325	1762	5914
上　海	5796	350	842	0	1118	1499	1987
江　苏	36378	568	2122	905	14671	3603	14502
浙　江	35405	527	3428	1045	11581	3216	15600
安　徽	29340	367	1458	1311	15546	1753	8899
福　建	28845	246	493	877	16487	1930	8812
江　西	38292	203	503	1603	27059	800	8117
山　东	84426	626	1873	1449	51541	2074	26807
河　南	81645	631	1362	1987	59447	1509	16698
湖　北	36735	371	765	1107	22459	1803	10203
湖　南	55110	439	614	2071	36126	1824	14034
广　东	59874	736	2058	1164	25127	6549	24234
广　西	33497	213	149	1266	18589	767	12513
海　南	6143	59	158	303	2663	463	2494
重　庆	22279	251	386	804	9496	633	10706
四　川	71581	545	559	2762	42301	1680	23718
贵　州	28750	351	742	1313	19643	458	6202
云　南	26745	206	462	1361	13588	698	10403
西　藏	6745	12	4	674	5236	51	768
陕　西	33334	260	492	1509	21611	947	8486
甘　肃	24200	217	527	1348	16272	137	5696
青　海	6536	37	245	407	4469	244	1134
宁　夏	4514	49	195	205	2142	82	1841
新　疆	16958	215	1136	930	9598	324	4754

3-1-12　2023年分省专业公共卫生机构数　单位：个

地区	合计	疾病预防控制中心	专科疾病防治院（所、站）	健康教育所（站）	妇幼保健院（所、站）
全　国	12121	3426	823	277	3063
北　京	93	27	16		17
天　津	72	20	3	1	17
河　北	633	187	13	2	184
山　西	428	132	6	3	129
内蒙古	438	121	9	45	118
辽　宁	440	123	39	7	96
吉　林	282	67	54	2	70
黑龙江	474	145	22		117
上　海	104	19	15	6	19
江　苏	508	115	25	6	119
浙　江	414	103	14	2	96
安　徽	485	128	42	7	130
福　建	324	102	19		94
江　西	529	152	78	25	115
山　东	601	194	75	3	158
河　南	724	185	21	6	164
湖　北	469	119	61	1	104
湖　南	511	146	67	8	140
广　东	690	147	123	44	133
广　西	427	123	26	2	106
海　南	128	29	16	10	28
重　庆	156	41	11	9	41
四　川	677	211	20	9	201
贵　州	333	101	4	3	99
云　南	539	149	25	17	147
西　藏	121	82	0	1	28
陕　西	391	121	4	10	118
甘　肃	413	105	9	23	99
青　海	168	54	2	5	52
宁　夏	104	26	0	16	25
新　疆	445	152	4	4	99

3-1-13　历年医疗卫生机构床位数　　单位：万张

年份	合计	医院	基层医疗卫生机构	社区卫生服务中心（站）	乡镇卫生院	专业公共卫生机构数
1950	11.9	9.7				
1955	36.3	21.5				
1960	97.7	59.1			4.6	
1965	103.3	61.2			13.3	
1970	126.2	70.5			36.8	
1975	176.4	94.0			62.0	
1980	218.4	119.6			77.5	
1985	248.7	150.9			72.1	
1990	292.5	186.9			72.3	
1995	314.1	206.3			73.3	
2000	317.7	216.7	76.7		73.5	11.9
2001	320.1	215.6	77.1		74.0	12.0
2002	313.6	222.2	71.1	1.2	67.1	12.4
2003	316.4	227.0	71.1	1.2	67.3	12.6
2004	326.8	236.4	71.4	1.8	66.9	12.7
2005	336.8	244.5	72.6	2.5	67.8	13.6
2006	351.2	256.0	76.2	4.1	69.6	13.5
2007	370.1	267.5	85.0	7.7	74.7	13.3
2008	403.9	288.3	97.1	9.8	84.7	14.7
2009	441.7	312.1	110.0	13.1	93.3	15.4
2010	478.7	338.7	119.2	16.9	99.4	16.5
2011	516.0	370.5	123.4	18.7	102.6	17.8
2012	572.5	416.2	132.4	20.3	109.9	19.8
2013	618.2	457.9	135.0	19.4	113.7	21.5
2014	660.1	496.1	138.1	19.6	116.7	22.3
2015	701.5	533.1	141.4	20.1	119.6	23.6
2016	741.1	568.9	144.2	20.3	122.4	24.7
2017	794.0	612.1	152.9	21.8	129.2	26.3
2018	840.4	652.0	158.4	23.1	133.4	27.4
2019	880.7	686.7	163.1	23.7	137.0	28.5
2020	910.1	713.1	164.9	23.8	139.0	29.6
2021	945.0	741.4	170.0	25.2	141.7	30.2
2022	975.0	766.3	175.1	26.3	145.6	31.4
2023	1017.4	800.5	182.0	28.5	150.5	32.5

3-1-14　2022年、2023年各地区卫生机构床位数

单位：万张

地区	2022			2023		
	合计	城市	农村	合计	城市	农村
全　国	**974.99**	**509.04**	**465.96**	**1017.37**	**532.24**	**485.14**
北　京	13.39	13.39	0.00	13.88	13.88	0.00
天　津	6.85	6.85	0.00	7.25	7.25	0.00
河　北	48.57	20.98	27.58	53.40	22.36	31.05
山　西	22.84	12.14	10.69	23.23	12.39	10.84
内蒙古	16.77	8.64	8.13	17.31	8.87	8.44
辽　宁	32.62	21.91	10.71	33.42	22.17	11.25
吉　林	17.72	8.78	8.94	18.37	9.17	9.20
黑龙江	26.13	16.22	9.91	27.33	16.76	10.57
上　海	16.53	16.53	0.00	17.50	17.50	0.00
江　苏	56.30	34.57	21.73	57.88	35.54	22.34
浙　江	38.17	22.09	16.08	40.61	23.64	16.97
安　徽	44.40	21.17	23.23	45.35	21.79	23.57
福　建	23.24	11.91	11.33	24.21	12.43	11.78
江　西	31.45	13.96	17.48	34.07	15.09	18.98
山　东	69.36	36.89	32.47	73.86	39.06	34.79
河　南	75.22	30.93	44.29	77.74	32.04	45.70
湖　北	45.03	20.13	24.90	47.61	22.63	24.98
湖　南	54.45	20.59	33.86	53.39	20.55	32.84
广　东	60.83	43.16	17.66	62.86	44.84	18.02
广　西	34.17	16.60	17.57	36.20	17.53	18.67
海　南	6.12	3.03	3.09	6.09	3.03	3.06
重　庆	25.08	18.75	6.33	25.56	19.06	6.50
四　川	68.39	33.72	34.67	70.86	34.89	35.97
贵　州	30.97	11.26	19.71	31.54	11.82	19.72
云　南	34.12	9.99	24.13	35.99	10.42	25.57
西　藏	2.00	1.03	0.97	2.16	1.19	0.96
陕　西	28.96	15.81	13.15	30.62	16.93	13.69
甘　肃	18.89	9.04	9.85	20.40	9.90	10.49
青　海	4.29	2.16	2.14	4.57	2.25	2.32
宁　夏	4.18	2.70	1.48	4.35	2.86	1.49
新　疆	17.96	4.10	13.86	19.75	4.38	15.37

3-1-15 历年分省不同类别医院床位数 单位：张

医院分类	2015	2018	2019	2020	2021	2022	2023
总　计	**5330580**	**6519749**	**6866546**	**7131186**	**7414228**	**7662929**	**8004519**
按登记注册类型分							
公立医院	4296401	4802171	4975633	5090558	5207727	5363364	5535788
民营医院	1034179	1717578	1890913	2040628	2206501	2299565	2468731
按主办单位分							
政府办	3910400	4466885	4654099	4770232	4904983	5081868	5263720
社会办	704108	907378	969716	1027437	1087191	1107199	1183228
个人办	716072	1145486	1242731	1333517	1422054	1473862	1557571
按管理类别分							
非营利性	4785769	5598444	5817149	5975532	6120640	6277114	6457486
营利性	544811	921305	1049397	1155654	1293588	1385815	1547033
按医院等级分							
其中：三级医院	2047819	2567138	2777932	3002503	3230629	3445405	3710398
二级医院	2196748	2554366	2665974	2718116	2743079	2773482	2391899
一级医院	481876	630281	651045	712732	726054	732490	746599
按机构类别分							
综合医院	3721036	4378892	4532676	4622462	4699689	4791462	4891687
中医医院	715393	872052	932578	981142	1022754	1078758	1154119
中西医结合医院	78611	110579	117672	124614	132094	137787	149614
民族医医院	25408	38917	41380	42379	42184	41807	42950
专科医院	762519	1054107	1158126	1258267	1398416	1485396	1617773
护理院（中心）	27613	65202	84114	102322	119091	127719	148376

3-1-16　历年每千人口医疗卫生机构床位数　单位：张

年份	合计	城市	农村
1950	0.18	0.85	0.05
1960	0.99	3.32	0.38
1970	1.34	4.18	0.85
1980	2.02	4.70	1.48
1985	2.14	4.54	1.53
1990	2.32	4.18	1.55
1995	2.39	3.50	1.59
2000	2.38	3.49	1.50
2005	2.45	4.03	1.74
2006	2.53	4.23	1.81
2007	2.63	4.47	1.89
2008	2.84	4.70	2.08
2009	3.06	5.54	2.41
2010	3.27	5.33	2.44
2011	3.84	6.24	2.80
2012	4.24	6.88	3.11
2013	4.55	7.36	3.35
2014	4.85	7.84	3.54
2015	5.11	8.27	3.71
2016	5.37	8.41	3.91
2017	5.72	8.75	4.19
2018	6.03	8.70	4.56
2019	6.30	8.78	4.81
2020	6.46	8.81	4.95
2021	6.70	7.47	6.01
2022	6.92	7.66	6.52
2023	7.23	8.02	6.52

注：2005年前，千人口床位数按市、县统计，2005年及以后按城市、农村统计；千人口床位数的合计项分母系常住人口数，2020年前，分城乡分母系户籍人口数推算，2021年城乡分母系常住人口数推算。

3-1-17　2022年、2023年各地区每千
人口医疗卫生机构床位数

单位：张

地区	2022			2023		
	合计	城市	农村	合计	城市	农村
全　国	**6.70**	**7.47**	**6.01**	**7.23**	**8.02**	**6.52**
北　京	5.95	5.95		6.35	6.35	
天　津	5.00	5.00		5.32	5.32	
河　北	6.11	7.82	5.18	7.22	8.58	6.48
山　西	6.58	8.49	5.23	6.70	8.65	5.33
内蒙古	6.94	8.83	5.66	7.23	9.15	5.92
辽　宁	7.67	8.72	6.14	7.99	8.91	6.64
吉　林	7.43	7.94	7.00	7.85	8.55	7.26
黑龙江	8.34	10.68	6.11	8.93	11.23	6.74
上　海	6.44	6.44		7.04	7.04	
江　苏	6.45	7.13	5.61	6.79	7.53	5.87
浙　江	5.66	6.87	4.55	6.13	7.48	4.90
安　徽	6.72	8.44	5.61	7.41	9.01	6.36
福　建	5.35	6.08	4.74	5.79	6.62	5.11
江　西	6.80	8.62	5.81	7.55	9.45	6.51
山　东	6.63	7.76	5.68	7.30	8.48	6.31
河　南	7.30	9.84	6.20	7.92	10.80	6.67
湖　北	7.44	8.45	6.71	8.16	9.19	7.40
湖　南	8.04	10.55	7.02	8.13	10.79	7.04
广　东	4.64	4.58	4.79	4.95	4.91	5.04
广　西	6.33	7.39	5.56	7.20	8.26	6.43
海　南	6.02	6.05	5.99	5.84	6.03	5.67
重　庆	7.50	7.10	8.99	8.01	7.54	9.79
四　川	7.91	8.70	7.26	8.47	9.26	7.82
贵　州	7.71	9.07	7.09	8.16	9.87	7.39
云　南	7.04	8.62	6.55	7.70	9.34	7.19
西　藏	5.37	10.88	3.54	5.90	13.09	3.51
陕　西	7.20	7.52	6.83	7.75	8.11	7.34
甘　肃	7.36	9.23	6.24	8.27	10.74	6.80
青　海	7.10	9.06	5.84	7.70	9.69	6.42
宁　夏	5.68	6.79	4.37	5.97	7.23	4.47
新　疆	7.19	8.52	6.89	7.60	9.11	7.26

注：千人口床位数的合计项分母系常住人口数。

3-1-18　2023年分省不同类别医院床位数

单位：张

地区	公立医院				民营医院			
	三级	二级	一级	未定级	三级	二级	一级	未定级
全　国	3436260	1883940	128102	87486	274138	969476	618497	606620
北　京	79519	14032	2457	0	11681	9982	11305	1855
天　津	41779	7546	1518	0	1189	6694	4437	3541
河　北	117083	152924	10792	2092	10832	49947	56434	14749
山　西	61685	66856	2681	3372	3509	17227	8522	26563
内蒙古	67979	43342	1054	918	1266	13285	9238	2328
辽　宁	139923	48838	4051	3125	22100	44399	17001	15029
吉　林	62003	44585	1254	3132	5389	23385	7116	15153
黑龙江	101826	59538	6931	2073	14832	21521	11905	14791
上　海	64710	35253	2231	1296	0	262	85	53142
江　苏	207085	45742	4902	6849	19604	60692	42140	69517
浙　江	167504	52856	133	10505	5546	11318	3272	110572
安　徽	170804	58333	2840	3040	15132	58420	27381	12494
福　建	86394	48101	4755	2886	8739	22514	11890	7507
江　西	104494	57672	2847	2272	6873	29719	23695	20365
山　东	206522	173866	12934	6605	21043	82280	43580	24515
河　南	261444	128938	15426	949	18338	76714	64757	12244
湖　北	184127	66325	4165	3487	12490	34224	15990	19568
湖　南	158410	98020	4950	3985	7416	62426	29771	24775
广　东	256493	100775	12658	8804	27948	57526	26899	24517
广　西	105435	73453	2980	1476	3990	33511	22419	8464
海　南	20785	10904	1166	907	3374	4385	2703	2545
重　庆	80246	39339	3311	2093	6377	26288	21770	10457
四　川	267764	71791	2305	6381	18505	77977	56332	32126
贵　州	76453	63038	2099	533	6575	61282	37879	7619
云　南	106319	77413	2248	3952	5632	38195	27972	14047
西　藏	6060	4732	1098	337	520	481	1099	2670
陕　西	74694	96738	4323	2293	12898	24833	16338	20500
甘　肃	65428	53768	851	3479	700	5709	3119	23081
青　海	18175	12790	0	58	680	1745	395	5164
宁　夏	15673	12335	106	0	360	5093	2524	1323
新　疆	59444	64097	9036	587	600	7442	10529	5399

3-1-19　2023年分省不同等级医院床位数　　单位：张

地区	医院					
	合计	三级	内：三级甲等	二级	一级	未定级
全　国	8004519	3710398	2391899	2853416	746599	694106
北　京	130831	91200	55040	24014	13762	1855
天　津	66704	42968	33452	14240	5955	3541
河　北	414853	127915	83181	202871	67226	16841
山　西	190415	65194	53630	84083	11203	29935
内蒙古	139410	69245	52971	56627	10292	3246
辽　宁	294466	162023	82354	93237	21052	18154
吉　林	162017	67392	44534	67970	8370	18285
黑龙江	233417	116658	88557	81059	18836	16864
上　海	156979	64710	48950	35515	2316	54438
江　苏	456531	226689	145882	106434	47042	76366
浙　江	361706	173050	116926	64174	3405	121077
安　徽	348444	185936	99402	116753	30221	15534
福　建	192786	95133	55865	70615	16645	10393
江　西	247937	111367	66231	87391	26542	22637
山　东	571345	227565	163009	256146	56514	31120
河　南	578810	279782	143595	205652	80183	13193
湖　北	340376	196617	127562	100549	20155	23055
湖　南	389753	165826	93517	160446	34721	28760
广　东	515620	284441	196212	158301	39557	33321
广　西	251728	109425	80367	106964	25399	9940
海　南	46769	24159	18221	15289	3869	3452
重　庆	189881	86623	52793	65627	25081	12550
四　川	533181	286269	173850	149746	58637	38507
贵　州	255478	83028	47446	124320	39978	8152
云　南	275778	111951	71208	115608	30220	17999
西　藏	16997	6580	4618	5213	2197	3007
陕　西	252617	87592	71092	121571	20661	22793
甘　肃	156135	66128	44195	59477	3970	26560
青　海	39007	18855	13941	14535	395	5222
宁　夏	37414	16033	9845	17428	2630	1323
新　疆	157134	60044	53453	71539	19565	5986

3-1-20 2023年分省不同等级综合医院床位数 单位：张

地区	综合医院					
	合计	三级	内：三级甲等	二级	一级	未定级
全 国	4891687	2516637	1639329	1586206	523226	265618
北 京	68760	55296	27551	7897	5381	186
天 津	35182	22171	15733	6018	4663	2330
河 北	283063	93917	62878	130009	49813	9324
山 西	121693	46911	39022	53861	7606	13315
内蒙古	79080	38995	29361	33065	5885	1135
辽 宁	183407	112472	65372	50052	13829	7054
吉 林	95821	45992	30738	38231	5164	6434
黑龙江	149422	73976	61666	50767	15024	9655
上 海	76663	43943	28964	18250	561	13909
江 苏	238068	148420	94840	47982	33441	8225
浙 江	205153	116389	74454	41258	2218	45288
安 徽	221243	134927	75463	59979	21385	4952
福 建	120693	65847	37538	43987	8355	2504
江 西	145401	69529	44700	57054	15788	12130
山 东	356881	152112	109532	152009	41778	10982
河 南	377195	201331	100988	120085	49348	6431
湖 北	220647	146771	96779	51014	12511	10351
湖 南	217286	106901	61285	75351	23048	11986
广 东	326002	197376	139731	84217	30708	13701
广 西	145102	73801	56454	49614	17139	4548
海 南	30601	17874	14357	7822	3564	1341
重 庆	110406	53809	37129	36995	14668	4934
四 川	300191	178440	111040	55502	49623	16626
贵 州	153557	59448	36209	56923	32110	5076
云 南	180857	72012	45365	74095	22740	12010
西 藏	11730	4151	3125	4832	1147	1600
陕 西	171141	64363	51487	80931	14180	11667
甘 肃	96016	51715	32451	30926	2884	10491
青 海	25673	14543	10026	8167	305	2658
宁 夏	25692	11582	7317	11382	2024	704
新 疆	109961	41623	37774	47931	16336	4071

3-1-21　2023年分省不同等级中医类医院床位数

单位：张

地区	中医类医院					
	合计	三级	内：三级甲等	二级	一级	未定级
全　国	**1346683**	**658801**	**457358**	**550338**	**79536**	**58008**
北　京	30572	19412	16070	5415	5675	70
天　津	10430	7312	6607	2246	442	430
河　北	78854	23320	15408	48186	5150	2198
山　西	26263	6814	5589	13384	1256	4809
内蒙古	35499	16023	13090	14998	3172	1306
辽　宁	37716	18629	14552	13314	2686	3087
吉　林	27225	10163	7977	13117	1415	2530
黑龙江	37752	15612	12901	17346	1810	2984
上　海	12942	6947	6947	3633	0	2362
江　苏	60803	38776	25252	17927	2858	1242
浙　江	57506	33560	24271	13616	297	10033
安　徽	57977	33860	14702	19763	3421	933
福　建	27546	14692	12357	11145	1049	660
江　西	44598	24198	10681	17218	2127	1055
山　东	90161	34748	30891	46242	6781	2390
河　南	112182	48533	27068	48502	12346	2801
湖　北	58150	34999	25166	20301	1997	853
湖　南	70859	37252	23265	28722	2723	2162
广　东	73244	46555	41982	23107	2378	1204
广　西	43387	22454	18157	19541	1372	20
海　南	6263	2728	2728	2914	227	394
重　庆	41126	18972	10651	13453	6584	2117
四　川	94191	66084	38497	21576	4123	2408
贵　州	36041	15213	7100	17989	2043	796
云　南	45478	20047	10986	21772	2563	1096
西　藏	3412	1595	1493	151	943	723
陕　西	44189	14912	13560	25361	1815	2101
甘　肃	38919	9845	7276	25156	498	3420
青　海	8290	1533	1136	5764	90	903
宁　夏	7049	3333	2528	3382	220	114
新　疆	28059	10680	8470	15097	1475	807

3-1-22　2023年分省不同等级专科医院床位数

单位：张

地区	专科医院					
	合计	三级	内：三级甲等	二级	一级	未定级
全　国	**1617773**	**534960**	**295212**	**714414**	**130244**	**238155**
北　京	30751	16492	11419	10702	2606	951
天　津	21072	13485	11112	5976	850	761
河　北	52231	10678	4895	24576	12100	4877
山　西	41789	11469	9019	16448	2311	11561
内蒙古	24515	14227	10520	8564	1059	665
辽　宁	71710	30922	2430	29721	4537	6530
吉　林	38841	11237	5819	16572	1791	9241
黑龙江	45969	27070	13990	12871	1912	4126
上　海	38323	13820	13039	13262	0	11241
江　苏	94521	39493	25790	40313	6821	7894
浙　江	79485	23101	18201	9300	890	46194
安　徽	62730	17149	9237	37011	4554	4016
福　建	43679	14594	5970	15483	6881	6721
江　西	47600	17640	10850	13119	8244	8597
山　东	116641	40705	22586	57859	6626	11445
河　南	87966	29918	15539	36905	17608	3535
湖　北	60103	14847	5617	29134	5242	10880
湖　南	100010	21673	8967	56373	8479	13485
广　东	111120	40510	14499	50568	5255	14787
广　西	62260	13170	5756	37809	6526	4755
海　南	9803	3557	1136	4553	78	1615
重　庆	37179	13812	5013	15059	3515	4763
四　川	136721	41745	24313	72690	4331	17955
贵　州	65529	8367	4137	49306	5775	2081
云　南	49123	19892	14857	19741	4867	4623
西　藏	1855	834	0	230	107	684
陕　西	36702	8317	6045	15059	4571	8755
甘　肃	21024	4568	4468	3395	588	12473
青　海	4744	2779	2779	604	0	1361
宁　夏	4673	1118	0	2664	386	505
新　疆	19094	7741	7209	8511	1734	1108

第二节

卫生人员情况

3-2-1 历年卫生人员数

单位：万人

年份	合计	卫生技术人员	乡村医生和卫生员	其他技术人员	管理人员	工勤技能人员
1950	61.1	55.5				2.2	3.4
1955	105.3	87.4			8.6	9.2
1960	176.9	150.5			13.2	13.2
1965	187.2	153.2		1.1	16.9	16.1
1970	657.2	145.3	477.9	1.1	15.7	17.2
1975	743.5	205.7	484.2	1.4	25.1	27.1
1980	735.5	279.8	382.1	2.8	31.1	39.8
1985	560.6	341.1	129.3	4.6	35.9	49.7
1990	613.8	389.8	123.2	8.6	39.7	52.6
1995	670.4	425.7	133.1	12.1	45.0	54.6
2000	691.0	449.1	131.9	15.8	42.7	51.6
2001	687.5	450.8	129.1	15.8	41.3	50.6
2002	652.9	427.0	129.1	18.0	33.3	45.6
2003	621.7	438.1	86.8	19.9	31.9	45.0
2004	633.3	448.6	88.3	20.9	31.6	43.9
2005	644.7	456.4	91.7	22.6	31.3	42.8
2006	668.1	472.8	95.7	23.5	32.4	43.6
2007	696.4	491.3	93.2	24.3	35.7	51.9
2008	725.2	517.4	93.8	25.5	35.7	52.7
2009	778.1	553.5	105.1	27.5	36.3	55.8
2010	820.8	587.6	109.2	29.0	37.1	57.9
2011	861.6	620.3	112.6	30.6	37.5	60.6
2012	911.6	667.6	109.4	31.9	37.3	65.4
2013	979.0	721.1	108.1	36.0	42.1	71.8
2014	1023.4	759.0	105.8	38.0	45.1	75.5
2015	1069.4	800.8	103.2	40.0	47.3	78.2
2016	1117.3	845.4	100.0	42.6	48.3	80.9
2017	1174.9	898.8	96.9	45.1	50.9	83.2
2018	1230.0	952.9	90.7	47.7	52.9	85.8
2019	1292.8	1015.4	84.2	50.4	54.4	88.4
2020	1347.5	1067.8	79.6	53.0	56.1	91.1
2021	1398.5	1124.4	69.7	59.9	46.0	98.5
2022	1441.0	1165.8	66.5	60.6	49.2	99.0
2023	1523.8	1248.8	62.2	61.5	51.6	99.7

注：①卫生人员和卫生技术人员包括获得"卫生监督员"证书的公务员1万人。②2013年以后卫生人员数包括卫生计生部门主管的计划生育技术服务机构人员数，2013年以前不包括原人口计生部门主管的计划生育技术服务机构人员数。③2016年起，执业（助理）医师数含乡村全科执业助理医师。④1985年以前乡村医生和卫生员系赤脚医生数。⑤2020年起，诊所的乡村医生和卫生员纳入统计。下表同。

3-2-2　历年卫生技术人员数　　单位：万人

年份	合计	执业（助理）医师	执业医师	注册护士	药师（士）	检验师（士）
1950	55.5	38.1	32.7	3.8	0.8	
1955	87.4	50.0	40.2	10.7	6.1	1.5
1960	150.5	59.6	42.7	17.0	11.9	
1965	153.2	76.3	51.0	23.5	11.7	
1970	145.3	70.2	44.6	29.5		
1975	205.7	87.8	52.2	38.0	22.0	7.8
1980	279.8	115.3	70.9	46.6	30.8	11.4
1985	341.1	141.3	72.4	63.7	36.5	14.5
1990	389.8	176.3	130.3	97.5	40.6	17.0
1995	425.7	191.8	145.5	112.6	41.9	18.9
2000	449.1	207.6	160.3	126.7	41.4	20.1
2001	450.8	210.0	163.7	128.7	40.4	20.3
2002	427.0	184.4	146.4	124.7	35.8	20.9
2003	438.1	194.2	153.4	126.6	35.7	21.0
2004	448.6	199.9	158.2	130.3	35.5	21.2
2005	456.4	204.2	162.3	135.0	35.3	21.1
2006	472.8	209.9	167.8	142.6	35.4	21.4
2007	491.3	212.3	171.5	155.9	32.5	20.6
2008	517.4	220.2	179.2	167.8	33.1	21.3
2009	553.5	232.9	190.5	185.5	34.2	22.1
2010	587.6	241.3	197.3	204.8	35.4	23.1
2011	620.3	246.6	202.0	224.4	36.4	23.9
2012	667.6	261.6	213.9	249.7	37.7	24.9
2013	721.1	279.5	228.6	278.3	39.6	26.7
2014	759.0	289.3	237.5	300.4	41.0	27.9
2015	800.8	303.9	250.8	324.1	42.3	29.4
2016	845.4	319.1	265.1	350.7	43.9	29.4
2017	898.8	339.0	282.9	380.4	45.3	32.6
2018	952.9	360.7	301.0	409.9	46.8	34.3
2019	1015.4	386.7	321.1	444.5	48.3	36.3
2020	1067.8	408.6	340.2	470.9	49.7	38.0
2021	1124.4	428.8	359.1	501.9	52.1	40.2
2022	1165.8	443.5	372.2	522.4	53.1	42.3
2023	1248.8	478.2	401.0	563.7	56.9	44.7

3-2-3　2023年分省卫生人员数　　　　单位：万人

地区	合计	卫生技术人员	乡村医生和卫生员	其他技术人员	管理人员	工勤技能人员
全　国	1523.7	1248.8	62.2	61.5	51.6	99.7
北　京	38.9	31.3	0.2	2.0	2.1	3.3
天　津	16.5	13.4	0.3	0.9	1.0	1.0
河　北	79.1	64.5	5.3	3.0	2.1	4.1
山　西	37.5	29.8	2.4	1.7	1.3	2.3
内蒙古	28.4	23.5	1.2	1.4	1.1	1.3
辽　宁	44.3	35.8	1.4	1.9	1.7	3.5
吉　林	29.4	23.2	1.2	1.5	1.3	2.3
黑龙江	33.6	26.8	1.2	1.4	1.5	2.7
上　海	29.8	24.6	0.0	1.3	1.3	2.6
江　苏	91.1	74.3	1.9	4.4	3.2	7.2
浙　江	78.6	66.3	0.6	3.2	2.5	6.0
安　徽	59.0	51.0	2.3	2.0	1.4	2.4
福　建	39.7	32.6	1.5	1.7	1.1	2.8
江　西	43.9	36.2	2.8	1.4	1.1	2.5
山　东	113.6	93.5	6.4	5.6	3.1	5.1
河　南	107.0	86.6	4.6	4.6	3.2	6.4
湖　北	60.2	49.7	2.7	2.6	2.1	3.1
湖　南	68.3	57.0	2.6	2.5	2.0	4.1
广　东	116.9	97.6	1.8	3.7	4.1	9.7
广　西	53.6	43.3	2.7	2.1	1.5	4.0
海　南	10.6	8.7	0.2	0.4	0.5	0.8
重　庆	33.5	27.2	1.3	1.0	1.5	2.5
四　川	92.6	74.0	4.0	3.5	3.4	7.6
贵　州	43.1	35.5	2.3	1.4	1.7	2.2
云　南	51.3	42.5	2.9	2.1	1.2	2.6
西　藏	4.6	3.0	1.0	0.3	0.1	0.3
陕　西	47.1	39.2	1.7	0.5	2.7	3.1
甘　肃	26.8	22.1	1.6	1.2	0.6	1.3
青　海	7.3	5.8	0.6	0.4	0.1	0.4
宁　夏	7.8	6.6	0.2	0.2	0.3	0.5
新　疆	29.7	23.6	1.6	1.9	0.8	1.9

3-2-4　2023年分省卫生技术人员数　　单位：万人

地区	合计	执业（助理）医师	执业医师	注册护士	药师（士）	技师（士）	其他
全　国	1248.8	478.2	401.0	563.7	56.9	82.0	68.0
北　京	31.3	12.2	11.5	13.5	1.7	2.2	1.7
天　津	13.4	5.6	5.3	5.2	0.8	0.9	0.8
河　北	64.5	29.0	22.5	27.0	2.4	3.3	2.9
山　西	29.8	11.8	10.0	13.3	1.3	2.0	1.5
内蒙古	23.5	9.3	7.9	10.1	1.2	1.5	1.4
辽　宁	35.8	13.8	12.4	16.8	1.4	2.1	1.6
吉　林	23.2	9.2	8.0	10.7	0.9	1.4	1.0
黑龙江	26.8	10.4	8.8	11.9	1.1	1.7	1.7
上　海	24.6	8.9	8.5	11.1	1.2	2.1	1.3
江　苏	74.3	29.0	24.8	33.3	3.8	5.0	3.2
浙　江	66.3	26.6	23.8	29.2	3.5	4.1	2.8
安　徽	51.0	20.1	16.4	24.1	2.0	2.9	1.8
福　建	32.6	12.3	10.6	14.5	1.8	2.1	1.8
江　西	36.2	13.5	11.1	16.9	1.8	2.5	1.4
山　东	93.5	37.2	30.7	41.8	4.3	5.9	4.3
河　南	86.6	34.7	26.3	38.4	3.4	6.0	4.2
湖　北	49.7	19.0	16.0	23.1	2.0	3.3	2.4
湖　南	57.0	22.0	17.4	27.0	2.5	3.3	2.2
广　东	97.6	35.8	30.7	45.0	5.2	6.0	5.5
广　西	43.3	14.5	12.1	20.1	2.5	3.1	3.2
海　南	8.7	3.1	2.7	4.1	0.4	0.5	0.4
重　庆	27.2	10.2	8.6	12.8	1.1	1.7	1.3
四　川	74.0	27.9	23.5	33.5	3.4	5.2	3.9
贵　州	35.5	12.6	10.2	16.4	1.3	2.6	2.6
云　南	42.5	14.7	12.1	20.4	1.6	2.9	3.1
西　藏	3.0	1.2	1.0	1.0	0.1	0.2	0.4
陕　西	39.2	13.3	10.9	17.0	1.7	3.1	4.1
甘　肃	22.1	7.8	6.5	10.0	0.9	1.6	1.7
青　海	5.8	2.2	1.8	2.4	0.3	0.5	0.5
宁　夏	6.6	2.4	2.1	3.0	0.4	0.4	0.4
新　疆	23.6	7.8	6.6	10.2	1.0	1.9	2.6

3-2-5　历年每千人口卫生技术人员数　　单位：人

年份	卫生技术人员			注册护士		
	合计	城市	农村	合计	城市	农村
1949	0.93	1.87	0.73	0.06	0.25	0.02
1955	1.42	3.49	1.01	0.14	0.64	0.04
1960	2.37	5.67	1.85	0.23	1.04	0.07
1965	2.11	5.37	1.46	0.32	1.45	0.10
1970	1.76	4.88	1.22	0.29	1.10	0.14
1975	2.24	6.92	1.41	0.41	1.74	0.18
1980	2.85	8.03	1.81	0.47	1.83	0.20
1985	3.28	7.92	2.09	0.61	1.85	0.30
1990	3.45	6.59	2.15	0.86	1.91	0.43
1995	3.59	5.36	2.32	0.95	1.59	0.49
2000	3.63	5.17	2.41	1.02	1.64	0.54
2001	3.62	5.15	2.38	1.03	1.65	0.54
2002	3.41	…	…	1.00	…	…
2003	3.48	4.88	2.26	1.00	1.59	0.50
2004	3.53	4.99	2.24	1.03	1.63	0.50
2005	3.50	5.82	2.69	1.03	2.10	0.65
2006	3.60	6.09	2.70	1.09	2.22	0.66
2007	3.72	6.44	2.69	1.18	2.42	0.70
2008	3.90	6.68	2.80	1.27	2.54	0.76
2009	4.15	7.15	2.94	1.39	2.82	0.81
2010	4.39	7.62	3.04	1.53	3.09	0.89
2011	4.58	7.90	3.19	1.66	3.29	0.98
2012	4.94	8.54	3.41	1.85	3.65	1.09
2013	5.27	9.18	3.64	2.04	4.00	1.22
2014	5.56	9.70	3.77	2.20	4.30	1.31
2015	5.84	10.21	3.90	2.37	4.58	1.39
2016	6.12	10.42	4.08	2.54	4.75	1.50
2017	6.47	10.87	4.28	2.74	5.01	1.62
2018	6.83	10.91	4.63	2.94	5.08	1.80
2019	7.26	11.10	4.96	3.18	5.22	1.99
2020	7.57	11.46	5.18	3.34	5.40	2.10
2021	7.97	9.87	6.27	3.56	4.58	2.64
2022	8.27	10.2	6.55	3.71	4.74	2.79
2023	8.87	10.89	7.07	4.00	5.08	3.05

注：①2002年以前，执业（助理）医师数系医生，执业医师数系医师，注册护士数系护师（士）。②城市包括直辖市区和地级市辖区，农村包括县及县级市。③合计项分母系常住人口数，分城乡分母系推算户籍人口数。

3-2-6 历年每千人口执业（助理）医师数 单位：人

年份	执业（助理）医师			其中：执业医师
	合计	城市	农村	
1949	0.67	0.70	0.66	0.58
1955	0.81	1.24	0.74	0.70
1960	1.04	1.97	0.90	0.79
1965	1.05	2.22	0.82	0.70
1970	0.85	1.97	0.66	0.43
1975	0.95	2.66	0.65	0.57
1980	1.17	3.22	0.76	0.72
1985	1.36	3.35	0.85	1.15
1990	1.56	2.95	0.98	1.15
1995	1.62	2.39	1.07	1.23
2000	1.68	2.31	1.17	1.30
2001	1.69	2.32	1.17	1.32
2002	1.47	…	…	1.17
2003	1.54	2.13	1.04	1.22
2004	1.57	2.18	1.04	1.25
2005	1.56	2.46	1.26	1.24
2006	1.60	2.56	1.26	1.28
2007	1.61	2.61	1.23	1.30
2008	1.66	2.68	1.26	1.35
2009	1.75	2.83	1.31	1.43
2010	1.80	2.97	1.32	1.47
2011	1.82	3.00	1.33	1.49
2012	1.94	3.19	1.40	1.58
2013	2.04	3.39	1.48	1.67
2014	2.12	3.54	1.51	1.74
2015	2.22	3.72	1.55	1.84
2016	2.31	3.79	1.61	1.92
2017	2.44	3.97	1.68	2.04
2018	2.59	4.01	1.82	2.16
2019	2.77	4.10	1.96	2.30
2020	2.90	4.25	2.06	2.41
2021	3.04	3.73	2.42	2.55
2022	3.15	3.84	2.53	2.64
2023	3.40	4.13	2.74	2.85

注：①2002年以前，执业（助理）医师数系医生，执业医师数系医师，注册护士数系护师（士）。②城市包括直辖市区和地级市辖区，农村包括县及县级市。③合计项分母系常住人口数，分城乡项分母系推算户籍人口数。下表同。

3-2-7　2023年分省每千人口卫生技术人员数　　　单位：人

地区	卫生技术人员			注册护士		
	合计	城市	农村	合计	城市	农村
全　国	**8.87**	**10.89**	**7.07**	**4.00**	**5.08**	**3.05**
北　京	14.31	14.31		6.16	6.16	
天　津	9.80	9.80		3.82	3.82	
河　北	8.72	11.75	7.08	3.65	5.20	2.80
山　西	8.60	12.14	6.11	3.83	5.80	2.44
内蒙古	9.79	12.81	7.73	4.22	5.95	3.05
辽　宁	8.55	10.47	5.73	4.01	5.08	2.45
吉　林	9.93	10.65	9.32	4.57	5.15	4.08
黑龙江	8.74	11.06	6.53	3.88	5.26	2.57
上　海	9.88	9.88		4.46	4.46	
江　苏	8.72	10.04	7.07	3.91	4.62	3.03
浙　江	10.00	11.95	8.22	4.41	5.38	3.52
安　徽	8.33	10.86	6.67	3.94	5.31	3.05
福　建	7.79	10.22	5.80	3.46	4.65	2.49
江　西	8.01	10.94	6.40	3.75	5.31	2.90
山　东	9.23	11.76	7.12	4.13	5.41	3.06
河　南	8.82	13.48	6.81	3.91	6.43	2.82
湖　北	8.52	10.88	6.79	3.95	5.27	2.99
湖　南	8.67	12.60	7.07	4.12	6.21	3.26
广　东	7.68	8.33	6.03	3.54	3.86	2.73
广　西	8.62	11.32	6.65	4.00	5.40	2.97
海　南	8.30	9.75	6.95	3.95	4.77	3.19
重　庆	8.53	8.52	8.54	4.02	4.06	3.85
四　川	8.85	11.01	7.08	4.01	5.23	3.01
贵　州	9.18	11.81	8.00	4.24	5.61	3.62
云　南	9.10	13.14	7.83	4.36	6.53	3.67
西　藏	8.09	17.43	4.98	2.69	7.07	1.23
陕　西	9.91	10.99	8.71	4.29	5.07	3.42
甘　肃	8.97	12.34	6.95	4.07	5.96	2.94
青　海	9.76	13.72	7.22	3.99	6.27	2.53
宁　夏	9.02	11.09	6.56	4.12	5.19	2.85
新　疆	9.07	12.98	8.18	3.91	5.92	3.46

3-2-8　2023年分省每千人口执业（助理）医师数

单位：人

地区	执业（助理）医师			其中：执业医师		
	合计	城市	农村	合计	城市	农村
全　国	**3.40**	**4.13**	**2.74**	**2.85**	**3.74**	**2.05**
北　京	5.56	5.56		5.26	5.26	
天　津	4.14	4.14		3.89	3.89	
河　北	3.92	5.06	3.30	3.04	4.37	2.31
山　西	3.42	4.62	2.57	2.89	4.19	1.98
内蒙古	3.87	4.88	3.18	3.29	4.49	2.48
辽　宁	3.30	3.98	2.30	2.97	3.76	1.81
吉　林	3.95	4.11	3.81	3.42	3.76	3.13
黑龙江	3.39	4.17	2.64	2.89	3.83	2.00
上　海	3.58	3.58		3.44	3.44	
江　苏	3.40	3.81	2.90	2.91	3.46	2.22
浙　江	4.01	4.68	3.40	3.60	4.35	2.91
安　徽	3.28	4.12	2.73	2.68	3.70	2.01
福　建	2.95	3.92	2.16	2.55	3.57	1.71
江　西	2.99	4.01	2.43	2.47	3.57	1.86
山　东	3.67	4.64	2.87	3.03	4.07	2.16
河　南	3.53	5.15	2.83	2.68	4.49	1.89
湖　北	3.26	4.02	2.71	2.74	3.68	2.05
湖　南	3.34	4.68	2.80	2.65	4.29	1.99
广　东	2.82	3.10	2.09	2.42	2.81	1.40
广　西	2.89	3.99	2.08	2.40	3.61	1.52
海　南	3.02	3.54	2.53	2.62	3.26	2.02
重　庆	3.20	3.21	3.19	2.70	2.74	2.55
四　川	3.34	4.07	2.74	2.80	3.68	2.09
贵　州	3.26	4.37	2.76	2.63	3.85	2.08
云　南	3.14	4.74	2.64	2.58	4.30	2.04
西　藏	3.37	7.14	2.11	2.69	6.21	1.51
陕　西	3.37	3.89	2.80	2.77	3.43	2.03
甘　肃	3.17	4.31	2.48	2.65	3.86	1.93
青　海	3.64	5.01	2.75	3.09	4.62	2.11
宁　夏	3.33	4.15	2.35	2.93	3.79	1.91
新　疆	3.02	4.84	2.61	2.55	4.59	2.08

3-2-9　2015—2023年各卫生机构卫生人员数

单位：万人

指标	2015	2017	2018	2019	2020	2021	2022	2023
医院								
卫生人员	613.3	697.7	737.5	778.2	811.2	848.1	874.8	913.9
卫生技术人员	507.1	578.5	612.9	648.7	677.5	711.5	735.3	772.3
执业（助理）医师	169.3	193.3	205.4	217.4	228.3	239.7	247.0	260.3
执业医师	157.3	180.0	191.1	202.8	212.8	224.2	231.7	244.7
注册护士	240.8	282.2	302.1	323.8	338.8	358.7	371.2	391.6
药师（士）	26.6	28.8	29.8	30.8	31.5	327.2	33.3	34.6
技师（士）	27.4	31.0	32.6	34.4	35.9	457.6	49.5	53.8
其他卫生技术人员	43.0	43.2	43.1	42.3	43.0	347.1	34.4	32.1
其他技术人员	24.3	28.4	30.1	32.1	33.5	36.8	37.1	37.8
管理人员	30.5	34.6	36.7	37.3	38.5	33.0	35.1	36.1
工勤技能人员	51.3	56.2	58.4	60.1	61.7	66.8	67.3	67.6
基层医疗卫生机构								
卫生人员	360.3	382.6	396.5	416.1	434.0	443.2	455.1	495.3
卫生技术人员	225.8	250.5	268.3	292.1	312.4	330.0	345.0	387.7
执业（助理）医师	110.2	121.4	130.5	143.7	153.6	161.5	168.0	188.3
执业医师	73.2	81.8	88.2	95.7	103.7	110.3	114.9	129.6
注册护士	64.7	76.9	85.2	96.0	105.7	115.0	121.6	141.0
药师（士）	13.4	14.2	14.7	15.2	15.7	16.8	17.2	19.6
技师（士）	8.8	9.9	10.6	11.3	11.9	13.5	14.6	16.3
其他卫生技术人员	28.7	28.1	27.3	25.9	25.5	23.4	23.7	22.5
其他技术人员	8.1	9.7	10.5	11.1	11.9	14.4	14.3	14.5
管理人员	6.9	8.3	9.1	9.8	10.5	7.3	8.0	9.0
工勤技能人员	16.4	17.2	17.9	18.8	19.7	21.5	21.3	21.8

数据来源：国家卫生健康委历年《中国卫生健康统计年鉴》。

3-2-10　2018—2023年各卫生机构卫生人员数

单位：万人

指标	2018	2019	2020	2021	2022	2023
社区卫生服务中心（站）						
卫生人员	55.5	58.3	61.0	64.8	68.3	77.8
卫生技术人员	47.4	49.9	52.5	55.8	59.2	68.1
执业（助理）医师	19.8	20.9	22.0	23.4	24.5	27.8
执业医师	17.1	18.0	19.2	20.3	21.1	23.2
注册护士	18.9	20.2	22.0	23.7	25.3	27.8
药师（士）	3.6	3.7	3.8	4.0	4.2	4.8
技师（士）	2.2	2.4	2.5	2.6	3.3	4.1
其他卫生技术人员	4.2	4.0	3.9	3.9	3.5	3.6
其他技术人员	2.4	2.5	2.6	2.7	3.3	3.5
管理人员	2.3	2.3	2.4	2.4	1.7	2.0
工勤技能人员	3.4	3.5	3.6	3.8	4.0	4.2
乡镇卫生院						
卫生人员	136.0	139.1	144.5	148.1	149.2	160.5
卫生技术人员	115.1	118.1	123.2	126.7	128.5	140.4
执业（助理）医师	46.6	47.9	50.3	52.0	52.5	57.2
执业医师	28.1	29.7	31.2	32.1	33.1	35.4
注册护士	36.0	39.1	40.9	42.5	44.6	48.8
药师（士）	7.7	7.7	7.9	7.9	9.1	8.6
技师（士）	6.5	6.8	7.3	7.6	8.3	9.7
其他卫生技术人员	20.3	19.6	18.7	18.4	17.0	16.2
其他技术人员	6.3	6.5	6.7	7.0	7.9	7.6
管理人员	4.3	4.3	4.3	4.2	2.5	2.6
工勤技能人员	10.2	10.3	10.3	10.2	10.4	9.8

数据来源：国家卫生健康委历年《中国卫生健康统计年鉴》。

3-2-11　2018—2023年专业公共卫生机构各类卫生人员数

单位：万人

指标	2018	2019	2020	2021	2022	2023
卫生人员	88.3	89.7	92.5	95.8	97.9	100.6
卫生技术人员	67.8	70.0	72.7	76.4	78.0	80.8
执业（助理）医师	23.7	24.2	25.2	26.1	26.6	27.6
执业医师	20.6	21.3	22.3	23.2	23.9	24.9
注册护士	21.7	23.5	24.8	26.4	27.5	28.6
药师（士）	2.2	2.3	2.4	2.5	2.5	2.7
技师（士）	6.7	6.9	7.2	8.3	8.9	9.6
其他卫生技术人员	13.6	13.1	13.2	13.3	12.5	12.3
其他技术人员	5.7	5.6	5.8	6.6	6.8	6.9
管理人员	6.5	6.0	5.8	4.4	4.8	4.9
工勤技能人员	8.3	8.1	8.1	8.3	8.2	8.0

数据来源：国家卫生健康委历年《中国卫生健康统计年鉴》。

3-2-12 2023年分省执业（助理）医师数

单位：万人

地区	合计	临床	中医	口腔	公共卫生
全　国	**478.21**	**339.69**	**86.82**	**38.74**	**12.96**
北　京	12.16	7.79	2.50	1.52	0.34
天　津	5.65	3.56	1.31	0.61	0.16
河　北	28.98	20.70	5.39	2.52	0.37
山　西	11.84	8.35	2.16	1.04	0.29
内蒙古	9.27	6.11	2.14	0.72	0.30
辽　宁	13.79	10.09	2.03	1.37	0.31
吉　林	9.23	6.39	1.54	1.10	0.21
黑龙江	10.37	7.63	1.60	0.97	0.17
上　海	8.91	6.40	1.22	0.86	0.43
江　苏	29.01	21.43	4.07	2.36	1.15
浙　江	26.60	18.74	4.37	2.82	0.68
安　徽	20.06	14.48	3.52	1.24	0.82
福　建	12.33	8.31	2.35	1.28	0.39
江　西	13.48	10.03	2.35	0.76	0.34
山　东	37.19	26.18	6.86	3.26	0.88
河　南	34.66	25.69	6.14	2.17	0.66
湖　北	19.04	14.64	2.66	1.27	0.47
湖　南	21.96	16.16	4.01	1.10	0.71
广　东	35.79	24.42	6.29	3.78	1.30
广　西	14.51	10.31	2.76	1.02	0.43
海　南	3.15	2.38	0.42	0.26	0.09
重　庆	10.23	6.94	2.38	0.72	0.19
四　川	27.94	17.94	7.68	1.81	0.52
贵　州	12.60	9.45	2.21	0.61	0.32
云　南	14.67	10.78	2.39	1.00	0.50
西　藏	1.23	0.77	0.34	0.04	0.09
陕　西	13.33	9.97	2.04	1.11	0.21
甘　肃	7.80	5.28	1.93	0.41	0.18
青　海	2.16	1.44	0.51	0.15	0.06
宁　夏	2.43	1.69	0.39	0.27	0.08
新　疆	7.85	5.67	1.29	0.58	0.31

3-2-13　2023年分省不同等级医院卫生技术人员数量及构成

地区	人数/万人				构成/%			
	三级医院	二级医院	一级医院	未定级	三级医院	二级医院	一级医院	未定级
全　国	424.8	251.1	52.2	44.2	55.0	32.5	6.8	5.7
北　京	15.7	3.2	2.1	0.2	74.0	15.2	9.7	1.1
天　津	6.0	1.7	0.8	0.5	66.8	19.0	8.8	5.3
河　北	15.6	18.8	4.6	1.3	38.7	46.7	11.4	3.2
山　西	8.0	8.6	0.9	2.2	40.7	43.8	4.6	11.0
内蒙古	8.1	5.5	0.7	0.2	55.5	37.8	5.0	1.6
辽　宁	16.4	6.8	1.4	1.0	64.0	26.4	5.5	4.1
吉　林	7.1	5.9	0.6	1.1	48.1	40.3	4.1	7.5
黑龙江	10.3	6.0	1.3	1.1	55.1	32.4	6.8	5.7
上　海	10.1	3.6	0.1	2.8	60.8	21.6	0.6	17.0
江　苏	27.2	9.8	3.2	3.0	63.0	22.6	7.5	6.9
浙　江	22.8	8.1	0.3	9.5	56.1	19.8	0.7	23.4
安　徽	18.4	9.0	2.4	0.9	59.9	29.4	8.0	2.8
福　建	11.1	6.5	1.0	0.5	58.0	33.7	5.4	2.8
江　西	11.3	7.4	1.4	1.4	52.8	34.5	6.4	6.3
山　东	26.5	24.6	4.2	2.3	46.1	42.7	7.3	4.0
河　南	29.9	17.9	5.6	0.8	55.2	33.1	10.2	1.5
湖　北	20.4	7.1	1.1	1.1	68.6	24.0	3.6	3.8
湖　南	17.5	12.1	2.1	1.9	52.1	36.1	6.2	5.6
广　东	36.4	15.3	3.1	2.6	63.4	26.6	5.4	4.6
广　西	13.6	9.2	1.4	0.5	55.0	37.2	5.5	2.2
海　南	2.9	1.4	0.3	0.2	61.1	28.9	5.2	4.8
重　庆	8.8	4.9	1.6	0.7	55.1	30.7	10.0	4.2
四　川	29.2	10.1	3.4	2.1	65.1	22.5	7.6	4.7
贵　州	9.3	9.5	2.6	0.6	42.3	43.2	11.9	2.6
云　南	11.6	10.2	2.1	1.4	45.8	40.4	8.2	5.7
西　藏	0.8	0.6	0.2	0.2	44.5	33.9	10.3	11.3
陕　西	11.1	12.1	1.4	1.5	42.7	46.3	5.2	5.8
甘　肃	7.2	5.2	0.3	1.6	50.5	36.3	1.9	11.3
青　海	2.2	1.4	0.0	0.3	55.6	35.5	0.6	8.3
宁　夏	2.0	1.7	0.2	0.1	49.1	42.4	5.7	2.7
新　疆	7.0	6.8	2.0	0.4	43.4	42.0	12.2	2.4

3-2-14 2023年分省不同等级医院执业（助理）医师数量及构成

地区	人数/万人				构成/%			
	三级医院	二级医院	一级医院	未定级	三级医院	二级医院	一级医院	未定级
全　国	**145.4**	**81.5**	**18.7**	**14.6**	**55.9**	**31.3**	**7.2**	**5.6**
北　京	5.5	1.2	1.0	0.1	71.3	15.2	12.4	1.1
天　津	2.1	0.7	0.4	0.3	61.3	19.2	12.0	7.6
河　北	5.9	6.9	1.9	0.5	38.5	45.4	12.7	3.4
山　西	2.7	2.9	0.3	0.7	40.9	43.0	4.9	11.2
内蒙古	2.8	1.8	0.3	0.1	56.4	36.5	5.4	1.7
辽　宁	5.6	2.2	0.5	0.4	64.1	25.5	6.2	4.2
吉　林	2.4	2.0	0.2	0.4	48.7	39.3	4.4	7.6
黑龙江	3.5	2.0	0.5	0.4	54.0	31.5	8.1	6.4
上　海	3.4	1.2	0.0	0.8	62.7	22.0	0.4	14.9
江　苏	9.5	3.2	1.2	0.9	64.4	21.8	7.9	5.8
浙　江	8.2	2.8	0.1	3.2	56.9	19.9	0.7	22.6
安　徽	6.5	2.9	0.8	0.3	62.1	27.2	8.0	2.6
福　建	3.8	2.0	0.4	0.2	59.8	32.2	5.6	2.4
江　西	3.8	2.4	0.4	0.4	53.5	34.3	6.1	6.1
山　东	9.4	8.2	1.6	0.8	46.9	41.3	7.9	4.0
河　南	10.1	6.0	2.0	0.2	54.7	32.6	11.1	1.7
湖　北	6.8	2.5	0.4	0.4	67.4	24.5	4.0	4.1
湖　南	5.8	3.9	0.7	0.6	52.5	35.4	6.3	5.8
广　东	12.1	4.8	1.0	0.8	64.5	25.8	5.3	4.4
广　西	4.5	2.5	0.4	0.2	59.0	33.5	5.5	2.0
海　南	1.0	0.4	0.1	0.1	63.0	27.4	4.9	4.7
重　庆	2.9	1.6	0.6	0.2	55.0	30.3	10.5	4.2
四　川	9.8	3.2	1.1	0.7	66.1	21.4	7.7	4.8
贵　州	3.3	2.9	0.8	0.2	46.2	40.3	11.0	2.5
云　南	3.9	3.0	0.6	0.4	48.9	38.2	7.4	5.5
西　藏	0.3	0.2	0.1	0.1	45.8	29.7	12.4	12.1
陕　西	3.7	3.4	0.4	0.4	46.6	42.7	5.3	5.4
甘　肃	2.4	1.7	0.1	0.5	50.1	36.7	2.1	11.1
青　海	0.7	0.5	0.0	0.1	54.8	36.9	0.7	7.6
宁　夏	0.7	0.6	0.1	0.0	51.6	40.1	5.6	2.7
新　疆	2.5	1.9	0.6	0.1	48.4	36.7	12.6	2.3

3-2-15　2023年分省不同等级医院注册护士数量及构成

地　区	人数/万人				构成/%			
	三级医院	二级医院	一级医院	未定级	三级医院	二级医院	一级医院	未定级
全　国	219.0	126.0	24.3	22.2	55.9	32.2	6.2	5.7
北　京	7.7	1.5	0.7	0.1	76.6	15.0	7.3	1.1
天　津	2.9	0.7	0.2	0.1	72.4	18.5	5.7	3.4
河　北	7.8	9.2	2.0	0.6	39.7	46.9	10.3	3.0
山　西	4.2	4.3	0.4	1.1	41.9	43.1	4.3	10.6
内蒙古	4.1	2.7	0.3	0.1	57.1	36.9	4.6	1.5
辽　宁	8.6	3.4	0.6	0.5	65.4	25.9	4.8	3.9
吉　林	3.8	3.0	0.3	0.6	49.2	39.5	3.8	7.6
黑龙江	5.4	2.9	0.5	0.5	57.9	31.1	5.7	5.3
上　海	5.0	1.7	0.0	1.4	60.8	21.3	0.6	17.4
江　苏	14.0	4.9	1.5	1.7	63.3	22.1	6.9	7.7
浙　江	11.3	3.8	0.1	4.8	56.5	19.1	0.6	23.8
安　徽	9.6	4.9	1.3	0.5	58.9	30.1	8.1	2.9
福　建	5.8	3.3	0.5	0.3	58.8	33.2	5.0	3.0
江　西	6.0	3.8	0.7	0.7	53.6	34.2	6.1	6.2
山　东	13.7	12.4	1.9	1.1	47.0	42.6	6.6	3.9
河　南	15.7	8.8	2.6	0.4	57.0	32.1	9.6	1.4
湖　北	10.8	3.5	0.5	0.6	70.4	22.8	3.1	3.7
湖　南	9.5	6.5	1.1	1.0	52.6	36.1	5.8	5.4
广　东	18.3	7.6	1.5	1.4	63.6	26.5	5.1	4.8
广　西	7.1	4.9	0.7	0.3	54.9	37.7	5.1	2.3
海　南	1.5	0.7	0.1	0.1	60.8	29.4	5.1	4.7
重　庆	4.7	2.6	0.8	0.3	56.4	30.5	9.1	4.0
四　川	15.1	5.2	1.6	1.0	66.0	22.4	7.0	4.6
贵　州	4.7	5.0	1.4	0.3	41.4	44.2	11.9	2.5
云　南	6.0	5.3	1.1	0.7	45.6	40.3	8.4	5.7
西　藏	0.4	0.2	0.1	0.1	52.1	28.9	7.8	11.1
陕　西	5.7	5.9	0.6	0.7	44.5	45.4	4.7	5.4
甘　肃	3.8	2.4	0.1	0.8	52.9	34.0	1.8	11.3
青　海	1.1	0.6	0.0	0.1	61.2	30.9	0.5	7.4
宁　夏	1.0	0.9	0.1	0.1	49.6	42.5	5.4	2.6
新　疆	3.5	3.2	0.8	0.2	45.0	42.1	10.7	2.2

3-2-16　2023年分省基层医疗卫生机构各类卫生技术人员数

单位：万人

地　区	卫生技术人员	执业（助理）医师	执业医师	注册护士	药师（士）	技师（士）	其他卫生技术人员
全　国	**387.7**	**188.3**	**129.6**	**141.0**	**19.6**	**16.3**	**22.5**
北　京	8.3	3.9	3.5	3.0	0.6	0.4	0.3
天　津	3.6	1.9	1.7	1.0	0.3	0.2	0.2
河　北	20.1	12.3	7.3	6.0	0.7	0.4	0.8
山　西	8.2	4.6	3.2	2.6	0.4	0.3	0.3
内蒙古	6.9	3.5	2.5	2.3	0.5	0.2	0.4
辽　宁	8.4	4.4	3.4	3.2	0.3	0.2	0.3
吉　林	7.2	3.8	2.9	2.6	0.3	0.2	0.4
黑龙江	6.4	3.4	2.4	2.0	0.3	0.2	0.5
上　海	6.6	2.9	2.7	2.7	0.4	0.4	0.2
江　苏	26.8	12.7	9.1	9.9	1.6	1.4	1.3
浙　江	21.6	10.7	8.6	7.8	1.3	0.7	0.9
安　徽	17.2	8.5	5.6	6.9	0.7	0.6	0.5
福　建	10.8	5.2	3.8	3.8	0.8	0.5	0.5
江　西	10.9	5.2	3.4	4.1	0.6	0.6	0.5
山　东	29.1	14.9	9.7	10.0	1.5	1.2	1.5
河　南	26.3	14.4	8.0	8.6	1.0	1.2	1.1
湖　北	15.9	7.5	5.1	6.1	0.6	0.7	0.9
湖　南	19.1	9.4	5.8	7.2	0.9	0.7	0.8
广　东	32.2	14.4	10.4	13.1	1.8	1.1	1.7
广　西	14.5	5.7	3.7	5.4	1.1	0.7	1.6
海　南	3.0	1.3	1.0	1.3	0.1	0.1	0.2
重　庆	9.6	4.5	3.3	3.8	0.4	0.4	0.5
四　川	24.1	11.4	8.0	8.7	1.3	1.1	1.6
贵　州	10.7	4.5	2.8	4.0	0.4	0.7	1.1
云　南	13.7	5.6	3.8	5.9	0.4	0.6	1.2
西　藏	0.9	0.4	0.3	0.2	0.0	0.0	0.3
陕　西	10.4	4.7	2.9	3.1	0.5	0.7	1.3
甘　肃	6.0	2.7	1.9	2.1	0.3	0.3	0.6
青　海	1.5	0.7	0.6	0.5	0.1	0.1	0.2
宁　夏	1.9	0.8	0.6	0.8	0.1	0.1	0.1
新　疆	5.9	2.3	1.7	2.1	0.2	0.3	0.9

3-2-17　2022年、2023年分省药师数量及类别分布

单位：人

地区	2022				2023			
	合计	执业类别			合计	执业类别		
		药学	中药学	药学与中药学		药学	中药学	药学与中药学
全　国	709548	310669	363057	35822	789313	337402	409944	41967
北　京	8332	3553	4514	265	9149	3811	5019	319
天　津	8067	4602	3307	158	8771	4862	3702	207
河　北	34367	20942	12936	489	37750	22617	14503	630
山　西	19278	8318	10553	407	21446	9170	11803	473
内蒙古	18174	6344	11347	483	20403	7162	12666	575
辽　宁	30254	12255	17612	387	32716	12968	19323	425
吉　林	17798	10074	7102	622	19605	10747	8118	740
黑龙江	20081	7170	11757	1154	21279	7423	12622	1234
上　海	8182	4936	2928	318	8696	5112	3212	372
江　苏	40966	18029	21451	1486	45532	19449	24336	1747
浙　江	34566	14091	18809	1666	37668	14960	20795	1913
安　徽	30092	18535	10426	1131	34344	20796	12126	1422
福　建	17303	5692	10357	1254	18873	6007	11494	1372
江　西	13919	4447	9173	299	15342	4629	10586	367
山　东	53517	22846	29633	1038	59719	24975	33507	1237
河　南	43633	21873	21155	605	49587	24608	24273	706
湖　北	27922	10605	16543	774	30875	11356	18519	1000
湖　南	30034	10735	15318	3981	33993	12171	17395	4427
广　东	75399	26554	36622	12213	80760	27251	39244	14265
广　西	26795	12271	13773	751	29244	12889	15479	876
海　南	4133	2836	1124	173	5045	3325	1479	241
重　庆	19779	8025	11401	353	22046	8590	13051	405
四　川	46291	15836	27840	2615	52551	17240	32285	3074
贵　州	10977	6290	4444	243	13478	7501	5665	312
云　南	20022	10931	7842	1249	22972	12036	9462	1474
西　藏	794	392	359	43	937	451	438	48
陕　西	21789	12245	8921	623	24424	13446	10170	808
甘　肃	11802	4250	7122	430	13275	4768	7961	546
青　海	1985	938	938	109	2280	1054	1103	123
宁　夏	4526	1511	2916	99	5287	1686	3474	127
新　疆	7416	2915	4168	333	9346	3636	5299	411
新疆兵团	1355	618	666	71	1632	706	835	91

数据来源：国家药品监督管理局《药品监督管理统计年度报告》。

3-2-18　2022年分省药师数量及领域分布　　单位：人

地区	合计	执业领域				
		药品生产企业	药品批发企业	药品零售企业	医疗机构	其他
全　国	**709548**	**4883**	**40399**	**645021**	**19110**	**135**
北　京	8332	82	865	6676	708	1
天　津	8067	196	535	7038	298	0
河　北	34367	125	1448	30995	1799	0
山　西	19278	72	885	17603	718	0
内蒙古	18174	28	546	16425	1175	0
辽　宁	30254	31	854	28974	394	1
吉　林	17798	166	1211	16075	346	0
黑龙江	20081	42	1078	18591	370	0
上　海	8182	166	696	7239	77	4
江　苏	40966	57	1899	38676	329	5
浙　江	34566	414	4029	29914	185	24
安　徽	30092	262	1606	26210	2011	3
福　建	17303	269	739	16090	205	0
江　西	13919	65	1144	12515	192	3
山　东	53517	341	2103	49188	1874	11
河　南	43633	153	1730	40332	1414	4
湖　北	27922	321	2078	24664	849	10
湖　南	30034	91	1215	28246	476	6
广　东	75399	724	3952	70256	445	22
广　西	26795	47	813	25524	411	0
海　南	4133	153	814	3051	102	13
重　庆	19779	428	1802	17234	315	0
四　川	46291	165	2558	41498	2066	4
贵　州	10977	46	529	9877	522	3
云　南	20022	267	1521	17733	501	0
西　藏	794	3	193	583	15	0
陕　西	21789	18	1266	20069	436	0
甘　肃	11802	88	821	10332	561	0
青　海	1985	32	195	1710	48	0
宁　夏	4526	19	639	3712	135	21
新　疆	7416	12	562	6723	119	0

数据来源：国家药品监督管理局《药品监督管理统计年度报告》。

3-2-19　2023年分省药师数量及领域分布

单位：人

地区	合计	执业领域				
		药品生产企业	药品批发企业	药品零售企业	医疗机构	其他
全　国	**789313**	**5441**	**46015**	**714067**	**23586**	**204**
北　京	9149	100	921	7332	779	17
天　津	8771	198	576	7523	474	0
河　北	37750	120	1508	34034	2088	0
山　西	21446	76	897	19643	830	0
内蒙古	20403	36	580	18396	1391	0
辽　宁	32716	36	905	31311	464	0
吉　林	19605	175	1355	17657	417	1
黑龙江	21279	48	1193	19573	465	0
上　海	8696	196	762	7629	93	16
江　苏	45532	68	2203	42889	368	4
浙　江	37668	471	6543	30417	208	29
安　徽	34344	311	1844	28755	3432	2
福　建	18873	284	807	17519	262	1
江　西	15582	86	1237	14038	218	3
山　东	59719	357	2236	54911	2206	9
河　南	49587	169	2016	45768	1632	2
湖　北	30875	353	2148	27301	1051	22
湖　南	33993	93	1380	31921	587	12
广　东	80760	844	4199	75150	538	29
广　西	29244	52	941	27795	456	0
海　南	5045	154	878	3853	138	22
重　庆	22046	457	2066	19157	364	2
四　川	52599	197	2704	47385	2300	13
贵　州	13478	60	600	12233	584	1
云　南	22972	313	1655	20422	582	0
西　藏	937	6	217	692	22	0
陕　西	24424	23	1356	22492	552	1
甘　肃	13275	91	815	11669	700	0
青　海	2280	33	209	1989	49	0
宁　夏	5287	20	623	4470	156	18
新　疆	9346	14	556	8622	154	0

数据来源：国家药品监督管理局《药品监督管理统计年度报告》。

3-2-20　2023年分省药师数量及学历分布

地区	合计	学历分布/千人					构成比/%				
		博士	硕士	本科	大专	中专	博士	硕士	本科	大专	中专
全　国	789313	271	3611	82433	129962	573036	0.034	0.457	10.444	16.465	72.599
北　京	9149	35	167	1901	1945	5101	0.383	1.825	20.778	21.259	55.755
天　津	8771	7	149	1966	1980	4669	0.080	1.699	22.415	22.574	53.232
河　北	37750	9	274	5288	8607	23572	0.024	0.726	14.008	22.800	62.442
山　西	21446	1	45	2089	4264	15047	0.005	0.210	9.741	19.882	70.162
内蒙古	20403	4	27	1554	3360	15458	0.020	0.132	7.617	16.468	75.763
辽　宁	32716	14	303	5798	7632	18969	0.043	0.926	17.722	23.328	57.981
吉　林	19605	6	148	3571	3982	11898	0.031	0.755	18.215	20.311	60.689
黑龙江	21279	1	89	2452	3020	15717	0.005	0.418	11.523	14.192	73.862
上　海	8696	5	75	1382	2155	5079	0.057	0.862	15.892	24.782	58.406
江　苏	45532	9	272	5840	8267	31144	0.020	0.597	12.826	18.156	68.400
浙　江	37668	113	87	3234	6459	27775	0.300	0.231	8.586	17.147	73.736
安　徽	34344	1	106	2975	5417	25845	0.003	0.309	8.662	15.773	75.253
福　建	18873	3	80	1962	3307	13521	0.016	0.424	10.396	17.522	71.642
江　西	15582	0	20	1289	2151	12122	0.000	0.128	8.272	13.804	77.795
山　东	59719	10	280	5018	9023	45388	0.017	0.469	8.403	15.109	76.003
河　南	49587	1	102	3511	9424	36549	0.002	0.206	7.080	19.005	73.707
湖　北	30875	4	171	3426	4339	22935	0.013	0.554	11.096	14.053	74.283
湖　南	33993	3	72	2533	5221	26164	0.009	0.212	7.452	15.359	76.969
广　东	80760	15	368	7992	10546	61839	0.019	0.456	9.896	13.058	76.571
广　西	29244	3	87	3024	4139	21991	0.010	0.297	10.341	14.153	75.198
海　南	5045	2	50	1112	805	3076	0.040	0.991	22.042	15.956	60.971
重　庆	22046	5	82	1679	4051	16229	0.023	0.372	7.616	18.375	73.614
四　川	52599	11	185	3749	6975	41679	0.021	0.352	7.128	13.261	79.239
贵　州	13478	3	59	1218	1417	10781	0.022	0.438	9.037	10.513	79.990
云　南	22972	2	100	1985	1972	18913	0.009	0.435	8.641	8.476	82.439
西　藏	937	0	4	147	149	637	0.000	0.427	15.688	15.902	67.983
陕　西	24424	2	106	2598	4968	16750	0.008	0.434	10.637	20.341	68.580
甘　肃	13275	1	23	990	1611	10650	0.008	0.173	7.458	12.136	80.226
青　海	2280	1	7	305	295	1672	0.044	0.307	13.377	12.939	73.333
宁　夏	5287	0	26	653	776	3832	0.000	0.492	12.351	14.678	72.480
新　疆	9346	0	42	1032	1459	6813	0.000	0.449	11.042	15.611	72.897

数据来源：国家药品监督管理局《药品监督管理统计年度报告》。

3-2-21　2018—2023年分省全科医生数

单位：千人

地区	2018	2019	2020	2021	2022	2023
全　国	**308.7**	**365.1**	**408.8**	**434.9**	**463.0**	**561.8**
北　京	8.9	9.3	9.9	9.3	8.1	9.2
天　津	4.1	4.6	5.1	5.6	4.8	5.3
河　北	11.3	18.4	19.0	24.4	26.9	34.5
山　西	6.0	6.5	7.0	7.4	7.7	9.6
内蒙古	4.9	5.8	6.0	6.1	6.7	9.8
辽　宁	9.0	10.8	11.8	11.9	13.7	16.8
吉　林	5.0	7.5	8.0	8.3	6.9	9.0
黑龙江	5.6	6.6	6.9	6.9	10.3	12.5
上　海	8.6	9.9	9.9	10.7	11.2	11.7
江　苏	47.8	47.6	49.6	49.4	45.8	45.2
浙　江	26.0	27.4	27.6	23.4	26.2	28.7
安　徽	12.9	15.1	18.5	17.1	21.5	24.8
福　建	8.2	9.2	10.1	11.6	14.2	17.8
江　西	5.6	6.7	8.0	9.6	7.5	14.0
山　东	17.4	21.0	24.8	35.9	35.7	40.4
河　南	20.5	22.8	24.4	33.8	30.2	44.4
湖　北	10.9	12.9	13.8	12.6	13.8	19.5
湖　南	8.8	16.8	19.6	18.0	26.6	28.9
广　东	27.6	32.0	37.2	39.0	45.9	57.4
广　西	8.0	10.7	13.1	13.1	15.6	18.3
海　南	1.4	2.0	2.9	2.9	3.1	3.3
重　庆	6.3	8.1	8.8	8.9	9.8	11.4
四　川	13.4	17.8	25.2	20.8	24.9	31.1
贵　州	6.2	6.5	7.6	9.3	8.8	12.9
云　南	6.4	8.8	9.5	9.3	11.4	15.9
西　藏	0.4	0.6	0.7	0.5	0.5	0.6
陕　西	5.0	5.3	8.1	13.3	14.7	15.7
甘　肃	4.8	6.0	6.5	7.4	4.6	4.9
青　海	1.3	1.5	1.6	1.7	1.2	1.5
宁　夏	1.3	1.5	1.6	1.6	1.3	2.4
新　疆	5.1	5.5	5.8	5.0	3.7	4.5

3-2-22 2018—2023年分省每万人口全科医生数

单位：人

地区	2018	2019	2020	2021	2022	2023
全 国	**1.9**	**2.2**	**2.6**	**2.9**	**3.3**	**4.0**
北 京	4.0	4.1	4.3	4.5	3.7	4.2
天 津	2.4	2.7	2.9	3.6	3.5	3.9
河 北	1.4	1.5	2.4	2.5	3.6	4.7
山 西	1.8	1.6	1.7	2.0	2.2	2.8
内蒙古	1.6	1.9	2.3	2.5	2.8	4.1
辽 宁	1.5	2.1	2.5	2.8	3.3	4.0
吉 林	1.9	1.8	2.8	3.3	2.9	3.8
黑龙江	1.2	1.5	1.8	2.2	3.3	4.1
上 海	3.5	3.6	4.1	4.0	4.5	4.7
江 苏	4.1	5.9	5.9	5.9	5.4	5.3
浙 江	5.5	4.5	4.7	4.3	4.0	4.3
安 徽	1.7	2.0	2.4	3.0	3.5	4.1
福 建	1.8	2.1	2.3	2.4	3.4	4.2
江 西	1.2	1.2	1.4	1.8	1.7	3.1
山 东	1.4	1.7	2.1	2.4	3.5	4.0
河 南	1.7	2.1	2.4	2.5	3.1	4.5
湖 北	1.5	1.8	2.2	2.4	2.4	3.3
湖 南	1.0	1.3	2.4	3.0	4.0	4.4
广 东	2.1	2.4	2.8	3.0	3.6	4.5
广 西	1.3	1.6	2.2	2.6	3.1	3.6
海 南	1.2	1.4	2.1	2.9	3.0	3.2
重 庆	1.3	2.0	2.6	2.7	3.1	3.6
四 川	1.4	1.6	2.1	3.0	3.0	3.7
贵 州	1.4	1.7	1.8	2.0	2.3	3.3
云 南	1.1	1.3	1.8	2.0	2.4	3.4
西 藏	0.8	1.0	1.8	2.1	1.4	1.6
陕 西	1.0	1.3	1.4	2.9	3.7	4.0
甘 肃	1.5	1.8	2.3	2.6	1.8	2.0
青 海	2.1	2.2	2.5	2.7	2.0	2.4
宁 夏	1.4	1.9	2.2	2.3	1.8	3.2
新 疆	1.8	2.0	2.2	2.3	1.4	1.7

3-2-23 2018—2023年分省公共卫生机构人员数

单位：万人

地区	2018	2019	2020	2021	2022	2023
全　国	**88.27**	**89.66**	**92.49**	**95.82**	**97.89**	**100.58**
北　京	1.54	1.57	1.60	1.62	1.67	1.69
天　津	0.57	0.63	0.65	0.68	0.68	0.70
河　北	4.01	4.15	4.34	4.61	4.74	5.09
山　西	2.44	2.19	2.21	2.28	2.25	2.31
内蒙古	1.90	1.98	2.01	2.03	2.17	2.34
辽　宁	1.86	1.47	1.50	1.84	1.93	2.01
吉　林	1.62	1.61	1.61	1.63	1.63	1.61
黑龙江	2.31	2.08	2.08	2.15	2.12	2.13
上　海	1.26	1.29	1.36	1.40	1.46	1.50
江　苏	3.57	3.58	3.78	4.33	4.22	4.31
浙　江	3.18	3.57	3.66	3.89	4.02	4.13
安　徽	2.12	2.19	2.33	2.49	3.07	3.30
福　建	2.08	2.12	2.36	2.56	2.64	2.99
江　西	3.08	3.24	3.43	3.54	3.66	3.93
山　东	6.48	6.78	6.95	7.14	7.27	7.43
河　南	7.66	7.30	7.40	7.55	7.76	7.83
湖　北	4.07	4.14	4.14	4.34	4.41	4.59
湖　南	4.85	5.06	4.92	4.68	4.78	4.92
广　东	8.17	8.45	8.54	8.69	9.17	9.00
广　西	5.08	5.02	5.08	4.92	5.00	4.91
海　南	0.76	0.68	0.75	0.80	0.85	0.90
重　庆	1.40	1.45	1.52	1.62	1.71	1.75
四　川	4.55	4.86	5.08	5.31	5.51	5.60
贵　州	2.11	2.26	2.45	2.80	3.04	3.06
云　南	2.86	3.24	3.54	3.78	3.89	4.02
西　藏	0.18	0.18	0.19	0.23	0.23	0.25
陕　西	3.00	3.10	3.56	3.08	3.12	3.15
甘　肃	2.18	2.13	2.06	2.16	2.24	2.33
青　海	0.37	0.37	0.38	0.39	0.40	0.41
宁　夏	0.51	0.52	0.56	0.60	0.62	0.62
新　疆	1.49	1.44	1.45	1.67	1.64	1.79

第三节

医疗服务提供与利用

3-3-1 2018—2023年医疗卫生机构诊疗人次数

单位：百万人次

机构分类	2018	2019	2020	2021	2022	2023
总诊疗人次数	**8308.0**	**8719.9**	**7741.0**	**8472.0**	**8416.3**	**9550.9**
医院	3577.4	3842.4	3322.9	3883.8	3822.5	4261.2
三级医院	1854.8	2057.0	1798.2	2231.4	2228.6	2626.3
二级医院	1284.9	1343.4	1156.1	1254.5	1203.7	1218.7
一级医院	224.6	229.7	202.3	216.5	214.7	245.0
公立医院	3051.2	3272.3	2791.9	3270.9	3189.2	3559.2
民营医院	526.1	570.1	530.9	612.9	633.2	702.0
基层医疗卫生机构	4406.3	4530.9	4116.1	4250.2	4266.1	4944.9
社区卫生服务中心（站）	799.1	859.2	754.7	836.0	832.5	1035.4
内：社区卫生服务中心	639.0	691.1	620.7	696.0	693.3	829.1
卫生院	1128.4	1186.4	1107.0	1174.2	1223.3	1327.1
街道卫生院	12.4	11.9	11.8	13.5	15.6	18.1
乡镇卫生院	1116.0	1174.5	1095.2	1160.6	1207.7	1309.0
村卫生室	1672.1	1604.6	1427.5	1341.8	1281.8	1400.5
门诊部	135.8	156.3	157.2	186.9	193.7	254.4
诊所（医务室）	671.0	724.3	669.7	711.3	734.8	927.5
专业公共卫生机构	321.5	344.7	300.5	336.7	326.5	343.2
专科疾病防治院（所、站）	22.0	21.5	18.9	19.0	16.9	17.1
内：专科疾病防治院	7.8	7.8	6.9	6.7	6.2	5.8
妇幼保健院（所、站）	292.5	315.1	273.1	307.2	296.9	313.9
内：妇幼保健院	273.3	297.1	257.8	292.5	285.7	302.0
急救中心（站）	7.1	8.1	8.5	10.5	12.6	12.3
其他医疗卫生机构	2.8	1.9	1.5	1.3	1.2	1.6
疗养院	2.0	1.9	1.5	1.3	1.2	1.6
临床检验中心	0.0	0.0	0.0	0.0	0.0	0.0

3-3-2　历年医院诊疗人次数

单位：亿人次

年份	诊疗人次数	综合医院	专科医院	中医类医院
1985	12.55	5.08		0.87
1986	13.02	5.36		1.04
1987	14.80	5.61		1.38
1988	14.63	5.48		1.44
1989	14.43	5.25		1.46
1990	14.94	5.47		1.60
1991	15.33	5.54		1.78
1992	15.35	5.50		1.78
1993	13.07	4.95		1.61
1994	12.69	4.81		1.58
1995	12.52	4.78		1.58
1996	12.81	4.78		1.70
1997	12.27	4.76		1.65
1998	12.39	4.88		1.62
1999	12.31	4.93		1.56
2000	12.86	5.27		1.64
2001	12.50	5.18		1.64
2002	12.43	6.69		1.79
2003	12.13	6.69		1.85
2004	13.05	7.44		1.97
2005	13.87	8.12		2.06
2006	14.71	8.60		2.19
2007	16.38	9.55		2.29
2008	17.82	10.54		2.64
2009	19.22	11.27		2.87
2010	20.40	11.98		3.12
2011	22.59	13.28		3.43
2012	25.42	14.74	1.54	3.85
2013	27.42	15.87	1.68	4.15
2014	29.72	17.17	1.84	4.31
2015	30.84	17.64	1.95	4.42
2016	32.70	18.62	2.12	4.60
2017	34.39	19.74	2.22	4.79
2018	35.77	20.45	2.33	4.94
2019	38.42	22.05	2.50	5.28
2020	33.23	18.79	2.08	4.67
2021	38.84	22.13	2.53	5.34
2022	38.22	27.27	2.40	5.99
2023	42.61	23.73	2.97	6.87

3-3-3　2023年分省部分类型医疗卫生机构诊疗人次数

单位：万人次

地区	医院			基层医疗卫生机构	
	三级	二级	一级	社区卫生服务中心（站）	乡镇卫生院
全　国	262627.0	121865.4	24500.6	103543.0	130896.5
北　京	12531.7	2064.1	1695.3	8484.5	0.0
天　津	4489.7	1208.6	936.8	1881.4	763.1
河　北	7920.9	9240.6	1757.8	2258.1	5475.7
山　西	3669.2	3587.6	290.0	1049.6	1654.9
内蒙古	3666.6	2456.5	329.8	1233.5	1123.7
辽　宁	8397.1	2864.7	692.1	2002.2	1218.5
吉　林	3803.5	2450.6	175.1	703.1	799.3
黑龙江	4544.7	2476.4	391.0	912.1	678.8
上　海	11887.8	3243.3	11.0	7271.9	0.0
江　苏	20871.9	5638.8	2645.3	9033.1	10162.2
浙　江	20816.5	7566.1	122.1	12346.7	11013.6
安　徽	10515.6	3477.7	831.5	3709.6	7691.9
福　建	7318.5	3661.5	312.1	3651.6	4172.3
江　西	5529.3	3370.7	337.1	983.4	4725.6
山　东	13909.9	10692.1	2219.8	7435.2	9548.9
河　南	15332.5	7745.7	2370.1	4457.0	15225.6
湖　北	12022.0	3052.6	469.6	2768.1	5463.1
湖　南	8155.2	3819.6	592.1	3498.8	6636.9
广　东	27086.4	10484.8	1873.8	14741.4	8505.1
广　西	7199.0	4313.5	382.4	1248.1	5160.0
海　南	1612.3	643.1	114.3	437.6	1146.7
重　庆	5577.9	2336.6	504.6	1923.4	2423.5
四　川	19674.5	4300.1	1349.6	4412.4	8760.7
贵　州	4266.5	3554.7	1272.9	1767.6	4066.2
云　南	6415.3	5420.5	1004.4	1329.0	6569.5
西　藏	380.1	245.2	80.0	36.1	327.2
陕　西	5728.5	5216.7	562.4	1226.8	2245.7
甘　肃	3504.6	2294.2	100.9	813.9	1420.1
青　海	812.6	606.7	11.6	263.3	327.7
宁　夏	1349.0	964.0	130.1	612.3	698.6
新　疆	3637.8	2868.1	934.9	1051.3	2891.6

3-3-4　2018—2023年医疗卫生机构分科门急诊人次数

单位：百万人次

科室	2018	2019	2020	2021	2022	2023
总　计	5658.3	6038.7	5280.8	5995.4	5955.6	6714.2
预防保健科	90.0	95.9	111.9	143.2	133.0	150.4
全科医疗科	736.5	795.4	693.7	742.8	754.4	847.6
内科	1270.0	1339.2	1182.1	1286.9	1314.1	1427.6
外科	453.3	475.7	431.7	494.1	478.5	526.8
儿科	497.8	542.6	417.5	504.0	469.5	586.3
妇产科	515.7	526.7	452.8	480.5	483.5	493.2
眼科	117.5	127.9	112.6	134.0	126.9	157.4
耳鼻咽喉科	106.8	114.2	91.8	110.0	101.2	117.4
口腔科	156.1	174.3	158.4	193.8	190.9	243.6
皮肤科	112.9	120.3	99.9	119.0	113.2	135.7
医疗美容科	12.3	15.4	16.9	21.3	21.3	27.7
精神科	53.5	60.0	60.1	68.5	71.3	84.9
传染科	49.7	55.0	57.2	71.3	74.2	61.6
结核病科	9.1	9.3	8.0	8.7	8.1	8.2
肿瘤科	39.7	45.7	47.0	55.8	57.7	66.3
急诊医学科	194.3	220.2	198.2	241.8	251.1	288.4
康复医学科	48.6	52.7	48.4	57.0	56.5	71.2
职业病科	3.5	3.8	3.5	3.5	3.7	4.4
中医科	794.0	856.2	769.7	866.2	873.7	1100.3
民族医学科	11.6	12.0	10.8	14.6	13.7	15.7
中西医结合科	79.4	87.1	76.4	88.8	87.4	103.7
重症医学科	2.4	2.5	2.4	2.1	2.1	2.2
其他	303.4	306.4	280.2	286.9	269.4	193.4

注：本表不包括门诊部、诊所（卫生所、医务室）、村卫生室数字。

3-3-5　2018—2023年医疗卫生机构分科门急诊人次数构成

单位：%

科室	2018	2019	2020	2021	2022	2023
总　计	100.0	100.0	100.0	100.0	100.0	100.0
预防保健科	1.6	1.6	2.1	2.4	2.2	2.2
全科医疗科	13.0	13.2	13.1	12.4	12.7	12.6
内科	22.4	22.2	22.4	21.5	22.1	21.3
外科	8.0	7.9	8.2	8.2	8.0	7.9
儿科	8.8	9.0	7.9	8.4	7.9	8.7
妇产科	9.1	8.7	8.6	8.0	8.1	7.4
眼科	2.1	2.1	2.1	2.2	2.1	2.3
耳鼻咽喉科	1.9	1.9	1.7	1.8	1.7	1.8
口腔科	2.8	2.9	3.0	3.2	3.2	3.6
皮肤科	2.0	2.0	1.9	2.0	1.9	2.0
医疗美容科	0.2	0.3	0.3	0.4	0.4	0.4
精神科	0.9	1.0	1.1	1.1	1.2	1.3
传染科	0.9	0.9	1.1	1.2	1.3	0.9
结核病科	0.2	0.2	0.2	0.2	0.1	0.1
肿瘤科	0.7	0.8	0.9	0.9	1.0	1.0
急诊医学科	3.4	3.6	3.8	4.0	4.2	4.3
康复医学科	0.9	0.9	0.9	1.0	1.0	1.1
职业病科	0.1	0.1	0.1	0.1	0.1	0.1
中医科	14.0	14.2	14.6	14.5	14.7	16.4
民族医学科	0.2	0.2	0.2	0.2	0.2	0.2
中西医结合科	1.4	1.4	1.4	1.5	1.5	1.5
重症医学科	0.0	0.0	0.0	0.0	0.0	0.0
其他	5.4	5.1	4.4	4.8	4.5	2.9

3-3-6　2018—2023年分省门诊诊疗人次数

单位：百万人次

地区	2018	2019	2020	2021	2022	2023
全　国	**8308.0**	**8719.9**	**7741.0**	**8472.0**	**8416.3**	**9550.9**
北　京	235.2	248.9	182.3	227.5	220.1	275.4
天　津	120.0	122.9	97.8	108.5	100.5	118.6
河　北	431.4	432.3	381.8	398.7	386.7	504.5
山　西	129.6	131.5	123.0	134.4	127.3	146.4
内蒙古	105.5	107.0	96.1	102.9	98.9	118.3
辽　宁	198.7	199.9	163.0	167.3	158.4	194.0
吉　林	110.4	110.4	92.8	104.6	90.7	112.7
黑龙江	111.8	112.5	85.0	96.4	94.9	120.0
上　海	270.2	275.6	225.6	266.9	225.8	260.1
江　苏	594.4	617.2	533.0	569.8	561.4	642.4
浙　江	627.6	681.3	605.0	671.1	694.5	753.1
安　徽	297.0	333.2	346.1	364.1	370.0	388.7
福　建	233.7	249.0	240.4	267.1	262.4	290.8
江　西	212.3	236.3	219.0	228.6	232.9	256.2
山　东	655.6	674.6	613.3	671.5	666.9	781.9
河　南	585.4	610.2	573.6	618.7	614.0	684.4
湖　北	351.5	353.8	294.6	344.0	343.3	367.8
湖　南	269.3	281.0	267.2	301.3	343.9	404.0
广　东	845.3	891.8	726.4	816.7	806.1	905.6
广　西	255.7	261.3	231.8	255.7	262.6	262.5
海　南	50.8	52.5	53.2	50.6	50.4	55.0
重　庆	159.7	175.5	170.2	193.6	197.0	215.1
四　川	516.0	560.3	512.3	546.5	549.2	590.3
贵　州	163.6	175.8	162.1	180.9	192.2	209.2
云　南	258.3	282.4	269.8	293.7	309.7	317.6
西　藏	16.4	16.3	16.3	16.2	13.7	15.7
陕　西	196.3	209.0	176.6	187.0	181.1	217.3
甘　肃	132.5	126.9	110.4	115.2	100.8	121.1
青　海	25.3	26.6	24.0	26.5	23.7	28.8
宁　夏	41.5	43.6	39.6	41.2	41.3	50.8
新　疆	107.2	120.3	107.0	104.8	95.9	142.9

3-3-7 2018—2022年医疗卫生机构入院人次数

单位：万人次

机构分类	2018	2019	2020	2021	2022	2023
总入院人次数	**25453**	**26596**	**23013**	**24732**	**24686**	**30187**
医院	20017	21183	18352	20155	20099	24500
综合医院	15040	15842	13588	14827	14761	17776
中医医院	2669	2878	2556	2766	2815	3509
中西医结合医院	289	313	276	316	322	420
民族医医院	93	97	79	80	78	103
专科医院	1900	2024	1821	2129	2084	2645
护理院（中心）	26	30	33	37	38	48
基层医疗卫生机构	4376	4295	3707	3592	3619	4545
社区卫生服务中心（站）	354	350	299	325	338	487
内：社区卫生服务中心	340	340	293	319	334	480
卫生院	4010	3934	3402	3241	3258	4032
街道卫生院	25	25	18	18	19	40
乡镇卫生院	3985	3909	3383	3223	3239	3992
门诊部	12	11	6	26	23	26
专业公共卫生机构	1029	1091	931	963	948	1112
专科疾病防治院	48	44	37	36	34	40
妇幼保健院	981	1047	894	928	914	1072
内：妇幼保健院	958	1030	879	915	905	1062
其他医疗卫生机构	32	27	22	22	21	22
康复医疗机构	32	27	22	22	21	30

3-3-8　历年医院入院人次数

年份	入院人次数/万人次	综合医院/万人次	中医医院/万人次	每百门急诊入院人次数/人次
1980	2247	1383	41	2.4
1985	2560	1485	79	2.3
1990	3182	1769	195	2.3
1991	3276	1825	223	2.3
1992	3262	1799	232	2.3
1993	3066	1723	231	2.5
1994	3079	1728	241	2.6
1995	3073	1710	251	2.6
1996	3100	1704	267	2.7
1997	3121	1725	274	2.7
1998	3238	1794	287	2.8
1999	3379	1884	298	2.9
2000	3584	1996	321	3.0
2001	3759	2100	349	3.2
2002	3997	2577	394	3.5
2003	4159	2727	438	3.6
2004	4673	3108	498	3.8
2005	5108	3394	544	3.8
2006	5562	3656	610	3.9
2007	6487	4257	693	4.1
2008	7392	4874	847	4.3
2009	8488	5525	986	4.5
2010	9524	6172	1113	4.8
2011	10755	6896	1285	4.9
2012	12727	7978	1564	5.1
2013	14007	8639	1736	5.2
2014	15375	9398	1889	5.2
2015	16087	9595	1946	5.2
2016	17528	10351	2101	5.4
2017	18915	11072	2282	5.5
2018	20017	11567	2425	5.7
2019	21183	12394	2610	5.6
2020	18352	10459	2296	5.7
2021	20155	11555	2480	5.3
2022	20099	11511	2513	5.4
2023	24500	14002	3136	5.9

3-3-9　2018—2023年医疗卫生机构分科出院人次数

单位：万人次

分科	2018	2019	2020	2021	2022	2023
总　计	**25384.7**	**26502.7**	**22980.6**	**24642.1**	**24484.8**	**30126.2**
预防保健科	21.8	19.6	18.5	15.8	17.8	14.7
全科医疗科	1109.2	1133.1	923.9	906.1	936.8	1224.8
内科	7536.4	7779.5	6760.3	7087.7	7150.7	8916.9
外科	4272.1	4452.1	4029.6	4411.0	4341.0	5023.8
儿科	2400.2	2443.1	1690.5	2022.7	1885.0	2555.1
妇产科	2728.0	2678.7	2297.4	2208.1	2121.2	2200.7
眼科	589.8	620.8	564.9	649.6	631.1	867.1
耳鼻咽喉科	349.2	369.7	302.9	358.9	343.3	412.5
口腔科	72.4	72.7	61.4	77.3	66.8	86.9
皮肤科	66.7	70.3	55.6	64.2	64.2	82.8
医疗美容科	23.0	28.1	27.4	31.2	29.0	30.7
精神科	298.6	333.1	331.3	401.6	425.7	521.0
传染科	339.7	359.2	257.9	268.5	281.1	387.9
结核病科	59.8	63.5	50.6	52.0	48.5	61.7
肿瘤科	890.7	1022.4	1009.2	1212.1	1231.8	1438.2
急诊医学科	175.2	191.7	163.7	169.0	165.7	221.1
康复医学科	395.5	420.0	399.4	442.3	448.8	586.2
职业病科	18.1	18.2	15.9	17.5	18.1	23.4
中医科	3119.9	3362.5	3061.4	3216.4	3259.6	4169.2
民族医学科	83.3	85.0	69.0	83.0	79.1	103.7
中西医结合科	352.3	376.8	336.9	376.8	377.1	487.1
重症医学科	99.7	111.0	108.8	112.3	116.5	136.6
其他	382.7	491.4	443.7	457.9	445.8	574.2

3-3-10　2018—2023年医疗卫生机构分科
出院人次数构成

单位：%

科室	2018	2019	2020	2021	2022	2023
总　计	100.0	100.0	100.0	100.0	100.0	100.00
预防保健科	0.1	0.1	0.1	0.1	0.1	0.05
全科医疗科	4.4	4.3	4.0	3.7	3.8	4.07
内科	29.7	29.4	29.4	28.8	29.2	29.60
外科	16.8	16.8	17.5	17.9	17.7	16.68
儿科	9.5	9.2	7.4	8.2	7.7	8.48
妇产科	10.7	10.1	10.0	9.0	8.7	7.30
眼科	2.3	2.3	2.5	2.6	2.6	2.88
耳鼻咽喉科	1.4	1.4	1.3	1.5	1.4	1.37
口腔科	0.3	0.3	0.3	0.3	0.3	0.29
皮肤科	0.3	0.3	0.3	0.3	0.3	0.27
医疗美容科	0.1	0.1	0.1	0.1	0.1	0.10
精神科	1.2	1.3	1.4	1.6	1.7	1.73
传染科	1.3	1.4	1.1	1.1	1.2	1.29
结核病科	0.2	0.2	0.2	0.2	0.2	0.20
肿瘤科	3.5	3.9	4.4	4.9	5.0	4.77
急诊医学科	0.7	0.7	0.7	0.7	0.7	0.73
康复医学科	1.6	1.6	1.7	1.8	1.8	1.95
职业病科	0.1	0.1	0.1	0.1	0.1	0.08
中医科	12.3	12.7	13.3	13.1	13.3	13.84
民族医学科	0.3	0.3	0.3	0.3	0.3	0.34
中西医结合科	1.4	1.4	1.5	1.5	1.5	1.62
重症医学科	0.4	0.4	0.5	0.5	0.5	0.45
其他	1.5	1.9	1.9	1.9	1.8	1.91

3-3-11 2018—2023年公立医院出院病人疾病构成

单位：%

疾病名称 (ICD-10)	2018	2019	2020	2021	2022	2023
总　　计	100.0	100.0	100.0	100.0	100.0	100.0
1.传染病和寄生虫病	2.9	2.6	2.3	2.2	2.3	2.6
2.肿瘤	6.2	6.3	6.7	6.9	6.7	6.3
3.血液、造血器官及免疫疾病	0.9	0.9	0.9	0.9	0.9	0.8
4.内分泌、营养和代谢疾病	3.2	3.2	3.3	3.4	3.5	3.5
5.精神和行为障碍	0.6	0.6	0.6	0.6	0.6	0.7
6.神经系统疾病	3.2	3.3	3.2	3.2	3.2	3.2
7.眼和附器疾病	2.3	2.4	2.4	2.6	2.5	2.8
8.耳和乳突疾病	1.0	1.0	1.0	1.0	1.0	1.1
9.循环系统疾病	16.0	15.9	16.5	17.3	16.5	16.5
10.呼吸系统疾病	14.4	15.0	11.7	11.9	12.2	15.9
11.消化系统疾病	10.3	10.3	10.9	10.8	10.8	10.4
12.皮肤和皮下组织疾病	0.9	0.8	0.8	0.8	0.8	0.8
13.肌肉骨骼系统和结缔组织疾病	3.8	3.9	4.0	4.0	4.0	4.2
14.泌尿生殖系统疾病	6.2	6.3	6.5	6.3	6.5	6.1
15.妊娠、分娩和产褥期	8.4	7.7	7.6	6.1	6.1	4.9
16.起源于围生期疾病	1.6	1.5	1.5	1.2	1.2	0.9
17.先天性畸形、变形和染色体异常	0.5	0.5	0.5	0.5	0.5	0.5
18.症状、体征和检验异常	1.9	1.9	1.8	1.8	1.7	1.7
19.损伤、中毒	7.5	7.0	7.6	7.2	7.1	6.6
20.其他接受医疗服务	8.3	9.0	10.1	11.2	11.8	10.7

3-3-12　2018—2023年医疗卫生机构分省入院人次数

单位：万人次

地区	2018	2019	2020	2021	2022	2023
全　　国	24435.9	25454.3	26596.1	23012.8	24731.8	30187.3
北　京	328.6	353.6	384.9	253.8	367.7	445.1
天　津	158.1	162.5	169.9	128.9	162.7	213.3
河　北	1175.2	1215.2	1192.3	1031.1	1025.0	1294.1
山　西	455.5	496.0	501.5	427.5	445.8	544.1
内蒙古	363.6	384.9	362.5	294.3	311.8	408.2
辽　宁	735.1	741.7	708.3	575.8	614.2	779.7
吉　林	383.3	404.4	402.3	306.7	348.4	420.8
黑龙江	604.7	585.2	604.7	358.1	442.1	672.9
上　海	391.2	418.4	454.9	375.1	448.1	533.1
江　苏	1418.0	1449.4	1528.2	1356.6	1415.7	1711.9
浙　江	949.3	1019.7	1104.3	964.8	1081.2	1324.1
安　徽	996.1	1011.1	1035.9	950.2	949.3	1160.5
福　建	551.1	574.2	609.2	531.4	561.0	675.7
江　西	827.8	865.5	884.4	806.6	861.6	940.4
山　东	1825.3	1841.5	1859.7	1661.9	1823.2	2349.3
河　南	1745.3	1916.4	2021.7	1829.4	1914.9	2294.1
湖　北	1279.9	1319.4	1368.8	1026.0	1214.7	1487.5
湖　南	1473.5	1537.3	1616.2	1486.7	1510.0	1606.5
广　东	1634.6	1710.1	1816.0	1564.3	1729.3	2019.5
广　西	901.0	932.0	1046.4	998.3	1067.6	1304.8
海　南	116.5	119.4	128.9	116.1	128.2	146.3
重　庆	687.1	705.4	752.9	676.2	730.5	836.1
四　川	1824.7	1835.3	1981.6	1756.4	1863.0	2254.6
贵　州	732.8	815.2	860.1	781.4	844.9	1045.5
云　南	892.3	961.4	1011.5	970.5	993.9	1162.4
西　藏	33.2	31.1	30.6	33.1	32.2	35.4
陕　西	751.4	798.1	819.3	675.7	728.4	944.9
甘　肃	437.5	487.2	520.1	431.3	445.1	591.9
青　海	97.3	98.5	106.0	101.0	98.2	120.2
宁　夏	117.6	120.8	123.3	106.9	108.1	141.6
新　疆	548.2	543.2	589.7	436.9	465.1	722.7

第四节

公共卫生服务利用

3-4-1　历年孕产妇保健情况　　　　单位：%

年份	建卡率	系统管理率	产前检查率	产后访视率
1992	76.6		69.7	69.7
1995	81.4		78.7	78.8
2000	88.6	77.2	89.4	86.2
2001	89.4	78.6	90.3	87.2
2002	89.2	78.2	90.1	86.7
2003	87.6	75.5	88.9	85.4
2004	88.3	76.4	89.7	85.9
2005	88.5	76.7	89.8	86.0
2006	88.2	76.5	89.7	85.7
2007	89.3	77.3	90.9	86.7
2008	89.3	78.1	91.0	87.0
2009	90.9	80.9	92.2	88.7
2010	92.9	84.1	94.1	90.8
2011	93.8	85.2	93.7	91.0
2012	94.8	87.6	95.0	92.6
2013	95.7	89.5	95.6	93.5
2014	95.8	90.0	96.2	93.9
2015	96.4	91.5	96.5	94.5
2016	96.6	91.6	96.6	94.6
2017	96.6	89.6	96.5	94.0
2018	92.5	89.9	96.6	93.8
2019	92.4	90.3	96.8	94.1
2020	94.1	92.7	97.4	95.5
2021	—	92.9	97.6	96.0
2022	—	93.6	97.9	96.5
2023	—	94.5	98.2	97.0

3-4-2 历年孕产妇住院分娩率 单位：%

年份	合计	市	县
1985	43.7	73.6	36.4
1990	50.6	74.2	45.1
1995	58.0	70.7	50.2
2000	72.9	84.9	65.2
2001	76.0	87.0	69.0
2002	78.7	89.4	71.6
2003	79.4	89.9	72.6
2004	82.8	91.4	77.1
2005	85.9	93.2	81.0
2006	88.4	94.1	84.6
2007	91.7	95.8	88.8
2008	94.5	97.5	92.3
2009	96.3	98.5	94.7
2010	97.8	99.2	96.7
2011	98.7	99.6	98.1
2012	99.2	99.7	98.8
2013	99.5	99.9	99.2
2014	99.6	99.9	99.4
2015	99.7	99.9	99.5
2016	99.8	100.0	99.6
2017	99.9	100.0	99.8
2018	99.9	99.9	99.8
2019	99.9	100.0	99.8
2020	99.9	100.0	99.9
2021	99.9	100.0	99.9
2022	99.9	100.0	99.9
2023	99.9	100.0	99.9

3-4-3 2023年各地区孕产妇保健情况

地区	活产数/万人	系统管理率/%	产前检查率/%	产后访视率/%
全　国	**874.9**	**94.5**	**98.2**	**97.0**
北　京	12.9	97.9	98.4	98.2
天　津	6.1	95.3	98.9	98.0
河　北	40.1	93.7	97.9	95.5
山　西	20.9	92.3	98.3	96.0
内蒙古	11.4	96.1	98.4	97.4
辽　宁	16.2	93.0	98.5	96.2
吉　林	8.0	96.4	98.4	98.6
黑龙江	8.5	95.4	98.6	97.2
上　海	10.4	97.0	98.4	98.5
江　苏	39.1	96.1	98.8	98.1
浙　江	38.2	97.1	98.4	98.4
安　徽	34.0	92.7	97.4	96.2
福　建	26.4	93.6	98.3	96.5
江　西	28.5	96.8	98.4	97.7
山　东	58.2	96.7	98.4	97.6
河　南	67.5	90.4	97.0	95.2
湖　北	29.2	95.8	98.1	97.1
湖　南	36.7	96.6	98.4	97.7
广　东	110.7	94.8	98.3	97.1
广　西	40.7	94.9	98.1	98.3
海　南	8.7	92.0	99.0	97.8
重　庆	17.2	94.0	98.5	95.7
四　川	49.0	95.5	98.1	96.9
贵　州	39.9	93.6	97.8	96.2
云　南	38.5	92.1	98.8	97.7
西　藏	4.6	81.9	92.1	94.5
陕　西	25.5	96.7	98.8	97.6
甘　肃	17.8	93.4	98.4	96.8
青　海	5.1	92.8	97.0	95.5
宁　夏	6.3	97.9	99.0	98.8
新　疆	18.8	95.4	99.0	98.2

3-4-4　2023年各地区孕产妇住院分娩率　　单位：%

地区	合计	市	县
全　国	**99.9**	**100.0**	**99.9**
北　京	100.0	100.0	—
天　津	100.0	100.0	—
河　北	100.0	100.0	100.0
山　西	100.0	100.0	100.0
内蒙古	100.0	100.0	100.0
辽　宁	100.0	100.0	100.0
吉　林	100.0	100.0	100.0
黑龙江	100.0	100.0	100.0
上　海	100.0	100.0	—
江　苏	100.0	100.0	100.0
浙　江	100.0	100.0	100.0
安　徽	99.9	100.0	99.9
福　建	100.0	100.0	100.0
江　西	100.0	100.0	100.0
山　东	100.0	99.9	100.0
河　南	100.0	100.0	100.0
湖　北	100.0	100.0	100.0
湖　南	100.0	100.0	100.0
广　东	99.9	100.0	99.9
广　西	99.9	99.9	99.9
海　南	99.9	99.9	99.8
重　庆	99.9	100.0	99.8
四　川	99.8	100.0	99.7
贵　州	99.9	99.9	99.8
云　南	99.9	100.0	99.9
西　藏	99.2	99.6	99.0
陕　西	100.0	100.0	100.0
甘　肃	99.9	100.0	99.9
青　海	99.9	100.0	99.8
宁　夏	100.0	100.0	100.0
新　疆	99.8	99.9	99.8

3-4-5 2010—2023年儿童保健情况 单位：%

年份	新生儿访视率	3岁以下儿童系统管理率	7岁以下儿童保健管理率
2010	89.6	81.5	83.4
2015	94.3	90.7	92.1
2016	94.6	91.1	92.4
2017	93.9	91.1	92.6
2018	93.7	91.2	92.7
2019	94.1	91.9	93.6
2020	95.5	92.9	94.3
2021	96.2	92.8	94.6
2022	96.7	93.3	94.9
2023	97.4	94.3	95.9

3-4-6　2023年分省儿童保健情况

单位：%

地区	低出生体重率	5岁以下儿童低体重患病率	新生儿访视率	3岁以下儿童系统管理率	7岁以下儿童保健管理率
全　国	**4.25**	**1.19**	**97.4**	**94.3**	**95.9**
北　京	5.88	0.22	98.0	97.0	99.4
天　津	5.08	0.57	98.1	96.9	95.0
河　北	3.05	1.35	96.0	93.6	95.3
山　西	3.82	0.71	96.5	92.8	94.4
内蒙古	4.14	0.59	98.0	96.1	95.7
辽　宁	3.52	0.71	96.7	94.1	94.6
吉　林	4.37	0.29	99.8	97.1	98.3
黑龙江	3.07	0.74	98.0	95.8	96.2
上　海	5.76	0.34	98.5	97.8	99.6
江　苏	4.26	0.49	98.6	98.4	99.2
浙　江	4.96	0.60	99.4	97.3	98.6
安　徽	3.43	0.53	96.4	92.5	94.1
福　建	4.65	0.91	97.0	94.7	95.8
江　西	2.94	1.99	98.1	95.2	95.7
山　东	2.53	0.71	98.4	97.1	97.7
河　南	3.97	1.08	95.0	91.7	93.7
湖　北	3.83	1.14	97.4	94.4	96.0
湖　南	4.24	1.05	98.6	95.4	96.1
广　东	5.60	2.24	97.1	92.6	96.0
广　西	6.46	2.90	97.8	89.0	95.8
海　南	6.20	2.71	98.0	92.2	95.8
重　庆	3.65	0.76	96.4	93.9	95.5
四　川	4.18	1.12	97.5	95.3	95.8
贵　州	4.04	0.99	96.6	94.0	95.1
云　南	5.06	1.27	98.1	94.0	95.2
西　藏	3.55	1.64	94.6	91.1	93.1
陕　西	3.11	0.70	98.2	96.3	97.0
甘　肃	3.76	0.95	97.2	93.5	95.2
青　海	3.73	0.78	95.8	94.7	92.7
宁　夏	4.65	0.48	99.4	96.9	97.0
新　疆	5.10	0.95	99.1	97.5	95.9

3-4-7　2018—2023年分省65岁以上老年人
健康管理人数

单位：万人

地区	2018	2019	2020	2021	2022	2023
全　国	**11680.3**	**11988.6**	**12718.9**	**13948.9**	**14864.9**	**15679.5**
北　京	159.4	155.9	165.6	175.8	196.6	230.0
天　津	116.5	113.8	126.6	151.0	134.3	164.0
河　北	685.7	717.6	785.3	833.6	860.9	875.9
山　西	301.8	320.2	340.8	389.3	412.3	410.0
内蒙古	199.4	208.4	225.9	258.2	262.2	288.4
辽　宁	380.9	388.4	406.3	441.7	475.3	503.7
吉　林	187.1	195.6	220.0	240.0	232.8	265.0
黑龙江	233.7	246.7	252.7	268.6	294.5	308.7
上　海	196.2	183.7	250.5	266.9	299.4	356.1
江　苏	884.2	867.4	903.4	993.9	1056.3	1065.5
浙　江	485.5	531.5	562.0	608.7	644.5	670.2
安　徽	774.2	791.9	840.6	911.5	934.8	928.0
福　建	249.9	264.0	288.4	345.2	397.9	428.2
江　西	336.1	333.9	362.1	402.1	436.0	468.6
山　东	970.1	1084.2	1108.4	1176.4	1213.4	1263.3
河　南	1088.9	1072.7	1108.0	1159.8	1218.4	1192.9
湖　北	476.8	498.2	527.8	600.2	657.4	708.7
湖　南	647.8	662.9	709.3	812.3	855.9	893.1
广　东	528.1	521.4	538.7	623.1	689.9	774.0
广　西	344.9	353.5	373.2	386.8	422.3	431.9
海　南	44.0	46.1	47.0	64.4	79.5	82.4
重　庆	269.0	276.5	314.3	366.1	359.1	421.5
四　川	731.9	712.0	735.2	790.4	912.7	1007.5
贵　州	255.9	262.7	316.5	337.5	348.6	368.7
云　南	319.8	345.1	343.0	383.2	415.4	448.2
西　藏	18.2	19.4	18.2	20.4	21.9	23.1
陕　西	327.6	330.0	334.9	384.5	419.9	457.7
甘　肃	236.7	245.0	254.8	269.0	294.6	303.5
青　海	39.7	38.4	40.8	43.0	45.5	50.9
宁　夏	38.9	46.9	49.1	53.9	60.6	63.4
新　疆	151.3	154.5	169.4	191.8	211.8	226.3

3-4-8 2018—2023年中医药健康管理人数

单位：万人

地区	2018	2019	2020	2021	2022	2023
全 国	**12190.1**	**13201.0**	**14415.2**	**17897.7**	**18972.0**	**20479.8**
北 京	157.0	167.7	189.7	282.7	283.4	354.9
天 津	96.1	107.0	122.9	161.0	154.1	179.9
河 北	678.7	729.0	803.5	946.5	943.7	971.1
山 西	331.0	357.0	393.9	523.7	504.8	504.6
内蒙古	193.7	211.2	218.6	284.7	294.6	334.4
辽 宁	343.5	369.1	380.3	481.2	509.2	550.0
吉 林	185.2	251.2	242.6	286.9	288.2	336.9
黑龙江	202.9	224.0	239.2	301.4	353.7	390.9
上 海	214.3	248.1	277.4	465.4	516.2	568.1
江 苏	898.6	904.4	958.4	1126.2	1252.6	1300.1
浙 江	476.9	537.4	642.8	712.4	782.3	807.9
安 徽	760.2	808.1	888.8	1094.3	1114.0	1163.5
福 建	308.0	326.9	356.8	417.3	453.9	492.2
江 西	318.7	339.6	403.3	484.0	524.9	559.6
山 东	988.0	1162.7	1248.0	1373.9	1417.0	1541.5
河 南	898.8	939.2	1027.8	1304.9	1339.1	1440.2
湖 北	512.5	562.9	604.9	767.8	922.6	880.3
湖 南	564.9	636.5	712.6	921.5	965.8	1087.9
广 东	695.6	732.9	787.8	1019.1	1145.0	1236.4
广 西	412.6	421.2	498.0	615.6	582.2	606.4
海 南	55.5	58.2	62.8	78.3	90.9	103.3
重 庆	282.7	290.2	360.0	458.1	492.7	553.8
四 川	894.1	941.4	936.5	1223.7	1332.4	1536.1
贵 州	380.9	411.5	494.4	530.8	537.5	558.6
云 南	416.9	459.7	488.2	571.9	605.2	653.6
西 藏	9.3	11.9	12.1	22.7	20.7	64.6
陕 西	387.4	400.3	433.0	519.1	586.6	683.2
甘 肃	250.5	275.7	289.1	437.5	452.2	458.7
青 海	58.6	59.8	62.5	108.8	93.8	101.6
宁 夏	60.8	70.1	73.6	116.7	123.8	135.7
新 疆	156.3	186.1	205.7	259.6	288.6	324.1

3-4-9　2018—2023年分省高血压患者规范管理人数

单位：万人

地区	2018	2019	2020	2021	2022	2023
全　国	**10199.5**	**10596.3**	**10912.1**	**11675.7**	**12026.9**	**12292.3**
北　京	116.0	115.9	118.5	167.7	175.8	192.6
天　津	135.6	126.6	127.6	143.5	133.1	138.8
河　北	782.5	800.7	836.6	859.9	863.3	836.6
山　西	314.3	324.7	349.8	424.7	403.8	402.4
内蒙古	210.5	215.3	226.1	245.0	248.4	254.9
辽　宁	331.4	342.3	358.8	379.8	396.2	400.9
吉　林	181.7	184.9	194.5	198.3	196.4	200.7
黑龙江	221.1	217.8	223.0	228.8	229.4	238.4
上　海	224.0	226.7	231.5	239.3	230.5	243.9
江　苏	803.0	779.6	802.1	851.5	846.9	838.4
浙　江	514.3	700.0	565.0	556.9	567.1	581.4
安　徽	663.4	707.7	773.0	856.3	897.4	852.0
福　建	234.3	249.8	259.9	271.4	287.7	308.8
江　西	277.0	273.3	288.8	315.4	322.4	340.6
山　东	806.5	858.6	875.2	927.7	929.0	941.8
河　南	845.9	842.5	850.7	868.6	877.7	850.8
湖　北	440.0	464.2	487.1	537.5	562.3	614.9
湖　南	377.3	391.9	436.9	474.9	534.5	586.9
广　东	385.1	418.2	443.4	479.4	522.3	556.7
广　西	240.2	239.8	265.7	291.5	295.9	296.3
海　南	48.7	41.9	41.2	55.2	59.6	62.7
重　庆	185.6	188.5	211.1	224.2	239.7	249.7
四　川	650.3	606.5	607.7	610.5	653.2	656.2
贵　州	246.2	261.8	268.8	294.2	307.1	310.7
云　南	251.1	269.0	279.8	310.5	335.0	360.1
西　藏	19.7	22.1	15.3	17.2	19.9	19.2
陕　西	296.3	298.8	312.4	340.5	355.9	366.0
甘　肃	176.7	189.9	206.9	230.0	240.5	271.3
青　海	30.7	29.4	30.8	32.0	34.2	35.3
宁　夏	43.9	46.5	46.3	46.9	49.5	51.8
新　疆	146.4	161.1	177.7	196.3	212.0	231.3

3-4-10　2018—2023年分省糖尿病患者规范管理人数

单位：万人

地区	2018	2019	2020	2021	2022	2023
全　国	3239.1	3350.7	3573.2	3917.8	4138.4	4352.3
北　京	50.9	52.9	54.8	84.0	81.8	92
天　津	50.6	47.0	51.0	58.0	53.3	58.8
河　北	260.9	276.5	291.4	304.2	311.8	310.9
山　西	86.6	93.6	98.4	112.5	117.6	119.6
内蒙古	52.4	56.3	60.5	67.0	69.0	73.6
辽　宁	138.9	135.5	137.1	147.9	154.6	157.6
吉　林	93.9	63.1	69.0	70.3	73.8	74.1
黑龙江	63.1	69.0	73.4	76.7	78.9	81.1
上　海	72.6	75.2	76.9	79.7	76.0	83.5
江　苏	244.2	241.8	257.5	269.8	279.8	283.8
浙　江	141.9	152.6	157.4	167.9	172.2	182.7
安　徽	194.3	221.5	253.3	288.2	312.4	302.8
福　建	81.8	87.8	91.9	101.5	108.8	123.9
江　西	79.0	79.9	84.5	97.0	102.3	108.8
山　东	299.4	319.3	333.6	364.2	375.1	391.3
河　南	287.3	293.8	302.8	318.7	338.1	340.3
湖　北	116.5	121.9	134.0	152.7	170.1	192.1
湖　南	121.1	126.4	142.6	165.7	187.0	221.5
广　东	127.5	138.4	165.3	180.4	208.7	224.2
广　西	69.9	70.8	78.2	88.1	90.1	91.8
海　南	18.5	17.3	17.1	23.6	27.5	30.7
重　庆	58.0	60.3	71.1	76.6	83.3	90.3
四　川	215.7	221.4	220.8	218.9	236.5	242.6
贵　州	69.1	65.2	71.4	78.2	84.9	84.5
云　南	60.0	64.5	68.2	78.6	85.0	94.2
西　藏	2.2	2.3	0.9	1.0	1.2	1.2
陕　西	76.5	79.4	82.1	92.6	99.7	107.8
甘　肃	37.4	39.8	45.3	53.2	60.0	77.5
青　海	7.2	7.3	7.8	8.5	9.4	10.3
宁　夏	11.9	13.1	13.3	13.2	14.3	15.2
新　疆	49.6	56.8	61.6	78.9	75.5	84.1

第五节

医疗服务效率与质量

3-5-1　2018—2023年各类医疗卫生机构医师
日均担负诊疗量　　　　单位：人次

机构分类	2018	2019	2020	2021	2022	2023
机构合计	**8.0**	**8.0**	**6.8**	**7.2**	**7.0**	**7.5**
医院	7.0	7.1	5.9	6.5	6.2	6.6
其中：三级医院	7.8	7.9	6.3	7.1	6.7	7.2
二级医院	6.7	6.8	5.8	6.2	6.0	6.0
一级医院	5.5	5.5	4.5	4.8	4.9	5.3
基层医疗卫生机构	9.7	9.7	8.3	8.5	8.4	9.0
其中：社区卫生服务中心（站）	15.5	15.9	13.2	13.8	13.3	15.1
乡镇卫生院	9.3	9.4	8.5	8.9	9.0	9.2

3-5-2　2018—2023各类医疗卫生机构医师
日均担负住院床日　　　　单位：天

机构分类	2018	2019	2020	2021	2022	2023
机构合计	**1.9**	**1.8**	**1.6**	**1.6**	**1.5**	**1.6**
医院	2.5	2.5	2.1	2.2	2.1	2.3
其中：三级医院	2.6	2.5	2.2	2.2	2.0	2.3
二级医院	2.7	2.6	2.3	2.3	2.2	2.5
一级医院	1.9	1.9	1.8	1.9	1.9	1.9
基层医疗卫生机构	0.8	0.7	0.6	0.5	0.5	0.6
其中：社区卫生服务中心（站）	0.5	0.5	0.4	0.4	0.4	0.5
乡镇卫生院	1.6	1.6	1.3	1.2	1.2	1.3

3-5-3 2018—2023年各类医疗卫生机构平均住院日

单位：天

机构分类	2018	2019	2020	2021	2022	2023
机构合计	**8.7**	**8.6**	**8.9**	**8.8**	**8.7**	**8.4**
医院	9.3	9.1	9.5	9.2	9.2	8.8
其中：三级医院	9.6	9.2	9.2	8.8	8.4	8.1
二级医院	8.8	8.8	9.3	9.4	9.7	9.5
一级医院	8.8	9.2	10.2	9.9	10.2	9.5
基层医疗卫生机构	6.7	6.7	6.8	6.8	6.8	6.6
社区卫生服务中心（站）	9.7	9.6	10.2	9.8	9.9	8.6
乡镇卫生院	6.4	6.5	6.6	6.6	6.5	6.4

3-5-4 2018—2023年各类医疗卫生机构病床使用率

单位：%

机构分类	2018	2019	2020	2021	2022	2023
机构合计	**78.8**	**78.0**	**67.7**	**69.3**	**66.1**	**74.2**
医院	84.2	83.6	72.3	74.6	71.0	79.4
其中：三级医院	97.5	97.5	81.3	85.3	79.8	91.1
二级医院	83.0	81.6	70.7	71.1	67.7	74.3
一级医院	56.9	54.7	52.1	52.1	51.6	54.1
基层医疗卫生机构	58.4	56.3	49.2	47.4	46.0	52.8
社区卫生服务中心（站）	51.4	49.2	42.5	43.0	41.1	49.8
乡镇卫生院	59.6	57.5	50.4	48.2	46.9	53.3

3-5-5 2018—2023年分省医院医师日均
担负诊疗人次数 单位：人次

地区	2018	2019	2020	2021	2022	2023
全 国	**7.0**	**7.1**	**5.9**	**6.5**	**6.2**	**6.6**
北 京	9.1	9.1	6.3	8.0	7.4	8.5
天 津	9.9	9.7	7.0	8.1	7.4	8.4
河 北	5.1	5.3	4.7	5.0	4.8	5.1
山 西	4.2	4.3	4.0	4.4	4.4	4.9
内蒙古	5.1	5.1	4.4	4.9	4.5	5.2
辽 宁	5.2	5.4	4.5	5.0	4.8	5.7
吉 林	5.0	51	4.1	4.9	4.3	5.4
黑龙江	4.6	4.6	3.4	4.1	4.1	4.9
上 海	14.4	14.2	11.1	13.5	11.3	12.1
江 苏	8.5	8.5	6.9	7.1	7.2	8.2
浙 江	10.9	10.7	8.8	9.4	9.2	9.2
安 徽	6.4	6.6	5.5	6.0	5.8	5.8
福 建	8.3	8.2	6.9	7.5	7.3	7.3
江 西	5.9	6.0	5.2	5.8	5.8	5.5
山 东	5.6	5.7	4.9	5.5	5.2	5.6
河 南	6.1	6.2	5.2	5.6	5.3	5.6
湖 北	6.8	7.1	5.3	6.5	6.2	6.3
湖 南	4.5	4.7	4.2	4.8	4.9	4.8
广 东	10.1	10.2	8.1	9.1	8.5	8.7
广 西	7.6	7.6	6.2	6.8	6.6	6.4
海 南	6.2	6.4	5.4	5.8	5.5	6.2
重 庆	6.8	7.1	6.3	7.1	6.7	6.6
四 川	7.0	7.4	6.3	6.9	6.9	7.0
贵 州	5.8	5.8	5.1	5.4	5.2	5.2
云 南	7.6	7.3	6.4	7.1	6.9	6.8
西 藏	5.6	5.1	5.1	5.1	4.3	4.6
陕 西	6.0	6.2	5.2	5.8	5.4	6.0
甘 肃	6.2	6.2	5.3	5.5	4.7	5.5
青 海	5.2	5.2	4.6	5.0	4.4	4.6
宁 夏	7.1	7.1	6.0	6.4	6.4	7.2
新 疆	5.7	5.8	5.0	5.5	4.9	6.0

3-5-6 2018—2023年分省医院医师日均担负住院床日

单位：天

地区	2018	2019	2020	2021	2022	2023
全 国	**2.6**	**2.5**	**2.2**	**2.2**	**2.1**	**2.3**
北 京	1.4	1.4	1.0	1.2	1.1	1.3
天 津	1.5	1.5	1.1	1.2	1.1	1.4
河 北	2.1	2.0	1.8	1.7	1.6	1.8
山 西	2.1	2.1	1.8	1.8	1.7	1.9
内蒙古	2.2	2.0	1.6	1.6	1.5	1.8
辽 宁	2.5	2.3	1.9	2.0	1.9	2.3
吉 林	2.3	2.3	1.8	2.0	1.8	2.3
黑龙江	2.6	2.7	1.7	1.9	2.0	2.5
上 海	2.6	2.6	2.3	2.4	2.2	2.5
江 苏	2.6	2.5	2.2	2.2	2.1	2.4
浙 江	2.4	2.3	2.0	1.9	1.9	2.0
安 徽	2.7	2.7	2.3	2.3	2.1	2.3
福 建	2.4	2.3	2.0	2.1	2.1	2.2
江 西	3.0	2.9	2.6	2.6	2.5	2.6
山 东	2.2	2.1	1.8	2.0	1.8	2.1
河 南	2.9	2.8	2.4	2.4	2.2	2.5
湖 北	3.0	3.0	2.3	2.5	2.4	2.7
湖 南	2.8	2.9	2.7	2.8	2.7	2.7
广 东	2.2	2.2	1.9	2.0	1.9	2.1
广 西	2.8	2.8	2.6	2.5	2.5	2.7
海 南	2.1	2.1	1.9	1.9	1.8	2.0
重 庆	3.0	3.1	2.7	2.8	2.8	2.9
四 川	3.4	3.4	3.0	2.9	2.9	3.0
贵 州	3.1	3.1	2.8	2.8	2.7	2.8
云 南	3.2	3.0	2.7	2.8	2.6	2.7
西 藏	1.5	1.5	1.3	1.3	1.0	1.2
陕 西	2.8	2.7	2.2	2.3	2.2	2.5
甘 肃	2.8	2.8	2.5	2.2	2.0	2.4
青 海	2.2	2.2	2.1	1.9	1.7	2.0
宁 夏	2.2	2.2	1.8	1.8	1.7	2.1
新 疆	2.7	2.8	2.1	2.1	1.9	2.7

3-5-7 2018—2023年分省医院平均住院日　　单位：天

地区	2018	2019	2020	2021	2022	2023
全　国	**9.3**	**9.1**	**9.5**	**9.2**	**9.2**	**8.8**
北　京	10.1	9.0	9.9	8.9	8.8	8.6
天　津	9.2	9.4	9.6	8.4	8.0	7.7
河　北	9.0	9.0	9.3	9.2	9.1	8.7
山　西	10.5	10.3	10.3	10.3	10.1	9.6
内蒙古	9.6	9.3	9.6	9.4	9.1	8.7
辽　宁	10.3	10.0	10.4	10.1	9.6	9.4
吉　林	9.3	9.3	10.0	9.9	9.8	9.3
黑龙江	10.2	10.4	10.7	10.8	9.6	9
上　海	10.2	10.0	10.7	10.0	17.2	11.5
江　苏	9.6	9.4	9.7	9.5	8.9	8.7
浙　江	9.6	9.3	9.5	8.9	8.5	8.5
安　徽	8.7	8.6	9.7	8.9	8.8	8.6
福　建	8.6	8.6	8.7	8.7	8.7	8.7
江　西	8.9	8.9	9.0	9.0	9.0	8.9
山　东	8.8	8.6	8.9	8.8	8.4	8.2
河　南	9.5	9.3	9.5	9.4	9.3	8.9
湖　北	9.4	9.3	10.1	9.4	9.2	8.9
湖　南	9.2	9.1	9.5	9.4	9.5	9.2
广　东	8.9	8.4	8.7	8.7	8.3	8.3
广　西	8.7	8.9	9.1	8.7	8.8	8.6
海　南	8.9	8.9	9.3	9.1	9.3	8.5
重　庆	9.4	9.4	10.0	9.7	9.6	9.3
四　川	10.5	10.3	10.6	10.4	10.2	9.7
贵　州	8.1	8.2	8.4	8.3	8.5	8.4
云　南	8.6	8.5	8.7	8.7	8.6	8.2
西　藏	8.9	9.2	7.7	8.2	7.9	8.2
陕　西	8.9	8.7	9.1	9.0	9.1	8.7
甘　肃	8.4	8.6	8.7	8.5	8.4	8.4
青　海	9.0	9.2	9.0	9.0	8.8	9.7
宁　夏	8.9	8.7	8.7	8.4	8.2	8.1
新　疆	8.5	8.4	8.8	8.3	8.3	7.9

3-5-8　2018—2023年分省医院病床使用率　单位：%

地区	2018	2019	2020	2021	2022	2023
全　国	**84.2**	**83.6**	**72.3**	**74.6**	**71.0**	**79.4**
北　京	83.4	82.6	60.9	73.2	67.9	80.3
天　津	77.5	79.8	61.6	68.4	63.3	74.6
河　北	82.7	81.3	70.8	68.9	64.3	71.6
山　西	79.6	76.6	65.9	67.0	62.6	71.2
内蒙古	76.1	71.4	58.8	60.1	55.4	67.5
辽　宁	78.1	73.8	62.2	62.7	58.4	70.9
吉　林	76.0	76.3	61.1	66.4	58.6	71.2
黑龙江	73.8	74.5	48.3	55.5	55.7	72.2
上　海	95.9	96.2	85.3	89.3	79.7	91.0
江　苏	86.4	85.7	76.1	77.2	74.5	81.1
浙　江	89.5	88.4	77.9	79.9	79.6	84.5
安　徽	83.3	83.1	72.4	70.7	68.4	76.0
福　建	83.9	82.8	71.6	73.6	72.7	79.6
江　西	86.7	84.8	75.7	76.2	73.0	77.5
山　东	82.5	80.7	71.0	75.3	68.7	79.2
河　南	87.6	88.1	78.1	80.1	73.1	83.1
湖　北	92.7	92.3	72.1	78.9	77.2	84.8
湖　南	84.3	83.7	76.2	77.6	74.8	79.6
广　东	83.0	82.2	71.1	74.3	72.2	78.8
广　西	87.6	90.1	82.8	81.6	79.5	84.0
海　南	79.6	78.4	66.6	68.3	63.6	71.1
重　庆	82.2	82.2	74.7	78.2	75.9	81.9
四　川	88.7	89.4	79.0	82.2	79.1	86.0
贵　州	81.8	81.5	75.7	76.5	75.2	80.1
云　南	85.8	83.8	77.5	78.5	76.2	79.8
西　藏	64.6	64.8	56.2	56.6	48.6	54.4
陕　西	84.0	81.7	68.7	72.4	70.0	81.0
甘　肃	81.6	82.3	71.6	69.6	63.0	75.2
青　海	73.2	74.1	70.2	66.6	59.7	72.9
宁　夏	79.9	81.1	68.8	67.4	64.3	79.7
新　疆	85.6	87.9	69.9	73.6	67.4	88.6

3-5-9　2023年各地区医院医师担负工作量

地区	医师日均担负诊疗人次数/人次			医师日均担负住院床日/天		
	合计	公立	民营	合计	公立	民营
全　国	**6.6**	**7.1**	**4.9**	**2.3**	**2.3**	**2.5**
北　京	8.5	9.3	6.1	1.3	1.4	1.0
天　津	8.4	8.7	7.2	1.4	1.6	0.7
河　北	5.1	5.5	4.1	1.8	1.9	1.6
山　西	4.9	5.3	3.4	1.9	2.0	1.8
内蒙古	5.2	5.2	5.1	1.8	1.8	1.3
辽　宁	5.7	5.8	5.3	2.3	2.3	2.2
吉　林	5.4	5.9	3.6	2.3	2.3	2.3
黑龙江	4.9	5.1	4.0	2.5	2.5	2.6
上　海	12.1	13	6.9	2.5	2.1	4.9
江　苏	8.2	8.7	6.8	2.4	2.3	2.7
浙　江	9.2	10.5	5.1	2.0	1.9	2.3
安　徽	5.8	6.5	4.0	2.3	2.4	1.9
福　建	7.3	8.0	4.7	2.2	2.2	2.3
江　西	5.5	6.0	3.6	2.6	2.4	3.3
山　东	5.6	5.9	4.5	2.1	2.2	2.1
河　南	5.6	5.9	4.6	2.5	2.6	2.2
湖　北	6.3	6.7	4.6	2.7	2.7	2.5
湖　南	4.8	5.2	3.6	2.7	2.7	2.7
广　东	8.7	9.2	6.0	2.1	2.0	2.7
广　西	6.4	6.8	3.7	2.7	2.5	4.4
海　南	6.2	6.6	4.4	2.0	1.9	2.2
重　庆	6.6	7.5	4.5	2.9	3.1	2.6
四　川	7.0	7.8	4.6	3.0	2.9	3.4
贵　州	5.2	5.4	4.7	2.8	2.3	3.9
云　南	6.8	7.0	5.9	2.7	2.7	2.8
西　藏	4.6	4.3	5.6	1.2	1.0	1.6
陕　西	6.0	6.4	4.9	2.5	2.4	2.8
甘　肃	5.5	5.9	3.6	2.4	2.5	2.3
青　海	4.6	4.6	4.7	2.0	2.0	1.9
宁　夏	7.2	7.4	6.5	2.1	2.1	1.9
新　疆	6.0	6.1	5.2	2.7	2.7	2.2

3-5-10　2023年各地区医院担负工作量

地区	平均住院日/天			病床使用率/%		
	合计	公立	民营	合计	公立	民营
全　国	**8.8**	**8.4**	**10.7**	**79.4**	**86.0**	**63.5**
北　京	8.6	8.2	10.8	80.3	86.1	62.1
天　津	7.7	7.5	9.7	74.6	81.1	48.2
河　北	8.7	8.4	9.7	71.6	77.9	56.8
山　西	9.6	9.4	10.4	71.2	77.8	53.7
内蒙古	8.7	8.7	8	67.5	73.8	36.9
辽　宁	9.4	9.1	10.2	70.9	77.9	55.8
吉　林	9.3	8.9	11.1	71.2	78	55.7
黑龙江	9	8.7	10.4	72.2	75.6	62
上　海	11.5	9.8	31.1	91	97	78.8
江　苏	8.7	8.1	10.7	81.1	90.9	66.5
浙　江	8.5	7.2	16.5	84.5	92.3	69.4
安　徽	8.6	8.2	9.8	76	84.3	58.1
福　建	8.7	8.2	11.4	79.6	85.6	63.4
江　西	8.9	8.3	11.1	77.5	82.2	67
山　东	8.2	7.9	9.9	79.2	86.1	61.1
河　南	8.9	8.7	10.2	83.1	90.4	64.6
湖　北	8.9	8.7	10.2	84.8	91.3	61.6
湖　南	9.2	8.8	10.8	79.6	86	64.1
广　东	8.3	7.8	12.2	78.8	84.0	63.9
广　西	8.6	7.9	13	84	88.9	70.5
海　南	8.5	8.1	11.6	71.1	77.5	52.7
重　庆	9.3	9.5	8.6	81.9	92	61.8
四　川	9.7	9.2	11.2	86	94.5	69.7
贵　州	8.4	8	9.3	80.1	87.4	70.7
云　南	8.2	8	8.9	79.8	88.3	60.3
西　藏	8.2	8.9	6.9	54.4	52.5	59.6
陕　西	8.7	8.4	9.7	81	86.6	67.6
甘　肃	8.4	8.4	8.3	75.2	78.7	58.4
青　海	9.7	8.8	16.2	72.9	76.7	53.6
宁　夏	8.1	8	8.7	79.7	87.8	54.8
新　疆	7.9	8	7.2	88.6	92.9	60.9

3-5-11　2018—2022年三级公立医院绩效考核国家
监测分析情况

	2018	2019	2020	2021	2022
三级公立医院出院患者手术开展情况					
出院患者手术占比/%	27.40	28.39	30.49	30.80	30.3
出院患者微创手术占比/%	15.90	16.73	18.35	19.92	20.5
出院患者四级手术占比/%	16.39	17.24	18.76	19.73	20.2
三级公立医院预约诊疗开展情况					
门诊预约诊疗率/%	42.02	47.26	56.60	60.52	61.1
门诊患者预约后平均等候时间/分钟	22.98	20.23	22.18	20.12	—
三级公立医院室间质评项目参加率和合格率情况					
室间质评参加率/%	75.00	73.87	89.41	93.27	95.5
室间质评合格率/%	96.00	96.50	96.40	97.25	98.0
三级公立医院基本药物及辅助用药使用情况					
门诊患者基本药物处方占比/%	52.25	52.74	54.50	56.03	58.1
住院患者基本药物使用率/%	95.38	94.86	95.63	95.82	96.2
辅助用药收入占比/%	7.55	4.42	1.72	0.86	0.7
三级公立医院电子病历系统应用水平分级评价情况					
电子病历应用水平分级评价参评率/%	94.58	99.36	98.60	99.71	99.0
电子病历应用水平等级	2.72	3.23	3.65	3.83	4.0

3-5-12　2020—2023年药品不良反应监测情况

单位：件

项　　目	2020	2021	2022	2023				
				合计	化学药品	中药	生物制品	其他
不良反应报告数量	1661807	1962418	2023050	2419149	1968116	318357	77255	55421
严重药品不良反应报告数量	165280	216197	263513	377914	323514	23451	21752	9197
新的药品不良反应报告数量	368875	416976	419574	509917	339575	137178	16572	16592
药品群体不良事件报告数量	0	0	0	0	0	0	0	0
报告来源　医疗单位	—	1693073	1772963	2178751	—	—	—	—
报告来源　生产单位	—	80908	84614	85256	—	—	—	—
报告来源　经营单位	—	184447	164369	153632	—	—	—	—
报告来源　个人	—	3882	1002	0	—	—	—	—
报告来源　其他	—	108	102	1510	—	—	—	—

数据来源：国家药品监督管理局《药品监督管理统计年度报告》。

3-5-13　2021年分省医疗器械不良事件报告和监测情况

单位：个

地区	不良事件报告数	严重伤害事件报告数	死亡事件	
			报告数	涉及品种
全　国	**536055**	**32874**	**218**	**88**
北　京	7037	177	3	3
天　津	8465	7	1	1
河　北	55037	813	2	2
山　西	10948	196	1	1
内蒙古	7131	40	0	0
辽　宁	10492	759	2	2
吉　林	6885	4	4	2
黑龙江	8995	9	0	0
上　海	10250	1138	164	53
江　苏	43123	1976	0	0
浙　江	15531	1784	6	2
安　徽	35250	1700	2	1
福　建	9520	1511	4	0
江　西	17748	3534	1	1
山　东	52872	3167	4	3
河　南	40109	212	5	2
湖　北	18991	1028	1	1
湖　南	19686	3726	1	1
广　东	41129	2919	9	8
广　西	17242	992	0	0
海　南	2869	46	0	0
重　庆	11203	41	0	0
四　川	28324	5038	2	1
贵　州	11863	402	4	2
云　南	12180	199	0	0
西　藏	367	0	0	0
陕　西	14492	1063	1	1
甘　肃	7784	377	0	0
青　海	864	1	1	1
宁　夏	1346	3	0	0
新　疆	8322	12	0	0

数据来源：国家药品监督管理局《药品监督管理统计年度报告》。

第六节

卫生经费与医疗费用

3-6-1　历年卫生总费用及GDP占比

年份	卫生总费用/亿元	卫生总费用分项/亿元			卫生总费用占GDP比重/%
		政府卫生支出	社会卫生支出	个人卫生支出	
1980	143	52	61	30	3.15
1985	279	108	92	79	3.09
1990	747	187	293	267	3.96
1995	2155	387	768	1000	3.51
2000	4587	710	1172	2705	4.57
2001	5026	801	1211	3014	4.53
2002	5790	909	1539	3342	4.76
2003	6584	1117	1789	3679	4.79
2004	7590	1294	2225	4071	4.69
2005	8660	1553	2586	4521	4.62
2006	9843	1779	3211	4854	4.49
2007	11574	2582	3894	5099	4.29
2008	14535	3594	5066	5876	4.55
2009	17542	4816	6154	6571	5.03
2010	19980	5732	7197	7051	4.85
2011	24346	7464	8416	8465	4.99
2012	28119	8432	10031	9656	5.22
2013	31669	9546	11394	10729	5.34
2014	35312	10579	13438	11295	5.49
2015	40975	12475	16507	11993	5.95
2016	46345	13910	19097	13338	6.21
2017	52598	15206	22259	15134	6.32
2018	59122	16399	25811	16912	6.43
2019	65841	18017	29151	18674	6.67
2020	72175	21942	30274	19959	7.12
2021	76845	20676	34963	21206	6.69
2022	85328	24041	38346	22941	7.08
2023	90576	24148	41677	24751	7.19

注：①本表系核算数，2022年为初步核算数。②按当年价格计算。③2001年起，卫生总费用不含高等医学教育经费，2006年起，包括城乡医疗救助经费。

3-6-2 历年卫生总费用构成

年份	卫生总费用/亿元	卫生总费用构成/%		
		政府卫生支出	社会卫生支出	个人卫生支出
1980	143.23	36.24	42.57	21.19
1985	279.00	38.58	32.96	28.46
1990	747.39	25.06	39.22	35.73
1995	2155.13	17.97	35.63	46.40
2000	4586.63	15.47	25.55	58.98
2001	5025.93	15.93	24.10	59.97
2002	5790.03	15.69	26.59	57.72
2003	6584.10	16.96	27.16	55.87
2004	7590.29	17.04	29.32	53.64
2005	8659.91	17.93	29.87	52.21
2006	9843.34	18.07	32.62	49.31
2007	11573.97	22.31	33.64	44.05
2008	14535.40	24.73	34.85	40.42
2009	17541.92	27.46	35.08	37.46
2010	19980.39	28.69	36.02	35.29
2011	24345.91	30.66	34.57	34.80
2012	28119.00	29.99	35.67	34.34
2013	31668.95	30.10	36.00	33.90
2014	35312.40	29.96	38.05	31.99
2015	40974.64	30.45	40.29	29.27
2016	46344.88	30.01	41.21	28.78
2017	52598.28	28.91	42.32	28.77
2018	59121.91	27.74	43.66	28.61
2019	65841.39	27.36	44.27	28.36
2020	72175.00	30.40	41.94	27.65
2021	76844.99	26.91	45.50	27.60
2022	85327.49	28.17	44.94	26.89
2023	90575.81	26.66	46.01	27.33

注：①本表系核算数，2020年为初步核算数。②按当年价格计算。③2001年起，卫生总费用不含高等医学教育经费，2006年起，包括城乡医疗救助经费。

3-6-3　历年城乡卫生总费用构成

年份	城乡卫生费用/亿元			人均卫生费用/元		
	合计	城市	农村	合计	城市	农村
1980				14.5		
1985				26.4		
1990	747.39	396	351.39	65.4	158.8	38.8
1995	2155.13	1239.5	915.63	177.9	401.3	112.9
2000	4586.63	2624.24	1962.39	361.9	813.7	214.7
2001	5025.93	2792.95	2232.98	393.8	841.2	244.8
2002	5790.03	3448.24	2341.79	450.7	987.1	259.3
2003	6584.1	4150.32	2433.78	509.5	1108.9	274.7
2004	7590.29	4939.21	2651.08	583.9	1261.9	301.6
2005	8659.91	6305.57	2354.34	662.3	1126.4	315.8
2006	9843.34	7174.73	2668.61	748.6	1248.3	361.9
2007	11573.97	8968.7	2605.27	876.0	1516.3	358.1
2008	14535.4	11251.9	3283.5	1094.5	1861.8	455.2
2009	17541.92	13535.61	4006.31	1314.3	2176.6	562
2010	19980.39	15508.62	4471.77	1490.1	2315.5	666.3
2011	24345.91	18571.87	5774.04	1804.5	2697.5	879.4
2012	28119	21280.46	6838.54	2068.8	2999.3	1064.8
2013	31668.95	23644.95	8024	2316.2	3234.1	1274.4
2014	35312.4	26575.6	8736.8	2565.5	3558.3	1412.2
2015	40974.64	31297.85	9676.79	2962.2	4058.5	1603.6
2016	46344.88	35458.01	10886.87	3328.6	4471.5	1846.1
2017	52598.28			3756.7		
2018	59121.91			4206.7		
2019	65841.39			4669.3		
2020	72175.00			5111.1		
2021	76844.99			5440		
2022	85327.49			6044.1		
2023	90575.81			6425.3		

注：①本表系核算数，2022年为初步核算数。②按当年价格计算。③2001年起，卫生总费用不含高等医学教育经费，2006年起，包括城乡医疗救助经费。

3-6-4　2022年分省卫生总费用及人均费用

地区	卫生总费用/亿元	卫生总费用占GDP比重/%	人均卫生总费用/元
全　国	**85327.5**	**7.1**	**6044.1**
北　京	3649.4	8.8	16707.3
天　津	1110.2	6.8	8145.3
河　北	3607.1	8.5	4861.3
山　西	1705.6	6.7	4899.3
内　蒙	1484.6	6.4	6182.8
辽　宁	2056.5	7.1	4899.8
吉　林	1237.8	9.5	5272.3
黑龙江	1826.9	11.5	5895.3
上　海	4005.3	9.0	16177.2
江　苏	6548.7	5.3	7690.7
浙　江	5095.5	6.6	7747.4
安　徽	2813.7	6.2	4592.2
福　建	2262.1	4.3	5401.5
江　西	2011.9	6.3	4443.3
山　东	5802.7	6.6	5709.8
河　南	4457.0	7.3	4514.8
湖　北	3383.8	6.3	5790.2
湖　南	3379.2	6.9	5116.9
广　东	8888.0	6.9	7022.3
广　西	2081.8	7.9	4124.9
海　南	585.9	8.6	5705.3
重　庆	1876.2	6.4	5838.8
四　川	4690.6	8.3	5601.4
贵　州	1584.8	7.9	4110.1
云　南	2195.7	7.6	4678.7
西　藏	276.5	13.0	7595.6
陕　西	2408.4	7.3	6087.9
甘　肃	1127.1	10.1	4522.2
青　海	398.8	11.0	6702.6
宁　夏	453.5	8.9	6229.8
新　疆	1724.1	9.7	6664.3

3-6-5 2022年分省卫生总费用构成

地区	卫生总费用分项/亿元			卫生总费用构成/%		
	政府卫生支出	社会卫生支出	个人卫生支出	政府卫生支出	社会卫生支出	个人卫生支出
全　国	**24040.89**	**38345.67**	**22940.94**	**28.17**	**44.94**	**26.89**
北　京	940.00	2214.62	494.75	25.76	60.69	13.56
天　津	196.72	623.32	290.16	17.72	56.15	26.14
河　北	977.36	1597.07	1032.66	27.10	44.28	28.63
山　西	519.36	693.07	493.19	30.45	40.63	28.92
内　蒙	460.62	599.05	424.93	31.03	40.35	28.62
辽　宁	482.83	985.72	587.91	23.48	47.93	28.59
吉　林	410.59	481.44	345.75	33.17	38.90	27.93
黑龙江	458.68	840.62	527.64	25.11	46.01	28.88
上　海	1388.49	2059.78	557.02	34.67	51.43	13.91
江　苏	1520.42	3493.85	1534.39	23.22	53.35	23.43
浙　江	1320.28	2627.40	1147.79	25.91	51.56	22.53
安　徽	838.68	1173.02	801.96	29.81	41.69	28.50
福　建	641.46	1059.48	561.19	28.36	46.84	24.81
江　西	736.75	719.37	555.81	36.62	35.76	27.63
山　东	1274.84	2940.76	1587.15	21.97	50.68	27.35
河　南	1200.03	1958.47	1298.47	26.92	43.94	29.13
湖　北	862.61	1591.27	929.91	25.49	47.03	27.48
湖　南	832.23	1627.91	919.05	24.63	48.17	27.20
广　东	2185.46	4492.24	2210.29	24.59	50.54	24.87
广　西	657.98	853.68	570.18	31.61	41.01	27.39
海　南	267.02	199.08	119.85	45.57	33.98	20.45
重　庆	507.02	863.04	506.15	27.02	46.00	26.98
四　川	1245.16	2183.36	1262.07	26.55	46.55	26.91
贵　州	611.09	591.25	382.52	38.56	37.31	24.14
云　南	760.99	843.27	591.43	34.66	38.41	26.94
西　藏	196.42	56.52	23.55	71.04	20.44	8.52
陕　西	690.25	1032.59	685.52	28.66	42.88	28.46
甘　肃	418.29	394.17	314.65	37.11	34.97	27.92
青　海	184.36	130.57	84.17	46.23	32.66	21.11
宁　夏	147.78	193.05	112.70	32.59	42.57	24.85
新　疆	640.47	706.76	376.81	37.15	40.99	21.86

3-6-6　历年政府卫生支出情况　　　　单位：亿元

年份	合计	医疗卫生服务支出	医疗保障支出	行政管理事务支出	人口与计划生育事务支出
1990	187.28	122.86	44.34	4.55	15.53
1991	204.05	132.38	50.41	5.15	16.11
1992	228.61	144.77	58.10	6.37	19.37
1993	272.06	164.81	76.33	8.04	22.89
1994	342.28	212.85	92.02	10.94	26.47
1995	387.34	230.05	112.29	13.09	31.91
1996	461.61	272.18	135.99	15.61	37.83
1997	523.56	302.51	159.77	17.06	44.23
1998	590.06	343.03	176.75	19.90	50.38
1999	640.96	368.44	191.27	22.89	58.36
2000	709.52	407.21	211.00	26.81	64.50
2001	800.61	450.11	235.75	32.96	81.79
2002	908.51	497.41	251.66	44.69	114.75
2003	1116.94	603.02	320.54	51.57	141.82
2004	1293.58	679.72	371.60	60.90	181.36
2005	1552.53	805.52	453.31	72.53	221.18
2006	1778.86	834.82	602.53	84.59	256.92
2007	2581.58	1153.30	957.02	123.95	347.32
2008	3593.94	1397.23	1577.10	194.32	425.29
2009	4816.26	2081.09	2001.51	217.88	515.78
2010	5732.49	2565.60	2331.12	247.83	587.94
2011	7464.18	3125.16	3360.78	283.86	694.38
2012	8431.98	3506.70	3789.14	323.29	812.85
2013	9545.81	3838.93	4428.82	373.15	904.92
2014	10579.23	4288.70	4958.53	436.95	895.05
2015	12475.28	5191.25	5822.09	625.94	835.10
2016	13910.31	5867.38	6497.20	804.31	741.42
2017	15205.87	6550.45	7007.51	933.82	714.10
2018	16399.13	6908.05	7795.57	1005.79	689.72
2019	18016.95	7986.42	8459.16	883.77	687.61
2020	21941.90	11415.83	8844.92	1021.15	660.00
2021	20676.06	9564.18	9416.78	1048.13	646.97
2022	24040.89	12754.14	9538.57	1137.77	610.41
2023	24147.89	11967.50	10311.27	1143.59	725.53

注：①本表按当年价格计算。②政府卫生支出是指各级政府用于医疗卫生服务、医疗保障补助、卫生和医疗保险行政管理事务、人口与计划生育事务支出等各项事业的经费。

3-6-7 政府卫生支出所占比重

年份	政府卫生支出/亿元	占财政支出比重/%	占卫生总费用比重/%	占国内生产总值比重/%
1990	187.28	6.07	25.06	1.00
1995	387.34	5.68	17.97	0.63
2000	709.52	4.47	15.47	0.71
2001	800.61	4.24	15.93	0.72
2002	908.51	4.12	15.69	0.75
2003	1116.94	4.53	16.96	0.81
2004	1293.58	4.54	17.04	0.80
2005	1552.53	4.58	17.93	0.83
2006	1778.86	4.40	18.07	0.81
2007	2581.58	5.19	22.31	0.96
2008	3593.94	5.74	24.73	1.13
2009	4816.26	6.31	27.46	1.38
2010	5732.49	6.38	28.69	1.39
2011	7464.18	6.83	30.66	1.53
2012	8431.98	6.69	29.99	1.57
2013	9545.81	6.81	30.14	1.61
2014	10579.23	6.97	29.96	1.64
2015	12475.28	7.09	30.45	1.81
2016	13910.31	7.41	30.01	1.86
2017	15205.87	7.49	28.91	1.83
2018	16399.13	7.42	27.74	1.78
2019	18016.95	7.54	27.36	1.83
2020	21941.90	8.41	30.40	2.16
2021	20676.06	8.35	26.91	1.81
2022	24040.89	9.22	28.17	1.99
2023	24147.89	8.79	26.66	1.92

注：①本表按当年价格计算。②为保证支出口径均为一般公共预算支出及历史时间序列数据可比，2020 年政府卫生支出占财政支出比重中政府卫生支出不含政府性基金支出下抗疫特别国债安排的支出。

3-6-8　历年城乡居民医疗保健支出

年份	城镇居民			农村居民		
	人均年消费支出/元	人均医疗保健支出/元	医疗保健支出占消费性支出百分比	人均年消费支出/元	人均医疗保健支出/元	医疗保健支出占消费性支出百分比
2000	4998.0	318.1	6.4	1670.1	87.6	5.2
2005	7942.9	600.9	7.6	2555.4	168.1	6.6
2010	13471.5	871.8	6.5	4381.8	326.0	7.4
2015	21392.4	1443.4	6.7	9222.6	846.0	9.2
2016	23078.9	1630.8	7.1	10129.8	929.2	9.2
2017	24445.0	1777.4	7.3	10954.5	1058.7	9.7
2018	26112.3	2045.7	7.8	12124.3	1240.1	10.2
2019	28063.4	2282.7	8.1	13327.7	1420.8	10.7
2020	27007.4	2172.2	8.0	13713.4	1417.5	10.3
2021	30307.2	2521.3	8.3	15915.6	1579.6	9.9
2022	30390.8	2480.7	8.2	16632.1	1632.5	9.8
2023	32994.0	2850.0	8.6	18175.0	1916.0	10.5

注：本表按当年价格计。

3-6-9　2023年全国城乡居民医疗保健支出

地区	城镇居民			农村居民		
	人均年消费支出/元	人均医疗保健支出/元	医疗保健支出占消费性支出百分比	人均年消费支出/元	人均医疗保健支出/元	医疗保健支出占消费性支出百分比
全　国	**32994.0**	**2850.0**	**8.6**	**18175.0**	**1916.0**	**10.5**
北　京	45616.9	4304.0	9.4	23745.4	1900.3	8.0
天　津	33823.6	3811.6	11.3	18934.2	2286.1	12.1
河　北	25071.3	2338.8	9.3	16270.6	1662.1	10.2
山　西	21922.6	2442.2	11.1	12090.9	1324.4	11.0
内蒙古	26666.8	2340.7	8.8	15443.6	2140.3	13.9
辽　宁	26652.2	2466.4	9.3	14326.1	1631.8	11.4
吉　林	21834.9	2377.5	10.9	12729.2	1661.6	13.1
黑龙江	24011.0	2798.9	11.7	15161.8	2125.3	14.0
上　海	48110.5	3719.3	7.7	27430.3	2690.1	9.8
江　苏	37795.7	2839.1	7.5	22596.9	1994.1	8.8
浙　江	44511.2	2864.5	6.4	27483.4	1847.3	6.7
安　徽	26832.4	1933.6	7.2	17980.4	1554.1	8.6
福　建	35692.1	2064.3	5.8	20466.5	1634.2	8.0
江　西	25975.5	2185.7	8.4	16984.4	1491.0	8.8
山　东	28555.2	2339.6	8.2	14686.1	1577.6	10.7
河　南	23539.3	2220.1	9.4	14823.9	1641.5	11.1
湖　北	29120.9	2538.4	8.7	18991.0	1975.6	10.4
湖　南	29580.1	2562.0	8.7	18077.7	2004.8	11.1
广　东	36936.2	2019.0	5.5	20800.0	1219.6	5.9
广　西	22438.1	2097.0	9.3	14657.7	1539.0	10.5
海　南	26417.6	1615.0	6.1	15145.5	1060.1	7.0
重　庆	30573.9	2697.9	8.8	16727.1	1773.4	10.6
四　川	27637.3	2343.1	8.5	17199.0	1878.0	10.9
贵　州	24229.7	1876.2	7.7	13172.5	993.0	7.5
云　南	26239.7	2610.2	9.9	13308.6	1217.6	9.1
西　藏	28265.4	1342.0	4.7	11138.9	490.5	4.4
陕　西	24765.8	2832.4	11.4	14094.2	1894.7	13.4
甘　肃	25207.0	2005.1	8.0	11494.2	1307.8	11.4
青　海	21700.2	2156.1	9.9	12515.8	1353.9	10.8
宁　夏	24213.4	2481.2	10.2	12825.3	1552.6	12.1
新　疆	24142.3	2773.6	11.5	12169.1	1222.6	10.0

注：本表按当年价格计算。

3-6-10　2018—2022年全国居民收入五等份分组的
人均可支配收入

单位：元

项目	2018	2019	2020	2021	2022
全国					
20%低收入组家庭人均可支配收入	6440.5	7380.4	7868.8	8332.8	8601.1
20%中间偏下收入组家庭人均可支配收入	14360.5	15777.0	16442.7	18445.5	19302.7
20%中间收入组家庭人均可支配收入	23188.9	25034.7	26248.9	29053.3	30598.3
20%中间偏上收入组家庭人均可支配收入	36471.4	39230.5	41171.7	44948.9	47397.4
20%高收入组家庭人均可支配收入	70639.5	76400.7	80293.8	85835.8	90116.3
城镇					
20%低收入组家庭人均可支配收入	14386.9	15549.4	15597.7	16745.5	16970.7
20%中间偏下收入组家庭人均可支配收入	24856.5	26783.7	27501.1	30132.6	31179.6
20%中间收入组家庭人均可支配收入	35196.1	37875.8	39278.2	42498.0	44282.9
20%中间偏上收入组家庭人均可支配收入	49173.5	52907.3	54910.1	59005.2	61724.1
20%高收入组家庭人均可支配收入	84907.1	91682.6	96061.6	102595.8	107224.1
农村					
20%低收入组家庭人均可支配收入	3666.2	4262.6	4681.5	4855.9	5024.6
20%中间偏下收入组家庭人均可支配收入	8508.5	9754.1	10391.6	11585.8	11965.3
20%中间收入组家庭人均可支配收入	12530.2	13984.2	14711.7	16546.4	17450.6
20%中间偏上收入组家庭人均可支配收入	18051.5	19732.4	20884.5	23167.3	24646.2
20%高收入组家庭人均可支配收入	34042.6	36049.4	38520.3	43081.5	46075.4

3-6-11　2023年各类医疗卫生机构收入情况

单位：亿元

机构分类	总收入	财政拨款收入	事业收入	医疗收入
总　计	**63321.2**	**10450.0**	**49982.4**	**48859.2**
医院	47821.2	5307.8	41238.7	40902.7
综合医院	33359.1	3521.2	28955.0	28722.0
中医医院	6045.0	827.9	5068.3	5041.6
中西医结合医院	1002.1	119.3	862.3	856.9
民族医院	167.9	57.9	106.0	105.4
专科医院	7143.1	779.3	6159.6	6089.2
护理院	103.9	2.2	87.5	87.5
基层医疗卫生机构	10201.5	2931.7	6575.0	6427.3
社区卫生服务中心（站）	3222.1	1087.7	2028.8	1990.0
卫生院	4177.7	1843.4	2178.6	2139.5
乡镇卫生院	4115.0	1819.9	2142.6	2103.9
村卫生室	526.4	0.0	343.4	273.9
门诊部	1323.5	0.0	1211.3	1211.3
诊所、卫生所、医务室、护理站	951.8	0.7	813.0	812.6
专业公共卫生机构	4223.6	1970.3	1977.3	1508.6
疾病预防控制中心	1408.1	954.4	349.8	0.0
专科疾病防治院（所、站）	158.5	62.3	88.9	87.0
健康教育所（站、中心）	15.0	14.5	0.1	0.0
妇幼保健院（所、站）	2077.7	589.7	1432.4	1421.6
急救中心（站）	80.2	63.5	14.0	0.0
采供血机构	300.3	106.2	89.2	0.0
卫生监督所（中心）	171.9	170.0	1.2	0.0
计划生育技术服务机构	11.8	9.6	1.8	0.0
其他医疗卫生机构	1074.9	240.4	191.4	20.7

　　统计范围：医疗卫生机构103.1万个，其中：社区卫生服务中心（站）3.6万个，诊所（医务室）26万个，村卫生室59.9万个。下表同。

3-6-12　2023年各类医疗卫生机构支出情况

单位：亿元

机构分类	总费用/总支出	业务活动费用和单位管理费用	财政拨款费用	总费用中：人员经费
总　计	**59800.9**	**55951.6**	**2661.5**	**22721.4**
医院	45448.5	44278.4	1850.7	16737.0
综合医院	31929.4	31279.2	1246.9	11648.9
中医医院	5696.6	5571.3	272.0	2159.8
中西医结合医院	952.5	922.0	38.9	350.3
民族医院	161.5	158.8	17.7	68.4
专科医院	6603.7	6251.1	274.6	2468.0
护理院	104.7	96.0	0.5	41.7
基层医疗卫生机构	9475.0	7140.3	0.1	4102.1
社区卫生服务中心（站）	3131.4	3073.0	0.0	1130.4
卫生院	4135.2	4047.2	0.0	1909.9
乡镇卫生院	4072.5	3985.7	0.0	1882.4
村卫生室	428.7	0.0		209.1
门诊部	1015.4	0.0		452.9
诊所、卫生所、医务室、护理站	764.2	20.1	0.1	399.7
专业公共卫生机构	4002.3	3890.5	725.8	1638.8
疾病预防控制中心	1358.7	1300.5	419.1	408.4
专科疾病防治院（所、站）	150.5	147.0	17.8	70.1
健康教育所（站、中心）	14.9	14.5	4.0	6.8
妇幼保健院（所、站）	1982.1	1947.7	191.2	913.4
急救中心（站）	81.4	79.5	24.1	44.4
采供血机构	239.0	226.2	47.3	75.9
卫生监督所（中心）	163.9	163.9	20.5	114.5
计划生育技术服务机构	11.9	11.3	1.8	5.3
其他医疗卫生机构	875.1	642.4	84.9	243.5

3-6-13 历年各医疗卫生机构收支情况

机构类型	2018	2019	2020	2021	2022	2023
收入情况/亿元						
总计	41111.7	46441.4	48690.0	54824.0	56402.4	63321.2
医院	31889.9	35967.6	36870.3	40904.6	41988.5	47821.2
综合医院	23132.0	25994.3	26406.5	29125.8	29745.6	33359.1
基层医疗卫生机构	6124.6	6993.9	7519.7	8900.2	8954.3	10201.5
专业公共卫生机构	2726.4	3017.6	3633.9	3934.1	4190.0	4223.6
其他医疗卫生机构	370.8	462.3	666.1	1085.2	1269.6	1074.9
收入情况（占总收入百分比）						
医院	77.6	77.5	75.7	74.6	74.4	75.5
综合医院	56.3	56.0	54.2	53.1	52.7	52.7
基层医疗卫生机构	14.9	15.1	15.4	16.2	15.9	16.1
专业公共卫生机构	6.6	6.5	7.5	7.2	7.4	6.7
其他医疗卫生机构	0.9	1.0	1.4	2.0	2.3	1.7
支出情况/亿元						
总计	40006.7	44096.4	50018.6	51646.2	54079.9	59800.9
医院	31043.6	34274.9	34446.8	39144.1	40853.0	45448.5
综合医院	22576.7	24858.3	24902.5	28040.8	29104.7	31929.4
基层医疗卫生机构	5861.0	6548.2	9340.5	7895.5	8284.0	9475.0
专业公共卫生机构	2656.5	2835.7	3561.6	3762.9	3947.8	4002.3
其他医疗卫生机构	445.5	437.6	2669.7	843.7	995.2	875.1
支出情况（占总支出百分比）						
医院	77.6	77.7	68.9	75.8	75.5	76.0
综合医院	56.4	56.4	49.8	54.3	53.8	53.4
基层医疗卫生机构	14.7	14.9	18.7	15.3	15.3	15.8
专业公共卫生机构	6.6	6.4	7.1	7.3	7.3	6.7
其他医疗卫生机构	1.1	1.0	5.3	1.6	1.8	1.5

数据来源：历年《中国卫生健康统计年鉴》。

3-6-14　历年各医疗卫生机构财政拨款收入情况

机构类型	2018	2019	2020	2021	2022	2023
收入情况/亿元						
总计	6064.9	6735.4	9714.5	9136.1	10360.5	10450.0
医院	2696.6	3081.4	5151.5	4326.6	5182.1	5307.8
综合医院	1781.5	2033.4	3441.6	2877.4	3477.3	3521.2
中医医院	408.8	471.6	795.1	662.1	790.6	827.9
中西医结合医院	53.7	58.9	87.2	77.9	97.8	119.3
民族医院	37.9	39.0	60.2	51.2	54.1	57.9
专科医院	413.2	477.8	765.5	656.1	760.2	779.3
护理院	1.5	1.7	2.1	2.0	2.1	2.2
基层医疗卫生机构	1977.4	2150.4	2487.4	2641.6	2808.1	2931.7
社区卫生服务中心（站）	622.1	710.2	841.3	944.5	1036.9	1087.7
卫生院	1355.2	1440.0	1643.0	1729.5	1770.5	1843.4
专业公共卫生机构	1243.3	1353.1	1914.6	1858.7	2136.4	1970.3
疾病预防控制中心	511.3	577.4	939.6	929.7	1079.6	954.4
专科病防治院（所、站）	57.6	60.6	76.3	65.2	67.1	62.3
妇幼保健院（所、站）	373.6	410.9	570.4	514.7	593.0	14.5
急救中心（站）	37.0	43.0	53.9	59.8	67.7	589.7
其他医疗卫生机构	147.6	149.5	161.0	274.3	233.8	240.4
收入情况（占总收入百分比）						
医院	44.5	45.7	53.0	47.4	50.0	50.8
综合医院	29.4	30.2	35.4	31.5	33.6	33.7
中医医院	6.7	7.0	8.2	7.2	7.6	7.9
中西医结合医院	0.9	0.9	0.9	0.9	0.9	1.1
民族医院	0.6	0.6	0.6	0.6	0.5	0.6
专科医院	6.8	7.1	7.9	7.2	7.3	7.5
护理院	0.0	0.0	0.0	0.0	0.0	0.0
基层医疗卫生机构	32.6	31.9	25.6	28.9	27.1	28.1
社区卫生服务中心（站）	10.3	10.5	8.7	10.3	10.0	10.4
卫生院	22.3	21.4	16.9	18.9	17.1	17.6
专业公共卫生机构	20.5	20.1	19.7	20.3	20.6	18.9
疾病预防控制中心	8.4	8.6	9.7	10.2	10.4	9.1
专业疾病防治院（所、站）	0.9	0.9	0.8	0.7	0.6	0.6
妇幼保健院（所、站）	6.2	6.1	5.9	5.6	5.7	0.1
急救中心（站）	0.6	0.6	0.6	0.7	0.7	5.6
其他医疗卫生机构	2.4	2.2	1.7	3.0	2.3	2.3

数据来源：历年《中国卫生健康统计年鉴》。

3-6-15　2018—2023年分省人均基本公共卫生
补助经费　　　　　　单位：元

地　区	2018	2019	2020	2021	2022	2023
全　国	57.6	58.9	77.4	82.3	84.4	91.7
北　京		105.0	105.0	105.0		105.0
天　津	70.0	89.0	99.0	104.0	109.0	109.0
河　北	55.0	67.4	73.4	81.3	84.0	89.4
山　西	55.1	69.0	74.0	79.0	84.0	89.0
内蒙古	55.0	61.9	67.4	76.6	81.7	89.1
辽　宁	53.4	63.9	70.5	77.4	81.8	87.6
吉　林	55.0	59.8	74.8	79.1	84.0	89.0
黑龙江	55.0	59.9	71.9	78.7	84.0	89.1
上　海	86.9	91.8	104.7	107.9	118.2	117.4
江　苏	74.1	81.7	87.0	94.0	97.9	100.7
浙　江	58.7	66.1	90.0	103.1	102.9	103.9
安　徽	54.3	61.7	69.9	77.2	81.0	84.1
福　建	57.4	68.4	76.5	82.7	86.8	92.0
江　西	55.1	61.1	67.8	80.5	80.2	82.5
山　东	55.1	65.5	73.6	78.5	83.5	89.1
河　南	54.9	69.0	74.0	79.0	84.0	88.6
湖　北	55.5	62.5	71.5	76.6	80.3	89.0
湖　南	55.2	69.0	74.0	79.0	84.0	89.0
广　东	60.5	74.2	90.7	90.4	94.2	96.0
广　西	55.0	69.0	74.0	78.9	84.5	88.8
海　南	57.4	63.5	71.7	70.9	83.9	88.3
重　庆	55.0	69.0	74.0	79.0	84.0	89.0
四　川	57.3	65.2	73.1	79.7	85.7	89.9
贵　州	54.2	62.0	74.0	79.0	84.0	89.0
云　南	55.0	69.0	74.0	79.0	84.0	89.4
西　藏	75.0	70.7	93.4	100.5	104.1	113.9
陕　西	55.0	60.0	74.0	75.1	80.2	84.7
甘　肃	54.5	61.0	69.5	75.6	83.9	87.7
青　海	60.0	65.5	79.0	84.0	84.0	89.0
宁　夏	54.4	58.6	74.3	79.1	84.0	89.6
新　疆	55.7	50.3	82.0	77.4	81.9	88.8

3-6-16 2018—2023年公立医院收入与支出

指标名称	2018	2019	2020	2021	2022	2023
机构数/个	11600	11465	11363	11343	11746	11772
平均每所医院总收入/万元	24183	27552	28290	31193	30830	34768
财政拨款收入*	2306	2670	4504	3782	4391	4491
事业收入	—	24276	22860	26583	25483	29361
其中：医疗收入	21201	24160	22724	26394	25217	29079
门急诊收入	7158	8206	7864	9250	9317	10569
内：药品收入	3019	3450	3189	3592	3574	4027
住院收入	14043	15951	14848	16847	15810	18358
内：药品收入	3916	4343	3859	4178	3782	4092
平均每所医院总费用/万元	23547	26272	26482	29747	29894	33034
其中：业务活动费用和单位管理费用#	19695	25860	26015	26190	29483	32558
内：药品费	6723	7713	6957	7555	7182	7920.4
平均每所医院人员经费/万元	8092	9449	9663	10772	11217	12571.4
职工人均年业务收入/万元	44	47	42	47	45	51
医师人均年业务收入/万元	155	165	147	163	156	172
门诊病人次均医药费/元	272	288	320	321	334	349.0
住院病人人均医药费/元	9976	10484	11364	11674	11469	10800
住院病人日均医药费/元	1068	1155	1226	1304	1313	1288

注：①本表按当年价格计算。②2010年医疗业务成本为医疗支出和药品支出之和。③*2018年及以前系财政补助收入。④#2018年及以前系医疗业务成本。

3-6-17　2018—2023年综合医院收入与支出

指标名称	2018	2019	2020	2021	2022	2023
机构数/个	4522	4505	4503	4507	4519	4475
平均每所医院总收入/万元	42507	48203	48956	53846	54952	61932
财政拨款收入	3617	4141	7110	5897	7221	7404
事业收入	—	43052	40281	46588	46157	53009
其中：医疗收入	37765	42873	40061	46279	45678	52511
门急诊收入	12082	13829	13187	15866	16092	18092
内：药品收入	4785	5492	5008	5604	5783	6372
住院收入	25682	29031	26847	30327	29416	34146
内：药品收入	7087	7804	6928	7467	6973	7491
平均每所医院总费用/万元	41368	45980	46094	51591	53456	59112
其中：业务活动费用和单位管理费用	35137	45423	45383	50897	52763	58298
内：药品费	11648	13148	11696	12865	12621	13721
平均每所医院人员经费/万元	13997	16150	16496	18275	19627	22090
职工人均年业务收入/万元	47	51	46	51	49	54
医师人均年业务收入/万元	168	178	159	176	168	184
门诊病人次均医药费/元	271	286	320	319	333	348
其中：药费	108	114	121	116	123	123
检查费	59	62	71	72	73	82
住院病人人均医药费/元	10125	10644	11605	11919	11708	11007
其中：药费	2794	2861	2995	2935	2774	2415
检查费	979	1057	1172	1238	1261	1244
住院病人日均医药费/元	1203	1301	1403	1502	1539	1489

3-6-18　医院门诊病人次均医药费用

指标	门诊病人次均医药费/元	药费	检查费	占门诊医药费比例/%	
				药费	检查费
医院合计					
2015	233.9	110.5	42.7	47.3	18.3
2017	257.0	109.7	47.6	42.7	18.5
2018	274.1	112.0	51.0	40.9	18.6
2019	290.8	118.1	54.1	40.6	18.6
2020	324.4	126.9	61.6	39.1	19.0
2021	329.1	123.2	62.7	37.5	19.0
2022	342.7	130.3	63.1	38	18.4
2023	361.6	133.5	69.8	36.9	19.3
其中：公立医院					
2015	235.2	113.7	44.3	48.4	18.8
2017	257.1	113.1	49.6	44.0	19.3
2018	272.2	114.8	53.0	42.2	19.5
2019	287.6	120.9	56.1	42.0	19.5
2020	320.2	129.8	64.4	40.5	20.1
2021	320.9	124.6	65.3	38.8	20.4
2022	333.6	131.6	66.2	39.5	19.8
2023	349.0	133.2	73.4	38.2	21.0
内：三级医院					
2015	283.7	139.8	51.1	49.3	18.0
2017	306.1	135.7	57.0	44.3	18.6
2018	322.1	135.8	61.5	42.2	19.1
2019	337.6	141.3	65.3	41.8	19.4
2020	373.6	150.8	74.9	40.4	20.1
2021	370.0	142.9	75.4	38.6	20.4
2022	381.6	150.1	76.5	39.3	20.1
2023	391.2	148.1	82.6	37.9	21.1
二级医院					
2015	184.1	85.0	39.2	46.2	21.3
2017	190.6	85.5	40.6	44.9	21.3
2018	197.1	84.3	42.1	42.8	21.4
2019	204.3	85.2	43.0	41.7	21.0
2020	214.5	90.4	44.1	42.1	20.5
2021	238.4	96.8	49.7	40.6	20.9
2022	241.2	95.5	47.5	39.6	19.7
2023	253.4	98.3	53.9	38.8	21.3

注：本表按当年价格计算。

3-6-19 医院住院病人人均医药费用

指标	住院病人人均医药费/元	药费	检查费	占住院医药费比例/% 药费	检查费
医院合计					
2015	8268.1	3042.0	697.2	36.8	8.4
2017	8890.7	2764.9	791.3	31.1	8.9
2018	9291.9	2621.6	861.3	28.2	9.3
2019	9848.4	2710.5	938.5	27.5	9.5
2020	10619.2	2786.6	1033.7	26.2	9.7
2021	11002.3	2759.4	1099.1	25.1	10.0
2022	10860.6	2640.5	1120.3	24.3	10.3
2023	10315.8	2358.6	1112.8	22.9	10.8
其中：公立医院					
2015	8833.0	3259.6	753.4	36.9	8.5
2017	9563.2	2955.6	864.3	30.9	9.0
2018	9976.4	2781.9	943.3	27.9	9.5
2019	10484.3	2854.4	1021.1	27.2	9.7
2020	11364.3	2953.2	1131.6	26.0	10.0
2021	11673.7	2895.3	1198.3	24.8	10.2
2022	11468.6	2743.4	1218.9	23.9	10.6
2023	10800.2	2407.2	1203.2	22.3	11.1
内：三级医院					
2015	12599.3	4641.6	1078.1	36.8	8.6
2017	13086.7	4024.2	1181.4	30.8	9.0
2018	13313.3	3678.1	1254.9	27.6	9.4
2019	13670.0	3699.9	1321.8	27.1	9.7
2020	14442.0	3749.7	1423.6	26.0	9.9
2021	14283.6	3523.3	1449.1	24.7	10.1
2022	13711.4	3251.7	1437.8	23.7	10.5
2023	12685.3	2788.6	1394.4	22.0	11.0
二级医院					
2015	5358.2	1981.2	456.2	37.0	8.5
2017	5799.1	1812.3	528.2	31.3	9.1
2018	6002.2	1713.1	576.8	28.5	9.6
2019	6232.4	1726.9	624.1	27.7	10.0
2020	6760.5	1765.3	700.1	26.1	10.4
2021	6842.4	1737.6	730.8	25.4	10.7
2022	6790.5	1687.4	770.1	24.8	11.3
2023	6378.2	1515.5	760.5	23.8	11.9

3-6-20　综合医院门诊病人次均医药费用

年份	门诊病人次均医药费/元	药费	检查费	占门诊医药费比例/% 药费	检查费
2015	237.5	109.3	50.1	46.0	21.1
2017	257.4	106.7	55.6	41.5	21.6
2018	271.4	107.5	59.3	39.6	21.9
2019	286.8	113.8	62.4	39.7	21.8
2020	319.6	121.4	71.4	38.0	22.4
2021	318.7	116.0	72.1	36.4	22.6
2022	333.1	123.2	73.4	37.0	22.0
2023	347.5	122.6	81.7	35.3	23.5

3-6-21　综合医院住院病人人均医药费用

年份	住院病人人均医药费/元	药费	检查费	占住院医药费比例/% 药费	检查费
2015	8953.3	3266.6	775.6	36.5	8.7
2017	9735.4	2986.1	894.9	30.7	9.2
2018	10124.6	2793.7	978.7	27.6	9.7
2019	10646.6	2861.5	1056.7	26.9	9.9
2020	11605.0	2994.7	1171.7	25.8	10.1
2021	11919.0	2934.6	1237.8	24.6	10.4
2022	11706.2	2774.8	1260.0	23.7	10.8
2023	11007.2	2414.8	1243.9	21.9	11.3

第四章

社会保障情况

第一节

社会服务情况

4-1-1 历年全国社会服务机构单位数情况 单位：个

年份	提供住宿的社会服务机构数	老年人与残疾人服务机构数	儿童福利机构数
2008	41000		
2009	44000	39671	303
2010	44000	39904	335
2011	46000	42828	397
2012	48000	44304	463
2013	45977	42475	529
2014	37000	33043	545
2015	31187	27752	478
2016	31000	28000	713
2017	32000	29000	656
2018	33000	30000	664
2019	37000	34000	663
2020	40852	38000	735
2021	42534	40000	801
2022	43304	40000	899
2023	43701	41000	971

数据来源：国家统计局。

4-1-2 历年全国提供住宿的民政机构床位数情况

单位：万张

年份	提供住宿的民政机构床位数	养老床位数	精神疾病床位数	儿童福利和救助床位数	其他床位数
1978	16.3	15.7	0.6		
1980	24.2	21.3	2.4	0.5	
1985	49.1	45.5	2.9	0.5	
1990	78.0	73.5	3.7	0.8	
1995	97.6	91.9	4.0	1.1	0.6
2000	113.0	104.5	4.1	1.8	2.6
2001	140.7	114.6	4.2	2.3	19.6
2002	141.5	114.9	4.3	2.5	19.8
2003	142.9	120.6	4.5	2.7	15.1
2004	157.2	139.5	4.5	3.0	10.2
2005	180.7	158.1	4.4	3.2	15.0
2006	204.5	179.6	4.4	3.2	17.3
2007	269.6	242.9	4.7	3.4	18.6
2008	300.3	267.4	5.4	4.3	23.2
2009	326.5	293.5	5.9	4.8	22.3
2010	349.6	316.1	6.1	5.5	21.9
2011	396.4	369.2	6.5	6.8	13.9
2012	449.3	416.5	6.7	8.7	17.4
2013	462.4	429.5	7.4	9.8	15.7
2014	426.0	390.2	8.0	10.8	17.0
2015	393.2	358.2	7.9	10.0	17.1
2016	414.0	378.8	8.4	10.0	16.7
2017	419.6	383.5	8.8	10.3	17.1
2018	408.1	379.4	6.5	9.7	12.7
2019	467.4	438.8	6.5	9.9	12.2
2020	515.4	488.2	6.7	10.1	10.4
2021	530.5	503.6	7.1	9.8	10.0
2022	545.2	518.3	7.2	10.1	9.5
2023	537.8	—	—	—	—

数据来源：国家统计局。2001年起，社会服务机构床位数口径有所调整，除收养性机构床位数外，还包括了救助类机构床位数、社区类机构床位数以及军休所、军供站等机构床位数。

4-1-3　2000—2023年全国居民受社会救助情况

单位：万人

年份	城市居民最低生活保障人数	农村居民最低生活保障人数	农村集中供养五保人数	农村分散供养五保人数
2000	402.6	300.2		
2001	1170.7	304.6		
2002	2064.7	407.8		
2003	2246.8	367.1		
2004	2205.0	488.0		
2005	2234.2	825.0		
2006	2240.1	1593.1		
2007	2272.1	3566.3	138.0	393.3
2008	2334.8	4305.5	155.6	393.0
2009	2345.6	4760.0	171.8	381.6
2010	2310.5	5214.0	177.4	378.9
2011	2276.8	5305.7	184.5	366.5
2012	2143.5	5344.5	185.3	360.3
2013	2064.0	5388.0	183.5	353.8
2014	1877.0	5207.0	174.3	354.8
2015	1701.1	4903.6	162.3	354.4
2016	1480.2	4586.5	139.7	357.2
2017	1261.0	4045.2	99.6	367.2
2018	1007.0	3519.1	86.2	368.8
2019	860.9	3455.4	75.0	364.1
2020	805.1	3620.8	73.9	372.4
2021	737.8	3474.5	69.2	368.1
2022	682.4	3349.6	64.4	370.1
2023	664.0	3399.0	—	—

数据来源：国家统计局。

4-1-4 2000—2022年全国残疾人事业基本情况

年份	城镇残疾人当年安排就业人数/万人	城镇残疾职工参加社会保险人数/万人	扶持贫困残疾人人数/万人次	残疾人实用技术培训/万人次	特殊教育普通高中在校生数/人	高等院校录取残疾考生数/人
2000	26.6					
2001	27.5					
2002	30.2					
2003	32.7					
2004	37.8					
2005	39.1		194.2	71.6		
2006	36.2		176.7	80.8		
2007	39.2	260.8	179.4	77.0	4978	6320
2008	36.8	297.6	179.8	87.0	5464	7305
2009	35.0	287.6	192.3	84.0	6339	7782
2010	32.4	283.2	204.0	85.5	6067	8731
2011	31.8	299.3	211.8	92.3	7207	8027
2012	32.9	280.9	229.9	86.1	7043	8363
2013	36.9	296.7	238.7	85.6	7313	8926
2014	27.8	282.8	233.2	72.6	7227	9542
2015	26.3	—	226.8	72.7	7488	10186
2016	896.1	2370.6	1.4	75.6	7686	9592
2017	942.1	2614.7	0.9	70.6	10059	10818
2019	948.4	2561.2	0.7	59.0	10505	11154
2020	861.7	—	0.4	45.7	10173	13551
2021	881.6	—	0.4	45.7	11847	14559
2022	905.5	—	—	—	11431	15472

数据来源：国家统计局。

4-1-5　历年全国结婚、离婚登记情况

年份	结婚登记/万对	内地居民登记结婚/万对	涉外及港澳台居民登记结婚/万对	离婚登记/万对	粗离婚率/‰
1978	597.8	—	—	28.5	—
1980	—	—	—	—	—
1985	831.3	829.1	2.2	45.8	0.44
1990	951.1	948.7	2.4	80.0	0.69
1995	934.1	929.7	4.4	105.6	0.88
2000	848.5	842.0	6.5	121.3	0.96
2001	805.0	797.1	7.9	125.1	0.98
2002	786.0	778.8	7.3	117.7	0.90
2003	811.4	803.5	7.8	133.0	1.05
2004	867.2	860.8	6.4	166.5	1.28
2005	823.1	816.6	6.4	178.5	1.37
2006	945.0	938.2	6.8	191.3	1.46
2007	991.4	986.3	5.1	209.8	1.59
2008	1098.3	1093.2	5.1	226.9	1.71
2009	1212.4	1207.5	4.9	246.8	1.85
2010	1241.0	1236.1	4.9	267.8	2.00
2011	1302.4	1297.5	4.9	287.4	2.13
2012	1323.6	1318.3	5.3	310.4	2.29
2013	1346.9	1341.4	5.5	350.0	2.57
2014	1306.7	1302.0	4.7	363.7	2.67
2015	1224.7	1220.6	4.1	384.1	2.79
2016	1142.8	1138.6	4.2	415.8	3.02
2017	1063.1	1059.0	4.1	437.4	3.15
2018	1013.9	1009.1	4.8	446.1	3.20
2019	927.3	922.4	4.9	470.1	3.36
2020	814.3	812.6	1.7	433.9	3.09
2021	764.3	762.7	1.6	283.9	2.01
2022	683.5	681.9	1.6	287.9	2.04

数据来源：国家统计局。

4-1-6 2020年分省15岁及以上人口不同婚姻情况

地 区	15岁及以上人口数/人	未婚人口占比/%	有配偶人口占比/%	离婚人口占比/%	丧偶人口占比/%
全 国	**114261590**	**19.2**	**72.7**	**2.4**	**5.7**
北 京	1852002	20.8	72.2	2.8	4.1
天 津	1060933	18.2	73.5	3.2	5.1
河 北	5912499	15.9	76.5	1.8	5.8
山 西	2887300	17.9	74.8	1.8	5.5
内蒙古	2005584	15.1	76.2	2.9	5.8
辽 宁	3633278	15.9	72.9	4.5	6.8
吉 林	1937575	15.1	73.4	4.5	7.0
黑龙江	2637902	16.3	72.1	4.8	6.7
上 海	2183950	20.2	72.2	3.1	4.5
江 苏	6979672	15.6	76.8	1.9	5.7
浙 江	5632551	18.0	75.1	2.3	4.6
安 徽	4877094	17.1	74.6	2.1	6.2
福 建	3188888	18.6	73.7	2.2	5.5
江 西	3786171	21.9	70.8	1.8	5.4
山 东	8231972	16.1	76.2	1.5	6.1
河 南	7532705	20.0	72.6	1.5	5.9
湖 北	5118036	18.9	72.7	2.4	6.0
湖 南	5674153	20.4	70.8	2.4	6.4
广 东	9826600	27.0	67.5	1.8	3.7
广 西	3517749	22.1	68.9	2.1	7.0
海 南	739671	24.4	68.8	1.7	5.1
重 庆	2785011	19.7	70.7	3.4	6.2
四 川	7466650	19.1	71.4	2.9	6.5
贵 州	2769151	20.7	69.6	3.0	6.7
云 南	3899521	22.0	69.5	2.6	5.8
西 藏	250082	31.9	61.1	2.1	4.9
陕 西	3062288	18.2	74.1	1.8	5.9
甘 肃	1910067	17.2	74.2	1.9	6.7
青 海	453713	21.4	69.5	3.6	5.6
宁 夏	564754	17.8	74.7	3.0	4.4
新 疆	1884068	20.2	70.9	3.9	5.0

数据来源：《2020中国人口普查年鉴》。

4-1-7 2020年分省15岁及以上男性人口数及不同婚姻情况人口数比例

地 区	15岁及以上男性人口数/人	未婚男性人口占比/%	有配偶男性人口占比/%	离婚男性人口占比/%	丧偶男性人口占比/%
全 国	57861957	22.6	71.9	2.5	3.0
北 京	936729	22.1	73.6	2.4	1.9
天 津	536096	20.3	74.0	2.9	2.7
河 北	2953612	18.4	76.1	2.1	3.3
山 西	1466370	20.4	74.6	2.1	2.9
内蒙古	1019523	17.7	76.4	3.2	2.8
辽 宁	1809089	18.6	73.3	4.4	3.7
吉 林	958960	17.4	74.1	4.7	3.8
黑龙江	1311679	18.5	72.7	5.1	3.8
上 海	1124762	22.4	72.9	2.8	2.0
江 苏	3512398	18.4	76.5	2.0	3.0
浙 江	2945227	21.3	74.3	2.4	2.0
安 徽	2437492	20.5	73.5	2.5	3.5
福 建	1624272	22.2	73.1	2.3	2.3
江 西	1925679	25.8	69.6	2.1	2.6
山 东	4106966	18.6	76.3	1.7	3.4
河 南	3691317	23.3	71.4	1.7	3.6
湖 北	2608102	22.9	71.2	2.5	3.4
湖 南	2867782	24.3	69.6	2.7	3.4
广 东	5207531	31.7	65.1	1.7	1.5
广 西	1788061	26.9	67.4	2.3	3.4
海 南	387457	29.7	66.4	1.9	2.1
重 庆	1396941	23.1	69.9	3.6	3.5
四 川	3741247	22.4	70.6	3.2	3.8
贵 州	1398043	24.4	68.4	3.5	3.7
云 南	2008907	26.1	67.9	3.0	3.0
西 藏	130455	34.6	61.1	1.5	2.7
陕 西	1544904	21.4	73.1	2.1	3.4
甘 肃	951148	20.3	73.6	2.2	3.8
青 海	230889	24.3	69.2	3.6	2.9
宁 夏	285609	20.2	74.8	2.9	2.1
新 疆	954710	23.7	70.5	3.7	2.0

数据来源:《2020中国人口普查年鉴》。

4-1-8　2020年分省15岁及以上女性人口数
及不同婚姻情况人口数比例

地　　区	15岁及以上女性人口数/人	未婚女性人口占比/%	有配偶女性人口占比/%	离婚女性人口占比/%	丧偶女性人口占比/%
全　　国	**56399633**	**15.7**	**73.5**	**2.2**	**8.5**
北　京	915273	19.4	70.9	3.3	6.4
天　津	524837	16.0	73.0	3.4	7.6
河　北	2958887	13.4	76.8	1.6	8.3
山　西	1420930	15.3	74.9	1.5	8.2
内蒙古	986061	12.4	76.0	2.7	8.8
辽　宁	1824189	13.2	72.4	4.5	9.9
吉　林	978615	12.8	72.8	4.4	10.1
黑龙江	1326223	14.2	71.6	4.6	9.6
上　海	1059188	17.8	71.5	3.4	7.2
江　苏	3467274	12.7	77.1	1.8	8.4
浙　江	2687324	14.3	76.0	2.2	7.5
安　徽	2439602	13.7	75.7	1.8	8.8
福　建	1564616	14.8	74.4	2.1	8.7
江　西	1860492	17.9	72.1	1.6	8.4
山　东	4125006	13.7	76.1	1.3	8.9
河　南	3841388	16.9	73.7	1.3	8.1
湖　北	2509934	14.7	74.3	2.2	8.8
湖　南	2806371	16.4	72.0	2.1	9.5
广　东	4619069	21.7	70.2	1.9	6.2
广　西	1729688	17.1	70.3	1.8	10.8
海　南	352214	18.6	71.4	1.6	8.4
重　庆	1388070	16.2	71.6	3.3	8.9
四　川	3725403	15.7	72.3	2.6	9.4
贵　州	1371108	16.9	70.8	2.5	9.8
云　南	1890614	17.7	71.2	2.3	8.8
西　藏	119627	29.0	61.0	2.7	7.3
陕　西	1517384	14.9	75.1	1.6	8.4
甘　肃	958919	14.1	74.7	1.6	9.6
青　海	222824	18.3	69.8	3.6	8.3
宁　夏	279145	15.4	74.6	3.1	6.8
新　疆	929358	16.6	71.2	4.1	8.1

数据来源：《2020中国人口普查年鉴》。

第二节

养老保障等情况

4-2-1　历年城镇职工基本养老保险基金收入、支出、累计结余情况

单位：亿元

年份	基金收入	基金支出	累计结余
1989	146.7	118.8	68.0
1990	178.8	149.3	97.9
1991	215.7	173.1	144.1
1992	365.8	321.9	220.6
1993	503.5	470.6	258.6
1994	707.4	661.1	304.8
1995	950.1	847.6	429.8
1996	1171.8	1031.9	578.6
1997	1337.9	1251.3	682.8
1998	1459.0	1511.6	587.8
1999	1965.1	1924.9	733.5
2000	2278.5	2115.5	947.1
2001	2489.0	2321.3	1054.1
2002	3171.5	2842.9	1608.0
2003	3680.0	3122.1	2206.5
2004	4258.4	3502.1	2975.0
2005	5093.3	4040.3	4041.0
2006	6309.8	4896.7	5488.9
2007	7834.2	5964.9	7391.4
2008	9740.2	7389.6	9931.0
2009	11490.8	8894.4	12526.1
2010	13419.5	10554.9	15365.3
2011	16894.7	12764.9	19496.6
2012	20001.0	15561.8	23941.3
2013	22680.4	18470.4	28269.2
2014	25309.7	21754.7	31800.0
2015	29340.9	25812.7	35344.8
2016	35057.5	31853.8	38580.0
2017	43309.6	38051.5	43884.6
2018	51167.6	44644.9	50901.3
2019	52918.8	49228.0	54623.3
2020	44375.7	51301.4	48316.6
2021	60454.7	56481.5	52573.6
2022	63324.0	59035.0	56890.0
2023	70506.0	63757.0	63639.0

数据来源：国家统计局。2022年数据来自《2022年度人力资源和社会保障事业发展统计公报》，2023年数据来自《2023年度人力资源和社会保障事业发展统计公报》。

4-2-2 历年失业保险基金收入、支出、累计结余情况

单位：亿元

年份	基金收入	基金支出	累计结余
1989	6.8	2.0	13.6
1990	7.2	2.5	19.5
1991	9.3	3.0	25.7
1992	11.7	5.1	32.1
1993	17.9	9.3	40.8
1994	25.4	14.2	52.0
1995	35.3	18.9	68.4
1996	45.2	27.3	86.4
1997	46.9	36.3	97.0
1998	68.4	51.9	133.4
1999	125.2	91.6	159.9
2000	160.4	123.4	195.9
2001	187.3	156.6	226.2
2002	215.6	186.6	253.8
2003	249.5	199.8	303.5
2004	290.8	211.3	385.8
2005	340.3	206.9	519.0
2006	402.4	198.0	724.8
2007	471.7	217.7	979.1
2008	585.1	253.5	1310.1
2009	580.4	366.8	1523.6
2010	649.8	423.3	1749.8
2011	923.1	432.8	2240.2
2012	1138.9	450.6	2929.0
2013	1288.9	531.6	3685.9
2014	1379.8	614.7	4451.5
2015	1367.8	736.4	5083.0
2016	1228.9	976.1	5333.3
2017	1112.6	893.8	5552.4
2018	1171.1	915.3	5817.0
2019	1284.2	1333.2	4625.4
2020	951.5	2103.0	3354.1
2021	1459.6	1500.0	3312.5
2022	1596.0	2018.0	2891.0
2023	1087.0	1485.0	3213.0

数据来源：国家统计局。2022年数据来自《2022年度人力资源和社会保障事业发展统计公报》，2023年数据来自《2023年度人力资源和社会保障事业发展统计公报》。

4-2-3 历年工伤保险基金收入、支出、累计结余情况

单位：亿元

年份	基金收入	基金支出	累计结余
1989	0.0	0.0	0.0
1990	0.0	0.0	0.0
1991	0.0	0.0	0.0
1992	0.0	0.0	0.0
1993	2.4	0.4	3.1
1994	4.6	0.9	6.8
1995	8.1	1.8	12.7
1996	10.9	3.7	19.7
1997	13.6	6.1	27.7
1998	21.2	9.0	39.5
1999	20.9	15.4	44.9
2000	24.8	13.8	57.9
2001	28.3	16.5	68.9
2002	32.0	19.9	81.1
2003	37.6	27.1	91.2
2004	58.3	33.3	118.6
2005	92.5	47.5	163.5
2006	121.8	68.5	192.9
2007	165.6	87.9	262.6
2008	216.7	126.9	384.6
2009	240.1	155.7	468.8
2010	284.9	192.4	561.4
2011	466.4	286.4	742.6
2012	526.7	406.3	861.9
2013	614.8	482.1	996.2
2014	694.8	560.5	1128.8
2015	754.2	598.7	1285.3
2016	736.9	610.3	1410.9
2017	853.8	662.3	1606.9
2018	913.0	742.0	1784.9
2019	819.4	816.9	1783.2
2020	486.3	820.3	1449.3
2021	951.9	990.2	1411.2
2022	1053.0	1025.0	1440.0
2023	1212.0	1237.0	1415.0

数据来源：国家统计局。2022年数据来自《2022年度人力资源和社会保障事业发展统计公报》，2023年数据来自《2023年度人力资源和社会保障事业发展统计公报》。

4-2-4 历年城镇基本养老保险参保情况 单位：万人

年份	参加养老保险人数	在职职工参加养老保险人数	企业在职职工参加养老保险人数	离退人员参加养老保险人数	企业离退休人员参加养老保险人数
1989	5710.3	4816.9	4816.9	893.4	893.4
1990	6166.0	5200.7	5200.7	965.3	965.3
1995	10979.0	8737.8	8737.8	2241.2	2241.2
2000	13617.4	10447.5	9469.9	3169.9	3016.5
2001	14182.5	10801.9	9733.0	3380.6	3171.3
2002	14736.6	11128.8	9929.4	3607.8	3349.2
2003	15506.7	11646.5	10324.5	3860.2	3556.9
2004	16352.9	12250.3	10903.9	4102.6	3775.0
2005	17487.9	13120.4	11710.6	4367.5	4005.2
2006	18766.3	14130.9	12618.0	4635.4	4238.6
2007	20136.9	15183.2	13690.6	4953.7	4544.0
2008	21891.1	16587.5	15083.4	5303.6	4868.0
2009	23549.9	17743.0	16219.0	5806.9	5348.0
2010	25707.3	19402.3	17822.7	6305.0	5811.6
2011	28391.3	21565.0	19970.0	6826.2	6314.0
2012	30426.8	22981.1	21360.9	7445.7	6910.9
2013	32218.4	24177.3	22564.7	8041.0	7484.8
2014	34124.4	25531.0	23932.3	8593.4	8013.6
2015	35361.2	26219.2	24586.8	9141.9	8536.5
2016	37929.7	27826.3	25239.6	10103.4	9023.9
2017	40293.3	29267.6	25856.3	11025.7	9460.4
2018	41901.6	30104.0	26502.6	11797.7	9980.5
2019	43487.0	31177.5	27508.7	12310.4	10396.3
2020	45621.1	32858.7	29123.6	12762.3	10784.2
2021	48074.0	34917.1	31101.5	13157.0	11126.5
2022	50355.0	36711.0	32871.5	13644.0	11530.9
2023	52121.0	—	—	—	—

数据来源：国家统计局。

4-2-5　历年城乡居民社会养老保险情况

年份	城乡居民社会养老保险参保人数/万人	城乡居民社会养老保险实际领取待遇人数/万人	城乡居民社会养老保险基金收入/亿元	城乡居民社会养老保险基金支出/亿元	城乡居民社会养老保险累计结余/亿元
2012	48369.5	13382.2	1829.2	1149.7	2302.2
2013	49750.1	14122.3	2052.3	1348.3	3005.7
2014	50107.5	14312.7	2310.2	1571.2	3844.6
2015	50472.2	14800.3	2854.6	2116.7	4592.3
2016	50847.1	15270.3	2933.3	2150.5	5385.2
2017	51255.0	15597.9	3304.2	2372.2	6317.6
2018	52391.7	15898.1	3837.7	2905.5	7250.3
2019	53266.0	16031.9	4107.0	3114.3	8249.2
2020	54243.8	16068.2	4852.9	3355.1	9758.6
2021	54797.4	16213.3	5338.6	3715.0	11396.4
2022	54952.3	16464.2	5609.3	4044.3	12961.7
2023	54522.0	—	—	—	—

数据来源：国家统计局。

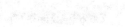

第三节

医疗保障情况

4-3-1　2018—2023年医疗保障基本情况

指标	2018	2019	2020	2021	2022	2023
基本医疗保险						
年末参保人数/万人	134459	135407	136131	136425	134592	133387
基金收入/亿元	21384	24421	24846	28732	30922	33355
基金支出/亿元	18750	20854	21032	24048	24579	28140
基金累计结余/亿元	23440	27697	31500	36178	42640	—
职工基本医疗保险						
年末参保人数/万人	31681	32924	34455	35431	36242	37094
基金收入/亿元	13538	15845	15732	19008	20637	22881
基金支出/亿元	10707	12663	12867	14752	15158	17718
基金累计结余/亿元	18750	21982	25424	29462	35004	26406
在岗职工年末参保人数/万人	23308	24224	25429	26107	26607	—
退休人员年末参保人数/万人	8373	8700	9026	9324	9636	—
城乡居民医疗保险						
年末参保人数/万人	89736	102483	101676	101002	98328	96293
基金收入/亿元	7846	8576	9115	9725	10061	10475
基金支出/亿元	7116	8191	8165	9296	9273	10423
基金累计结余/亿元	4372	5143	6077	6718	21470	—
生育保险						
年末参保人数/万人	20434	21417	23567	23851	24608	24907
基金收入/亿元	756	861	—	—	—	—
基金支出/亿元	738	792	903	852	892	1069
基金累计结余/亿元	574	619	—	—	—	—

　　数据来源：国家医疗保障局，医疗保障事业发展统计快报，2020年后基本医疗保险基金、职工基本医疗保险基金收入、支出、结余包含生育保险。

4-3-2　全国基本医疗保险参保总体情况

年份	参保总人数/万人	职工医保参保人数/万人	城乡居民医保参保人数/万人	新农合参保人数/亿人
1998	1879	1879	—	—
1999	2065	2065	—	—
2000	3787	3787	—	—
2001	7286	7286	—	—
2002	9401	9401	—	—
2003	10902	10902	—	—
2004	20404	12404	—	0.8
2005	31683	13783	—	1.8
2006	56732	15732	—	4.1
2007	94911	18020	4291	7.3
2008	113322	19996	11826	8.2
2009	123447	21937	18210	8.3
2010	126863	23735	19528	8.4
2011	130543	25227	22116	8.3
2012	134141	26486	27156	8.1
2013	137273	27443	29629	8.0
2014	133347	28296	31451	7.4
2015	133582	28893	37689	6.7
2016	74392	29532	44860	—
2017	117681	30323	87359	—
2018	134459	31681	102778	—
2019	135407	32925	102483	—
2020	136131	34455	101676	—
2021	13297	35431	100866	—
2022	134592	36243	98349	—
2023	133387	37094	96293	—

注：2016年、2017年，不含未整合的新农合参保，2018年起，城乡居民医保数据含整合后的新农合参保。

数据来源：《全国医疗保障事业发展统计公报》。

4-3-3　全国基本医疗保险基金总体情况　单位：亿元

年份	基金收入			基金支出			累计结存
	合计	职工	居民	合计	职工	居民	合计
1998	60.6	—	—	53.3	—	—	20.0
1999	89.9	—	—	69.1	—	—	57.6
2000	170.0	—	—	124.5	—	—	109.8
2001	383.6	—	—	244.1	—	—	253.0
2002	607.8	—	—	409.4	—	—	450.7
2003	890.0	—	—	653.9	—	—	670.6
2004	1140.5	—	—	862.2	—	—	957.9
2005	1405.3	—	—	1078.7	—	—	1278.1
2006	1747.1	—	—	1276.7	—	—	1752.4
2007	2257.2	2214.2	43.0	1561.8	1551.7	10.1	2476.9
2008	3040.4	2885.5	154.9	2083.6	2019.7	63.9	3431.7
2009	3671.9	3420.3	251.6	2797.4	2630.1	167.3	4275.9
2010	4308.9	3955.4	353.5	3538.1	3271.6	266.5	5047.1
2011	5539.2	4945.0	594.2	4431.4	4018.3	413.1	6180.0
2012	6938.7	6061.9	876.8	5543.6	4868.5	675.1	7644.5
2013	8248.3	7061.6	1186.6	6801.0	5829.9	971.1	9116.5
2014	9687.2	8037.9	1649.3	8133.6	6696.6	1437.0	10644.8
2015	11192.9	9083.5	2109.4	9312.1	7531.5	1780.6	12542.8
2016	13084.3	10273.7	2810.5	10767.1	8286.7	2480.4	14964.3
2017	17931.6	12278.3	5653.3	14421.7	9466.9	4954.8	19385.6
2018	21384.2	13537.9	7846.4	17822.5	10706.6	7115.9	23439.9
2019	23695.2	15119.8	8575.5	20206.7	12015.7	8191.0	27124.5
2020	24846.1	15731.6	9114.5	21032.1	12867.0	8165.1	31500.0
2021	28732.0	19007.5	9724.5	24048.2	14751.8	9296.4	36178.3
2022	30922.2	20793.3	10128.9	24597.2	15243.8	9353.4	42639.9

注：2007年以前基金收入为城镇职工基本医疗保险数据。2007年及以后基本医疗保险基金中包括职工基本医疗保险和城乡居民基本医疗保险。2020年职工基本医疗保险与生育保险合并实施，统一核算，与以往年度统计口径有差异。

数据来源：《2022年中国医疗保障统计年鉴》。

4-3-4 2021年各地区基本医疗保险基金收支情况

单位：亿元

地区	基金收入			基金支出		
	合计	职工	居民	合计	职工	居民
全 国	**28732.0**	**19007.5**	**9724.5**	**24048.2**	**14751.8**	**9296.4**
北 京	1786.1	1672.5	113.6	1465.6	1358.8	106.8
天 津	440.0	386.6	53.4	385.4	324.1	61.3
河 北	1130.6	608.0	522.5	931.4	462.1	469.3
山 西	566.0	322.5	243.5	460.3	244.2	216.0
内蒙古	432.5	279.9	152.6	342.6	209.2	133.3
辽 宁	810.4	608.8	201.6	698.8	499.1	199.7
吉 林	367.4	226.2	141.2	306.8	175.9	130.9
黑龙江	551.3	379.9	171.5	477.4	308.0	169.4
上 海	1829.1	1730.5	98.6	1133.3	1038.0	95.2
江 苏	2176.3	1614.7	561.6	1854.1	1315.1	539.0
浙 江	2032.6	1549.5	483.1	1632.5	1174.6	457.8
安 徽	906.8	417.8	489.0	817.8	328.1	489.7
福 建	715.4	447.9	267.5	618.7	357.8	260.9
江 西	672.1	268.9	403.3	616.8	225.6	391.2
山 东	1921.5	1223.6	698.0	1827.6	1118.1	709.6
河 南	1399.0	614.7	784.2	1275.1	493.4	781.7
湖 北	1001.9	598.0	403.9	861.6	469.0	392.6
湖 南	956.0	453.2	502.8	806.2	347.9	458.3
广 东	2573.2	1890.5	682.6	2199.3	1572.9	626.4
广 西	731.0	321.4	409.6	677.3	257.9	419.4
海 南	197.2	123.6	73.6	141.4	86.0	55.5
重 庆	605.5	401.6	203.9	504.7	290.7	214.0
四 川	1554.6	962.0	592.6	1247.3	674.2	573.1
贵 州	588.0	261.4	326.6	489.0	187.4	301.6
云 南	760.4	388.4	372.0	640.3	298.9	341.3
西 藏	87.5	63.6	23.9	40.9	25.7	15.2
陕 西	695.6	415.0	280.6	629.8	351.0	278.7
甘 肃	402.7	201.6	201.1	318.8	145.9	172.9
青 海	139.1	94.9	44.2	110.1	66.9	43.2
宁 夏	127.8	78.2	49.7	101.5	54.8	46.7
新 疆	574.5	402.3	172.2	435.8	290.3	145.5

数据来源：《2022年中国医疗保障统计年鉴》。

4-3-5　2021年各地区基本医疗保险基金结存情况

单位：亿元

地区	当年结余			累计结存			
	合计	职工	居民	合计	职工医保统筹资金	职工医保个人账户	城乡居民
全　国	4683.8	4255.7	428.1	36178.3	17691.4	11770.4	6716.6
北　京	320.5	313.7	6.8	1674.2	1611.0	2.1	61.1
天　津	54.6	62.6	-8.0	467.7	245.9	128.4	93.5
河　北	199.2	146.0	53.2	1385.0	618.8	449.3	316.9
山　西	105.8	78.2	27.5	671.8	200.2	308.5	163.1
内蒙古	90.0	70.7	19.3	596.5	297.3	182.2	117.1
辽　宁	111.6	109.7	1.9	881.3	341.5	337.9	201.8
吉　林	60.6	50.3	10.3	542.5	271.3	142.4	128.8
黑龙江	73.9	71.9	2.0	782.1	312.7	277.1	192.3
上　海	695.9	692.5	3.4	3903.4	2410.9	1465.1	27.3
江　苏	322.2	299.6	22.7	2625.7	1118.2	1230.7	276.9
浙　江	400.1	374.9	25.2	2860.2	1712.8	886.5	261.0
安　徽	88.9	89.7	-0.8	867.5	371.0	261.4	235.2
福　建	96.7	90.0	6.7	963.6	356.9	497.1	109.6
江　西	55.3	43.3	12.1	730.9	257.1	175.4	298.5
山　东	93.9	105.6	-11.6	1759.2	1019.9	315.5	423.9
河　南	123.9	121.3	2.5	1200.3	389.9	490.3	320.1
湖　北	140.3	129.0	11.3	1042.8	315.8	438.5	288.5
湖　南	149.8	105.3	44.5	1060.5	373.0	394.4	293.1
广　东	373.9	317.6	56.3.	4042.1	2012.5	1300.8	728.9
广　西	53.7	63.5	-9.8	913.9	256.9	256.5	400.5
海　南	55.8	37.6	18.1	277.8	204.2	11.1	62.5
重　庆	100.8	110.8	-10.1	615.7	140.9	304.4	170.5
四　川	307.3	287.7	19.6	2250.4	1187.0	562.4	501.1
贵　州	98.9	74.0	24.9	647.2	214.2	165.4	267.6
云　南	120.2	89.5	30.7	853.9	321.1	292.8	240.0
西　藏	46.5	37.9	8.7	194.2	137.9	36.9	19.4
陕　西	65.9	63.9	1.9	770.7	274.9	330.7	165.1
甘　肃	83.9	55.7	28.2	376.4	152.4	106.1	117.9
青　海	28.9	28.0	1.0	215.2	63.1	105.7	46.5
宁　夏	26.3	23.4	2.9	178.3	119.1	21.6	37.5
新　疆	138.7	111.9	26.7	827.2	383.1	293.4	150.7

数据来源：《2022年中国医疗保障统计年鉴》。

4-3-6 全国职工基本医疗保险医疗费支出情况

单位：亿元

年份	普通门（急）诊费用	门诊慢特病费用	住院费用	个人账户在药店购药费用
2013	1788.7	577.7	3779.5	—
2014	2091.4	671.7	4319.8	—
2015	2306.0	769.0	4813.0	—
2016	2565.5	844.4	5354.3	—
2017	2824.4	932.9	5813.3	—
2018	3123.3	1068.2	6303.3	—
2019	3517.5	1298.3	7155.6	2029.4
2020	3254.9	1346.3	6680.0	2076.0
2021	3763.6	1533.1	7639.8	2060.9

数据来源：《2022中国医疗保障统计年鉴》。

4-3-7 历年试点地区长期护理保险情况

年份	参保人数/万人	享受待遇人数/人	基金收入/万元	基金支出/万元
2017	4468.7	75252.0	310039.3	57696.1
2018	7691.0	276075.0	1704695.7	827465.8
2019	9815.2	747340.0	1768532.9	1120442.1
2020	10835.3	835094.0	1961373.2	1313767.2
2021	14460.7	835094.0	1961373.2	1313767.2

数据来源：《2022年中国医疗保障统计年鉴》。

4-3-8　地区城乡居民基本医疗保险医疗费支出情况

单位：亿元

年份/地区	医疗费合计	普通门（急）诊医疗费	门诊慢特病医疗费	住院医疗费
2020	**14080.4**	**1473.4**	**1020.3**	**11586.7**
2021	**12936.5**	**3763.6**	**1533.1**	**7639.8**
北　京	1103.2	674.0	59.0	370.2
天　津	382.0	158.7	76.7	146.6
河　北	384.3	71.7	51.6	261.0
山　西	151.9	24.5	22.6	104.9
内蒙古	171.5	31.8	21.1	118.6
辽　宁	472.4	83.6	62.3	326.6
吉　林	207.6	27.0	27.0	153.7
黑龙江	272.4	40.4	32.8	199.2
上　海	1118.2	506.5	61.9	549.8
江　苏	1240.9	405.9	130.6	704.4
浙　江	1218.3	579.2	85.5	553.6
安　徽	284.4	45.2	47.1	192.0
福　建	313.2	110.2	41.5	161.6
江　西	224.1	35.7	33.5	154.9
山　东	799.6	93.6	141.6	564.4
河　南	394.1	48.7	40.7	304.7
湖　北	447.2	79.4	57.3	310.6
湖　南	302.8	26.7	31.1	245.0
广　东	1106.8	283.9	147.2	675.7
广　西	201.2	39.1	19.2	142.9
海　南	62.1	0.0	9.7	52.5
重　庆	338.0	79.1	63.0	195.9
四　川	573.8	113.5	82.2	378.1
贵　州	163.0	27.2	21.8	114.1
云　南	227.3	46.3	37.3	143.6
西　藏	15.8	5.0	2.2	8.7
陕　西	291.4	46.9	59.2	185.4
甘　肃	108.2	18.9	13.8	75.4
青　海	45.7	13.6	2.7	29.5
宁　夏	41.7	9.1	7.8	24.8
新　疆	273.3	38.2	43.4	191.7

数据来源：《2022年中国医疗保障统计年鉴》。

4-3-9 2018—2021年城乡居民医保人均筹资水平

单位：元/（人·年）

地区	2018	2019	2020	2021
全 国	**723**	**782**	**833**	**889**
北　京	1640	1606	2724	2598
天　津	1082	1058	833	855
河　北	673	755	794	788
山　西	670	716	798	851
内蒙古	708	751	850	899
辽　宁		758	908	847
吉　林		757	673	684
黑龙江	723	756	830	860
上　海	2319	2517	2643	2682
江　苏	823	925	976	1069
浙　江	1057	1296	1393	1457
安　徽	674	702	792	837
福　建	684	744	799	878
江　西	710	750	814	896
山　东	700	730	835	886
河　南	670	657	706	788
湖　北	690	757	791	840
湖　南	670	711	773	816
广　东	778	736	819	944
广　西	670	739	776	847
海　南	621	815	797	853
重　庆	670	728	813	886
四　川	681	763	793	852
贵　州	610	685	787	835
云　南	683	772	804	836
西　藏		141	614	629
陕　西	687	1178	754	819
甘　肃	618	786	803	870
青　海	776	867	896	951
宁　夏	685	766	820	866
新　疆	719	759	861	910

4-3-10　全国职工基本医疗保险异地就医待遇享受情况

年份	异地就医人数/万人	异地就医/万人次	普通门（急）诊人次	门诊慢特病人次	出院人次
2012	370.4	1107.9	660.1	144.8	303.0
2013	430.9	1515.0	998.1	178.0	338.9
2014	511.1	1897.5	1316.9	217.2	363.3
2015	548.0	2297.0	1637.0	268.0	392.0
2016	599.5	2771.5	2002.7	327.5	441.3
2017	739.6	3799.1	2965.8	355.6	477.7
2018	806.5	3656.1	2698.7	408.0	549.5
2019	984.1	4372.3	3215.9	503.4	653.0
2020	1002.9	4831.1	3730.9	491.3	608.9
2021	1462.7	6433.8	4930.4	717.5	785.9

数据来源：《2022年中国医疗保障统计年鉴》。

4-3-11　全国城乡居民基本医疗保险异地就医待遇享受情况

年份	异地就医人数/万人	异地就医/万人次	普通门（急）诊人次	门诊慢特病人次	出院人次
2012	140.9	281.1	70.1	45.9	165.1
2013	317.8	596.9	292.6	44.5	259.8
2014	461.4	858.1	457.7	80.0	320.5
2015	609.0	1223.0	685.0	146.0	392.0
2016	783.4	1645.0	959.7	136.0	549.4
2017	1130.1	3391.1	1272.5	237.5	1881.1
2018	1238.8	2876.4	1161.2	355.1	1360.1
2019	1652.5	5417.6	2840.9	629.0	1947.7
2020	1260.4	3407.4	1460.4	411.9	1535.1
2021	1530.6	4317.7	2078.1	612.7	1626.8

数据来源：《2022年中国医疗保障统计年鉴》。

4-3-12 2021年各地区医疗救助资金使用情况

单位：万元

地区	救助总金额	住院救助资金数	门诊救助资金数	其他有关部门资助参加基本医疗保险资金数	其他有关部门实施直接救助资金数
全 国	**6198959**	**3254852**	**625705**	**425805**	**41487**
北 京	35467	21992	9404	0	0
天 津	25634	10066	10580	0	0
河 北	232327	111518	34533	3008	1
山 西	71912	45821	2654	6139	961
内蒙古	105714	75253	9032	2901	32
辽 宁	109168	58949	11927	2058	0
吉 林	56668	25667	9125	1612	0
黑龙江	152865	88376	16007	9201	0
上 海	68420	36044	24148	0	0
江 苏	434951	201584	97988	12244	638
浙 江	200642	88306	44164	1709	2062
安 徽	394465	207579	49470	19668	0
福 建	155563	58756	22036	41696	0
江 西	277279	146459	38072	63988	9960
山 东	281409	150986	23169	48264	1925
河 南	242911	152418	9909	7166	2288
湖 北	313333	187458	28715	19579	681
湖 南	282152	126080	17336	49387	13238
广 东	393610	229357	57774	9932	102
广 西	278387	165868	25003	17935	3388
海 南	47509	18824	2419	9690	0
重 庆	182578	86122	20320	34318	0
四 川	502679	230007	15662	17198	1329
贵 州	318069	159846	9108	27164	3920
云 南	285642	134064	3787	12510	0
西 藏	22117	7738	861	2779	0
陕 西	156931	126666	10848	0	0
甘 肃	248642	138289	5265	5143	654
青 海	56556	32276	4697	0	0
宁 夏	51385	18416	3001	0	0
新 疆	213972	114067	8691	516	310

数据来源：《2022年中国医疗保障统计年鉴》。

4-3-13　2010—2021年医疗救助资金使用情况

单位：万元

年份	救助总金额	医疗救助资助参加基本医疗保险资金数	住院救助资金数	门诊救助资金数	其他有关部门资助参加基本医疗保险资金数	其他有关部门实施直接救助资金数
2010	1577623	—	—	—	—	—
2011	2162502	—	—	—	—	—
2012	2306113	—	1435332	227808	—	—
2013	2574119	—	1572558	232039	—	—
2014	2839872	—	1801586	239709	—	—
2015	3036690	394921	1908143	237572	71529	222106
2016	3323311	467758	2042239	285219	72446	165572
2017	3761500	597713	2363847	297043	142011	234363
2018	4246277	1026749	2644317	325920	156240	93052
2019	5022489	1348499	2930056	412276	240586	91073
2020	5468373	1601319	3003775	519827	289311	54140
2021	6198959	1851110	3254852	625705	425805	41487

数据来源：《2022年中国医疗保障统计年鉴》。

4-3-14　2015—2021年职工医疗互助收支情况

单位：万元

年份	互助金收入	互助金支出
2015	248842.4	231376.4
2016	369996.5	295175.0
2017	507548.6	434905.3
2018	582514.5	466284.4
2019	170785.0	—
2020	465225.4	403068.8
2021	702264.3	461822.3

数据来源：《2022年中国医疗保障统计年鉴》。

第四节

商业保险情况

4-4-1　全国商业健康保险情况

年份	开展保险机构数/个	保费收入/亿元	理赔支出/亿元
2007	62	384	117
2008	81	586	175
2009	89	574	217
2010	93	574	232
2011	96	692	360
2012	106	863	298
2013	115	1123	411
2014	117	1587	571
2015	124	2410	763
2016	136	4042	1001
2017	149	4389	1295
2018	156	5448	1744
2019	157	7066	2351
2020	158	8173	2921
2021	157	8755	4085

数据来源:《2022年中国医疗保障统计年鉴》。

4-4-2　2018—2023年全国各地区原保险保费
总收入情况

单位：亿元

地区	2018	2019	2020	2021	2022	2023
全国合计	38017	42645	45257	44900	46957	51247
集团、总公司本级	78	52	61	37	42	43
北　京	1793	2076	2303	2527	2758	3205
天　津	560	618	672	660	670	731
河　北	1791	1989	2089	1995	2043	2136
辽　宁	853	919	970	980	1001	1118
大　连	335	371	369	378	401	451
上　海	1406	1720	1865	1971	2095	2471
江　苏	3317	3750	4015	4051	4318	4790
浙　江	1953	2251	2477	2485	2713	3099
宁　波	321	376	391	375	416	455
福　建	871	948	1006	1052	1104	1212
厦　门	211	227	236	243	270	297
山　东	2519	2751	2972	2816	2908	3100
青　岛	439	487	511	4622	502	541
广　东	3472	4112	4199	4513	4367	4836
深　圳	1192	1384	1454	1427	1528	1720
海　南	183	203	206	198	201	210
山　西	825	883	933	998	1013	1107
吉　林	630	679	710	691	678	721
黑龙江	899	952	987	995	982	1026
安　徽	1210	1349	1404	1380	1418	1495
江　西	754	835	928	910	972	1008
河　南	2263	2431	2506	2360	2370	2400
湖　北	1471	1729	1854	1878	1952	2118
湖　南	1255	1396	1513	1509	1614	1694
重　庆	806	916	988	966	981	1056
四　川	1958	2149	2274	2205	2298	2484
贵　州	446	489	512	496	504	538
云　南	668	742	756	690	725	760
西　藏	34	37	40	40	39	47
陕　西	969	1033	1103	1052	1102	1193
甘　肃	399	444	485	490	491	534
青　海	88	98	104	107	106	118
宁　夏	183	198	211	211	216	245
新　疆	577	654	682	686	681	724
内蒙古	660	730	740	646	667	719
广　西	629	665	734	781	810	845

4-4-3　2018—2023年全国各地区原保险保费
财产险收入情况

单位：亿元

地区	2018	2019	2020	2021	2022	2023
全国合计	**10770**	**11649**	**11929**	**11671**	**12712**	**13607**
集团、总公司本级	73	47	53	31	31	28
北　京	423	455	441	443	479	518
天　津	144	152	164	154	157	167
河　北	530	573	592	545	591	626
辽　宁	258	284	300	289	311	328
大　连	81	88	86	83	93	97
上　海	485	525	509	524	555	640
江　苏	859	941	993	1002	1124	1193
浙　江	674	734	766	745	819	881
宁　波	153	166	174	176	191	198
福　建	235	260	261	257	280	292
厦　门	80	79	76	71	79	80
山　东	620	663	686	668	721	764
青　岛	129	127	141	144	154	143
广　东	927	1071	1010	1019	1148	1237
深　圳	344	362	363	377	418	443
海　南	64	71	72	74	79	86
山　西	213	227	238	231	249	267
吉　林	173	184	188	171	187	200
黑龙江	188	202	210	199	218	239
安　徽	409	453	471	437	487	514
江　西	240	260	277	265	304	328
河　南	497	532	571	550	579	618
湖　北	352	398	370	380	423	463
湖　南	357	398	409	391	430	465
重　庆	203	220	230	214	227	244
四　川	492	513	548	557	598	634
贵　州	208	223	225	215	230	245
云　南	276	297	296	262	277	286
西　藏	22	25	27	27	28	32
陕　西	230	217	238	255	273	294
甘　肃	126	138	144	131	140	151
青　海	37	42	44	45	45	51
宁　夏	64	68	68	65	71	79
新　疆	191	225	235	229	232	250
内蒙古	194	213	217	205	223	242
广　西	219	217	233	241	261	284

4-4-4 2018—2023年全国各地区原保险保费
寿险收入情况

单位：亿元

地区	2018	2019	2020	2021	2022	2023
全国合计	**20723**	**22754**	**23982**	**23572**	**24519**	**27646**
集团、总公司本级	0	0	0	0	0	0
北　京	990	1163	1334	1499	1724	2080
天　津	329	355	382	372	385	442
河　北	980	1062	1102	1045	1040	1118
辽　宁	468	473	485	495	484	565
大　连	209	230	221	230	244	289
上　海	620	839	1000	1048	1132	1412
江　苏	1985	2215	2348	2345	2466	2829
浙　江	982	1159	1281	1288	1400	1683
宁　波	132	164	162	145	171	198
福　建	467	478	506	541	562	645
厦　门	95	107	114	122	142	166
山　东	1443	1514	1614	1473	1504	1649
青　岛	229	260	260	210	239	286
广　东	1947	2303	2368	2283	2332	2678
深　圳	625	709	695	638	691	844
海　南	90	90	89	80	83	91
山　西	487	492	517	579	579	652
吉　林	348	348	354	349	330	364
黑龙江	546	527	528	549	522	534
安　徽	612	658	657	657	646	688
江　西	381	395	446	444	475	487
河　南	1349	1379	1368	1264	1279	1308
湖　北	841	975	1095	1087	1096	1193
湖　南	677	710	761	749	818	876
重　庆	450	506	539	519	520	578
四　川	1155	1231	1258	1173	1211	1315
贵　州	162	172	183	181	176	197
云　南	278	293	286	252	271	300
西　藏	4	5	5	5	5	6
陕　西	604	639	666	598	620	673
甘　肃	204	213	238	258	260	284
青　海	35	38	40	42	42	48
宁　夏	83	88	97	101	102	123
新　疆	271	289	299	304	299	326
内蒙古	352	376	360	302	304	339
广　西	293	299	326	346	363	380

4-4-5　2018—2023年全国各地区原保险保费
意外险收入情况

单位：亿元

地区	2018	2019	2020	2021	2022	2023
全国合计	**1076**	**1175**	**1174**	**1210**	**1073**	**959**
集团、总公司本级	4	4	3	4	3	2
北　京	65	58	66	62	49	48
天　津	14	18	20	18	13	11
河　北	35	38	40	44	43	35
辽　宁	18	19	21	21	19	17
大　连	6	7	8	8	7	6
上　海	85	91	75	75	56	52
江　苏	78	85	87	94	87	71
浙　江	60	66	62	63	60	57
宁　波	8	9	10	11	11	10
福　建	28	29	29	30	26	23
厦　门	7	7	7	7	6	5
山　东	55	62	62	69	63	56
青　岛	9	10	11	11	11	11
广　东	119	129	128	139	122	105
深　圳	54	66	47	45	38	36
海　南	6	8	7	6	5	5
山　西	17	19	21	22	20	19
吉　林	12	14	15	16	12	11
黑龙江	17	18	18	17	15	14
安　徽	26	31	35	37	35	28
江　西	18	22	25	25	23	19
河　南	48	52	53	52	46	41
湖　北	40	44	42	43	39	35
湖　南	32	35	40	41	37	34
重　庆	23	26	27	26	22	20
四　川	51	56	58	61	56	52
贵　州	18	19	19	21	19	14
云　南	23	25	26	28	26	24
西　藏	4	3	3	3	2	3
陕　西	21	25	24	24	22	20
甘　肃	12	13	14	14	13	12
青　海	3	3	3	3	3	3
宁　夏	5	6	6	7	7	6
新　疆	19	18	18	18	17	18
内蒙古	14	15	16	16	14	14
广　西	23	25	28	29	26	23

4-4-6　2018—2023年全国各地区原保险保费
健康险收入情况　　　　单位：亿元

地区	2018	2019	2020	2021	2022	2023
全国合计	**5448**	**7066**	**8173**	**8447**	**8653**	**9035**
集团、总公司本级	1	1	5	3	8	14
北　京	316	401	462	522	507	559
天　津	72	92	106	116	116	112
河　北	246	317	355	361	369	357
辽　宁	110	142	164	175	187	209
大　连	39	47	54	57	57	59
上　海	216	265	281	324	352	366
江　苏	395	509	586	610	641	697
浙　江	237	292	369	389	433	477
宁　波	28	37	45	43	44	49
福　建	141	182	210	224	236	251
厦　门	28	33	39	43	43	46
山　东	402	511	609	607	620	632
青　岛	73	89	100	96	98	101
广　东	480	609	694	712	765	817
深　圳	169	248	348	367	381	397
海　南	23	33	38	38	33	28
山　西	108	146	157	167	164	168
吉　林	97	133	153	156	149	147
黑龙江	149	205	231	231	226	240
安　徽	163	207	241	249	250	264
江　西	114	158	180	176	170	175
河　南	369	468	515	494	465	433
湖　北	238	312	347	369	395	426
湖　南	189	254	304	328	329	318
重　庆	131	164	191	206	213	215
四　川	260	348	409	414	433	482
贵　州	58	75	84	80	80	81
云　南	91	127	149	148	150	151
西　藏	3	4	4	4	4	6
陕　西	115	152	174	176	188	206
甘　肃	57	80	89	87	78	87
青　海	13	16	17	17	16	17
宁　夏	31	36	40	38	36	36
新　疆	96	122	130	135	134	129
内蒙古	100	126	148	123	126	125
广　西	94	124	147	165	159	157

第五章

医药产业与科技创新

第一节

医药产业情况

5-1-1　2018—2022年医药企业批发零售情况

指标	2018	2019	2020	2021	2022
医药及医疗器械批发					
法人企业数/个	9053	10893	12710	14247	15848
年末从业人数/人	760685	849013	874475	913223	946288
营业收入/亿元	26108.70	32067.11	33831.03	38878.99	42845.36
医药及医疗器械专门零售					
法人企业数/个	4746	5227	5580	5922	6317
年末从业人数/人	608088	653551	719636	776316	807005
营业收入/亿元	4281.08	4271.61	4631.97	4797.75	5287.74
西药零售					
法人企业数/个	3791	4255	4589	4833	5128
年末从业人数/人	553993	595284	664129	716286	744700
营业收入/亿元	3825.74	3730.74	4218.51	4346.76	4792.58

5-1-2　2023年分省药品生产企业许可情况

单位：家

地区	药品生产企业许可数	截至2023年底生产企业数量					
		原料药和制剂	生产化学药企业	生产中药企业（含饮片）	生产中成药企业	医用气体	特殊药品
全　国	8460	5652	4494	4752	2418	712	242
北　京	286	216	160	133	74	7	10
天　津	112	98	70	47	36	7	9
河　北	427	251	204	244	95	37	7
山　西	166	115	100	99	71	28	24
内蒙古	110	65	48	63	27	18	3
辽　宁	243	183	148	130	86	23	4
吉　林	325	243	198	244	155	19	3
黑龙江	268	194	151	193	126	19	3
上　海	242	221	156	64	47	10	18
江　苏	650	546	489	167	100	46	22
浙　江	453	303	277	132	80	22	5
安　徽	493	222	174	369	89	19	11
福　建	161	109	88	80	41	20	2
江　西	251	152	132	179	93	23	3
山　东	494	363	303	213	109	52	17
河　南	374	248	184	226	109	46	37
湖　北	356	247	184	171	98	46	7
湖　南	248	144	118	157	76	33	5
广　东	671	441	342	375	177	42	8
广　西	237	143	106	181	108	32	3
海　南	162	154	139	65	59	3	5
重　庆	174	113	93	97	42	13	7
四　川	510	303	247	328	146	39	13
贵　州	168	105	61	135	78	18	1
云　南	246	121	88	186	69	32	1
西　藏	49	41	24	29	16	2	0
陕　西	255	183	136	182	128	20	10
甘　肃	176	51	33	148	32	15	1
青　海	49	26	12	41	22	4	2
宁　夏	37	16	11	26	6	4	1
新　疆	64	33	17	46	21	13	0
新疆兵团	3	2	2	2	2	0	0

注：数据来源于药品生产和监管信息直报系统药品生产许可证管理模块。药品生产许可证数量为2020年7月1日前按原分类码发证数量及2020年7月1日后按新分类码发证数量之和。药品生产企业类别依据药品生产许可证上的分类码进行统计，生产多种类别的企业则各类分别统计，如既生产化学药又生产诊断试剂，则分别填入化学药和诊断试剂项中。

数据来源：国家药品监督管理局《药品监督管理统计年度报告》。

5-1-3　2020—2023年分省药品生产企业许可总数

单位：家

地区	2020	2021	2022	2023
全　国	**7690**	**7477**	**7974**	**8460**
北　京	227	257	281	286
天　津	111	110	111	112
河　北	423	408	404	427
山　西	161	149	156	166
内蒙古	111	105	108	110
辽　宁	250	233	243	243
吉　林	335	308	316	325
黑龙江	221	215	248	268
上　海	206	197	217	242
江　苏	578	573	620	650
浙　江	329	427	467	453
安　徽	450	437	470	493
福　建	135	143	150	161
江　西	235	231	235	251
山　东	460	438	466	494
河　南	336	314	345	374
湖　北	331	289	335	356
湖　南	220	215	234	248
广　东	586	580	609	671
广　西	244	187	201	237
海　南	99	119	134	162
重　庆	127	142	161	174
四　川	488	449	476	510
贵　州	168	167	167	168
云　南	248	224	232	246
西　藏	26	26	37	49
陕　西	222	219	235	255
甘　肃	213	164	163	176
青　海	51	50	49	49
宁　夏	35	36	36	37
新　疆	62	60	64	64
新疆兵团	2	5	4	3

5-1-4　2023年分省药品经营企业许可情况　　单位：家

地区	合计	批发		总部连锁		零售
		法人	非法人	企业数量	门店数量	
全　国	**688477**	**13997**	**795**	**6725**	**385594**	**281366**
北　京	5554	219	14	102	2631	2588
天　津	5680	105	28	58	2030	3459
河　北	36677	503	104	514	22067	13489
山　西	18039	219	120	103	7863	9734
内蒙古	19115	218	1	149	9304	9443
辽　宁	28386	368	30	285	15457	12246
吉　林	18049	626	30	379	7358	9686
黑龙江	24429	377	220	273	12490	11069
上　海	4667	155	0	50	4114	348
江　苏	37044	459	20	321	20002	16242
浙　江	26129	653	16	314	14017	11129
安　徽	24776	481	16	295	14064	9920
福　建	13323	256	0	121	5496	7450
江　西	15256	534	8	121	7114	7479
山　东	50224	618	29	698	35570	13309
河　南	34973	671	37	396	18203	15666
湖　北	24517	695	1	239	12848	10734
湖　南	28961	486	28	151	20380	7916
广　东	70009	1446	8	612	32273	35670
广　西	25949	380	22	234	17706	7607
海　南	6225	402	0	34	4064	1725
重　庆	20861	908	11	124	8583	11235
四　川	53354	942	9	494	44656	7253
贵　州	20637	260	8	121	8022	12226
云　南	23848	599	12	117	13215	9905
西　藏	1189	97	0	12	375	705
陕　西	19742	434	30	109	7213	11956
甘　肃	9278	347	20	86	3233	5592
青　海	2343	92	0	35	1482	734
宁　夏	5918	113	3	57	3696	2049
新　疆	11220	236	0	91	8725	2168
新疆兵团	2105	98	0	30	1343	634

数据来源：国家药品监督管理局《药品监督管理统计年度报告》。

5-1-5　2020—2023年分省药品经营企业许可总数

单位：家

地区	2020	2021	2022	2023
全　国	**573295**	**609681**	**643857**	**688477**
北　京	5367	5246	5267	5554
天　津	4842	5060	5125	5680
河　北	29098	31833	33438	36677
山　西	14179	15105	15275	18039
内蒙古	15260	16798	17716	19115
辽　宁	24730	25979	26850	28386
吉　林	15395	15859	16417	18049
黑龙江	22083	23162	23452	24429
上　海	4278	4547	4559	4667
江　苏	30987	32019	34457	37044
浙　江	22030	22609	23826	26129
安　徽	20819	20687	23091	24776
福　建	11314	12158	12590	13323
江　西	13245	14068	14372	15256
山　东	42351	46491	48611	50224
河　南	33153	31181	33308	34973
湖　北	16519	22740	23061	24517
湖　南	22527	23779	26445	28961
广　东	55610	57784	64238	70009
广　西	20391	23631	24379	25949
海　南	5334	5643	5911	6225
重　庆	17881	18581	19401	20861
四　川	47721	49711	51314	53354
贵　州	15709	17698	18248	20637
云　南	21835	22830	23801	23848
西　藏	641	846	955	1189
陕　西	14933	16944	18245	19742
甘　肃	7728	8172	9550	9278
青　海	2088	2060	2190	2343
宁　夏	4672	5233	5686	5918
新　疆	8973	9424	10120	11220
新疆兵团	1602	1803	1959	2105

5-1-6 2023年分省医疗器械生产企业情况

单位：家

地区	合计	一类备案凭证数量	仅二类许可证数量	仅三类许可证数量	同时生产二、三类许可证数量
全 国	32313	20659	14612	1020	1818
北 京	1000	451	476	147	182
天 津	691	416	337	30	101
河 北	1794	1411	594	21	24
山 西	396	140	245	3	8
内蒙古	94	27	62	2	3
辽 宁	698	271	391	16	20
吉 林	608	476	291	12	14
黑龙江	360	114	236	4	6
上 海	1097	517	357	176	141
江 苏	4214	2773	1792	210	387
浙 江	2482	1682	1113	48	176
安 徽	1003	544	412	16	34
福 建	560	335	322	5	50
江 西	1040	539	466	11	33
山 东	4093	3531	984	46	125
河 南	1488	1037	771	15	51
湖 北	1483	1090	611	29	60
湖 南	1253	652	858	9	33
广 东	5060	3103	2653	146	218
广 西	421	249	235	0	28
海 南	70	28	41	1	4
重 庆	375	180	250	20	25
四 川	666	316	419	30	45
贵 州	197	126	103	1	3
云 南	223	79	140	1	3
西 藏	24	12	11	1	0
陕 西	653	315	303	16	39
甘 肃	92	159	45	3	5
青 海	36	14	21	1	0
宁 夏	35	10	25	0	0
新 疆	75	36	39	0	0
新疆兵团	32	26	9	0	0

数据来源：国家药品监督管理局《药品监督管理统计年度报告》。

5-1-7　2021—2023年分省医疗器械生产企业总数

单位：家

地区	2021	2022	2023
全　国	**28682**	**32632**	**32313**
北　京	943	959	1000
天　津	575	845	691
河　北	1797	1938	1794
山　西	314	342	396
内蒙古	81	86	94
辽　宁	729	782	698
吉　林	629	552	608
黑龙江	327	381	360
上　海	1045	1063	1097
江　苏	4133	4814	4214
浙　江	2141	2364	2482
安　徽	987	1030	1003
福　建	541	577	560
江　西	1039	1218	1040
山　东	3152	4058	4093
河　南	1104	1393	1488
湖　北	1105	1401	1483
湖　南	902	1085	1253
广　东	4494	4968	5060
广　西	350	387	421
海　南	64	65	70
重　庆	334	361	375
四　川	570	620	666
贵　州	182	174	197
云　南	187	215	223
西　藏	41	10	24
陕　西	645	652	653
甘　肃	105	111	92
青　海	30	34	36
宁　夏	32	35	35
新　疆	68	74	75
新疆兵团	36	38	32

5-1-8 2023年度中国医药工业百强榜单

排名	企业名称	排名	企业名称	排名	企业名称
1	中国医药集团有限公司	19	长春高新技术产业（集团）股份有限公司	37	天津市医药集团有限公司
2	华润医药控股有限公司	20	威高集团有限公司	38	上海罗氏制药有限公司
3	齐鲁制药集团有限公司	21	山东步长制药股份有限公司	39	浙江华海药业股份有限公司
4	上海复星医药（集团）股份有限公司	22	新和成控股集团有限公司	40	山东新华制药股份有限公司
5	中国远大集团有限责任公司	23	珠海联邦制药股份有限公司	41	江苏鱼跃医疗设备股份有限公司
6	石药控股集团有限公司	24	人福医药集团股份公司	42	沈阳三生制药有限责任公司
7	广州医药集团有限公司	25	丽珠医药集团股份有限公司	43	天士力医药集团股份有限公司
8	上海医药（集团）有限公司	26	赛诺菲（中国）投资有限公司	44	费森尤斯卡比（中国）投资有限公司
9	扬子江药业集团有限公司	27	西安杨森制药有限公司	45	云南白药集团股份有限公司
10	修正药业集团股份有限公司	28	北京诺华制药有限公司	46	成都倍特药业股份有限公司
11	江苏恒瑞医药股份有限公司	29	杭州默沙东制药有限公司	47	乐普（北京）医疗器械股份有限公司
12	正大天晴药业集团股份有限公司	30	石家庄以岭药业股份有限公司	48	山东鲁抗医药股份有限公司
13	诺和诺德（中国）制药有限公司	31	鲁南制药集团股份有限公司	49	信达生物制药（苏州）有限公司
14	拜耳医药保健有限公司	32	华北制药集团有限责任公司	50	浙江康恩贝制药股份有限公司
15	四川科伦药业股份有限公司	33	江苏济川控股集团有限公司	51	石家庄四药有限公司
16	江西济民可信集团有限公司	34	深圳市东阳光实业发展有限公司	52	默克制药（江苏）有限公司
17	晖致制药（大连）有限公司	35	江苏豪森药业集团有限公司	53	葵花药业集团股份有限公司
18	阿斯利康制药有限公司	36	普洛药业股份有限公司	54	浙江海正药业股份有限公司

5-1-8　2023年度中国医药工业百强榜单（续）

排名	企业名称	排名	企业名称	排名	企业名称
55	浙江医药股份有限公司	71	烟台绿叶医药控股（集团）有限公司	87	山东齐都药业有限公司
56	青峰医药集团有限公司	72	上海创诺医药集团有限公司	88	仁和（集团）发展有限公司
57	深圳市海普瑞药业集团股份有限公司	73	上海莱士血液制品股份有限公司	89	江苏苏中健康科技有限公司
58	浙江九洲药业股份有限公司	74	四川好医生攀西药业有限责任公司	90	南京健友生化制药股份有限公司
59	华兰生物工程股份有限公司	75	江苏恩华药业股份有限公司	91	山东金城医药集团股份有限公司
60	哈药集团有限公司	76	楚天科技股份有限公司	92	海思科医药集团股份有限公司
61	天津红日药业股份有限公司	77	四川新绿色药业科技发展有限公司	93	朗致集团有限公司
62	先声药业有限公司	78	浙江仙琚制药股份有限公司	94	中国医药健康产业股份有限公司
63	瑞阳制药股份有限公司	79	悦康药业集团股份有限公司	95	河南羚锐制药股份有限公司
64	江苏康缘药业股份有限公司	80	厦门万泰沧海生物技术有限公司	96	深圳信立泰药业股份有限公司
65	东北制药集团股份有限公司	81	成都康弘药业集团股份有限公司	97	烟台东诚药业集团股份有限公司
66	北京泰德制药股份有限公司	82	浙江京新药业股份有限公司	98	山西亚宝投资集团有限公司
67	神威药业集团有限公司	83	健康元药业集团股份有限公司	99	卫材（中国）投资有限公司
68	漳州片仔癀药业股份有限公司	84	上海勃林格殷格翰药业有限公司	100	郑州安图生物工程股份有限公司
69	东富龙科技集团股份有限公司	85	玉溪沃森生物技术有限公司		
70	辰欣科技集团有限公司	86	贵州健兴药业有限公司		

数据来源：2023年《中国医药统计年报》。

第二节

科技创新与信息化

5-2-1　2018—2022年医药科技创新情况

指标	2018	2019	2020	2021	2022
规模以上工业医药制造业经费情况/亿元					
研究与试验发展经费	580.9	609.6	784.6	942.4	1048.9
开发经费支出	652.1	732.5	883.2	1128.6	1269.8
高技术产业专利申请数/件					
医药制造业	21698	23400	29107	31497	—
化学药品制造业	7902	9028	11755	11609	—
中成药制造业	4078	4373	4730	4815	—
生物、生化制品制造业	3480	4044	5036	6085	—
医疗器械及仪器仪表制造业	36172	43994	57185	65699	—
医疗仪器设备及器械制造业	12130	14572	20499	24485	—

数据来源：国家统计局。

5-2-2　2023年药品批准临床、上市情况单位　单位：个

项目		中药天然药物	化学药品	生物制品	合计
国家局受理境内生产药品申请	临床试验申请	75	1652	908	2635
	上市申请	27	4887	100	5014
	补充申请	—	—	—	6337
国家局受理境外生产（含港澳台）药品申请	临床试验申请	0	332	236	568
	上市申请	0	543	95	638
	再注册申请	—	—	—	537
	补充申请	—	—	—	1371
境内新药临床申请申报的审批情况	批准临床	62	1213	744	2019
	批准上市	11	1995	145	2151
境外生产药品申请的审批情况	批准临床	0	303	206	509
	批准上市	1	191	49	241
批准创新药上市、临床试验情况	批准临床	45	1147	726	1918
	批准上市	5	20	15	40

5-2-3 2023年直辖市、副省级及省会城市卫生健康信息化指数排名前10位

位次	总指数排名	治理水平	建设水平	应用水平
1	深圳	北京	上海	深圳
2	上海	南昌	深圳	广州
3	广州	上海	南京	银川
4	北京	广州	厦门	宁波
5	南京	济南	广州	杭州
6	厦门	西宁	杭州	上海
7	杭州	武汉	武汉	厦门
8	宁波	海口	北京	成都
9	武汉	厦门	宁波	北京
10	济南	南京	成都	南京

数据来源:《全国卫生健康信息化发展指数(2023)》。

5-2-4 2023年地级样本城市卫生健康信息化
指数排名前50位

位次	总指数排名	治理水平	建设水平	应用水平
1	珠海	佛山	苏州	东莞
2	东莞	珠海	常州	惠州
3	佛山	十堰	日照	珠海
4	湖州	广元	南通	宿迁
5	绍兴	自贡	绍兴	湖州
6	无锡	遵义	无锡	绍兴
7	衢州	芜湖	衢州	无锡
8	苏州	济宁	珠海	固原
9	常州	赣州	嘉兴	中卫
10	济宁	绵阳	湖州	佛山
11	绵阳	桂林	济宁	衢州
12	嘉兴	梧州	温州	台州
13	宜宾	黔南	烟台	吴忠
14	温州	平顶山	佛山	巴中
15	广元	中卫	宿迁	江门
16	鄂尔多斯	三明	连云港	嘉兴
17	宿迁	铜陵	宜宾	绵阳
18	台州	龙岩	绵阳	黔南
19	连云港	金昌	丽水	宜宾
20	滁州	铜川	盐城	茂名
21	南通	株洲	德州	中山
22	宜昌	阳江	三亚	苏州
23	中卫	衢州	滁州	汕尾
24	烟台	湛江	东营	湛江
25	丽水	泉州	淄博	清远

5-2-4 2023年地级样本城市卫生健康信息化
指数排名前50位（续）

位次	总指数排名	治理水平	建设水平	应用水平
26	惠州	汉中	淮北	克拉玛依
27	南充	鄂尔多斯	亳州	南充
28	黔南	枣庄	乌海	常州
29	三亚	保定	宜昌	舟山
30	江门	武威	鄂尔多斯	鄂尔多斯
31	盐城	江门	鹰潭	连云港
32	武威	荆门	马鞍山	宜昌
33	淮北	滁州	广元	汕头
34	自贡	铜仁	克拉玛依	乐山
35	东营	通化	台州	潮州
36	中山	绍兴	荆州	温州
37	克拉玛依	烟台	六安	广元
38	巴中	阜阳	淮南	丽水
39	镇江	乐山	武威	石嘴山
40	固原	安康	镇江	黔西南
41	茂名	湖州	菏泽	济宁
42	威海	无锡	芜湖	六盘水
43	遵义	中山	荆门	白银
44	淄博	南充	巴彦淖尔	文山
45	六安	苏州	南充	滁州
46	清远	常德	淮安	眉山
47	淮安	驻马店	长治	金华
48	十堰	大兴安岭	枣庄	武威
49	徐州	崇左	潍坊	遵义
50	石嘴山	恩施	威海	淮北

数据来源：《全国卫生健康信息化发展指数（2023）》。

5-2-5　2022年区域卫生健康信息平台惠民服务功能情况

单位：%

系统类别	合计	按行政层级分		
		省级	地市级	县级
预约挂号	23.70	41.67	43.02	16.34
智能导诊	12.05	16.67	23.46	8.08
双向转诊	20.21	33.33	31.28	15.80
统一支付服务	16.19	16.67	22.35	14.18
检验检查报告查询	24.48	36.11	37.43	19.57
出院病人随访服务	7.25	5.56	11.17	6.10
出院病人膳食指南	3.37	2.78	6.70	2.33
家庭医生签约服务	22.93	13.89	26.26	22.44
中医治未病服务	4.92	2.78	6.70	4.49
健康档案查询	33.29	41.67	43.58	29.44
健康评估	15.67	11.11	20.11	14.54
慢病管理	24.61	22.22	30.17	22.98
精神疾病管理	12.69	13.89	14.53	12.03
接种免疫服务	9.72	30.56	11.17	7.90
医养服务	5.44	8.33	8.38	4.31
用药服务	9.97	25.00	12.29	8.26
健康教育	16.84	25.00	22.35	14.54
新农合结算服务	8.42	13.89	6.15	8.80
生育登记网上办理	4.02	22.22	6.70	1.97
计划生育药具网上配送	1.68	2.78	3.35	1.08
计划生育服务和指导	3.50	13.89	6.70	1.80
医疗信息分级公开	4.02	0.00	8.94	2.69
贫困人口健康信息服务	5.57	19.44	6.15	4.49

数据来源：《2022年卫生健康信息化统计调查数据报告》。

5-2-6　2022年区域卫生健康信息平台业务协同功能情况

单位：%

系统类别	合计	按行政层级分		
		省级	地市级	县级
疾病监测业务协同	7.38	11.11	17.32	3.95
疾病管理业务协同	8.03	16.67	13.97	5.57
突发公共卫生事件应急指挥协同	7.12	22.22	13.41	4.13
妇幼健康业务协同	11.66	41.67	22.91	6.10
卫生计生监督应用协同	5.31	11.11	9.50	3.59
血液安全管理业务协同	3.63	19.44	10.06	0.54
院前急救业务协同	3.89	11.11	8.94	1.80
分级诊疗协同	11.92	16.67	24.02	7.72
医疗医药联动应用协同	2.59	8.33	3.91	1.80
药品（耗材）采购使用联动应用协同	2.46	2.78	5.03	1.62
计划生育业务协同	5.83	30.56	8.94	3.23
出生人口监测业务协同	4.92	30.56	7.26	2.51
跨境重大疫情防控协同	0.78	0.00	2.23	0.36
药品（疫苗）监管协同	2.07	8.33	5.03	0.72
食品安全防控协同	1.04	2.78	2.79	0.36
医保业务监管协同	3.11	2.78	4.47	2.69
爱国卫生与健康危害因素应用协同	1.42	5.56	2.79	0.72
健康促进与教育业务协同	2.59	5.56	4.47	1.80

数据来源：《2022年卫生健康信息化统计调查数据报告》。

5-2-7　2022年区域卫生健康信息平台业务监管功能开通情况

单位：%

系统类别	合计	按行政层级分		
		省级	地市级	县级
医改进展监测	7.51	19.44	14.53	4.49
综合业务监管	20.08	41.67	32.96	14.54
卫生服务资源监管	10.62	27.78	23.46	5.39
医务人员职业行为监管	6.22	22.22	13.41	2.87
医疗行为监管	9.72	33.33	19.55	5.03
传染性疾病管理业务监管	5.96	25.00	11.73	2.87
慢病管理业务监管	12.56	30.56	18.99	9.34
精神疾病业务监管	7.90	13.89	14.53	5.39
预防接种业务监管	7.25	22.22	13.41	4.31
妇女保健业务监管	11.27	41.67	21.23	6.10
儿童保健业务监管	9.46	25.00	19.55	5.21
国家基本公共卫生服务项目监管	10.75	30.56	14.53	8.26
食品安全监测业务监管	1.94	8.33	5.03	0.54
医院运营情况监管	6.99	19.44	11.73	4.67
基建装备管理	1.81	5.56	4.47	0.72
预约挂号业务监管	5.96	5.56	13.97	3.41
检验检查互认业务监管	5.05	8.33	10.61	3.05
医疗质量情况监管	6.61	25.00	13.41	3.23
医院感染情况监管	2.33	2.78	6.15	1.08
基层医疗卫生机构绩效考核监管	6.35	19.44	9.50	4.49
中医药服务项目监管	4.27	8.33	5.59	3.59
基本药物运行情况监管	5.18	13.89	7.82	3.77
合理用药业务监管	5.83	11.11	12.29	3.41
健康促进与教育业务监管	2.46	2.78	5.03	1.62
人口决策支持管理	5.31	30.56	10.06	2.15
人口信息服务与监管	6.74	38.89	10.61	3.41
远程医业业务监管	9.59	22.22	15.64	6.82
电子证照管理	2.85	22.22	4.47	1.08
居民健康卡应用监督	8.55	30.56	19.55	3.59

数据来源：《2022年卫生健康信息化统计调查数据报告》。

5-2-8　2022年各级各类公立医院医疗业务功能开通情况

单位：%

系统类别	合计	按医院级别分				按机构类别分			
		三级医院	二级医院	一级医院	未定级	综合医院	中医类医院	专科医院	护理院
患者基本信息管理	64.95	70.21	67.81	47.76	53.91	63.80	67.64	65.62	42.42
院前急救	14.35	18.41	14.42	8.25	8.52	16.53	13.13	7.90	6.06
门诊分诊	39.93	53.97	38.27	23.48	25.91	41.35	37.60	38.86	9.09
急诊分级分诊	21.74	35.29	18.95	8.97	11.65	24.31	19.18	16.09	9.09
门、急诊电子病历	63.92	76.59	64.23	44.07	46.61	63.23	65.88	64.27	27.27
门、急诊处方和处置管理	56.56	66.23	55.94	43.67	45.74	55.96	57.94	56.94	42.42
急诊留观	25.32	34.87	24.87	12.10	14.43	27.90	26.31	13.81	9.09
申请单管理	41.82	51.57	44.00	21.15	23.65	41.80	44.72	37.65	18.18
住院病历书写	74.54	82.81	77.61	53.45	56.35	72.90	78.45	74.80	63.64
住院医嘱管理	71.38	79.14	74.05	52.24	54.61	69.74	75.41	71.25	69.70
护理记录	67.73	75.02	70.41	49.12	52.00	66.30	71.72	67.05	57.58
输液管理	42.19	46.98	43.29	31.81	33.57	42.87	44.89	35.52	21.21
非药品医嘱执行	42.24	52.75	43.76	22.44	24.35	41.26	46.74	38.93	30.30
临床路径	46.28	63.64	48.15	15.14	18.78	47.08	48.37	40.36	15.15
临床辅助决策	17.78	29.37	15.29	7.37	8.87	18.94	16.91	14.80	9.09
静脉药物配置中心	13.64	23.49	10.57	7.21	9.04	15.52	11.24	10.18	12.12
药品医嘱执行	52.61	60.43	54.60	36.14	35.83	51.67	54.76	52.95	45.45
合理用药	47.14	66.23	46.46	20.67	23.48	48.52	48.03	41.00	12.12
药事服务	24.38	36.82	21.74	12.50	16.17	25.29	24.42	21.00	12.12
医学影像信息管理	64.22	83.69	67.10	26.04	33.74	64.46	69.27	55.80	24.24
临床检验信息管理	65.18	82.24	69.03	27.56	36.17	64.62	69.83	60.71	21.21
病理管理	26.82	47.78	22.43	7.05	11.83	30.44	23.13	18.93	9.09
生物标本库管理	11.89	19.52	10.39	4.41	6.26	12.70	11.50	9.40	9.09
手术信息管理	39.02	61.42	37.21	11.06	13.22	41.10	42.23	26.12	9.09
麻醉信息管理	36.26	60.85	32.82	9.62	11.65	38.63	37.94	24.70	9.09
输血信息管理	31.32	57.60	26.41	6.01	8.52	35.34	29.40	19.07	6.06
电生理信息管理	17.17	36.90	11.14	4.41	6.61	19.53	13.52	14.09	6.06
透析治疗信息管理	11.94	20.70	10.13	3.77	5.22	14.38	10.34	4.98	6.06
放疗信息管理	4.75	7.22	3.99	2.96	4.00	5.08	4.08	4.56	6.06
化疗信息管理	4.54	6.23	4.03	3.04	4.52	4.90	4.08	3.84	6.06
康复信息管理	9.49	13.22	8.54	6.09	8.00	9.32	10.39	8.54	15.15
放射介入信息管理	8.49	14.36	5.93	3.77	4.87	9.66	7.00	6.41	6.06
高压氧信息管理	5.10	6.95	4.70	3.21	4.17	5.71	4.64	3.42	6.06
供应室管理	17.26	28.57	15.31	6.01	6.78	18.87	16.27	12.74	6.06
随访服务管理	12.22	21.17	9.62	7.83	9.13	12.99	9.48	11.39	9.09
体检信息管理	41.82	60.77	40.65	18.11	17.04	46.18	43.56	22.42	6.06

数据来源：《2022年卫生健康信息化统计调查数据报告》。

5-2-9　2022年各级各类公立医院医疗质量功能开通情况

单位：%

系统类别	合计	按医院级别分				按机构类别分			
		三级医院	二级医院	一级医院	未定级	综合医院	中医类医院	专科医院	护理院
人员权限管理	47.23	52.14	51.44	28.77	28.87	45.45	51.16	48.47	18.18
电子病历质量监控管理	43.02	58.02	43.96	18.11	20.70	42.62	45.54	41.21	9.09
手术分级管理	20.53	31.17	20.35	5.05	7.13	22.05	21.93	12.60	0.00
危急值管理	26.76	39.53	27.02	7.61	7.83	27.71	27.47	22.35	3.03
临床路径与单病种管理	28.48	40.53	29.99	6.57	8.17	29.51	29.66	23.06	0.00
院内感染管理	36.13	60.77	33.02	8.41	10.61	38.04	35.36	30.53	3.03
抗菌药物管理	29.20	39.46	30.32	11.14	12.17	29.40	30.99	26.12	0.00
处方点评	24.35	34.30	25.03	8.01	8.70	24.31	26.57	21.42	0.00
医疗安全（不良）事件上报	22.46	34.49	21.84	6.89	6.78	24.06	20.21	20.36	0.00
传染病信息上报	29.09	42.86	28.32	10.58	13.22	30.23	30.04	23.70	0.00
食源性疾病信息上报	14.48	20.32	15.05	4.25	5.22	15.60	16.61	6.83	0.00
护理质量管理	19.85	31.67	17.71	8.65	8.70	20.19	20.17	18.36	3.03
卫生应急管理	5.47	7.33	5.12	3.85	3.48	5.78	5.62	4.13	0.00

数据来源：《2022卫生健康信息化统计调查数据报告》。

第六章

部分国家健康指标情况

6-1-1　　2017—2022年人口数　　　　单位：万人

国家	2017	2018	2019	2020	2021	2022
澳大利亚	2460.2	2498.3	2536.6	2569.3	2568.8	2597.9
奥地利	879.5	883.8	887.8	891.7	895.2	905.3
比利时	1134.9	1140.4	1146.2	1150.7	1155.3	1164.1
加拿大	3654.5	3706.5	3760.1	3803.7	3822.6	3893.0
智利	1841.9	1875.1	1910.7	1945.8	1967.8	1982.9
哥伦比亚	4929.2	4983.4	5037.4	5091.2	5111.7	5168.3
哥斯达黎加	494.7	500.3	505.8	511.1	516.3	521.3
捷克	1059.0	1062.6	1066.9	1070.0	1050.1	1076.0
丹麦	576.1	579.0	581.4	582.5	585.0	591.1
爱沙尼亚	131.7	132.2	132.7	132.9	133.1	134.9
芬兰	550.8	551.6	552.2	553.0	554.1	555.6
法国	6688.3	6712.5	6735.6	6754.0	6773.9	6794.3
德国	8265.7	8290.6	8309.3	8316.1	8319.6	8379.8
希腊	1075.5	1073.3	1072.2	1069.9	1056.9	1036.1
匈牙利	978.8	977.6	977.1	975.0	971.0	964.3
冰岛	34.3	35.3	36.1	36.6	37.3	38.2
爱尔兰	479.2	485.7	492.1	497.7	501.1	510.0
以色列	871.3	888.3	905.4	921.5	937.1	952.9
意大利	6000.2	5987.7	5972.9	5943.9	5913.3	5894.0
日本	12670.6	12644.3	12616.7	12614.6	12550.2	12494.7
韩国	5136.2	5158.5	5176.5	5183.6	5174.5	5162.8
拉脱维亚	194.2	192.7	191.4	190.0	188.4	187.9

6-1-1 　2017—2022年人口数（续）　单位：万人

国家	2017	2018	2019	2020	2021	2022
立陶宛	282.8	280.2	279.4	279.5	280.8	283.3
卢森堡	59.6	60.8	62.0	63.0	64.0	65.3
墨西哥	12404.2	12532.8	12657.8	12779.2	12897.2	13011.8
荷兰	1713.1	1723.2	1734.5	1744.2	1753.3	1770.3
新西兰	481.4	490.1	497.9	509.0	511.1	512.4
挪威	527.7	531.2	534.3	537.9	540.8	545.7
波兰	3842.2	3841.3	3838.6	3835.4	3816.2	3782.7
葡萄牙	1030.0	1028.4	1028.6	1029.7	1040.8	1044.4
斯洛伐克	543.9	544.7	545.4	545.9	544.2	543.2
斯洛文尼亚	206.6	207.0	208.9	210.0	210.7	210.9
西班牙	4653.3	4672.9	4710.5	4735.6	4733.1	4761.5
瑞典	1005.8	1017.5	1027.9	1035.3	1041.6	1048.7
瑞士	845.2	851.4	857.5	863.8	870.5	877.6
土耳其	8031.3	8140.7	8257.9	8338.5	8414.7	8498.0
英国	6604.0	6643.6	6679.7	6708.1	6702.6	6729.9
美国	32512.2	32683.8	32833.0	33150.1	33203.2	33328.8
巴西	20680.5	20849.5	21014.7	21175.6	21331.8	21482.9
印度	133867.7	135264.2	136641.8	138000.4	140756.4	141717.3
印度尼西亚	26135.6	26416.2	26691.2	26960.3	27224.9	27485.9
俄罗斯	14684.2	14683.1	14676.5	14646.0	14586.4	14524.6
南非	5699.1	5785.9	5872.7	5953.9	5996.5	6060.5

数据来源：https：//stats.oecd.org/.

6-1-2　2017—2022年60岁以上人口数　单位：万人

国家	2017	2018	2019	2020	2021	2022
澳大利亚	512.0	526.6	542.5	562.4	577.9	592.8
奥地利	215.0	219.1	223.6	228.5	233.0	238.5
比利时	280.5	285.2	290.2	294.6	298.9	304.1
加拿大	852.3	881.3	911.4	940.5	968.8	997.1
智利	298.1	310.4	322.5	334.8	347.2	359.9
哥伦比亚	594.6	621.7	651.0	685.0	710.2	734.3
哥斯达黎加	59.0	61.8	64.8	67.9	71.2	74.4
捷克	271.9	275.2	277.4	278.4	277.0	279.9
丹麦	144.7	146.9	149.0	151.3	153.7	156.1
爱沙尼亚	34.0	34.5	34.9	35.4	35.8	36.1
芬兰	153.4	155.7	157.9	160.2	162.4	164.2
法国	1708.9	1739.1	1770.8	1799.5	1826.2	1853.0
德国	2293.8	2323.1	2355.8	2391.4	2426.0	2464.6
希腊	298.6	301.7	305.2	308.2	308.3	306.3
匈牙利	256.7	257.9	258.9	259.2	258.0	255.3
冰岛	6.7	6.9	7.2	7.4	7.6	7.8
爱尔兰	89.2	92.0	95.0	97.9	100.8	104.1
以色列	136.8	140.9	145.0	149.0	152.8	156.5
意大利	1722.9	1741.4	1763.2	1782.0	1799.6	1821.6
日本	4289.4	4307.6	4328.7	4346.9	4360.6	4368.1
韩国	1023.6	1075.5	1131.7	1196.6	1263.6	1316.3
拉脱维亚	51.3	51.7	52.1	52.5	52.7	52.8

6-1-2　2017—2022年60岁以上人口数（续）　单位：万人

国家	2017	2018	2019	2020	2021	2022
立陶宛	72.7	73.5	74.7	75.7	77.4	78.6
卢森堡	11.7	12.0	12.4	12.7	13.0	13.4
墨西哥	1294.4	1342.9	1393.6	1446.1	1500.3	1556.1
荷兰	427.3	436.5	446.1	455.3	464.0	473.3
新西兰	97.8	100.6	104.0	108.2	111.5	114.4
挪威	118.4	121.0	123.6	126.2	128.8	131.4
波兰	916.4	939.3	960.1	977.8	980.3	975.3
葡萄牙	289.1	294.6	301.2	308.3	314.7	320.6
斯洛伐克	119.7	122.6	125.2	127.5	128.9	130.2
斯洛文尼亚	54.3	55.3	56.4	57.4	58.5	59.3
西班牙	1155.3	1177.4	1204.0	1226.9	1249.6	1274.5
瑞典	255.5	258.6	261.7	264.6	267.3	270.5
瑞士	202.3	206.1	210.2	214.3	218.5	223.1
土耳其	1013.1	1044.9	1086.9	1131.7	1169.2	1208.3
英国	1558.8	1583.9	1613.0	1636.4	1649.3	1680.8
美国	7068.6	7265.8	7459.7	7571.3	7731.2	7891.3
巴西	2699.1	2802.5	2909.5	3019.7	3133.0	3249.4
印度	12735.2	13243.8	13753.1	14230.9	14583.8	14869.1
印度尼西亚	2515.8	2630.9	2749.8	2872.0	3000.8	3132.0
俄罗斯	3030.5	3051.3	3067.5	3313.0	3356.3	3372.4
南非	495.1	509.8	524.9	540.2	548.2	559.9

数据来源：https://stats.oecd.org/.

6-1-3　2017—2022年60岁以上人口占比　　单位：%

国家	2017	2018	2019	2020	2021	2022
澳大利亚	20.8	21.1	21.4	21.9	22.5	22.8
奥地利	24.4	24.8	25.2	25.6	26.0	26.3
比利时	24.7	25.0	25.3	25.6	25.9	26.1
加拿大	23.3	23.8	24.2	24.7	25.3	25.6
智利	16.2	16.6	16.9	17.2	17.6	18.1
哥伦比亚	12.5	12.9	13.2	13.6	13.9	14.2
哥斯达黎加	11.9	12.4	12.8	13.3	13.8	14.3
捷克	25.7	25.9	26.0	26.0	26.4	26.0
丹麦	25.1	25.4	25.6	26.0	26.3	26.4
爱沙尼亚	25.8	26.1	26.3	26.6	26.9	26.8
芬兰	27.9	28.2	28.6	29.0	29.3	29.5
法国	25.5	25.9	26.3	26.6	27.0	27.3
德国	27.8	28.0	28.4	28.8	29.2	29.4
希腊	27.8	28.1	28.5	28.8	29.2	29.6
匈牙利	26.2	26.4	26.5	26.6	26.6	26.5
冰岛	19.6	19.7	19.9	20.2	20.5	20.5
爱尔兰	18.6	18.9	19.3	19.7	20.1	20.4
以色列	15.7	15.9	16.0	16.2	16.3	16.4
意大利	28.7	29.1	29.5	30.0	30.4	30.9
日本	33.8	34.0	34.2	34.5	34.7	35.0
韩国	19.9	20.8	21.9	23.1	24.4	25.5
拉脱维亚	26.4	26.8	27.2	27.6	28.0	28.1

6-1-3　2017—2022年60岁以上人口占比（续）单位：%

国家	2017	2018	2019	2020	2021	2022
立陶宛	25.7	26.2	26.7	27.1	27.6	27.7
卢森堡	19.6	19.8	19.9	20.1	20.3	20.5
墨西哥	10.4	10.7	11.0	11.3	11.6	12.0
荷兰	24.9	25.3	25.7	26.1	26.5	26.7
新西兰	20.3	20.5	20.9	21.3	21.8	22.3
挪威	22.4	22.8	23.1	23.5	23.8	24.1
波兰	23.9	24.5	25.0	25.5	25.7	25.8
葡萄牙	28.0	28.5	29.1	29.7	30.2	30.7
斯洛伐克	22.0	22.5	23.0	23.4	23.7	24.0
斯洛文尼亚	26.3	26.7	27.0	27.3	27.8	28.1
西班牙	24.8	25.2	25.6	25.9	26.4	26.8
瑞典	25.4	25.4	25.5	25.6	25.7	25.8
瑞士	23.9	24.2	24.5	24.8	25.1	25.4
土耳其	12.6	12.8	13.2	13.6	13.9	14.2
英国	23.6	23.8	24.1	24.4	24.6	25.0
美国	21.7	22.2	22.7	22.8	23.3	23.7
巴西	13.1	13.4	13.8	14.3	14.7	15.1
印度	9.4	9.7	9.9	10.2	10.4	10.5
印度尼西亚	9.6	10.0	10.3	10.7	11.0	11.4
俄罗斯	20.6	20.8	20.9	22.6	23.0	23.2
南非	8.7	8.8	9.0	9.1	9.1	9.2

数据来源：https://stats.oecd.org/.

6-1-4 2017—2022年65岁以上人口数 单位：万人

国家	2017	2018	2019	2020	2021	2022
澳大利亚	378.8	390.7	403.1	418.5	431.4	443.6
奥地利	163.6	165.8	168.2	170.8	173.3	176.6
比利时	211.3	214.8	218.5	221.7	224.9	229.0
加拿大	613.5	635.6	660.0	684.4	708.2	733.1
智利	207.1	216.5	226.0	235.9	245.9	256.1
哥伦比亚	405.8	424.7	445.1	469.5	486.8	503.5
哥斯达黎加	39.0	40.9	43.0	45.3	47.7	50.1
捷克	201.4	206.3	210.9	214.5	216.0	219.6
丹麦	110.6	112.7	114.7	116.7	118.8	120.6
爱沙尼亚	25.6	26.0	26.4	26.8	27.1	27.4
芬兰	116.5	119.2	121.8	124.4	126.7	128.7
法国	1302.4	1331.4	1360.3	1386.0	1409.8	1434.2
德国	1761.0	1779.7	1798.7	1818.1	1835.4	1854.8
希腊	233.0	235.2	237.5	239.7	239.1	236.2
匈牙利	184.0	187.1	191.6	195.9	198.4	198.5
冰岛	4.8	5.0	5.2	5.3	5.5	5.7
爱尔兰	65.0	67.3	69.6	72.0	74.2	76.9
以色列	99.8	103.7	107.5	111.1	114.5	117.9
意大利	1351.4	1362.9	1377.6	1390.0	1399.6	1411.4
日本	3508.7	3547.9	3575.4	3602.7	3621.4	3623.6
韩国	706.6	736.6	768.9	815.2	857.1	901.8
拉脱维亚	38.8	38.9	39.0	39.3	39.3	39.3

6-1-4　2017—2022年65岁以上人口数（续）　单位：万人

国家	2017	2018	2019	2020	2021	2022
立陶宛	55.1	55.2	55.4	55.7	56.0	56.6
卢森堡	8.5	8.7	9.0	9.2	9.4	9.7
墨西哥	877.1	908.2	941.2	976.4	1013.5	1052.7
荷兰	319.9	327.7	335.3	342.5	349.1	356.3
新西兰	71.4	73.5	76.0	79.2	81.7	84.0
挪威	88.6	90.8	93.0	95.4	97.8	100.0
波兰	640.2	661.9	683.6	705.8	717.5	725.5
葡萄牙	222.9	227.4	232.7	238.5	243.7	248.5
斯洛伐克	83.0	86.0	89.0	91.9	93.7	95.7
斯洛文尼亚	39.6	40.7	41.8	43.0	44.1	45.0
西班牙	887.9	901.6	917.7	930.1	944.3	962.0
瑞典	199.2	202.1	205.1	207.7	210.3	213.3
瑞士	153.7	156.4	159.2	161.8	164.5	167.7
土耳其	677.3	704.1	736.8	775.2	809.9	834.8
英国	1198.9	1216.6	1237.5	1250.9	1253.7	1273.3
美国	5075.8	5235.5	5403.7	5482.7	5622.9	5779.5
巴西	1848.8	1922.8	2000.3	2081.3	2165.8	2253.7
印度	8180.4	8561.8	8951.5	9317.1	9574.9	9773.5
印度尼西亚	1586.8	1659.7	1737.5	1819.8	1906.6	1997.0
俄罗斯	2060.8	2060.8	2060.8	2292.7	2325.2	2347.1
南非	328.5	339.1	350.2	361.6	367.6	375.3

数据来源：https://stats.oecd.org/.

6-1-5　2017—2022年65岁以上人口占比　单位：%

国家	2017	2018	2019	2020	2021	2022
澳大利亚	15.4	15.6	15.9	16.3	16.8	17.1
奥地利	18.6	18.8	18.9	19.2	19.4	19.5
比利时	18.6	18.8	19.1	19.3	19.5	19.7
加拿大	16.8	17.1	17.6	18.0	18.5	18.8
智利	11.2	11.5	11.8	12.1	12.5	12.9
哥伦比亚	8.6	8.8	9.0	9.3	9.5	9.7
哥斯达黎加	7.9	8.2	8.5	8.9	9.2	9.6
捷克	19.0	19.4	19.8	20.0	20.6	20.4
丹麦	19.2	19.5	19.7	20.0	20.3	20.4
爱沙尼亚	19.5	19.7	19.9	20.2	20.4	20.3
芬兰	21.1	21.6	22.1	22.5	22.9	23.2
法国	19.5	19.8	20.2	20.5	20.8	21.1
德国	21.3	21.5	21.6	21.9	22.1	22.1
希腊	21.7	21.9	22.1	22.4	22.6	22.8
匈牙利	18.8	19.1	19.6	20.1	20.4	20.6
冰岛	14.0	14.1	14.3	14.6	14.9	15.0
爱尔兰	13.6	13.9	14.1	14.5	14.8	15.1
以色列	11.5	11.7	11.9	12.1	12.2	12.4
意大利	22.5	22.8	23.1	23.4	23.7	23.9
日本	27.6	28.0	28.3	28.6	28.9	29.0
韩国	13.8	14.3	14.9	15.7	16.6	17.5
拉脱维亚	20.0	20.2	20.4	20.7	20.8	20.9

6-1-5　2017—2022年65岁以上人口占比（续）　单位：%

国家	2017	2018	2019	2020	2021	2022
立陶宛	19.5	19.7	19.8	19.9	20.0	20.0
卢森堡	14.3	14.4	14.4	14.6	14.7	14.8
墨西哥	7.1	7.2	7.4	7.6	7.9	8.1
荷兰	18.7	19.0	19.3	19.6	19.9	20.1
新西兰	14.8	15.0	15.3	15.6	16.0	16.4
挪威	16.8	17.1	17.4	17.7	18.1	18.3
波兰	16.7	17.2	17.8	18.4	18.8	19.2
葡萄牙	21.6	22.0	22.5	23.0	23.4	23.8
斯洛伐克	15.3	15.8	16.3	16.8	17.2	17.6
斯洛文尼亚	19.1	19.7	20.0	20.5	20.9	21.3
西班牙	19.1	19.3	19.5	19.6	20.0	20.2
瑞典	19.8	19.9	19.9	20.1	20.2	20.3
瑞士	18.2	18.4	18.6	18.7	18.9	19.1
土耳其	8.4	8.6	8.9	9.3	9.6	9.8
英国	18.2	18.3	18.5	18.6	18.7	18.9
美国	15.6	16.0	16.5	16.5	16.9	17.3
巴西	8.9	9.2	9.5	9.8	10.2	10.5
印度	6.0	6.3	6.5	6.7	6.8	6.9
印度尼西亚	6.1	6.3	6.5	6.7	7.0	7.3
俄罗斯	14.0	14.0	14.0	15.7	15.9	16.2
南非	5.8	5.9	6.0	6.1	6.1	6.2

数据来源：https：//stats.oecd.org/.

6-1-6　2018—2023年预期寿命　　　　单位：岁

国家	2018	2019	2020	2021	2022	2023
澳大利亚	82.7	82.9	83.2	83.3	83.2	—
奥地利	81.8	82.0	81.3	81.3	81.4	81.6
比利时	81.7	82.1	80.8	81.9	81.8	82.5
加拿大	81.9	82.3	81.7	81.6	—	—
智利	80.4	80.6	80.8	81.0	81.2	—
哥伦比亚	76.5	76.6	76.7	76.8	76.9	—
哥斯达黎加	80.3	80.5	80.6	80.8	80.9	—
捷克	79.1	79.3	78.3	77.2	79.0	80.0
丹麦	81.0	81.5	81.6	81.5	81.3	81.9
爱沙尼亚	78.5	79.0	78.9	77.2	78.1	78.8
芬兰	81.8	82.1	82.0	81.9	81.2	81.7
法国	82.8	83.0	82.3	82.4	82.3	83.1
德国	81.0	81.3	81.1	80.8	80.7	—
希腊	81.9	81.7	81.4	80.2	80.8	81.6
匈牙利	76.2	76.5	75.7	74.3	76.0	76.9
冰岛	82.9	83.2	83.1	83.2	82.1	82.6
爱尔兰	82.2	82.8	82.6	82.4	82.6	—
以色列	82.9	82.9	82.7	82.6	82.8	—
意大利	83.4	83.6	82.3	82.7	82.8	83.8
日本	84.3	84.4	84.6	84.5	84.1	—
韩国	82.7	83.3	83.5	83.6	—	—
拉脱维亚	75.1	75.7	75.5	73.1	74.5	75.9

6-1-6 2018—2023年预期寿命（续）

单位：岁

国家	2018	2019	2020	2021	2022	2023
立陶宛	76.0	76.5	75.1	74.2	75.8	77.3
卢森堡	82.3	82.7	82.2	82.7	83.0	83.4
墨西哥	75.0	75.1	75.2	75.4	—	—
荷兰	81.9	82.2	81.4	81.4	81.7	82.0
新西兰	81.7	82.1	82.3	82.3	—	—
挪威	82.8	83.0	83.3	83.2	82.6	—
波兰	77.7	78.0	76.5	75.5	77.2	78.6
葡萄牙	81.5	81.9	81.1	81.5	81.8	82.4
斯洛伐克	77.4	77.8	77.0	74.6	77.0	78.1
斯洛文尼亚	81.5	81.6	80.6	80.7	81.3	82.0
西班牙	83.5	84.0	82.4	83.3	83.2	84.0
瑞典	82.6	83.2	82.4	83.1	83.1	83.4
瑞士	83.8	84.0	83.1	83.9	83.7	84.2
土耳其	78.3	78.6	—	—	—	—
英国	81.3	81.3	81.0	—	—	—
美国	78.7	78.8	77.0	76.4	—	—
巴西	74.8	75.1	75.3	74.0	72.8	—
印度	70.5	70.7	70.9	70.2	67.2	—
印度尼西亚	69.9	70.3	70.5	68.8	67.6	—
俄罗斯	72.8	73.2	—	—	—	—
南非	65.4	65.7	66.2	65.3	62.3	—

数据来源：https://stats.oecd.org/.

6-1-7　2018—2023年卫生支出总金额　　单位：百亿

国家	单位	2018	2019	2020	2021	2022	2023
澳大利亚	澳元	19.6	20.2	22.2	24.5	25.8	—
奥地利	欧元	4.0	4.2	4.3	4.9	5.1	5.2
比利时	欧元	5.0	5.2	5.1	5.5	6.0	—
加拿大	加拿大元	24.4	25.5	28.8	31.0	31.1	32.4
智利	智利比索	1747.7	1832.8	1959.4	2235.7	2363.8	2819.2
哥伦比亚	哥伦比亚比索	7532.3	8246.9	8694.6	10754.4	11810.3	12096.4
哥斯达黎加	哥斯达黎加科朗	262.4	273.2	285.6	303.6	317.2	—
捷克	捷克克朗	40.4	44.0	52.6	58.0	61.6	62.7
丹麦	丹麦克朗	22.8	23.5	24.5	27.1	26.6	26.3
爱沙尼亚	欧元	0.2	0.2	0.2	0.2	0.3	0.3
芬兰	欧元	2.1	2.2	2.3	2.6	2.7	
法国	欧元	26.5	27.0	28.0	30.8	31.4	—
德国	欧元	38.6	40.7	43.2	46.6	48.9	48.6
希腊	欧元	1.5	1.5	1.6	1.7	1.8	—
匈牙利	匈牙利福林	285.5	299.5	352.9	407.5	448.9	477.1
冰岛	冰岛克朗	23.8	25.9	28.1	31.6	32.3	38.5
爱尔兰	欧元	2.2	2.4	2.7	2.9	3.1	3.3
以色列	以色列新谢克尔	9.8	10.3	11.0	12.5	13.0	—
意大利	欧元	15.4	15.6	16.0	16.8	17.2	17.6
日本	日元	5978.1	6120.3	5932.6	6207.3	6402.5	—
韩国	韩元	14219.7	15732.4	16204.6	19331.6	20904.6	22095.3
拉脱维亚	欧元	0.2	0.2	0.2	0.3	0.3	—

6-1-7　2018—2023年卫生支出总金额（续）单位：百亿

国家	单位	2018	2019	2020	2021	2022	2023
立陶宛	欧元	0.3	0.3	0.4	0.4	0.5	0.5
卢森堡	欧元	0.3	0.3	0.4	0.4	0.4	0.5
墨西哥	墨西哥比索	126.6	133.2	145.8	156.9	156.1	—
荷兰	欧元	7.8	8.2	8.9	9.7	10.5	—
新西兰	新西兰元	2.8	2.9	3.2	3.6	4.3	—
挪威	挪威克朗	35.6	37.5	38.9	41.8	44.8	
波兰	兹罗提	13.4	14.8	15.2	16.9	20.6	
葡萄牙	欧元	1.9	2.0	2.1	2.4	2.5	2.7
斯洛伐克	欧元	0.6	0.7	0.7	0.8	0.8	
斯洛文尼亚	欧元	0.4	0.4	0.4	0.5	0.5	
西班牙	欧元	10.8	11.4	12.0	13.0	13.9	—
瑞典	瑞典克朗	52.8	54.7	57.1	61.4	63.2	68.7
瑞士	瑞士法郎	7.6	7.9	8.1	8.6	8.7	
土耳其	土耳其里拉	15.5	18.8	23.3	33.1	64.2	
英国	英镑	21.0	22.3	25.6	28.1	28.3	29.2
美国	美元	341.5	356.3	395.0	404.8	423.5	
巴西	巴西雷亚尔	140.6	204.0	274.4	—	—	
印度	印度卢比	66.3	71.0	77.0	—	—	
印度尼西亚	印尼盾	0.8	0.9	1.0	1.2	—	
俄罗斯	卢布	473.3	530.1	573.7	—	—	
南非	兰特	0.4	0.4	0.4	0.5	—	

数据来源：https://stats.oecd.org/.

6-1-8　2018—2023年GDP　　　　　　单位：百亿

国家	单位	2018	2019	2020	2021	2022	2023
澳大利亚	澳元	194.7	197.9	208.0	230.9	—	—
奥地利	欧元	38.5	39.7	38.1	40.6	44.7	47.7
比利时	欧元	46.0	47.9	46.0	50.3	54.9	58.5
加拿大	加拿大元	223.6	231.4	221.0	251.0	278.3	289.2
智利	智利比索	18943.5	19575.2	20142.9	24037.1	26259.3	281870.0
哥伦比亚	哥伦比亚比索	98779.1	106006.8	99774.2	119258.6		
哥斯达黎加	哥斯达黎加科朗	3601.5	3783.2	3649.5	4011.3	4425.2	4705.9
捷克	捷克克朗	541.1	579.1	570.9	610.9	678.6	761.9
丹麦	丹麦克朗	225.3	231.1	232.1	255.1	283.2	280.5
爱沙尼亚	欧元	2.6	2.8	2.7	3.1	3.6	3.8
芬兰	欧元	23.3	24.0	23.8	25.1	26.9	27.5
法国	欧元	236.3	243.8	231.0	250.1	264.3	282.2
德国	欧元	336.5	347.3	340.5	360.2	387.0	412.2
希腊	欧元	18.0	18.3	16.5	18.2	20.8	22.0
匈牙利	匈牙利福林	4338.7	4767.4	4842.5	5525.5	6661.6	7499.2
冰岛	冰岛克朗	284.4	302.4	291.9	324.5	376.6	427.9
爱尔兰	欧元	32.7	35.6	37.5	43.4	50.6	51.0
以色列	以色列新谢克尔	135.3	143.5	142.3	157.8	—	—
意大利	欧元	177.1	179.7	166.1	178.8	190.9	208.5
日本	日元	55663.0	55791.1	53908.2	54937.9	—	—
韩国	韩元	189819.3	192449.8	194072.6	207165.8	—	—
拉脱维亚	欧元	2.9	3.1	3.0	3.4	3.9	4.0

6-1-8　2018—2023年GDP（续）　　单位：百亿

国家	单位	2018	2019	2020	2021	2022	2023
立陶宛	欧元	4.6	4.9	5.0	5.6	6.7	7.2
卢森堡	欧元	6.0	6.2	6.5	7.2	7.8	7.9
墨西哥	墨西哥比索	2352.4	2444.6	2343.0	2580.4	—	—
荷兰	欧元	77.4	81.3	79.7	87.1	95.9	106.8
新西兰	新西兰元	30.6	32.3	32.8	36.1	—	—
挪威	挪威克朗	357.7	359.7	346.2	421.2	557.1	512.7
波兰	兹罗提	212.7	228.8	233.8	263.1	307.8	341.0
葡萄牙	欧元	20.5	21.4	20.1	21.5	23.9	26.6
斯洛伐克	欧元	9.0	9.4	9.3	10.0	11.0	12.3
斯洛文尼亚	欧元	4.6	4.9	4.7	5.2	5.9	6.3
西班牙	欧元	120.4	124.6	111.8	120.7	132.7	146.2
瑞典	瑞典克朗	482.8	505.0	503.9	548.7	596.3	620.7
瑞士	瑞士法郎	71.0	71.7	69.5	73.2	77.1	79.5
土耳其	土耳其里拉	375.9	431.2	504.8	724.9	1500.7	2627.6
英国	英镑	215.7	223.8	211.0	227.0	249.1	268.7
美国	美元	2053.3	2138.1	2106.0	2331.5		
巴西	巴西雷亚尔	700.4	738.9	761.0			
印度	印度卢比	18899.7	20074.9	19800.9			
印度尼西亚	印尼盾	14838756	15832657	15443353	16976691	19588446	2089237.7
俄罗斯	卢布	10386.2	10924.2	10696.7			
南非	兰特	536.3	562.5	556.8	620.9	662.9	697.0

数据来源：https://stats.oecd.org/.

6-1-9 2018—2023年卫生总费用占GDP比例 单位：%

国家	2018	2019	2020	2021	2022	2023
澳大利亚	10.1	10.2	10.7	10.6	10.0	—
奥地利	10.3	10.5	11.4	12.1	11.4	11.0
比利时	10.9	10.8	11.2	11.0	10.9	—
加拿大	10.9	11.0	13.0	12.3	11.2	11.2
智利	9.2	9.4	9.7	9.3	9.0	10.0
哥伦比亚	7.6	7.8	8.7	9.0	8.1	7.7
哥斯达黎加	7.3	7.2	7.8	7.6	7.2	—
捷克	7.5	7.6	9.2	9.5	9.1	8.5
丹麦	10.1	10.2	10.6	10.8	9.5	9.4
爱沙尼亚	6.7	6.8	7.6	7.5	6.9	7.6
芬兰	9.0	9.2	9.6	10.3	10.2	—
法国	11.2	11.1	12.1	12.3	11.9	—
德国	11.5	11.7	12.7	12.9	12.7	11.8
希腊	8.1	8.2	9.5	9.2	8.6	—
匈牙利	6.6	6.3	7.3	7.4	6.7	6.4
冰岛	8.4	8.6	9.6	9.7	8.6	9.0
爱尔兰	6.9	6.7	7.1	6.7	6.1	6.6
以色列	7.2	7.2	7.7	7.9	7.4	—
意大利	8.7	8.7	9.6	9.4	9.0	8.4
日本	10.7	11.0	11.0	11.3	11.5	—
韩国	7.5	8.2	8.4	9.3	9.7	9.9
拉脱维亚	6.2	6.6	7.2	9.0	8.8	—

6-1-9　2018—2023年卫生总费用占GDP比例（续）　单位：%

国家	2018	2019	2020	2021	2022	2023
立陶宛	6.5	7.0	7.5	7.8	7.5	7.3
卢森堡	5.3	5.5	5.7	5.7	5.5	5.8
墨西哥	5.4	5.4	6.2	6.1	5.5	—
荷兰	10.0	10.1	11.2	11.4	11.2	—
新西兰	9.0	9.1	9.7	10.1	11.2	—
挪威	10.0	10.4	11.2	9.9	8.0	—
波兰	6.3	6.5	6.5	6.4	6.7	—
葡萄牙	9.4	9.5	10.5	11.1	10.6	10.0
斯洛伐克	6.7	6.9	7.1	7.8	7.6	—
斯洛文尼亚	8.3	8.5	9.4	9.5	8.8	—
西班牙	9.0	9.1	10.7	10.7	10.5	—
瑞典	10.9	10.8	11.3	11.2	10.7	10.9
瑞士	10.8	11.1	11.7	11.8	11.3	—
土耳其	4.1	4.4	4.6	4.6	4.3	—
英国	9.7	10.0	12.2	12.4	11.3	10.9
美国	16.6	16.7	18.8	17.4	16.6	—
巴西	9.5	9.4	10.0	—	—	—
印度	9.5	9.6	10.1	—	—	—
印度尼西亚	7.3	7.1	8.5	8.6	—	—
俄罗斯	5.1	5.4	5.7	—	—	—
南非	6.8	6.8	7.7	8.1	—	—

数据来源：https://stats.oecd.org/.

6-1-10　2018—2023年新生儿死亡率　　单位：‰

国家	2018	2019	2020	2021	2022	2023
澳大利亚	2.3	2.4	2.4	2.4	2.3	—
奥地利	2.0	2.3	2.5	2.2	1.9	—
比利时	2.4	2.5	2.2	—	—	—
加拿大	3.5	3.3	3.5	—	3.5	—
智利	5.0	4.8	4.3	4.4	4.5	—
哥伦比亚	7.0	7.0	6.7	7.1	—	—
哥斯达黎加	6.4	6.2	5.8	6.6	7.4	—
捷克	1.6	1.6	1.6	1.4	1.2	—
丹麦	2.3	1.5	2.0	1.8	—	—
爱沙尼亚	0.9	0.9	0.9	1.5	1.4	—
芬兰	1.6	1.4	1.3	1.2	1.5	—
法国	2.7	2.7	2.6	2.7	2.8	—
德国	2.3	2.3	2.2	2.2	2.3	—
希腊	2.4	2.6	2.3	2.4	2.2	—
匈牙利	2.1	2.2	2.1	2.1	2.4	—
冰岛	1.2	0.7	1.8	—	—	—
爱尔兰	2.1	2.2	2.4	2.4	2.4	—
以色列	2.0	2.0	1.6	1.8	1.9	—
意大利	2.0	1.7	1.8	—	—	—
日本	0.9	0.9	0.8	0.8	0.8	—
韩国	1.6	1.5	1.3	1.3	—	—
拉脱维亚	1.8	2.2	2.4	1.8	1.1	—

6-1-10　2018—2023年新生儿死亡率（续）　单位：‰

国家	2018	2019	2020	2021	2022	2023
立陶宛	2.2	2.2	1.9	2.1	2.0	—
卢森堡	3.0	4.2	3.9	2.7	—	—
墨西哥	7.4	7.3	7.9	7.8	—	—
荷兰	2.5	2.7	2.9	2.6	—	—
新西兰	3.0	—				
挪威	1.7	1.4	1.3	1.3	1.4	—
波兰	2.8	2.7	2.6	2.9	2.6	
葡萄牙	2.2	1.9	1.7	1.7	1.6	1.6
斯洛伐克	3.0	3.2	3.1	2.6	3.3	
斯洛文尼亚	1.4	1.3	1.4	1.4	1.6	
西班牙	1.9	1.8	1.8	1.8	1.7	
瑞典	1.3	1.4	1.7	—		
瑞士	2.7	2.7	3.0	2.6	3.2	2.6
土耳其	5.9	5.7	5.4	5.9	5.7	
英国	2.8	2.9	2.8	2.9		
美国	3.8	3.7	3.6	—		
巴西	9.1	8.9	8.7	8.5		
印度	22.7	21.4	20.2	19.1		
印度尼西亚	12.6	12.1	11.7	11.3		
俄罗斯	2.9	2.6	2.3	2.0		
南非	11.2	11.1	11.1	11.0		

数据来源：https://stats.oecd.org/.

6-1-11　2018—2023年婴儿死亡率　　　单位：‰

国家	2018	2019	2020	2021	2022	2023
澳大利亚	3.1	3.3	3.2	3.3	3.2	—
奥地利	2.7	2.9	3.1	2.7	2.4	—
比利时	3.8	3.7	3.3	2.9	—	—
加拿大	4.7	4.4	4.5	—	4.7	—
智利	6.6	6.5	5.6	5.8	5.9	—
哥伦比亚	17.3	17.0	16.8	16.5	—	—
哥斯达黎加	8.4	8.2	7.9	8.7	9.6	—
捷克	2.6	2.6	2.3	2.2	2.3	—
丹麦	3.0	2.1	2.4	2.4	—	—
爱沙尼亚	1.6	1.6	1.4	2.2	2.3	—
芬兰	2.1	2.1	1.8	1.8	2.0	—
法国	3.8	3.8	3.6	3.7	3.9	—
德国	3.2	3.2	3.1	3.0	3.2	—
希腊	3.5	3.7	3.2	3.5	3.1	—
匈牙利	3.3	3.6	3.4	3.3	3.6	3.1
冰岛	1.7	1.1	2.9	3.3	—	—
爱尔兰	2.9	2.8	3.0	3.2	3.3	—
以色列	3.0	3.0	2.4	2.8	2.8	—
意大利	2.8	2.4	2.4	2.3	—	—
日本	1.9	1.9	1.8	1.7	1.8	—
韩国	2.8	2.7	2.5	2.4	—	—
拉脱维亚	3.2	3.4	3.5	2.7	2.4	—

6-1-11　2018—2023年婴儿死亡率（续）　单位：‰

国家	2018	2019	2020	2021	2022	2023
立陶宛	3.4	3.3	2.8	3.1	3.0	—
卢森堡	4.3	4.7	4.5	3.1	—	—
墨西哥	12.9	13.1	12.3	12.7	—	—
荷兰	3.5	3.6	3.8	3.3	—	—
新西兰	4.3	—	—	—	—	—
挪威	2.3	2.0	1.6	1.7	1.9	—
波兰	3.8	3.8	3.6	3.9	3.8	—
葡萄牙	3.3	2.8	2.4	2.4	2.6	2.5
斯洛伐克	5.0	5.1	5.1	4.9	5.4	—
斯洛文尼亚	1.7	2.1	2.2	1.8	2.5	—
西班牙	2.7	2.6	2.6	2.5	2.6	—
瑞典	2.0	2.1	2.4	1.8	—	—
瑞士	3.3	3.3	3.6	3.1	3.8	3.2
土耳其	9.2	9.0	8.5	9.0	9.1	—
英国	3.9	4.0	3.8	4.0	—	—
美国	5.7	5.6	5.4	—	—	—
巴西	13.1	13.3	12.2	—	—	—
印度	29.8	28.3	26.8	25.5	—	—
印度尼西亚	20.8	20.1	19.5	18.9	—	—
俄罗斯	5.1	4.9	—	—	—	—
南非	27.8	27.3	26.9	26.4	—	—

数据来源：https://stats.oecd.org/.

6-1-12　2018—2023年围产期死亡率　单位：1/10万

国家	2018	2019	2020	2021	2022	2023
澳大利亚	3.5	3.9	4.1	4.0	3.9	—
奥地利	4.8	5.0	5.8	5.4	2.4	—
比利时	6.9	6.6	5.9	—	2.9	—
加拿大	5.8	5.7	5.6	—	5.7	—
智利	7.0	6.6	6.4	7.1	6.1	—
哥伦比亚	14.6	14.6	15.0	15.2	—	—
哥斯达黎加	3.4	3.6	3.9	3.6	—	—
捷克	3.4	3.3	3.7	3.9	2.3	—
丹麦	2.7	2.9	2.3	3.3	3.3	—
爱沙尼亚	3.4	3.3	2.9	—	2.2	—
芬兰	10.6	10.4	10.7	10.7	2.0	—
法国	5.6	5.9	5.8	6.0	4	—
德国	5.5	5.1	6.8	6.8	3.2	—
希腊	5.7	5.6	5.6	6.4	3.0	—
匈牙利	2.1	2.9	3.3	—	3.6	—
冰岛	5.4	5.6	4.8	—	1.4	—
爱尔兰	5.0	4.6	4.8	4.8	3.2	—
以色列	4.0	3.9	3.9	—	4.8	—
意大利	2.2	2.3	2.1	2.2	2.3	—

6-1-12　2018—2023年围产期死亡率（续）单位：1/10万

国家	2018	2019	2020	2021	2022	2023
日本	2.8	2.7	2.5	2.7	2.2	—
韩国	4.3	4.1	4.6	4.4	—	—
拉脱维亚	5.4	5.4	4.4	5.2	2.4	—
立陶宛	8.9	11.6	10.1	9.2	3	—
卢森堡	10.9	11.7	13.6	13.3	3.5	—
墨西哥	4.9	5.1	—	—	—	—
荷兰	5.3	—	—	—	3.2	—
新西兰	3.8	3.0	2.8	2.8	3.1	—
挪威	4.4	4.3	4.2	4.7	1.9	—
波兰	4.2	3.5	3.4	3.4	3.8	—
葡萄牙	4.9	5.0	5.2	4.9	3.3	3
斯洛伐克	2.8	2.7	3.7	4.2	5.4	—
斯洛文尼亚	4.4	4.4	4.2	4.0	2.5	—
西班牙	4.7	4.2	4.3	—	2.6	—
瑞典	6.6	6.3	6.4	6.7	2.2	—
瑞士	11.0	10.8	10.6	11.0	3.8	6.4
土耳其	6.2	3.9	3.8	3.9	10.5	—
英国	5.8	5.7	5.5	—	—	—
美国	3.5	3.9	4.1	4.0	—	—

数据来源：https://stats.oecd.org/.

6-1-13　2017—2022年孕产妇死亡率　单位：1/10万

国家	2017	2018	2019	2020	2021	2022
澳大利亚	1.9	4.8	3.9	2.0	3.5	2.0
奥地利	2.3	7.1	5.9	2.4	3.5	3.6
比利时	5.0	7.6	—	—	—	—
加拿大	6.6	8.6	7.5	8.4		8.5
智利	17.3	13.5	10.9	21.0	19.2	14.3
哥伦比亚	51.0	45.3	50.7	65.8	83.2	
哥斯达黎加	23.3	16.1	20.2	34.4	40.5	15.0
捷克	7.0	4.4	4.5	6.4	6.3	4.0
丹麦	1.6	1.6		0.0	0.0	
爱沙尼亚	0.0	0.0	0.0	7.7	0.0	0.0
芬兰	8.0	4.2	10.9	4.3	4.0	8.9
法国	—	—	—	—	—	—
德国	2.8	3.2	3.2	3.6	3.5	4.1
希腊	11.3	4.6	7.2	3.5		
匈牙利	15.3	10.0	11.2	15.2	25.8	7.9
冰岛	0.0	0.0	0.0	3.3		
爱尔兰	1.6	0.0	0.0	0.0	—	—
以色列	2.7	3.3	3.3	2.8	8.1	1.1
意大利	3.5	2.5	2.9	2.7	—	—

6-1-13　2017—2022年孕产妇死亡率（续）单位：1/10万

国家	2017	2018	2019	2020	2021	2022
日本	3.8	3.6	3.7	2.7	3.4	4.3
韩国	7.8	11.3	9.9	11.8	8.8	—
拉脱维亚	4.8	15.7	37.6	22.9	34.6	31.6
立陶宛	7.0	14.2	11.0	0.0	0.0	0.0
卢森堡	32.4	0.0	0.0	0.0	0.0	
墨西哥	35.0	34.6	34.2	53.2	58.6	—
荷兰	1.8	3.0	5.3	1.2	2.8	3.0
新西兰	6.6	13.6	—	—	—	—
挪威	0.0	1.8	0.0	3.7	0.0	1.9
波兰	2.2	1.3	1.1	2.5	2.1	2.0
葡萄牙	12.8	17.2	10.4	20.1	8.8	—
斯洛伐克	5.2	3.5	0.0	1.8	1.8	3.8
斯洛文尼亚	5.0	0.0	0.0	5.5	—	—
西班牙	3.3	1.9	1.7	2.9	3.3	3.3
瑞典	4.3	4.3	3.5	7.0	2.6	4.8
瑞士	4.6	6.8	7.0	1.2	—	1.2
土耳其	14.5	13.5	13.0	13.1	13.1	12.6
英国	5.5	—	—	—	—	—
美国	—	17.4	20.1	23.8	—	—

数据来源：https://stats.oecd.org/.

6-1-14　2017—2021可预防死亡人口数　　单位：人

国家	2017	2018	2019	2020	2021
澳大利亚	24761	24789	26088	24492	25143
奥地利	11937	12115	11897	13156	14135
比利时	14789	14772	—	—	—
加拿大	48702	47011	46782	—	—
智利	20865	20286	20896	29709	—
哥伦比亚	58428	60385	61318	90392	—
哥斯达黎加	5010	5365	5524	6439	—
捷克	20068	20095	19494	22744	29708
丹麦	8456	8035	8207	7924	—
爱沙尼亚	2875	2978	2767	3056	3757
芬兰	8438	8498	8296	8513	—
法国	74518	—	—	—	—
德国	117524	118857	115278	123590	—
希腊	14263	14267	14326	15732	—
匈牙利	30594	30516	29655	—	—
冰岛	336	323	302	296	336
爱尔兰	—	4948	—	—	—
以色列	4922	5099	5179	6146	—
意大利	63513	61592	60383	—	—
日本	142376	139053	134500	134001	—

6-1-14 2017—2021可预防死亡人口数（续） 单位：人

国家	2017	2018	2019	2020	2021
韩国	58891	58198	57420	56904	—
拉脱维亚	5747	5732	5227	5582	7840
立陶宛	7913	7516	7411	8920	10548
卢森堡	577	594	557	655	651
墨西哥	197201	200705	206138	392482	—
荷兰	20372	20802	20273	23663	—
新西兰	—	—	—	—	—
挪威	—	—	—	—	—
波兰	74666	77092	77643	99287	
葡萄牙	13639	13805	13669		
斯洛伐克	11244	11586	11248		
斯洛文尼亚	3512	3414	3429	4063	
西班牙	48465	48321	47710	62285	59256
瑞典	10894	10908	—		
瑞士	8096	8119	7840	8844	—
土耳其	85864	82237	76507		
英国	86257	88003	87185	107616	—
美国	609254	607005	608625	811300	—

注：可预防死亡指通过有效的公共卫生和初级预防措施，在疾病、伤害发生之前，通过减少发病率可以避免的死亡。

数据来源：https://stats.oecd.org/.

6-1-15　2018—2022可预防死亡率　　单位：1/10万

国家	2018	2019	2020	2021	2022
澳大利亚	101	104	96	97	105
奥地利	128	124	134	141	—
比利时	121	117	144	—	—
加拿大	126	121	129	137	126
智利	123	123	172	192	—
哥伦比亚	153	151	226	309	—
哥斯达黎加	135	136	159	—	—
捷克	160	155	178	233	—
丹麦	121	124	120	111	—
爱沙尼亚	211	195	217	253	223
芬兰	130	125	129	127	—
法国	—	—	—	—	—
德国	127	122	129	—	—
希腊	118	118	128	—	—
匈牙利	271	262	290	375	276
冰岛	96	87	83	93	101
爱尔兰	109	—	—	—	—
以色列	73	72	83	93	—
意大利	—	—	—	—	—
日本	89	86	85	86	—

6-1-15　2018—2022可预防死亡率（续）单位：1/10万

国家	2018	2019	2020	2021	2022
韩国	107	103	99	99	—
拉脱维亚	272	248	262	364	—
立陶宛	247	241	285	326	258
卢森堡	103	93	107	104	95
墨西哥	220	221	436	441	—
荷兰	103	100	114	119	108
新西兰	—	—	—	—	—
挪威	—	—	—	—	—
波兰	181	182	227	276	
葡萄牙	116	114	—	—	
斯洛伐克	198	189	212	306	
斯洛文尼亚	145	142	164	—	
西班牙	95	92	118	112	
瑞典	98	92	101	96	
瑞士	89	84	94	94	
土耳其	—	126	—	—	
英国	129	123	151		
美国	182	180	236	270—	

数据来源：https://stats.oecd.org/.

6-1-16   2018—2023年每百万人口医院数

国家	2018	2019	2020	2021	2022	2023
澳大利亚	54.23	52.76	52.19	—	51	48.62
奥地利	30.31	29.84	29.94	29.92	28.94	—
比利时	15.23	14.27	14.13	14.07	13.94	13.92
加拿大	19.29	18.86	18.46	18.46	18.08	—
智利	18.83	18.63	17.83	16.36	16.24	16.13
哥伦比亚	211.14	211.12	214.08			
哥斯达黎加	8.79	8.7	8.61	8.52	8.06	7.79
捷克	24.08	24.18	24.58	25.22	25.29	—
爱沙尼亚	22.69	22.61	21.81	20.29	20.01	—
芬兰	43.69	43.28	41.78	39.16	35.82	—
法国	45.28	44.61	44.23	44.08	43.8	—
德国	36.8	36.42	36.15	35.81	35.59	—
希腊	25.25	25.18	25.24	25.26	25.58	—
匈牙利	16.67	16.68	16.72	16.58	16.9	—
冰岛	22.68	22.19	21.83	—	20.94	20.89
爱尔兰	17.67	17.43	17.25	17.09	17	16.54
以色列	9.46	9.28	9.12	9.18	9.21	9.14
意大利	17.53	17.68	17.92	17.93	17.97	—

6-1-16 2018—2023年每百万人口医院数（续）

国家	2018	2019	2020	2021	2022	2023
日本	66.21	65.79	65.31	65.38	65.28	—
韩国	76.07	77.66	79.21	81.01	82.36	—
拉脱维亚	32.17	31.87	31.57	29.72	29.27	—
立陶宛	33.91	33.64	27.91	27.49	26.83	—
卢森堡	16.45	16.13	15.86	15.62	15.49	14.95
墨西哥	36.94	37.19	38.41	38.73	38.57	38.5
荷兰	31.86	32.75	35.43	39.41	41.41	—
新西兰	33.67	32.13	31.24	31.3	32.01	31.84
波兰	33.22	32.2	32.25	32.55	32.7	—
葡萄牙	22.37	23.33	23.4	23.16	23.27	—
斯洛伐克	23.87	23.65	24.18	24.78	25.96	—
斯洛文尼亚	13.98	13.89	13.79	13.76	13.76	13.69
西班牙	16.71	16.48	16.3	16.37	15.77	—
瑞士	33	32.77	31.95	31.71	31.68	—
土耳其	18.84	18.62	18.4	18.38	18.3	—
英国	28.75	29.61	28.64	29.64	29.6	—
美国	18.8	18.55	18.38	18.47	18.36	—

数据来源：https://stats.oecd.org/.

6-1-17 2018—2023年千人口床位数 单位：张

国家	2018	2019	2020	2021	2022	2023
澳大利亚	—	—	—	—	—	—
奥地利	7.27	7.19	7.05	6.91	6.71	—
比利时	5.63	5.58	5.55	5.51	5.46	5.42
加拿大	2.55	2.52	2.55	2.58	2.53	—
智利	2.06	2.03	2.01	1.95	1.93	1.91
哥伦比亚	1.71	1.74	1.69	—	—	—
哥斯达黎加	1.11	1.10	1.15	1.17	1.11	—
捷克	6.67	6.63	6.54	6.67	6.49	—
丹麦	2.61	2.59	2.59	2.52	2.47	2.44
爱沙尼亚	4.53	4.53	4.47	4.39	4.19	—
芬兰	3.61	3.35	2.75	2.76	—	—
法国	5.89	5.82	5.72	5.62	5.51	—
德国	7.98	7.91	7.82	7.76	7.66	—
希腊	4.20	4.15	4.20	4.24	4.29	—
匈牙利	6.95	6.91	6.76	6.79	—	—
冰岛	2.87	2.80	2.84	—	—	—
爱尔兰	2.98	2.89	2.90	2.91	2.94	—
以色列	2.97	2.97	2.92	2.91	2.99	2.99
意大利	3.17	3.16	3.19	3.12	3.09	—

6-1-17　2018—2023年千人口床位数（续）　单位：张

国家	2018	2019	2020	2021	2022	2023
日本	12.95	12.80	12.63	12.62	12.59	—
韩国	12.44	12.43	12.65	12.77	12.84	—
拉脱维亚	5.49	5.42	5.29	5.17	5.03	—
立陶宛	6.43	6.35	6.01	6.04	5.68	—
卢森堡	4.51	4.26	4.20	4.14	4.00	3.92
墨西哥	0.97	0.95	0.99	1.00	1.00	
荷兰	3.18	3.02	2.91	2.95	2.45	—
新西兰	2.59	2.54	2.49	2.67	2.57	2.52
挪威	3.52	3.48	3.40	3.40	3.35	
波兰	6.46	6.11	6.12	6.20	6.13	
葡萄牙	3.43	3.49	3.47	3.49	3.47	
斯洛伐克	5.70	5.76	5.68	5.68	5.69	
斯洛文尼亚	4.44	4.43	4.28	4.25	4.13	
西班牙	2.98	2.95	2.96	2.97	2.95	
瑞典	2.13	2.07	2.05	2.00	1.90	
瑞士	4.63	4.59	4.48	4.43	4.42	
土耳其	2.85	2.88	3.01	3.02	3.09	
英国	2.50	2.45	2.43	2.43	2.45	
美国	2.83	2.80	2.78	2.77	2.75	

数据来源：https://stats.oecd.org/.

6-1-18 2018—2023年千人口执业医师数

单位：人

国家	2018	2019	2020	2021	2022	2023
澳大利亚	3.75	3.83	3.91	4.02	4.12	—
奥地利	5.22	5.29	5.32	5.41	5.48	5.53
比利时	3.13	3.16	3.21	3.25	3.57	—
加拿大	2.72	2.74	2.73	2.77	2.75	—
智利	4.04	4.07	4.10	4.26	—	—
哥伦比亚	4.20	4.25	4.38	—	—	—
哥斯达黎加	3.48	3.47	3.48	3.43	3.47	—
捷克	3.49	3.57	3.61	—	4.28	—
丹麦	3.14	3.16	3.17	3.18	—	—
爱沙尼亚	4.31	4.40	4.47	4.53	4.55	—
芬兰	3.38	3.49	3.14	3.30	3.47	—
法国	3.89	3.89	4.32	4.38	3.2	—
德国	3.28	3.32	3.46	4.02	4.55	—
希腊	3.22	3.29	3.31	3.35	—	—
匈牙利	3.98	4.05	4.00	4.10	4.25	—
冰岛	2.49	—	2.60	—	4.39	4.53
爱尔兰	2.39	2.46	2.51	2.56	3.37	3.87
以色列	3.30	3.27	3.34	3.36	3.48	—
意大利	4.60	4.57	4.48	4.47	4.24	—
日本	—	—	—	—	2.65	—
韩国	2.44	2.44	2.41	2.51	2.62	—
拉脱维亚	3.67	3.75	3.85	3.90	3.4	—

6-1-18 2018—2023年千人口执业医师数（续）

单位：人

国家	2018	2019	2020	2021	2022	2023
立陶宛	3.31	3.38	3.43	3.53	3.62	—
卢森堡	4.86	4.97	5.09	5.16	—	—
墨西哥	2.36	3.30	3.33	3.44	—	—
荷兰	3.18	3.26	3.30	3.34	3.92	—
新西兰	4.02	4.40	4.58	4.49	3.62	3.7
挪威	4.32	4.29	4.32	—	4.91	5
波兰	4.34	4.35	4.39	4.44	3.47	—
葡萄牙	2.84	2.95	3.03	3.18	3.18	—
斯洛伐克	2.61	2.64	2.63	2.67	—	—
斯洛文尼亚	1.90	1.97	2.05	2.15	3.38	—
西班牙	0.84	0.89	—	—	—	—
瑞典	0.43	0.47	0.63	0.70	—	—
瑞士	4.09	4.16	—	—	—	—
土耳其	0.75	0.79	—	0.80	—	—
英国	3.75	3.83	3.91	4.02	3.19	3.34
美国	5.22	5.29	5.32	5.41	5.48	—
巴西	3.13	3.16	3.21	3.25	—	—
印度	2.72	2.74	2.73	2.77	2.75	—
印度尼西亚	4.04	4.07	4.10	4.26	—	—
俄罗斯	4.20	4.25	4.38	—	—	—
南非	3.48	3.47	3.48	3.43	—	—

数据来源：https://stats.oecd.org/.

6-1-19　2018—2023年千人口药师数　　单位：人

国家	2018	2019	2020	2021	2022	2023
澳大利亚	0.88	0.89	0.91	0.94	0.94	—
奥地利	0.72	0.73	0.73	0.76	0.77	0.76
比利时	1.25	1.27	1.29	1.31	1.33	—
加拿大	1.03	1.04	1.04	1.05	1.03	—
智利	—	—	—	—	—	—
哥伦比亚	—	—	—	—	—	—
哥斯达黎加	—	—	—	—	—	—
捷克	0.69	0.72	0.71	0.72	0.71	—
丹麦	0.54	0.55	0.56	—	—	—
爱沙尼亚	0.72	0.72	0.73	0.71	0.71	—
芬兰	1.03	1.02	1.09	—	—	—
法国	0.92	0.92	0.91	0.92	0.91	—
德国	0.66	0.67	0.67	0.67	0.67	—
希腊	—	—	—	—	—	—
匈牙利	0.80	0.83	0.78	0.81	0.84	—
冰岛	0.52	0.54	0.57	0.59	0.61	—
爱尔兰	—	1.07	—	1.10	1.13	1.1
以色列	0.87	0.94	0.90	0.77	0.8	—
意大利	1.19	1.26	1.24	1.28	1.36	—
日本	1.90	—	1.99	—	2.03	—
韩国	0.73	0.75	0.77	0.78	0.81	—
拉脱维亚	0.86	0.84	0.87	0.88	0.87	0.85

6-1-19　2018—2023年千人口药师数（续）　单位：人

国家	2018	2019	2020	2021	2022	2023
立陶宛	1.03	1.03	1.03	1.02	0.97	—
卢森堡						
墨西哥						
荷兰	0.21	0.21	0.22	0.22	0.22	—
新西兰	0.70	0.70	0.72	0.72	0.71	0.71
挪威	0.83	0.86	0.88	0.91	0.62	0.64
波兰	0.76	0.74	0.75	0.75	0.75	—
葡萄牙	0.91	0.93	0.95	0.98	1.01	—
斯洛伐克						
斯洛文尼亚	0.71	0.73	0.74	0.74	0.74	—
西班牙	1.19	1.23	1.32	1.26	1.23	—
瑞典	0.79	0.80	0.77			
瑞士	0.69	0.67	—	0.66		
土耳其						
英国	0.86	0.87	0.85	0.84	0.90	
美国						
巴西						
印度						
印度尼西亚						
俄罗斯						
南非						

数据来源：https://stats.oecd.org/.

6-1-20　2018—2023年千人口护士数　　　单位：人

国家	2018	2019	2020	2021	2022	2023
澳大利亚	11.93	12.23	12.28	12.81	12.81	—
奥地利	6.85	10.30	10.32	10.60	11	—
比利时	11.07	—				
加拿大	9.95	9.98	10.06	10.25	10.18	—
智利	—					
哥伦比亚	—					
哥斯达黎加	—	—	—	—	—	—
捷克	8.52	8.56	8.66	8.95	9	
丹麦	10.10	10.13	10.24			
爱沙尼亚	6.29	6.24	6.38	6.49	6.58	
芬兰	18.71	18.48	18.92			
法国	—	—	—	8.58	—	
德国	11.52	11.79	12.04	12.03	11.98	
希腊	3.37	3.38	3.65	3.77	3.87	
匈牙利	6.62	6.62	6.58	5.27	5.45	
冰岛	14.67	15.36	15.63	14.95	15.10	15.3
爱尔兰	—	—	—	12.73	13.40	13.95
以色列	5.03	5.01	5.14	5.36	5.46	—
意大利	5.74	6.16	6.28	6.21	6.53	
日本	11.76	—	12.10	—	12.18	
韩国	7.24	7.93	8.37	8.77	9.11	
拉脱维亚	4.35	4.39	4.18	4.19	4.17	—

6-1-20　2018—2023年千人口护士数（续）　单位：人

国家	2018	2019	2020	2021	2022	2023
立陶宛	7.78	7.74	7.81	7.88	7.49	—
卢森堡						
墨西哥	2.87	2.85	2.91	2.94	2.99	—
荷兰	11.16	10.77	11.09	11.38	11.53	—
新西兰	10.21	10.24	10.60	10.92	11.37	11.76
挪威	17.71	17.88	18.01	18.32	15.62	15.65
波兰	5.08	5.64	5.57	5.68	5.67	
葡萄牙	—	—	—	—	—	
斯洛伐克	—	—	—	—	—	
斯洛文尼亚	10.14	10.28	10.47	10.49	10.43	
西班牙	5.85	5.87	6.09	6.34	6.17	—
瑞典	10.88	10.86	10.67			
瑞士	17.59	17.96	18.37	18.39	18.45	
土耳其	—					
英国	8.05	8.20	8.46	8.68	8.66	8.57
美国						
巴西	1.21	1.27	1.42	1.55		
印度	1.55					
印度尼西亚	1.70	2.17	2.28			
俄罗斯	8.46	8.48				
南非	1.22	1.10	1.03			

数据来源：https://stats.oecd.org/.

6-1-21 2018—2023年千人口口腔医师数　　单位：人

国家	2018	2019	2020	2021	2022	2023
澳大利亚	0.60	0.61	0.61	0.63	0.65	—
奥地利	0.59	0.61	0.61	0.62	0.62	0.62
比利时	0.75	0.76	0.77	0.77	0.76	
加拿大	0.66	0.65	0.65	0.65	—	0.66
智利	—	—	—	—	—	
哥伦比亚	—	—	—	—	—	
哥斯达黎加	—	—	—	—	—	
捷克	0.74	0.73	0.74	0.76	0.73	
丹麦	0.72	0.72	0.71	—		
爱沙尼亚	0.97	0.98	1.00	1.01	1.02	
芬兰	0.73	0.75	0.74			
法国	0.64	0.65	0.65	0.66	0.68	
德国	0.86	0.85	0.85	0.86	0.85	
希腊	—	—	—	—	—	
匈牙利	0.70	0.73	0.67	0.71	0.75	
冰岛	0.82	0.79	0.79	0.79	0.80	0.79
爱尔兰	—	—	0.46	0.48	0.47	
以色列	0.77	0.83	0.87	0.85	0.84	
意大利	0.83	0.87	0.87	0.84	0.89	
日本	0.81	—	0.83	—	0.82	
韩国	0.50	0.51	0.52	0.53	0.54	
拉脱维亚	0.71	0.71	0.72	0.72	0.71	

6-1-21　2018—2023年千人口口腔医师数（续）　单位：人

国家	2018	2019	2020	2021	2022	2023
立陶宛	1.03	1.05	1.11	1.05	1.1	—
卢森堡	—	—	—	—	—	—
墨西哥	0.12	0.13	0.11	0.12	0.12	—
荷兰	0.56	0.57	0.57	0.57	0.57	—
新西兰	—	—	0.48	0.51	0.51	0.51
挪威	0.90	0.91	0.91	0.93	0.88	0.88
波兰	0.34	0.89	0.89	0.92	0.92	—
葡萄牙	—	—	—	—	—	—
斯洛伐克	—	—	—	—	—	—
斯洛文尼亚	0.72	0.72	0.75	0.75	0.74	—
西班牙	—	—	—	—	0.61	—
瑞典	0.81	0.78	0.77	—	—	—
瑞士	0.51	0.41	—	—	—	—
土耳其	—	—	—	—	—	—
英国	0.53	0.53	0.54	0.51	0.49	0.5
美国	—	—	—	—	—	—
巴西	—	—	—	—	—	—
印度	—	—	—	—	—	—
印度尼西亚	—	—	—	—	—	—
俄罗斯	—	—	—	—	—	—
南非	—	—	—	—	—	—

数据来源：https://stats.oecd.org/.

6-1-22　2017—2022年长期护理人员数　　单位：人

国家	2017	2018	2019	2020	2021	2022
澳大利亚	—	—	—	306022	—	—
奥地利	66751	68211	69291	69885	69775	—
比利时	—	—	—	—	—	—
加拿大	220176	223329	226824	232142	270357	—
智利	—	—	—	—	—	—
哥伦比亚	—	—	—	—	—	—
哥斯达黎加	—	—	—	—	—	—
捷克	43120	39106	44833	44141	51266	—
丹麦	86986	87280	86697	85687	—	—
爱沙尼亚	13578	13644	14173	14331	13967	—
芬兰	—	—	—	—	53456	53968
法国	—	—	—	—	—	—
德国	918620	—	974138	—	999958	—
希腊	—	—	—	—	—	—
匈牙利	39565	35314	35045	36038	35893	—
冰岛	—	—	—	—	—	—
爱尔兰	25981	26383	26179	26271	26589	27201
以色列	105600	104500	103900	111500	128300	131500
意大利	—	—	—	—	—	—
日本	2071008	2382115	2411446	2430685	2472757	—
韩国	255497	287071	332332	366261	415676	—
拉脱维亚	—	—	—	—	—	—

6-1-22　2017—2022年长期护理人员数（续）　单位：人

国家	2017	2018	2019	2020	2021	2022
立陶宛	—	—	—	—	—	—
卢森堡	6293.4	6341.4	6489	6616.6	6997.3	—
墨西哥	—	—	—	—	—	—
荷兰	239000	255000	264000	266000	285000	—
新西兰	—	50252	—	—	—	—
挪威	110972	111820	113766	114566	115593	116241
波兰	—	—	—	—	—	—
葡萄牙	16454	17266	18405	18750	19489	20255
斯洛伐克	10220	13146	12301	11940	12373	20566
斯洛文尼亚	6381	6332	6432	6897	7567	8116
西班牙	413266	425174	441300	443836	454655	486062
瑞典	243524	242782	241418	239802	244004	—
瑞士	124747	127647	131141	134580	135830	—
土耳其	—	—	—	—	—	—
英国	—	—	—	—	—	—
美国	2817369	2861973	2807279	2602513	2516224	—
巴西	—	—	—	—	—	—
印度	—	—	—	—	—	—
印度尼西亚	—	—	—	—	—	—
俄罗斯	—	—	—	—	—	—
南非	—	—	—	—	—	—

数据来源：https://stats.oecd.org/.

6-1-23　2017—2022年每百名65岁及以上老人
可获得的长期护理人员人数　　单位：人

国家	2017	2018	2019	2020	2021	2022
澳大利亚	—	—	—	7.3	—	—
奥地利	4.1	4.1	4.2	4.1	4.1	—
比利时	—	—	—	—	—	—
加拿大	3.6	3.5	3.4	3.4	3.8	—
智利	—	—	—	—	—	—
哥伦比亚	—	—	—	—	—	—
哥斯达黎加	—	—	—	—	—	—
捷克	2.2	1.9	2.1	2.1	2.4	—
丹麦	7.9	7.8	7.6	7.4	—	—
爱沙尼亚	5.3	5.3	5.4	5.4	5.2	—
芬兰	—	—	—	—	4.3	4.2
法国	—	—	—	—	—	—
德国	5.2	—	5.4	—	5.5	—
希腊	—	—	—	—	—	—
匈牙利	2.2	1.9	1.9	1.9	1.8	—
冰岛	—	—	—	—	—	—
爱尔兰	4	3.9	3.8	3.7	3.6	3.6
以色列	10.6	10.1	9.7	10	11.2	—
意大利	—	—	—	—	—	—
日本	5.9	6.7	6.7	6.7	6.8	—
韩国	3.6	3.9	4.3	4.5	4.8	—
拉脱维亚	—	—	—	—	—	—

6-1-23　2017—2022年每百名65岁及以上老人可获得的长期护理人员人数（续）

单位：人

国家	2017	2018	2019	2020	2021	2022
立陶宛	—	—	—	—	—	—
卢森堡	7.5	7.4	7.3	7.3	7.5	—
墨西哥	—	—	—	—	—	—
荷兰	7.6	7.9	8	7.8	8.2	—
新西兰	—	6.8	—	—	—	—
挪威	12.7	12.5	12.4	12.2	12	11.7
波兰	—	—	—	—	—	—
葡萄牙	0.8	0.8	0.8	0.8	0.8	0.8
斯洛伐克	1.3	1.6	1.4	1.3	1.3	2.2
斯洛文尼亚	1.6	1.6	1.6	1.6	1.7	1.8
西班牙	4.7	4.7	4.8	4.8	4.9	5.1
瑞典	12.3	12.1	11.9	11.6	11.7	—
瑞士	8.2	8.2	8.3	8.4	8.3	—
土耳其	—	—	—	—	—	—
英国	—	—	—	—	—	—
美国	5.6	5.5	5.2	4.8	4.5	—
巴西	—	—	—	—	—	—
印度	—	—	—	—	—	—
印度尼西亚	—	—	—	—	—	—
俄罗斯	—	—	—	—	—	—
南非	—	—	—	—	—	—

数据来源：https://stats.oecd.org/.

6-1-24　2017—2022年人均年门诊次数　单位：人次

国家	2017	2018	2019	2020	2021	2022
澳大利亚	7.1	7.3	7.3	6.8	6.1	6.6
奥地利	6.5	6.6	6.6	5.8	6.5	—
比利时	7.0	7.2	7.3	6.2	6.7	—
加拿大	6.6	6.5	6.6	4.7	—	—
智利	3.8	2.8	2.9	2.2	2.6	2.9
哥伦比亚	1.9	2.2	2.6	—	—	—
哥斯达黎加	2.2	2.2	2.3	1.9	2.1	2.3
捷克	7.7	7.9	7.9	7.3	7.8	—
丹麦	4.1	4.1	3.9	4.0	3.8	—
爱沙尼亚	5.9	5.6	5.5	4.1	4.1	—
芬兰	4.4	4.4	4.4	4.0	4.1	—
法国	6.0	5.9	5.9	5.0	5.5	—
德国	9.9	9.9	9.8	9.5	9.6	—
希腊	3.5	3.3	3.5	2.7	2.7	—
匈牙利	10.9	10.7	10.7	9.4	9.5	—
冰岛	—	—	—	—	—	—
爱尔兰	5.7	5.0	5.8			
以色列	8.4	8.2	8.1	6.8	7.2	6.9
意大利	10.1	10.3	10.4	5.2	5.3	—
日本	12.6	12.5	12.4	11.1	—	—
韩国	16.7	16.9	17.2	14.7	15.7	—
拉脱维亚	6.1	6.0	6.1	5.1	6.0	—

6-1-24　2017—2022年人均年门诊次数（续）单位：人次

国家	2017	2018	2019	2020	2021	2022
立陶宛	9.5	9.9	9.5	6.1	6.5	—
卢森堡	5.7	5.8	5.6	4.4	4.8	—
墨西哥	2.5	2.4	2.2	1.4	1.5	—
荷兰	8.3	9.0	8.8	8.4	8.6	—
新西兰	3.8	—	—	—	—	—
挪威	4.5	4.5	4.4	3.7	3.9	—
波兰	7.6	7.6	7.7	6.8	7.6	—
葡萄牙	3.9	4.0	4.1	3.0	3.5	—
斯洛伐克	10.9	10.9	11.1	10.1	11.0	—
斯洛文尼亚	6.6	6.6	6.7	5.3	5.9	—
西班牙	7.3	—	7.0	4.9	4.8	—
瑞典	2.8	2.7	2.6	2.2	2.3	—
瑞士	4.3	—	—	—	—	—
土耳其	8.9	9.5	9.8	7.2	8.0	—
英国	—	—	—	—	—	—
美国	3.6	3.9	3.8	3.4	—	—
巴西	2.3	2.0	2.0	1.4	1.6	—
印度	—	—	—	—	—	—
印度尼西亚	—	—	—	—	—	—
俄罗斯	9.7	9.8	9.9	—	—	—
南非	—	—	—	—	—	—

　　注：门诊访问量不包含电话和电子邮件咨询、实验室检查、口腔医师和护士访问。

　　数据来源：https://stats.oecd.org/.

6-1-25　2018—2023年健康保险人口覆盖率　单位：%

国家	2018	2019	2020	2021	2022	2023
澳大利亚	100.0	100.0	100.0	100.0	100.0	100.0
奥地利	99.9	99.9	99.9	99.9	99.9	—
比利时	98.7	98.6	98.6	98.6	98.6	—
加拿大	100.0	100.0	100.0	100.0	100.0	100.0
智利	93.4	95.6	95.0	94.3	94.6	95.3
哥伦比亚	94.7	—	—	—	—	—
哥斯达黎加	91.6	91.1	91.8	90.9	92.2	93
捷克	100.0	100.0	100.0	100.0	100.0	100.0
丹麦	100.0	100.0	100.0	100.0	100.0	100.0
爱沙尼亚	94.5	95.0	95.2	95.9	96.1	94.8
芬兰	100.0	100.0	100.0	100.0	100.0	100.0
法国	99.9	99.9	99.9	99.9	99.9	—
德国	99.9	99.9	99.9	99.9	99.9	—
希腊	100.0	100.0	100.0	100.0	100.0	100.0
匈牙利	94.0	94.0	94.0	95.0	96.0	—
冰岛	100.0	100.0	100.0	100.0	—	—
爱尔兰	100.0	100.0	100.0	100.0	100.0	100.0
以色列	100.0	100.0	100.0	100.0	100.0	100.0
意大利	100.0	100.0	100.0	100.0	100.0	100.0
日本	100.0	100.0	99.0	—	—	—
韩国	100.0	100.0	100.0	100.0	100.0	—
拉脱维亚	100.0	100.0	100.0	100.0	100.0	100.0

6-1-25　2018—2023年健康保险人口覆盖率（续）单位：%

国家	2018	2019	2020	2021	2022	2023
立陶宛	98.1	98.7	99.1	98.8	98.9	99.1
卢森堡	100.0	100.0	100.0	100.0	100.0	—
墨西哥	88.3	80.6	72.4	—	—	—
荷兰	99.9	99.9	99.9	99.9	99.9	—
新西兰	100.0	100.0	100.0	100.0	100.0	100.0
挪威	100.0	100.0	100.0	100.0	100.0	—
波兰	92.9	93.4	93.3	94.0	96.7	96.9
葡萄牙	100.0	100.0	100.0	100.0	100.0	—
斯洛伐克	94.5	94.6	94.6	95.0	95.3	—
斯洛文尼亚	100.0	100.0	100.0	100.0	100.0	—
西班牙	100.0	100.0	100.7	100.0	100.0	100.0
瑞典	100.0	100.0	100.0	100.0	100.0	—
瑞士	100.0	100.0	100.0	100.0	100.0	—
土耳其	98.5	98.8	98.5	98.8	99.2	—
英国	100.0	100.0	100.0	100.0	100.0	—
美国	90.6	89.7	90.3	90.8	—	—
巴西	—	—	—	—	—	—
印度	—	—	—	—	—	—
印度尼西亚	—	—	—	—	—	—
俄罗斯	99.6	99.1	99.2	—	—	—
南非	—	—	—	—	—	—

数据来源：https://stats.oecd.org/.

6-1-26　2018—2023年平均住院率　　单位：%

国家	2018	2019	2020	2021	2022	2023
澳大利亚	18.40	17.41	17.68	17.23	—	—
奥地利	24.75	24.35	20.22	20.93	20.92	—
比利时	16.87	16.76	13.94	15.16	14.55	—
加拿大	8.41	8.27	7.24	7.62	7.69	—
智利	8.90	8.57	6.84	7.46	8.05	7.32
哥斯达黎加	5.08	5.01	4.02	4.04	4.10	4.07
捷克	18.47	18.93	15.95	16.07	16.39	—
爱沙尼亚	15.59	15.39	13.55	13.47	12.92	—
芬兰	16.38		14.32	14.37	13.19	—
法国	18.50	18.26	16.05	16.50	15.40	—
德国	25.25	25.31	21.86	21.79	21.26	—
希腊	—	—	—	—	—	—
匈牙利	19.28	19.05	14.67	12.46	14.31	—
冰岛	—	10.60	—	—	9.41	—
爱尔兰	13.40	13.22	11.44	11.98	12.06	—
以色列	13.42	13.30	11.71	12.52	12.42	—
意大利	11.52	11.30	9.31	9.83	9.75	—

6-1-26　2018—2023年平均住院率（续）　　单位：%

国家	2018	2019	2020	2021	2022	2023
日本	—	—	12.33	—	—	—
韩国	16.90	17.69	15.35	15.86	16.37	—
拉脱维亚	16.35	16.16	13.93	15.26	16.45	—
立陶宛	22.23	22.03	15.75	16.21	16.56	—
墨西哥	3.89	3.95	2.79	3.01	3.49	—
荷兰	8.98	8.76	7.67	7.78	7.73	—
新西兰	14.51	14.56	13.34	13.98	—	—
挪威	16.35	16.25	14.80	15.45	14.77	14.65
波兰	17.10	16.64	12.48	14.35	—	—
葡萄牙	8.28	8.63	7.34	7.65	6.99	6.46
斯洛伐克	19.09	18.91	15.48	14.29	—	—
斯洛文尼亚	17.53	17.30	14.30	15.11	15.04	—
西班牙	10.49	10.35	8.98	9.54	9.97	—
瑞典	13.87	13.68	12.76	13.01	11.84	—
瑞士	16.30	16.23	15.24	15.90	16.11	—
土耳其	16.59	—	—	—	—	—
英国	12.87					

卫生健康数据手册
2024

国家卫生健康委统计信息中心　编

中国协和医科大学出版社

北　京

图书在版编目（CIP）数据

卫生健康数据手册. 2024 / 国家卫生健康委统计信息中心编. -- 北京：中国协和医科大学出版社, 2024. 12. -- ISBN 978-7-5679-2552-6

Ⅰ. R199.2-62

中国国家版本馆CIP数据核字第2024E64F45号

编　　者	国家卫生健康委统计信息中心	
策　　划	杨　帆	
责任编辑	高淑英	
封面设计	邱晓俐	
责任校对	张　麓	
责任印制	黄艳霞	
出版发行	**中国协和医科大学出版社**	
	（北京市东城区东单三条9号　邮编100730　电话010-65260431）	
网　　址	www.pumcp.com	
印　　刷	北京联兴盛业印刷股份有限公司	
开　　本	880mm×1230mm　　1/32	
印　　张	10.875	
字　　数	260千字	
版　　次	2024年12月第1版	
印　　次	2024年12月第1次印刷	
定　　价	85.00元	

（版权所有，侵权必究，如有印装质量问题，由本社发行部调换）

编者名单

主　编　吴士勇

编　者　张耀光　陈俐锦　王晓旭　冯星淋

　　　　刘菊芬　徐向东　李岳峰　蔡　玥

　　　　武瑞仙　王　帅　梁艺琼　刘子峰

　　　　张黎黎　魏文强　郑荣寿　聂丽蓉

前　　言

为贯彻落实新发展理念，全面推进健康中国建设和实施积极应对人口老龄化战略，促进卫生健康事业高质量发展，更好服务管理决策，国家卫生健康委统计信息中心组织编写了《卫生健康数据手册2024》（以下简称《数据手册》），供各级领导、政策制定者、管理和研究人员参考使用。

《数据手册》以国家卫生健康委各类统计调查制度数据为基础，结合相关部委公开数据，涵盖人口社会与经济发展、居民健康状况、医疗资源与卫生服务、卫生健康投入、医疗保障、药品监管、教育与科技创新、医药产业发展等与健康相关的指标力图全景式反映卫生健康事业发展以及居民健康卫生服务利用、健康水平的现状及变化等情况。《数据手册》主要提供了2018—2023年最新数据，重点指标则为1949年以来的情况。

希望《数据手册》能够为政策研究、制定和落实提供便捷的数据支持，成为决策和管理的有力助手。因本书汇总了多种来源的数据，难免存在疏漏及不足之处，敬请广大读者批评指正。

国家卫生健康委统计信息中心

2024年11月

目　　录

第一章

人口社会经济发展

第一节

人 口 情 况

1-1-1 历年全国总人口及分性别、分城乡人口数

单位：万人

年份	年末人口数	男性人口数	女性人口数	城镇人口数	乡村人口数
1949	54167	28145	26022	5765	48402
1950	55196	28669	26527	6169	49027
1955	61465	31809	29656	8285	53180
1960	66207	34283	31924	13073	53134
1965	72538	37128	35410	13045	59493
1970	82992	42686	40306	14424	68568
1975	92420	47564	44856	16030	76390
1980	98705	50785	47920	19140	79565
1985	105851	54725	51126	25094	80757
1990	114333	58904	55429	30195	84138
1995	121121	61808	59313	35174	85947
2000	126743	65437	61306	45906	80837
2001	127627	65672	61955	48064	79563
2002	128453	66115	62338	50212	78241
2003	129227	66556	62671	52376	76851
2004	129988	66976	63012	54283	75705
2005	130756	67375	63381	56212	74544
2006	131448	67728	63720	58288	73160
2007	132129	68048	64081	60633	71496
2008	132802	68357	64445	62403	70399
2009	133450	68647	64803	64512	68938
2010	134091	68748	65343	66978	67113
2011	134916	69161	65755	69927	64989
2012	135922	69660	66262	72175	63747
2013	136726	70063	66663	74502	62224
2014	137646	70522	67124	76738	60908
2015	138326	70857	67469	79302	59024
2016	139232	71307	67925	81924	57308
2017	140011	71650	68361	84343	55668
2018	140541	71864	68677	86433	54108
2019	141008	72039	68969	88426	52582
2020	141212	72357	68855	90220	50992
2021	141260	72311	68949	91425	49835
2022	141175	72206	68969	92071	49104
2023	140967	72032	68935	93267	47700

数据来源：国家统计局历年《中国统计年鉴》。

1-1-2　2018—2023年全国人口基本情况

指标	2018	2019	2020	2021	2022	2023
总人口/万人	**140541**	**141008**	**141212**	**141260**	**141175**	**140967**
按性别分/万人						
男性人口	71864	72039	72357	72311	72206	72032
女性人口	68677	68969	68855	68949	68969	68935
按城乡分/万人						
城镇人口	86433	88426	90220	91425	92071	93267
农村人口	54108	52582	50992	49835	49104	47700
性别比重/%						
男性人口	51.1	51.1	51.2	51.2	51.1	51.1
女性人口	48.9	48.9	48.8	48.8	48.9	48.9
城乡比重/%						
城镇人口	61.5	62.7	63.9	64.7	65.2	66.2
农村人口	38.5	37.3	36.1	35.3	34.8	33.8
人口年龄构成/%						
0～14岁人口	16.9	16.8	17.9	17.5	16.9	16.3
15～64岁人口	71.2	70.6	68.6	68.3	68.2	68.3
65岁及以上人口	11.9	12.6	13.5	14.2	14.9	15.4
人口总抚养比/%	40.4	41.5	45.9	46.3	46.6	46.5
少年儿童抚养比	23.7	23.8	26.2	25.6	24.8	24.0
老年人口抚养比	16.8	17.8	19.7	20.8	21.8	22.5
受教育程度人口占6岁及以上人口比重/%						
小学	25.3	25.3	24.8	26.1	—	—
初中	37.8	37.3	34.5	34.7	—	—
高中及中职	17.6	17.7	15.1	16.7	—	—
大专及以上	14.0	14.6	15.5	18.9	—	—
15岁以上人口文盲率/%						
总文盲率	4.9	4.6	2.7	3.2	—	—
男性文盲率	2.4	2.2	—	1.5	—	—
女性文盲率	7.5	7.0	—	5.0	—	—

数据来源：国家统计局历年《中国统计年鉴》。

1-1-3　2020年全国分年龄、分性别人口数和性别比

年　龄	人口数/万人			性别比（女＝100）
	合计	男	女	
总　　计	**140978**	**72142**	**68836**	**104.80**
0～4岁	7788	4097	3692	110.98
5～9岁	9024	4802	4223	113.71
10～14岁	8526	4561	3965	115.03
15～19岁	7268	3905	3363	116.12
20～24岁	7494	3968	3527	112.51
25～29岁	9185	4816	4369	110.25
30～34岁	12415	6387	6027	105.97
35～39岁	9901	5093	4808	105.93
40～44岁	9295	4763	4532	105.10
45～49岁	11422	5819	5603	103.85
50～54岁	12116	6111	6006	101.74
55～59岁	10140	5082	5058	100.46
60～64岁	7338	3687	3651	100.98
65～69岁	7401	3634	3767	96.47
70～74岁	4959	2416	2543	95.03
75～79岁	3124	1475	1649	89.48
80～84岁	2038	916	1123	81.57
85～89岁	1083	443	640	69.15
90～94岁	365	137	229	59.85
95～99岁	82	27	55	49.50
100岁及以上	12	4	8	41.95

数据来源:《2020中国人口普查年鉴》。

1-1-4　历年全国人口年龄结构及抚养比

年份	总人口数/万人	0～14岁人口数/万人	15～64岁人口数/万人	65岁及以上人口数/万人	总抚养比/%	少儿抚养比/%	老年抚养比/%
1990	114333	31659	76306	6368	49.8	41.5	8.3
1995	121121	32218	81393	7510	48.8	39.6	9.2
2000	128453	28774	90302	9377	42.2	31.9	10.4
2001	127627	28716	89849	9062	42	32	10.1
2002	126743	29012	88910	8821	42.6	32.6	9.9
2003	129227	28559	90976	9692	42.0	31.4	10.7
2004	129988	27947	92184	9857	41.0	30.3	10.7
2005	130756	26504	94197	10055	38.8	28.1	10.7
2006	131448	25961	95068	10419	38.3	27.3	11.0
2007	132129	25660	95833	10636	37.9	26.8	11.1
2008	132802	25166	96680	10956	37.4	26.0	11.3
2009	133450	24659	97484	11307	36.9	25.3	11.6
2010	134091	22259	99938	11894	34.2	22.3	11.9
2011	134916	22261	100378	12277	34.4	22.1	12.3
2012	135922	22427	100718	12777	34.9	22.2	12.7
2013	136726	22423	101041	13262	35.3	22.2	13.1
2014	137646	22712	101032	13902	36.2	22.5	13.7
2015	138326	22824	100978	14524	37.0	22.6	14.3
2016	139232	23252	100943	15037	37.9	22.9	15.0
2017	140011	23522	100528	15961	39.3	23.4	15.9
2018	140541	23751	100065	16724	40.4	23.7	16.8
2019	141008	23689	99552	17767	41.5	23.8	17.8
2020	141212	25277	96871	19064	45.9	26.2	19.7
2021	141260	24678	96526	20056	46.3	25.6	20.8
2022	141175	23908	96289	20978	46.6	24.8	21.8
2023	140967	22978	96280	21709	46.5	24.0	22.5

数据来源：国家统计局历年《中国统计年鉴》。

1-1-5　2018—2023年分省人口数

单位：万人

地区	2018	2019	2020	2021	2022	2023
全　国	**140541**	**141008**	**141212**	**141260**	**141175**	**140967**
北　京	2192	2190	2189	2189	2184	2186
天　津	1383	1385	1387	1373	1363	1364
河　北	7426	7447	7464	7448	7420	7393
山　西	3502	3497	3490	3480	3481	3466
内蒙古	2422	2415	2403	2400	2401	2396
辽　宁	4291	4277	4255	4229	4197	4182
吉　林	2484	2448	2399	2375	2348	2339
黑龙江	3327	3255	3171	3125	3099	3062
上　海	2475	2481	2488	2489	2475	2487
江　苏	8446	8469	8477	8505	8515	8526
浙　江	6273	6375	6468	6540	6577	6627
安　徽	6076	6092	6105	6113	6127	6121
福　建	4104	4137	4161	4187	4188	4183
江　西	4513	4516	4519	4517	4528	4515
山　东	10077	10106	10165	10170	10163	10123
河　南	9864	9901	9941	9883	9872	9815
湖　北	5917	5927	5745	5830	5844	5838
湖　南	6635	6640	6645	6622	6604	6568
广　东	12348	12489	12624	12684	12657	12706
广　西	4947	4982	5019	5037	5047	5027
海　南	982	995	1012	1020	1027	1043
重　庆	3163	3188	3209	3212	3213	3191
四　川	8321	8351	8371	8372	8374	8368
贵　州	3822	3848	3858	3852	3856	3865
云　南	4703	4714	4722	4690	4693	4673
西　藏	354	361	366	366	364	365
陕　西	3931	3944	3955	3954	3956	3952
甘　肃	2515	2509	2501	2490	2492	2465
青　海	587	590	593	594	595	594
宁　夏	710	717	721	725	728	729
新　疆	2520	2559	2590	2589	2587	2598

1-1-6 2020年分省家庭户数、人口数及性别比

地　区	户数/万户			人口数/万人			性别比 （女＝100）
	合计	家庭户	集体户	合计	男	女	
全　国	**52269**	**49416**	**2853**	**140978**	**72142**	**68836**	**104.80**
北　京	914	823	91	2189	1120	1070	104.65
天　津	546	487	60	1387	714	672	106.31
河　北	2636	2543	93	7461	3768	3693	102.02
山　西	1338	1275	64	3492	1781	1711	104.06
内蒙古	997	948	49	2405	1228	1177	104.26
辽　宁	1817	1747	70	4259	2126	2133	99.70
吉　林	996	943	53	2407	1202	1206	99.69
黑龙江	1371	1302	68	3185	1595	1590	100.35
上　海	1047	964	82	2487	1288	1200	107.33
江　苏	3192	2991	201	8475	4303	4172	103.15
浙　江	2688	2501	187	6457	3368	3089	109.04
安　徽	2289	2191	98	6100	3110	2992	103.94
福　建	1531	1437	94	4154	2147	2007	106.94
江　西	1479	1407	72	4519	2330	2187	106.62
山　东	3705	3518	186	10153	5143	5009	102.67
河　南	3322	3178	144	9937	4983	4953	100.60
湖　北	2102	1993	109	5775	2969	2806	105.83
湖　南	2389	2288	101	6644	3400	3245	104.77
广　东	4669	4247	422	12601	6687	5914	113.08
广　西	1687	1622	65	5013	2592	2421	107.04
海　南	320	296	24	1008	535	474	112.86
重　庆	1263	1204	59	3205	1620	1585	102.21
四　川	3221	3076	145	8367	4229	4139	102.19
贵　州	1327	1270	57	3856	1971	1886	104.50
云　南	1586	1515	71	4721	2442	2279	107.16
西　藏	109	101	8	365	191	173	110.32
陕　西	1498	1421	76	3953	2023	1930	104.79
甘　肃	877	842	35	2502	1270	1232	103.10
青　海	208	197	11	592	303	289	104.97
宁　夏	266	254	13	720	367	353	103.83
新　疆	880	835	45	2585	1335	1250	106.85

数据来源：《2020中国人口普查年鉴》。

1-1-7　2020年分省城乡人口分布情况

地区	城乡人口/万人		城镇人口比重/%	乡村人口比重/%
	城镇	乡村		
全　国	**90199**	**50979**	**63.9**	**36.1**
北　京	1917	273	87.6	12.4
天　津	1174	212	84.6	15.4
河　北	4482	2979	60.1	39.9
山　西	2183	1308	62.5	37.5
内蒙古	1623	782	67.5	32.5
辽　宁	3073	1187	72.2	27.8
吉　林	1508	899	62.7	37.3
黑龙江	2090	1095	65.6	34.4
上　海	2221	266	89.3	10.7
江　苏	6224	2251	73.4	26.6
浙　江	4660	1797	72.2	27.8
安　徽	3560	2543	58.3	41.7
福　建	2856	1298	68.8	31.2
江　西	2731	1788	60.4	39.6
山　东	6401	3751	63.0	37.0
河　南	5508	4429	55.4	44.6
湖　北	3632	2143	62.9	37.1
湖　南	3905	2740	58.8	41.2
广　东	9344	3258	74.2	25.8
广　西	2717	2296	54.2	45.8
海　南	608	401	60.3	39.7
重　庆	2226	979	69.5	30.5
四　川	4747	3621	56.7	43.3
贵　州	2050	1807	53.2	46.8
云　南	2363	2358	50.1	49.9
西　藏	130	234	35.6	64.4
陕　西	2477	1476	62.7	37.3
甘　肃	1307	1195	52.2	47.8
青　海	356	236	60.1	39.9
宁　夏	468	252	65.0	35.0
新　疆	1461	1124	56.5	43.5

数据来源:《2020中国人口普查年鉴》。

1-1-8　历年家庭户规模比例及家庭户比例

单位：%

年份	一人户家庭占比	二人户家庭占比	三人户家庭占比	四人户家庭占比	五人户及以上家庭占比	家庭户数占比
2002	7.7	18.4	31.7	23.1	19.1	98.9
2003	7.6	19.1	31.7	22.8	18.8	99.1
2004	7.8	19.6	31.4	21.8	19.3	99.1
2005	10.7	24.5	29.8	19.2	15.8	98.1
2006	9.1	24.2	30.7	20.0	16.0	98.4
2007	8.9	24.4	30.4	20.9	15.3	98.4
2008	8.9	24.6	30.4	21.0	15.2	98.3
2009	10.0	25.0	29.4	19.6	16.0	98.5
2011	14.0	26.0	27.7	16.9	15.4	96.9
2012	14.1	26.4	27.6	16.8	15.2	97.2
2013	14.6	27.3	26.9	17.0	14.2	97.4
2014	14.9	27.7	26.7	15.9	14.8	97.4
2015	13.1	25.3	26.4	17.9	17.1	94.6
2016	14.1	25.8	26.1	17.8	16.2	98.2
2017	15.6	27.2	24.7	17.1	15.3	97.9
2018	16.7	28.3	23.4	16.5	15.1	98.0
2019	18.5	29.6	22.3	15.9	13.9	98.0
2020	23.8	23.4	21.1	14.8	16.9	94.5
2021	17.0	24.3	21.6	18.6	18.5	96.5
2022	16.8	23.9	21.2	18.5	19.6	96.8

数据来源：国家统计局历年《中国统计年鉴》，2020年数据来自《2020中国人口普查年鉴》。

1-1-9   2020年分省家庭户数及不同家庭规模户数比例

地　　区	家庭户数	一人户家庭占比/%	二人户家庭占比/%	三人户口家庭占比/%	四人户家庭占比/%	五人户及以上家庭占比/%
全　　国	**494157423**	**25.39**	**29.68**	**20.99**	**13.17**	**10.76**
北　京	8230792	29.93	33.14	21.71	8.94	6.27
天　津	4867116	23.99	35.49	24.84	10.52	5.16
河　北	25429609	19.99	31.34	21.69	15.50	11.47
山　西	12746142	23.99	31.79	23.28	13.86	7.08
内蒙古	9483957	23.30	37.60	25.20	10.03	3.87
辽　宁	17467111	26.61	36.90	23.93	8.23	4.32
吉　林	9426822	24.54	37.09	24.32	9.19	4.85
黑龙江	13024687	29.23	36.25	22.80	8.09	3.64
上　海	9644628	28.37	34.55	22.39	8.45	6.24
江　苏	29910849	23.32	32.22	21.73	12.43	10.29
浙　江	25008606	30.84	32.38	19.13	9.93	7.71
安　徽	21910377	23.66	30.99	21.76	13.57	10.03
福　建	14371078	27.31	26.28	19.45	14.25	12.71
江　西	14072847	21.82	25.33	20.19	16.18	16.48
山　东	35184241	20.05	31.92	21.81	16.46	9.76
河　南	31782693	21.98	26.73	20.46	16.08	14.75
湖　北	19931045	23.61	29.30	23.03	13.17	10.87
湖　南	22878336	25.34	27.68	20.84	14.46	11.69
广　东	42469178	33.22	24.25	16.48	12.22	13.82
广　西	16215014	25.13	23.71	20.13	15.19	15.84
海　南	2961646	22.41	21.91	19.90	17.62	18.16
重　庆	12040234	29.29	30.27	20.25	11.38	8.81
四　川	30756120	28.73	29.78	19.79	11.61	10.09
贵　州	12696585	23.88	26.10	20.32	15.30	14.38
云　南	15146831	22.82	24.71	20.87	15.62	15.97
西　藏	1014090	33.22	17.76	13.79	11.91	23.32
陕　西	14211344	27.18	29.03	21.44	13.32	9.02
甘　肃	8422836	22.67	28.38	21.47	14.18	13.30
青　海	1965893	25.38	25.06	20.90	14.03	14.62
宁　夏	2535074	21.20	31.23	23.42	15.16	8.98
新　疆	8351642	20.90	26.96	22.65	16.67	12.81

数据来源:《2020中国人口普查年鉴》。

1-1-10 历年全国出生率、死亡率及自然增长率

单位：‰

年份	出生率	死亡率	自然增长率
1949	36.00	20.00	16.00
1950	37.00	18.00	19.00
1955	32.60	12.28	20.32
1960	20.86	25.43	−4.57
1965	38.00	9.50	28.50
1970	33.59	7.64	25.95
1975	23.13	7.36	15.77
1980	18.21	6.34	11.87
1985	21.04	6.78	14.26
1990	21.06	6.67	14.39
1995	17.12	6.57	10.55
2000	14.03	6.45	7.58
2001	13.38	6.43	6.95
2002	12.86	6.41	6.45
2003	12.41	6.40	6.01
2004	12.29	6.42	5.87
2005	12.40	6.51	5.89
2006	12.09	6.81	5.28
2007	12.10	6.93	5.17
2008	12.14	7.06	5.08
2009	11.95	7.08	4.87
2010	11.90	7.11	4.79
2011	13.27	7.14	6.13
2012	14.57	7.13	7.43
2013	13.03	7.13	5.90
2014	13.83	7.12	6.71
2015	11.99	7.07	4.93
2016	13.57	7.04	6.53
2017	12.64	7.06	5.58
2018	10.86	7.08	3.78
2019	10.41	7.09	3.32
2020	8.52	7.07	1.45
2021	7.52	7.18	0.34
2022	6.77	7.37	−0.60
2023	6.39	7.87	−1.48

数据来源：国家统计局历年《中国统计年鉴》。

1-1-11 2018—2023年分省出生率 单位：‰

地区	2018	2019	2020	2021	2022	2023
全　国	**10.86**	**10.41**	**8.52**	**7.52**	**6.77**	**6.39**
北　京	8.24	8.12	6.99	6.35	5.67	5.63
天　津	6.67	6.73	5.99	5.30	4.75	4.47
河　北	11.26	10.83	8.16	7.15	6.09	—
山　西	9.63	9.12	8.26	7.06	6.75	6.13
内蒙古	8.35	8.23	7.20	6.26	5.58	5.00
辽　宁	6.39	6.45	5.16	4.71	4.08	4.06
吉　林	6.62	6.05	4.84	4.70	4.33	2.90
黑龙江	5.98	5.73	3.75	3.59	3.34	—
上　海	7.20	7.00	5.02	4.67	4.35	3.95
江　苏	9.32	9.12	6.65	5.65	5.23	4.80
浙　江	11.02	10.51	7.13	6.90	6.28	5.80
安　徽	12.41	12.03	9.45	8.05	7.16	—
福　建	13.20	12.90	9.21	8.26	7.07	6.81
江　西	13.43	12.59	9.48	8.34	7.19	6.52
山　东	13.26	11.77	8.56	7.38	6.71	6.01
河　南	11.72	11.02	9.24	8.00	7.42	7.06
湖　北	11.54	11.35	8.28	6.98	6.08	5.48
湖　南	12.19	10.39	8.53	7.13	6.23	6.00
广　东	12.79	12.54	10.28	9.35	8.30	8.12
广　西	14.12	13.31	11.36	9.68	8.51	8.04
海　南	14.48	12.87	10.36	9.74	8.60	9.28
重　庆	11.02	10.48	7.47	6.49	5.98	—
四　川	11.05	10.70	7.60	6.85	6.39	6.32
贵　州	13.90	13.65	13.70	12.17	11.3	10.65
云　南	13.19	12.63	10.96	9.35	8.14	8.22
西　藏	15.22	14.60	13.96	14.17	14.24	13.72
陕　西	10.67	10.55	8.95	7.89	7.36	6.83
甘　肃	11.07	10.60	10.55	9.68	8.47	7.71
青　海	14.31	13.66	11.43	11.22	10.60	9.25
宁　夏	13.32	13.72	11.59	11.62	10.60	—
新　疆	10.69	8.14	6.94	6.16	6.53	—

注：2023年数据根据各省份统计公报整理，部分省（自治区）未公布出生率。

1-1-12　2018—2023年分省死亡率　　单位：‰

地区	2018	2019	2020	2021	2022	2023
全　国	**7.08**	**7.09**	**7.07**	**7.18**	**7.37**	**7.87**
北　京	5.58	5.49	5.19	5.39	5.72	6.13
天　津	5.42	5.30	5.92	6.23	6.43	7.04
河　北	6.38	6.12	7.22	7.58	7.80	—
山　西	5.32	5.85	7.02	7.32	7.73	8.38
内蒙古	5.95	5.66	7.30	7.54	7.83	8.42
辽　宁	7.39	7.25	8.59	8.89	9.04	9.69
吉　林	6.26	6.90	7.81	8.08	8.40	11.30
黑龙江	6.67	6.74	8.23	8.70	9.09	—
上　海	5.40	5.50	5.58	5.59	5.96	6.37
江　苏	7.03	7.04	6.49	6.77	7.04	7.60
浙　江	5.58	5.52	6.56	5.90	6.24	6.66
安　徽	5.96	6.04	7.96	8.00	8.09	—
福　建	6.20	6.10	6.24	6.28	6.52	6.95
江　西	6.06	6.03	6.61	6.71	6.94	7.36
山　东	7.18	7.50	7.25	7.36	7.64	8.19
河　南	6.80	6.84	7.15	7.36	7.50	8.00
湖　北	7.00	7.08	7.67	7.86	8.09	8.63
湖　南	7.08	7.28	7.92	8.28	8.54	9.08
广　东	4.55	4.46	4.70	4.83	4.97	5.36
广　西	5.96	6.14	6.46	6.80	7.08	7.62
海　南	6.01	6.11	5.85	6.01	6.16	6.47
重　庆	7.54	7.57	7.70	8.04	8.09	—
四　川	7.01	7.09	8.48	8.74	9.04	9.44
贵　州	6.85	6.95	7.17	7.19	7.32	7.77
云　南	6.32	6.20	7.92	8.12	8.21	8.61
西　藏	4.58	4.46	5.37	5.47	5.48	5.76
陕　西	6.24	6.28	7.11	7.38	7.64	8.14
甘　肃	6.65	6.75	7.91	8.26	8.51	9.04
青　海	6.25	6.08	6.65	6.91	7.23	7.57
宁　夏	5.54	5.69	5.88	6.09	6.19	—
新　疆	4.56	4.45	5.46	5.60	5.76	—

注：2023年数据根据各省份统计公报整理，部分省（自治区）未公布死亡率。

1-1-13   2018—2023年分省人口自然增长率   单位：‰

地区	2018	2019	2020	2021	2022	2023
全　国	**3.78**	**3.32**	**1.45**	**0.34**	**−0.60**	**−1.48**
北　京	2.66	2.63	1.8	0.96	−0.05	−0.50
天　津	1.25	1.43	0.07	−0.93	−1.68	−2.57
河　北	4.88	4.71	0.94	−0.43	−1.71	−2.80
山　西	4.31	3.27	1.24	−0.26	−0.98	−2.25
内蒙古	2.40	2.57	−0.1	−1.28	−2.25	—
辽　宁	−1.00	−0.80	−3.43	−4.18	−4.96	−5.63
吉　林	0.36	−0.85	−2.97	−3.38	−4.07	−8.40
黑龙江	−0.69	−1.01	−4.48	−5.11	−5.75	
上　海	1.80	1.50	−0.56	−0.92	−1.61	−2.42
江　苏	2.29	2.08	0.16	−1.12	−1.81	−2.70
浙　江	5.44	4.99	0.57	1.00	0.04	−0.86
安　徽	6.45	5.99	1.49	0.05	−0.93	—
福　建	7.00	6.80	2.97	1.98	0.55	−0.14
江　西	7.37	6.56	2.87	1.63	0.25	−0.84
山　东	6.08	4.27	1.31	0.02	−0.93	−2.18
河　南	4.92	4.18	2.09	0.64	−0.08	−0.94
湖　北	4.54	4.27	0.61	−0.88	−2.01	−3.15
湖　南	5.11	3.11	0.61	−1.15	−2.31	−3.08
广　东	8.24	8.08	5.58	4.52	3.33	2.76
广　西	8.16	7.17	4.9	2.88	1.43	0.42
海　南	8.47	6.76	4.51	3.73	2.44	—
重　庆	3.48	2.91	−0.23	−1.55	−2.11	—
四　川	4.04	3.61	−0.88	−1.89	−2.65	−3.12
贵　州	7.05	6.70	6.53	4.98	3.71	2.88
云　南	6.87	6.43	3.04	1.23	−0.07	−0.39
西　藏	10.64	10.14	8.59	8.70	8.76	7.96
陕　西	4.43	4.27	1.84	0.51	−0.28	−1.31
甘　肃	4.42	3.85	2.64	1.42	−0.04	−1.33
青　海	8.06	7.58	4.78	4.31	3.37	1.68
宁　夏	7.78	8.03	5.71	5.53	4.41	—
新　疆	6.13	3.69	1.48	0.56	0.77	—

注：2023年数据根据各省份统计公报整理，部分省（自治区）未公布自然增长率。

1-1-14 2020年分省育龄妇女年龄别生育率

单位：‰

地 区	15～19岁	20～24岁	25～29岁	30～34岁	35～39岁	40～44岁	45～49岁	总和生育率
全 国	**6.07**	**55.22**	**98.98**	**65.05**	**26.91**	**6.34**	**1.61**	**1300.90**
北 京	0.96	11.88	55.70	66.66	29.96	7.45	1.07	868.39
天 津	1.40	26.58	74.41	54.86	22.26	4.15	0.60	921.28
河 北	4.30	62.27	104.87	60.29	22.16	4.99	1.30	1300.90
山 西	1.70	45.73	104.90	64.66	22.99	3.73	1.07	1223.87
内蒙古	2.13	34.25	98.26	68.84	28.27	5.17	0.82	1188.73
辽 宁	1.98	28.66	74.44	52.06	20.39	4.70	0.98	916.03
吉 林	2.19	29.69	74.38	47.03	18.61	3.14	0.80	879.21
黑龙江	1.78	25.35	64.19	41.52	14.80	3.36	0.66	758.26
上 海	2.99	20.70	52.53	47.34	18.87	4.70	0.95	740.37
江 苏	3.68	41.66	86.70	50.36	19.24	4.30	1.58	1037.60
浙 江	6.21	41.50	80.40	51.57	22.29	5.48	1.43	1044.38
安 徽	5.80	65.18	106.33	66.04	27.04	5.75	1.29	1387.16
福 建	5.98	57.01	108.14	68.72	27.87	6.30	1.66	1378.39
江 西	5.00	70.40	110.70	63.74	23.61	5.57	2.41	1407.21
山 东	3.16	50.70	107.41	76.56	37.05	9.49	1.85	1431.15
河 南	4.74	62.57	109.07	71.11	26.82	6.35	1.83	1412.46
湖 北	2.35	40.01	96.98	62.64	25.01	5.33	1.59	1169.50
湖 南	3.89	55.68	104.57	68.24	27.37	6.75	2.10	1343.00
广 东	5.83	52.53	101.29	71.06	31.54	8.13	1.97	1361.78
广 西	10.85	82.85	134.06	96.37	47.35	12.95	2.83	1936.32
海 南	12.57	66.75	106.08	76.71	34.67	11.41	2.14	1551.63
重 庆	3.68	50.29	95.37	59.80	23.02	4.40	1.11	1188.28
四 川	5.98	57.90	94.60	59.25	22.50	4.51	1.35	1230.51
贵 州	24.60	115.88	142.47	88.45	38.85	11.25	2.27	2118.88
云 南	18.09	80.69	110.42	70.43	31.17	8.12	2.15	1605.30
西 藏	16.29	108.50	117.98	77.96	41.45	17.12	6.03	1926.69
陕 西	1.68	37.88	96.45	65.36	25.17	4.80	1.45	1163.89
甘 肃	11.14	82.47	131.00	78.28	27.20	5.41	1.47	1684.86
青 海	20.86	76.52	107.34	69.66	32.59	7.80	3.11	1589.38
宁 夏	15.40	86.44	120.50	77.64	28.11	4.87	1.46	1672.09
新 疆	3.21	50.42	81.03	51.37	19.10	4.71	1.18	1055.09

数据来源：《2020中国人口普查年鉴》。

1-1-15 2020年分省出生人口数及不同孩次比例

单位：%

地　　区	第一孩占比	第二孩占比	第三孩占比	第四孩占比	第五孩及以上占比
全　　国	**45.8**	**43.1**	**9.0**	**1.6**	**0.5**
北　京	62.5	35.6	1.7	0.2	0.1
天　津	59.1	37.7	2.8	0.3	0.0
河　北	40.7	47.4	10.4	1.3	0.2
山　西	49.9	45.4	4.1	0.5	0.1
内蒙古	52.8	43.2	3.5	0.4	0.1
辽　宁	65.6	32.1	1.9	0.2	0.0
吉　林	65.1	32.5	2.2	0.2	0.1
黑龙江	68.2	30.0	1.6	0.1	0.0
上　海	65.7	31.6	2.4	0.2	0.0
江　苏	52.9	41.7	4.8	0.5	0.1
浙　江	50.6	43.8	4.9	0.6	0.1
安　徽	43.2	47.3	8.3	1.1	0.2
福　建	41.1	47.3	10.2	1.1	0.2
江　西	39.7	43.5	13.9	2.3	0.6
山　东	37.8	48.5	12.2	1.3	0.3
河　南	40.7	44.2	13.1	1.7	0.4
湖　北	49.1	45.2	5.1	0.5	0.1
湖　南	43.1	46.1	9.1	1.4	0.3
广　东	43.1	41.1	12.0	2.9	0.9
广　西	37.7	42.2	14.7	3.8	1.5
海　南	42.8	41.7	12.6	2.2	0.7
重　庆	52.8	41.8	4.5	0.7	0.2
四　川	51.3	40.8	5.6	1.5	0.8
贵　州	38.8	42.5	13.8	3.5	1.4
云　南	43.8	43.2	10.0	2.2	0.8
西　藏	33.9	32.3	17.5	8.4	7.9
陕　西	48.8	45.9	4.7	0.5	0.1
甘　肃	44.3	44.0	8.9	2.0	0.8
青　海	46.1	37.2	10.7	3.7	2.3
宁　夏	43.0	39.9	12.1	3.6	1.4
新　疆	54.4	38.1	6.4	0.9	0.2

数据来源：《2020中国人口普查年鉴》。

1-1-16 2020年分省、分孩次出生人口性别比
（女＝100）

地　区	性别比	第一孩性别比	第二孩性别比	第三孩性别比	第四孩性别比	第五孩及以上性别比
全　国	**112.28**	**113.17**	**106.78**	**132.93**	**130.07**	**127.14**
北　京	110.06	111.63	107.20	119.85	93.33	28.57
天　津	108.36	111.21	101.30	148.94	166.67	100.00
河　北	108.60	109.42	102.34	132.77	142.99	163.46
山　西	102.94	106.80	96.82	128.28	107.79	137.50
内蒙古	105.60	105.84	104.05	127.53	61.36	300.00
辽　宁	107.15	110.39	98.63	152.30	125.00	100.00
吉　林	104.06	105.64	100.31	123.48	56.25	50.00
黑龙江	105.51	110.90	93.58	123.47	90.00	33.33
上　海	109.12	107.84	108.52	152.78	216.67	150.00
江　苏	110.73	112.10	105.59	146.55	111.56	130.77
浙　江	110.82	110.10	108.27	143.10	120.97	178.26
安　徽	114.54	111.96	108.92	165.85	161.71	120.83
福　建	120.10	111.53	118.40	164.49	203.62	134.29
江　西	122.73	119.80	113.38	158.22	177.59	148.60
山　东	112.52	110.21	107.96	138.89	132.70	136.84
河　南	111.04	116.37	101.24	123.66	163.62	159.84
湖　北	115.28	115.02	109.98	177.42	130.36	172.22
湖　南	116.91	121.07	108.41	140.74	149.05	108.97
广　东	117.52	118.39	111.74	130.87	135.35	128.46
广　西	115.97	116.77	110.46	125.25	129.35	136.50
海　南	120.55	114.29	118.49	144.09	153.93	180.00
重　庆	107.51	111.92	102.43	111.57	76.53	86.36
四　川	111.45	116.33	105.21	115.35	100.00	131.06
贵　州	113.59	113.21	109.90	123.69	123.80	118.89
云　南	107.25	109.96	103.27	111.20	107.54	134.71
西　藏	101.14	112.62	104.21	94.77	77.69	86.18
陕　西	108.51	111.78	102.04	145.09	120.29	80.00
甘　肃	108.41	110.89	103.70	115.29	121.55	139.51
青　海	110.63	116.45	106.22	103.55	111.61	102.74
宁　夏	105.67	104.59	100.29	120.42	131.62	118.52
新　疆	105.89	108.53	103.57	112.57	47.11	41.67

数据来源：《2020中国人口普查年鉴》。

1-1-17 2020年全国分民族人口数及不同民族
人口数比例

民　族	人口数/万人	男/万人	女/万人	各民族人口占总人口的比重/%
总　计	140978	72142	68836	100.00
汉　族	128445	65737	62708	91.11
蒙古族	629	314	315	0.45
回　族	1138	575	562	0.81
藏　族	706	352	354	0.50
维吾尔族	1177	593	585	0.84
苗　族	1107	574	532	0.79
彝　族	983	499	484	0.70
壮　族	1957	1013	944	1.39
布依族	358	183	174	0.25
朝鲜族	170	83	87	0.12
满　族	1042	535	507	0.74
侗　族	350	184	165	0.25
瑶　族	331	172	159	0.23
白　族	209	105	104	0.15
土家族	959	497	462	0.68
哈尼族	173	89	84	0.12
哈萨克族	156	78	78	0.11
傣　族	133	66	67	0.09
黎　族	160	83	77	0.11
傈僳族	76	38	38	0.05
佤　族	43	22	21	0.03
畲　族	75	40	34	0.05
高山族	0	0	0	0.00
拉祜族	50	25	25	0.04
水　族	50	26	24	0.04
东乡族	77	39	38	0.05
纳西族	32	16	16	0.02
景颇族	16	8	8	0.01
柯尔克孜族	20	10	10	0.01

数据来源:《2020中国人口普查年鉴》。

1-1-17 2020年全国分民族人口数及不同民族人口数比例（续）

民　族	人口数/万人	男/万人	女/万人	各民族人口占总人口的比重/%
土　族	28	14	14	0.02
达斡尔族	13	6	7	0.01
仫佬族	28	14	14	0.02
羌　族	31	16	16	0.02
布朗族	13	6	6	0.01
撒拉族	17	8	8	0.01
毛南族	12	6	6	0.01
仡佬族	68	36	32	0.05
锡伯族	19	10	9	0.01
阿昌族	4	2	2	0.00
普米族	5	2	2	0.00
塔吉克族	5	3	3	0.00
怒　族	4	2	2	0.00
乌孜别克族	1	1	1	0.00
俄罗斯族	2	1	1	0.00
鄂温克族	3	2	2	0.00
德昂族	2	1	1	0.00
保安族	2	1	1	0.00
裕固族	1	1	1	0.00
京　族	3	2	2	0.00
塔塔尔族	0	0	0	0.00
独龙族	1	0	0	0.00
鄂伦春族	1	0	0	0.00
赫哲族	1	0	0	0.00
门巴族	1	1	1	0.00
珞巴族	0	0	0	0.00
基诺族	3	1	1	0.00
未定族称人口	84	44	40	0.06
入　籍	2	1	1	0.00

1-1-18　历年地级及以上城市数及人口规模情况

单位：个

年份	全部地级及以上城市数	400万以上人口城市数	200万～400万人口城市数	100万～200万人口城市数	100万以下人口城市数
2000	262	8	12	70	172
2001	269	8	16	69	176
2002	278	10	21	71	176
2003	284	11	21	73	179
2004	286	12	23	73	178
2005	286	13	25	75	173
2006	286	13	24	80	169
2007	287	13	26	79	169
2008	287	13	28	81	165
2009	287	14	28	82	163
2010	287	14	30	81	162
2011	288	14	31	82	161
2012	289	14	31	82	162
2013	290	14	33	86	157
2014	292	17	35	91	149
2015	295	15	38	94	148
2016	297	17	43	96	141
2017	298	19	42	100	137
2018	297	20	42	99	136
2019	297	20	44	98	135
2020	297	22	46	96	133
2021	297	22	48	97	130
2022	297	23	49	96	129

数据来源：国家统计局，城市人口规模以城市市辖区年末总人口数计算。

1-1-19　2020年分省城市规模分布情况

地区	400万以上人口城市数	200万～400万人口城市数	100万～200万人口城市数	城区面积/平方千米	城市人口密度（人/平方千米）
全　国	**22**	**46**	**96**	**186629**	**2778**
北　京	1				
天　津	1			2640	4449
河　北	1	4	3	6321	3085
山　西		1	2	3020	4015
内蒙古			3	4984	1850
辽　宁	2		3	12509	1805
吉　林	1		1	6486	1876
黑龙江	1		2	2574	5501
上　海	1			6341	3830
江　苏	1	9	3	15797	2240
浙　江	1	2	4	13461	2105
安　徽		4	5	6712	2655
福　建		3	2	3919	3545
江　西		3	3	2997	4426
山　东	2	6	8	23954	1665
河　南	1	2	8	5364	4994
湖　北	1	1	4	8221	2778
湖　南		1	6	4779	3677
广　东	4	3	9	16213	3909
广　西	1	1	7	5877	2162
海　南			1	1439	2444
重　庆	1			7779	2070
四　川	1	1	12	8894	3158
贵　州		2	2	3702	2262
云　南		1	1	3274	3138
西　藏				632	1584
陕　西	1		3	2597	4985
甘　肃		1	2	2005	3235
青　海			1	736	2930
宁　夏			1	951	3153
新　疆		1		2451	3627

数据来源：国家统计局，城市人口规模以城市市辖区年末总人口数计算。

第二节

行政区划与经济发展情况

1-2-1　2018—2023年分省地级区划数　单位：个

地区	2018	2019	2020	2021	2022	2023
全　国	**333**	**333**	**333**	**333**	**333**	**333**
北　京						
天　津						
河　北	11	11	11	11	11	11
山　西	11	11	11	11	11	11
内蒙古	12	12	12	12	12	12
辽　宁	14	14	14	14	14	14
吉　林	9	9	9	9	9	9
黑龙江	13	13	13	13	13	13
上　海						
江　苏	13	13	13	13	13	13
浙　江	11	11	11	11	11	11
安　徽	16	16	16	16	16	16
福　建	9	9	9	9	9	9
江　西	11	11	11	11	11	11
山　东	16	16	16	16	16	16
河　南	17	17	17	17	17	17
湖　北	13	13	13	13	13	13
湖　南	14	14	14	14	14	14
广　东	21	21	21	21	21	21
广　西	14	14	14	14	14	14
海　南	4	4	4	4	4	4
重　庆						
四　川	21	21	21	21	21	21
贵　州	9	9	9	9	9	9
云　南	16	16	16	16	16	16
西　藏	7	7	7	7	7	7
陕　西	1	1	1	1	1	1
甘　肃	14	14	14	14	14	14
青　海	8	8	8	8	8	8
宁　夏	5	5	5	5	5	5
新　疆	14	14	14	14	14	14

1-2-2　2018—2023年分省县级区划数　单位：个

地区	2018	2019	2020	2021	2022	2023
全　国	**2851**	**2846**	**2844**	**2843**	**2843**	**2844**
北　京	16	16	16	16	16	16
天　津	16	16	16	16	16	16
河　北	168	168	167	167	167	167
山　西	117	117	117	117	117	117
内蒙古	103	103	103	103	103	103
辽　宁	100	100	100	100	100	100
吉　林	60	60	60	60	60	60
黑龙江	128	121	121	121	121	121
上　海	16	16	16	16	16	16
江　苏	96	96	95	95	95	95
浙　江	89	90	90	90	90	90
安　徽	105	105	104	104	104	104
福　建	85	85	85	84	84	84
江　西	100	100	100	100	100	100
山　东	137	137	136	136	136	136
河　南	158	158	158	157	157	157
湖　北	103	103	103	103	103	103
湖　南	122	122	122	122	122	122
广　东	122	122	122	122	122	122
广　西	111	111	111	111	111	111
海　南	23	23	25	25	25	25
重　庆	38	38	38	38	38	38
四　川	183	183	183	183	183	183
贵　州	88	88	88	88	88	88
云　南	129	129	129	129	129	129
西　藏	74	74	74	74	74	74
陕　西	107	107	107	107	107	107
甘　肃	86	86	86	86	86	86
青　海	44	44	44	44	44	44
宁　夏	22	22	22	22	22	22
新　疆	105	106	106	107	107	108

1-2-3 2018—2023年分省乡镇级区划数

单位：个

地区	2018	2019	2020	2021	2022	2023
全 国	39945	38755	38741	38558	38602	38658
北 京	333	333	343	343	343	343
天 津	249	248	250	252	252	252
河 北	2255	2255	2254	2254	2254	2254
山 西	1398	1396	1396	1278	1278	1280
内蒙古	1024	1024	1024	1025	1025	1025
辽 宁	1531	1355	1355	1354	1354	1354
吉 林	933	937	951	958	961	970
黑龙江	1196	1240	1292	1316	1315	1315
上 海	214	215	215	215	215	215
江 苏	1258	1261	1258	1237	1237	1237
浙 江	1375	1360	1365	1364	1364	1364
安 徽	1488	1498	1501	1512	1522	1522
福 建	1106	1107	1107	1102	1108	1108
江 西	1567	1563	1566	1570	1578	1581
山 东	1824	1824	1822	1825	1825	1825
河 南	2451	2451	2453	2457	2458	2459
湖 北	1235	1249	1251	1255	1257	1260
湖 南	1933	1937	1940	1943	1944	1946
广 东	1601	1606	1611	1609	1612	1613
广 西	1251	1250	1251	1253	1253	1256
海 南	218	218	218	218	218	218
重 庆	1030	1029	1031	1031	1031	1031
四 川	4612	3440	3230	3101	3101	3101
贵 州	1381	1440	1509	1509	1509	1510
云 南	1400	1407	1410	1418	1424	1426
西 藏	697	697	697	699	699	711
陕 西	1311	1312	1313	1316	1316	1317
甘 肃	1355	1357	1356	1356	1356	1356
青 海	403	403	403	404	404	404
宁 夏	240	240	241	242	243	243
新 疆	1076	1103	1128	1142	1146	1162

1-2-4　历年国内生产总值及增长情况

年份	生产总值GDP/亿元	GDP年增长率/%	人均GDP/元	人均GDP增长率/%
1952	679.1		119	
1955	911.6	6.9	150	4.6
1960	1470.1	0.0	220	−0.2
1965	1734.0	17.0	242	14.2
1970	2279.7	19.3	279	16.1
1975	3039.5	8.7	332	6.8
1980	4587.6	7.8	468	6.5
1985	9098.9	13.4	866	11.9
1990	18872.9	3.9	1663	2.4
1995	61339.9	11.0	5091	9.8
2000	100280.1	8.5	7942	7.6
2001	110863.1	8.3	8717	7.6
2002	121717.4	9.1	9506	8.4
2003	137422.0	10.0	10666	9.4
2004	161840.2	10.1	12487	9.5
2005	187318.9	11.4	14368	10.7
2006	219438.5	12.7	16738	12.1
2007	270092.3	14.2	20494	13.6
2008	319244.6	9.7	24100	9.1
2009	348517.7	9.4	26180	8.9
2010	412119.3	10.6	30808	10.1
2011	487940.2	9.6	36277	9.0
2012	538580.0	7.9	39771	7.1
2013	592963.2	7.8	43497	7.1
2014	643563.1	7.4	46912	6.8
2015	688858.2	7.0	49922	6.4
2016	746395.1	6.8	53783	6.2
2017	832035.9	6.9	59592	6.3
2018	919281.1	6.7	65534	6.3
2019	986515.2	6.0	70078	5.6
2020	1013567.0	2.2	71828	2.0
2021	1149237.0	8.1	81370	8.0
2022	1204724.0	3.0	85310	3.0
2023	1260582.1	—	89358	—

数据来源：国家统计局历年《中国统计年鉴》。

1-2-5　2015—2022年分省国内生产总值

单位：亿元

地区	2015	2017	2018	2019	2020	2021	2022
全　国	688858.2	832035.9	919281.1	986515.2	1013567.0	1143669.7	1210207.2
北　京	24779.1	29883.0	33106.0	35445.1	35943.3	40269.6	41610.9
天　津	10879.5	12450.6	13362.9	14055.5	14008.0	15695.0	16311.3
河　北	26398.4	30640.8	32494.6	34978.6	36013.8	40391.3	42370.4
山　西	11836.4	14484.3	15958.1	16961.6	17835.6	22590.2	25642.6
内蒙古	12949.0	14898.1	16140.8	17212.5	17258.0	20514.2	23158.6
辽　宁	20210.3	21693.0	23510.5	24855.3	25011.4	27584.1	28975.1
吉　林	10018.0	10922.0	11253.8	11726.8	12256.0	13235.5	13070.2
黑龙江	11690.0	12313.0	12846.5	13544.4	13633.4	14879.2	15901.0
上　海	26887.0	32925.0	36011.8	37987.6	38963.3	43214.9	44652.8
江　苏	71255.9	85869.8	93207.6	98656.8	102807.7	116364.2	122875.6
浙　江	43507.7	52403.1	58002.8	62462.0	64689.1	73515.8	77715.4
安　徽	23831.2	29676.2	34010.9	36845.5	38061.5	42959.2	45045.0
福　建	26819.5	33842.4	38687.6	42326.6	43608.6	48810.4	53109.9
江　西	16780.9	20210.8	22716.5	24667.3	25782.0	29619.7	32074.7
山　东	55288.8	63012.1	66648.9	70540.5	72798.2	83095.9	87435.1
河　南	37084.1	44824.9	49935.9	53717.8	54259.4	58887.4	61345.1
湖　北	30344.0	37235.0	42022.0	45429.0	43004.5	50012.9	53734.9
湖　南	28538.6	33828.1	36329.7	39894.1	41542.6	46063.1	48670.4
广　东	74732.4	91648.7	99945.2	107986.9	111151.6	124369.7	129118.6
广　西	14797.8	17790.7	19627.8	21237.1	22120.9	24740.9	26300.9
海　南	3734.2	4497.5	4910.7	5330.8	5566.2	6475.2	6818.2
重　庆	16040.5	20066.3	21588.8	23605.8	25041.4	27894.0	29129.0
四　川	30342.0	37905.1	42902.1	46363.8	48501.6	53850.8	56749.8
贵　州	10541.0	13605.4	15353.2	16769.3	17860.4	19586.4	20164.6
云　南	14960.0	18486.0	20880.6	23223.8	24555.7	27146.8	28954.2
西　藏	1043.0	1349.0	1548.4	1697.8	1902.7	2080.2	2132.6
陕　西	17898.8	21473.5	23941.9	25793.2	26014.1	29801.0	32772.7
甘　肃	6556.6	7336.7	8104.1	8718.3	8979.7	10243.3	11201.6
青　海	2011.0	2465.1	2748.0	2941.1	3009.8	3346.6	3610.1
宁　夏	2579.4	3200.3	3510.2	3748.5	3956.2	4522.3	5069.6
新　疆	9306.9	11159.9	12809.4	13597.1	13800.7	15983.6	17741.3

数据来源：国家统计局历年《中国统计年鉴》。

1-2-6 2015—2022年分省人均地区生产总值

单位：元

地区	2015	2017	2018	2019	2020	2021	2022
全　国	49922	59592	65534	70078	71828	80976	85698
北　京	113692	136172	150962	161776	164158	183980	190313
天　津	75868	87280	95689	101557	101068	113732	119235
河　北	35994	41451	43808	47036	48302	54172	56995
山　西	33593	41242	45517	48469	51051	64821	73675
内蒙古	52972	61196	66491	71170	71640	85422	96474
辽　宁	46482	50221	54657	58019	58629	65026	68775
吉　林	38128	42890	44925	47554	50561	55450	55347
黑龙江	32759	35887	38199	41156	42432	47266	51096
上　海	109186	133489	145767	153299	156803	173630	179907
江　苏	85871	102202	110508	116650	121333	137039	144390
浙　江	73276	85612	93230	98770	100738	113032	118496
安　徽	39692	49092	56063	60561	62411	70321	73603
福　建	67649	83758	94719	102722	105106	116939	126829
江　西	37436	44878	50347	54640	57065	65560	70923
山　东	56205	62993	66284	69901	71825	81727	86003
河　南	38338	45723	50714	54356	54691	59410	62106
湖　北	52021	63169	71097	76712	73687	86416	92059
湖　南	43155	51030	54763	60104	62537	69440	73598
广　东	64516	76218	81625	86956	88521	98285	101905
广　西	30890	36441	39837	42778	44237	49206	52164
海　南	39704	46631	50263	53929	55438	63707	66602
重　庆	52480	64171	68460	74337	78294	86879	90663
四　川	37150	45835	51658	55619	58009	64326	67777
贵　州	28547	35988	40271	43727	46355	50808	52321
云　南	32117	39458	44446	49323	52047	57686	61716
西　藏	31847	39158	44051	47491	52280	56831	58438
陕　西	46654	55216	61115	65506	65867	75360	82864
甘　肃	25946	29103	32178	34707	35848	41046	44968
青　海	34883	42211	46854	49976	50845	56398	60724
宁　夏	37876	45718	49614	52537	55021	62549	69781
新　疆	39520	45476	51238	53542	53606	61725	68552

数据来源：国家统计局历年《中国统计年鉴》。

1-2-7　2018—2023年人均主要工农业产品产量

指标	2018	2019	2020	2021	2022	2023
粮食人均占有量/千克	472.4	475.0	474.5	483.5	486.2	493.3
棉花人均占有量/千克	4.4	4.2	4.2	4.1	4.2	4.0
油料人均占有量/千克	24.7	25.0	25.4	25.6	25.9	27.4
糖料人均占有量/千克	85.7	87.1	—	—	—	80.7
茶叶人均产量/千克	—	2.0	—	—	—	2.5
水果人均占有量/千克	184.5	196.0	—	—	—	232.3
猪牛羊肉人均占有量/千克	46.8	38.7	37.4	46.1	48.0	50.2
水产品人均占有量/千克	46.4	46.4	46.4	47.4	48.6	50.5
人均原煤产量/吨	2.7	2.8	2.8	2.9	3.2	—
人均原油产量/千克	135.9	136.7	138.0	140.8	145.0	—
人均纱产量/千克	22.1	20.2	18.6	20.6	19.3	15.8
人均布产量/米	50.2	39.7	32.5	35.54	33.1	20.9
人均机制纸及纸板产量/千克	86.5	89.5	90.0	96.2	97.0	—
人均水泥产量/千克	1605.6	1677.2	1697.1	1683.2	1507.8	1435.0
人均粗钢产量/千克	667.1	712.2	754.6	733.0	720.8	722.9
人均发电量/千瓦小时	5145.4	5368.4	5512.8	6042.5	6266.0	—

1-2-8 2018—2023年全国财政收入支出情况

指标	2018	2019	2020	2021	2022	2023
财政收入/亿元						
全国财政收入	183359.8	190390.1	182913.9	202554.6	203649.3	216784.4
中央财政收入	85456.5	89309.5	82770.7	91470.4	94887.1	99565.8
地方财政收入	97903.4	101080.6	100143.2	111084.2	108762.2	117218.6
全国财政收入增长速度/%	6.2	3.8	−3.9	10.7	0.5	6.4
财政支出/亿元						
全国财政支出	220904.1	238858.4	245679.0	245673.0	260552.1	274573.8
中央财政支出	32707.8	35115.2	35095.6	35050.0	35570.8	38219.4
地方财政支出	188196.3	203743.2	210583.5	210623.0	224981.3	236354.4
全国财政支出增长速度/%	8.7	8.1	2.9	0.0	6.1	5.4
国家财政支出/亿元						
教育支出	32169.5	34796.9	36360.0	37468.9	39447.6	41242.4
教育支出占比/%	14.6	14.6	14.8	15.3	15.1	15.0
科学技术支出	8326.7	9470.8	9018.3	9669.8	10032.0	10823.0
科学技术支出占比/%	3.8	4.0	3.7	3.9	3.9	3.9
社会保障和就业支出	27012.1	29379.1	32568.5	33788.3	36609.2	39882.8
社会保障和就业支出占比/%	12.2	12.3	13.3	13.7	14.1	14.5
医疗卫生支出	15623.6	16665.3	19216.2	19142.7	22536.7	22392.9
医疗卫生支出占比/%	7.1	7.0	7.8	7.8	8.6	8.2

1-2-9　2019—2023年全国财政卫生健康支出情况

指标	2019	2020	2021	2022	2023
卫生健康支出/亿元	**16665.3**	**19216.2**	**19142.7**	**22536.7**	**22396.0**
卫生健康管理事务支出	538.8	566.3	555.9	630.2	614.7
卫生健康管理事务占比/%	3.2	2.9	2.9	2.8	2.7
公立医院支出	2538.4	2848.4	2613.5	2724.9	2882.8
公立医院占比/%	15.2	14.8	13.7	12.1	12.9
基层医疗卫生机构支出	1496.2	1489.3	1451.5	1513.8	1565.0
基层医疗卫生机构占比/%	9.0	7.8	7.6	6.7	7.0
公共卫生支出	2211.6	3878.6	3593.3	6433.32	5289.1
中医药支出	60.4	67.3	59.4	70.1	78.3
中医药占比/%	0.4	0.4	0.3	0.3	0.3
计划生育事务支出	693.1	663.4	646.2	610.75	726.1
计划生育事务占比/%	4.2	3.5	3.4	2.7	3.2
财政对基本医疗保险基金的补助支出	5863.6	6066.5	6504.4	6398.0	6723.8
财政对基本医疗保险基金的补助占比/%	35.2	31.6	34.0	28.4	30.0
医疗救助支出	517.9	566.2	582.2	597.7	656.0
医疗救助占比/%	3.1	2.9	3.0	2.7	2.9
医疗保障管理事务支出	104.3	224.6	253.6	273.7	301.4
医疗保障管理事务占比/%	0.6	1.2	1.3	1.2	1.3
其他卫生健康支出	627.4	689.1	628.6	810.51	708.2
其他卫生健康支出占比/%	3.8	3.6	3.3	3.6	3.2

第三节

居民收入、支出与价格

1-3-1　2018—2023年全国人均可支配收入与支出

指标	2018	2019	2020	2021	2022	2023
居民人均可支配收入/元	**28228**	**30733**	**32189**	**35128**	**36883**	**39218**
居民人均可支配工资性收入	15829	17186	17917	19629	20590	22053
居民人均可支配经营净收入	4852	5247	5307	5893	6175	6542
居民人均可支配财产净收入	2379	2619	2791	3076	3227	3362
居民人均可支配转移净收入	5168	5680	6173	6531	6892	7261
居民人均消费支出/元	**19853**	**21559**	**21210**	**24100**	**24538**	**26796**
居民人均医疗保健消费支出	1685	1902	1843	2115	2120	2460
居民人均医疗保健消费支出占人均消费支出比/%	8.5	8.8	8.7	8.8	8.6	9.2
居民人均食品烟酒消费支出	5631	6084	6397	7178	7481	7983
居民人均衣着消费支出	1289	1338	1238	1419	1365	1479
居民人均居住消费支出	4647	5055	5215	5641	5882	6095
居民人均生活用品及服务消费支出	1223	1281	1260	1423	1432	1526
居民人均交通通信消费支出	2675	2862	2762	3156	3195	3652
居民人均教育文化娱乐消费支出	2226	2513	2032	2599	2469	2904
居民人均其他用品及服务消费支出	477	524	462	569	595	697

1-3-2　2018—2023年城镇人均可支配收入与支出

指标	2018	2019	2020	2021	2022	2023
居民人均可支配收入/元	**39251**	**42359**	**43834**	**47412**	**49283**	**51821**
居民人均可支配工资性收入	23792	25565	26381	28481	29578	31321
居民人均可支配经营净收入	4443	4840	4711	5382	5584	5903
居民人均可支配财产净收入	4028	4391	4627	5052	5238	5392
居民人均可支配转移净收入	6988	7563	8116	8497	8882	9205
居民人均消费支出/元	**26112**	**28063**	**27007**	**30307**	**30391**	**32994**
居民人均医疗保健消费支出	2046	2283	2172	2521	2481	2850
居民人均医疗保健消费支出占消费支出比/%	7.8	8.1	8.0	8.3	8.2	8.6
居民人均食品烟酒消费支出	7239	7733	7881	8678	8958	9495
居民人均衣着消费支出	1808	1832	1645	1843	1735	1880
居民人均居住消费支出	6255	6780	6958	7405	7644	7822
居民人均生活用品及服务消费支出	1629	1689	1640	1820	1800	1910
居民人均交通通信消费支出	3473	3671	3474	3932	3909	4495
居民人均教育文化娱乐消费支出	2974	3328	2592	3322	3050	3589
居民人均其他用品及服务消费支出	687	747	646	786	814	953

1-3-3　2018—2023年农村人均可支配收入与支出

指标	2018	2019	2020	2021	2022	2023
居民人均可支配收入/元	**14617**	**16021**	**17131**	**18931**	**20133**	**21691**
居民人均可支配工资性收入	5996	6583	6974	7958	8449	9163
居民人均可支配经营净收入	5358	5762	6077	6566	6972	7431
居民人均可支配财产净收入	342	377	419	469	509	540
居民人均可支配转移净收入	2920	3298	3661	3937	4203	4557
居民人均消费支出/元	**12124**	**13328**	**13713**	**15916**	**16632**	**18175**
居民人均医疗保健消费支出	1240	1421	1418	1580	1632	1916
居民人均医疗保健消费支出占消费支出比/%	10.2	10.7	10.3	9.9	9.8	10.5
居民人均食品烟酒消费支出	3646	3998	4479	5200	5485	5880
居民人均衣着消费支出	648	713	713	860	864	921
居民人均居住消费支出	2661	2871	2962	3315	3503	3694
居民人均生活用品及服务消费支出	720	764	768	901	934	992
居民人均交通通信消费支出	1690	1837	1841	2132	2230	2480
居民人均教育文化娱乐消费支出	1302	1482	1309	1646	1683	1951
居民人均其他用品及服务消费支出	218	241	224	284	300	341

1-3-4 2018—2023年人均可支配收入及指数

指标	2018	2019	2020	2021	2022	2023
居民人均可支配收入/元	28228	30733	32189	35128	36883	39218
居民人均可支配收入中位数/元	24336	26523	27540	29975	31370	33036
居民人均可支配收入基尼系数	0.468	0.465	0.468	0.466	0.467	—
城镇居民人均可支配收入/元	39251	42359	43834	47412	49283	51821
城镇居民人均可支配收入中位数/元	36413	39244	40378	43504	45123	47122
农村居民人均可支配收入/元	14617	16021	17131	18931	20133	21691
农村居民人均可支配收入中位数/元	13066	14389	15204	16902	17734	18748
居民恩格尔系数/%	28.4	28.2	30.2	29.8	30.5	29.8
城镇居民家庭恩格尔系数/%	27.7	27.6	29.2	28.6	29.5	28.8
农村居民家庭恩格尔系数/%	30.1	30.0	32.7	32.7	33.0	32.4

1-3-5 历年城乡居民消费价格指数

年份	居民消费价格指数定基比			居民消费价格指数环比		
	合计	城市	农村	合计	城市	农村
1978	100.0	100.0		100.7	100.7	
1980	109.5	109.5		107.5	107.5	
1985	131.1	134.2	100.0	109.3	111.9	107.6
1990	216.4	222.0	165.1	103.1	101.3	104.5
1995	396.9	429.6	291.4	117.1	116.8	117.5
2000	434.0	476.6	314.0	100.4	100.8	99.9
2001	437.0	479.9	316.5	100.7	100.7	100.8
2002	433.5	475.1	315.2	99.2	99.0	99.6
2003	438.7	479.4	320.2	101.2	100.9	101.6
2004	455.8	495.2	335.6	103.9	103.3	104.8
2005	464.0	503.1	343.0	101.8	101.6	102.2
2006	471.0	510.6	348.1	101.5	101.5	101.5
2007	493.6	533.6	366.9	104.8	104.5	105.4
2008	522.7	563.5	390.7	105.9	105.6	106.5
2009	519.0	558.4	389.5	99.3	99.1	99.7
2010	536.1	576.3	403.5	103.3	103.2	103.6
2011	565.0	606.8	426.9	105.4	105.3	105.8
2012	579.7	623.2	437.6	102.6	102.7	102.5
2013	594.8	639.4	449.9	102.6	102.6	102.8
2014	606.7	652.8	458.0	102.0	102.1	101.8
2015	615.2	662.6	464.0	101.4	101.5	101.3
2016	627.5	676.5	472.8	102.0	102.1	101.9
2017	637.5	688.0	478.9	101.6	101.7	101.3
2018	650.9	702.4	489.0	102.1	102.1	102.1
2019	669.8	722.1	504.6	102.9	102.8	103.2
2020	686.5	738.7	519.7	102.5	102.3	103.0
2021	692.7	746.1	523.3	100.9	101.0	100.7
2022	706.6	761.0	533.8	102.0	102.0	102.0
2023	708.0	—	—	100.2	100.3	100.1

数据来源：国家统计局历年《中国统计年鉴》。

1-3-6　2018—2023年医疗与教育类居民消费价格指数

指标	2018	2019	2020	2021	2022	2023
医疗保健类居民消费价格指数						
合计	104.3	102.4	101.8	100.4	100.6	101.1
城市	104.6	102.5	101.7	100.3	100.6	101.1
农村	103.7	102.1	102.0	100.7	100.8	101.3
药品及医疗器具类居民消费价格指数						
合计	104.4	103.6	101.0	99.5	100.2	
城市	104.1	103.5	100.8	99.5	100.1	
农村	105.3	104.0	102.4	99.6	100.5	
医疗服务类居民消费价格指数						
合计	104.3	101.6	102.3	100.8	100.8	
城市	105.0	101.8	102.4	100.7	100.8	
农村	102.8	101.1	102.2	101.0	100.9	
教育类居民消费价格指数						
合计	102.9	103.1	102.2	102.1	102.1	
城市	102.9	103.3	102.3	102.2	102.1	
农村	102.7	102.5	101.7	101.9	102.0	
教育用品类居民消费价格指数						
合计	102.5	102.8	101.5	101.2	102.0	
城市	102.6	103.1	101.7	101.2	102.1	
农村	102.3	102.1	100.9	101.3	101.8	
教育服务类居民消费价格指数						
合计	102.9	103.1	102.2	102.2	102.1	
城市	103.0	103.4	102.4	102.3	102.1	
农村	102.7	102.5	101.8	101.9	102.0	

第四节

教育与就业情况

1-4-1　历年教育经费投入情况

年份	教育经费投入/亿元	国家财政性教育经费投入/亿元	国家财政性教育经费投入占教育经费投入的比例/%	社会捐赠经费/亿元
1991	731.5	617.8	84.5	62.8
1995	1878.0	1411.5	75.2	162.8
2000	3849.1	2562.6	66.6	114.0
2001	4637.7	3057.0	65.9	112.9
2002	5480.0	3491.4	63.7	127.3
2003	6208.3	3850.6	62.0	104.6
2004	7242.6	4465.9	61.7	93.4
2005	8418.8	5161.1	61.3	93.2
2006	9815.3	6348.4	64.7	89.9
2007	12148.1	8280.2	68.2	93.1
2008	14500.7	10449.6	72.1	102.7
2009	16502.7	12231.1	74.1	125.5
2010	19561.8	14670.1	75.0	107.9
2011	23869.3	18586.7	77.9	111.9
2012	28655.3	23147.6	80.8	95.7
2013	30364.7	24488.2	80.6	85.5
2014	32806.5	26420.6	80.5	79.7
2015	36129.2	29221.5	80.9	87.0
2016	38888.4	31396.3	80.7	81.0
2017	42562.0	34207.8	80.4	85.0
2018	46143.0	36995.8	80.2	94.8
2019	50178.1	40046.6	79.8	101.4
2020	53033.9	42908.2	80.9	117.2
2021	57873.7	45835.3	79.2	142.7
2022	61329.1	48472.9	79.0	154.3

数据来源：国家统计局历年《中国统计年鉴》。

1-4-2　2020年分省3岁以上人口及不同受教育程度人口比例

地区	3岁及以上人口/万人	未上过学人口占比/%	学前教育人口占比/%	小学人口占比/%	初高中人口占比/%	大学专科人口占比/%	大学本科及以上人口占比/%
全　国	**136814**	**3.6**	**3.9**	**25.6**	**51.1**	**8.2**	**7.7**
北　京	2134	1.4	2.8	10.8	41.9	13.7	29.3
天　津	1355	1.8	2.9	16.5	51.2	11.2	16.3
河　北	7244	2.2	4.2	25.4	55.4	7.3	5.5
山　西	3393	1.6	3.4	20.1	57.0	9.6	8.2
内蒙古	2346	3.8	2.9	24.2	49.9	10.2	8.9
辽　宁	4182	1.5	2.1	19.2	58.5	9.0	9.5
吉　林	2366	1.9	2.1	22.7	56.3	7.7	9.4
黑龙江	3141	1.9	1.8	22.2	59.1	7.4	7.6
上　海	2442	2.1	2.4	12.2	48.8	12.6	21.9
江　苏	8276	3.4	3.5	23.3	50.7	9.9	9.2
浙　江	6297	3.9	3.2	27.1	48.5	8.7	8.7
安　徽	5907	5.8	4.1	27.8	48.6	7.5	6.3
福　建	4021	3.8	4.7	29.0	48.0	7.2	7.4
江　西	4374	2.7	4.3	28.4	52.3	6.9	5.3
山　东	9826	4.4	4.4	24.5	51.8	8.0	6.9
河　南	9612	3.2	4.8	25.4	54.5	7.1	5.1
湖　北	5613	3.1	3.6	24.2	53.2	8.4	7.6
湖　南	6449	2.5	3.9	26.0	55.0	7.3	5.3
广　东	12162	2.4	4.3	21.4	55.6	8.9	7.4
广　西	4820	3.2	5.3	29.0	51.3	6.3	4.9
海　南	973	3.1	4.3	20.4	57.8	7.6	6.9
重　庆	3122	2.3	3.5	30.7	47.8	8.4	7.4
四　川	8148	4.7	3.6	32.2	45.9	7.4	6.2
贵　州	3684	8.0	4.8	33.4	42.3	5.8	5.6
云　南	4549	5.8	4.0	37.0	41.1	6.3	5.7
西　藏	348	25.9	4.9	33.7	23.9	5.4	6.1
陕　西	3829	3.5	3.9	22.4	51.2	9.9	9.1
甘　肃	2413	8.0	4.2	30.9	41.9	8.0	7.0
青　海	570	10.1	4.2	34.0	36.3	8.1	7.3
宁　夏	693	6.1	3.9	27.1	44.9	9.3	8.7
新　疆	2524	2.5	5.6	29.1	45.9	10.0	6.9

数据来源:《2020中国人口普查年鉴》。

1-4-3 2020年分省、分性别的15岁及以上
文盲人口数及文盲人口占比

地 区	15岁及以上人口/万人			文盲人口占15岁及以上人口比重/%		
	合计	男	女	合计	男	女
全 国	**115639**	**58682**	**56957**	**3.26**	**1.62**	**4.95**
北 京	1930	985	945	0.89	0.39	1.42
天 津	1200	616	584	1.42	0.67	2.20
河 北	5952	2969	2983	1.89	0.88	2.91
山 西	2921	1486	1435	1.45	0.83	2.08
内 蒙 古	2067	1052	1015	3.83	2.06	5.67
辽 宁	3785	1880	1905	1.01	0.56	1.45
吉 林	2125	1056	1070	1.51	0.91	2.10
黑 龙 江	2856	1425	1431	1.53	0.92	2.13
上 海	2243	1160	1083	1.79	0.70	2.96
江 苏	7186	3616	3570	3.08	1.27	4.90
浙 江	5589	2907	2682	3.14	1.51	4.91
安 徽	4928	2478	2451	5.54	2.69	8.43
福 建	3351	1712	1640	2.89	1.02	4.85
江 西	3527	1791	1736	2.48	1.00	4.01
山 东	8246	4114	4132	4.01	1.79	6.22
河 南	7638	3758	3879	2.91	1.44	4.34
湖 北	4833	2460	2373	2.77	1.19	4.41
湖 南	5348	2707	2640	2.12	1.06	3.21
广 东	10226	5413	4814	1.78	0.73	2.97
广 西	3828	1960	1869	3.10	1.27	5.02
海 南	807	424	382	4.05	1.83	6.52
重 庆	2696	1354	1341	1.93	1.02	2.85
四 川	7020	3530	3491	4.74	2.70	6.80
贵 州	2932	1477	1455	8.77	4.08	13.53
云 南	3797	1960	1837	5.77	3.27	8.44
西 藏	275	146	130	28.08	20.44	36.68
陕 西	3268	1663	1604	3.33	1.88	4.83
甘 肃	2017	1017	1000	8.32	4.66	12.04
青 海	469	240	229	10.01	6.14	14.06
宁 夏	573	291	283	5.07	2.65	7.56
新 疆	2005	1037	968	3.43	2.59	4.32

数据来源:《2020中国人口普查年鉴》。

1-4-4　历年在校学生教育情况

单位：万人

年份	普通高等学校在校学生数	普通高中在校学生数	初中在校学生数	普通小学在校学生数	特殊教育学校在校学生数	学前教育在校学生数
1949	11.7	20.7		2439.1		
1950	13.7	23.8		2892.4		14.0
1955	28.8	58.0		5312.6	0.5	56.2
1960	96.2	167.5		9379.1	2.7	
1965	67.4	130.8		11620.9	2.3	171.3
1970	4.8	349.7		10528.0		
1975	50.1	1163.7		15094.1	2.7	620.0
1980	114.4	969.8	4551.8	14627.0	3.3	1150.8
1985	170.3	741.1	4010.1	13370.2	4.2	1479.7
1990	206.3	717.3	3916.6	12241.4	7.2	1972.2
1995	290.6	713.2	4727.5	13195.2	29.6	2711.2
2000	556.1	1201.3	6256.3	13013.3	37.8	2244.2
2001	719.1	1405.0	6514.4	12543.5	38.6	2021.8
2002	903.4	1683.8	6687.4	12156.7	37.5	2036.0
2003	1108.6	1964.8	6690.8	11689.7	36.5	2003.9
2004	1333.5	2220.4	6527.5	11246.2	37.2	2089.4
2005	1561.8	2409.1	6214.9	10864.1	36.4	2179.0
2006	1738.8	2514.5	5957.9	10711.5	36.3	2263.9
2007	1884.9	2522.4	5736.2	10564.0	41.9	2348.8
2008	2021.0	2476.3	5585.0	10331.5	41.7	2475.0
2009	2144.7	2434.4	5440.9	10071.5	42.8	2657.8
2010	2231.8	2427.3	5279.3	9940.7	42.6	2976.7
2011	2308.5	2454.8	5066.8	9926.4	39.9	3424.5
2012	2391.3	2467.2	4763.1	9695.9	37.9	3685.8
2013	2468.1	2435.9	4440.1	9360.5	36.8	3894.7
2014	2547.7	2400.5	4384.6	9451.1	39.5	4050.7
2015	2625.3	2374.4	4312.0	9692.2	44.2	4264.8
2016	2695.8	2366.6	4329.4	9913.0	49.2	4413.9
2017	2753.6	2374.5	4442.1	10093.7	57.9	4600.1
2018	2831.0	2375.4	4652.6	10339.3	66.6	4656.4
2019	3031.5	2414.3	4827.1	10561.2	79.5	4713.9
2020	3285.3	2494.5	4914.1	10725.4	88.1	4818.3
2021	3496.1	2605.0	5018.4	10779.3	88.1	4805.2
2022	3659.4	2713.9	5120.6	10732.1	91.9	4627.5
2023	3775.0	2803.6	5243.7	10836.0	91.2	4093.0

数据来源：国家统计局历年《中国统计年鉴》。

1-4-5 历年医学专业招生及在校学生数 单位：万人

年份	普通高等学校				中等职业学校			
	招生总数	医学专业	在校生总数	医学专业	招生总数	医学专业	在校生总数	医学专业
1955	9.8	1.0	28.8	3.6	19.0	2.3	53.7	5.7
1965	16.4	2.0	67.4	8.3	20.8	3.7	54.7	8.9
1970	4.2	0.9	4.8	1.3	5.4	0.8	6.4	1.1
1975	19.1	3.4	50.1	8.6	34.4	6.7	70.7	13.9
1980	28.1	3.1	114.4	14.0	46.8	6.6	124.3	24.5
1985	61.9	4.3	170.3	15.7	66.8	8.8	157.1	22.1
1990	60.9	4.7	206.3	20.2	73.0	9.3	224.4	30.8
1995	92.6	6.6	290.6	25.6	138.1	13.3	372.2	40.2
2000	220.6	15.0	556.1	42.3	132.6	17.9	489.5	56.8
2001	284.8	19.1	719.1	52.9	127.7	19.8	458.0	64.8
2002	340.8	22.8	903.4	65.7	155.3	25.2	456.4	67.9
2003	409.1	28.4	1108.6	81.5	424.1	35.9	1063.6	108.2
2004	480.0	33.2	1333.5	97.6	456.5	38.8	1174.7	110.9
2005	540.9	38.7	1561.8	113.2	537.3	46.9	1324.7	122.7
2006	585.8	42.2	1849.3	138.4	613.1	49.2	1489.1	132.9
2007	607.8	41.0	2004.4	151.5	651.9	47.5	1619.9	137.2
2008	665.6	44.9	2186.7	167.3	650.3	53.9	1688.2	144.3
2009	702.2	50.0	2324.6	178.8	711.8	62.9	1779.8	159.7
2010	728.1	53.4	2427.7	186.5	711.4	58.3	1816.6	168.4
2011	750.9	59.3	2519.3	200.2	650.0	53.0	1774.9	165.1
2012	761.9	59.2	2612.3	212.1	597.1	51.3	1689.9	154.0
2013	777.7	63.0	2703.3	225.6	541.5	52.0	1536.4	147.1
2014	799.3	68.0	2792.1	241.9	495.4	48.8	1416.3	146.6
2015	811.1	70.9	2863.1	255.4	479.8	46.8	1335.2	140.1
2016	825.1	77.7	2942.2	275.6	419.9	45.1	1275.9	134.1
2017	839.0	80.9	3007.5	289.2	451.5	42.1	1254.3	128.6
2018	876.8	85.5	3104.2	305.0	428.5	39.0	1213.6	120.9
2019	1006.6	100.6	3317.9	331.5	457.6	39.4	1216.2	115.5
2020	1077.0	112.3	3595.2	367.7	484.6	44.2	1267.8	118.5
2021	1119.0	125.1	3829.3	411.7	489.0	45.1	1312.0	122.6

注：①普通高等学校招生和在校生数包括博士和硕士研究生、本科生及大专生，含研究机构研究生和在职研究生，不含成人本专科生；2003年起中等职业学校包括调整后中职学生、普通中专学生、成人中专学生，职业高中学生，下表同。
②2020年医学专业成人本专科招生572 904人。

1-4-6　历年医学专业毕业人数

单位：万人

年份	普通高等学校		中等职业学校	
	毕业人数	医学专业	毕业人数	医学专业
1950—1952	6.9	0.6	20.0	3.1
1953—1957	26.9	2.6	84.2	9.6
1958—1962	60.6	6.0	139.3	17.0
1963—1965	58.9	7.3	45.2	7.0
1966—1970	66.9	7.8	61.7	10.1
1971—1975	21.5	4.4	72.0	12.6
1976—1980	74.0	11.7	150.2	25.6
1981—1985	153.5	15.2	223.1	32.9
1986—1990	266.8	17.9	292.2	39.3
1991—1995	323.1	24.3	378.7	46.5
1996—2000	429.5	30.5	637.8	62.5
2000	95.0	6.0	150.7	13.0
2001	110.4	7.0	150.3	14.2
2002	141.8	8.8	144.2	16.1
2003	198.9	12.4	188.5	30.2
2004	254.2	17.0	180.1	34.1
2005	325.8	22.2	196.1	33.1
2006	403.1	28.0	392.6	35.1
2007	479.0	33.3	431.2	36.1
2008	546.4	40.9	471.1	40.9
2009	568.3	42.8	509.7	42.1
2010	613.8	48.4	543.7	43.6
2011	651.2	49.8	541.1	50.5
2012	673.4	51.3	554.4	53.4
2013	690.1	55.9	557.6	50.0
2014	713.0	58.9	516.2	45.2
2015	732.2	62.7	473.3	46.1
2016	756.9	67.4	440.6	44.4
2017	790.5	74.6	406.4	42.2
2018	813.7	79.1	397.0	40.9
2019	822.5	82.8	395.0	40.1
2020	868.8	87.8	383.5	37.5
2021	903.8	94.3	375.4	34.7

补充资料：①2020年医学专业成人本专科毕业482 796人；2003年起中等职业学校包括调整后中职学生、普通中专学生、成人中专学生、职业高中学生。②1928—1947年高校医药专业毕业生9499人，新中国成立前中等医药学校毕业生41 437人。

1-4-7　历年医学专业研究生数

单位：人

年份	研究生总数			医学专业		
	招生数	在校生数	毕业生数	招生数	在校生数	毕业生数
1978	10708	10934	9	1417	1474	—
1980	3616	21604	476	640	3651	32
1985	46871	87331	17004	4373	9196	777
1990	29649	93018	35440	—	—	
1995	51053	145443	31877	—	—	
2000	128484	301239	58767	12832	30070	6166
2001	165197	393256	67809	16274	37571	6722
2002	203000	501000	81000	16800	38837	6992
2003	268925	651260	111091	26501	63939	12207
2004	326286	819896	150777	33012	81859	16128
2005	364831	978610	189728	31602	80107	21923
2006	397925	1104653	255902	42200	115901	26415
2007	418612	1195047	311839	44161	128471	32453
2008	446422	1283046	344825	47412	140030	37402
2009	510953	1404942	371273	44713	128205	34629
2010	538177	1538416	383600	40067	128916	35582
2011	560168	1645845	429994	60831	181129	49039
2012	589673	1719818	486455	64868	188666	56001
2013	611381	1793953	513626	66525	196621	58550
2014	621323	1847689	535863	70466	204148	61192
2015	645055	1911406	551522	75325	215232	62602
2016	667064	1981051	563938	79341	227162	65798
2017	806103	2639561	578045	86539	253719	66869
2018	857966	2731257	604368	95172	271406	70708
2019	916503	2863712	639666	101347	290132	74371
2020	1106551	3139598	728627	130740	336215	80405
2021	1176526	3332373	772761	142549	387806	89257
2022	1242479	3653613	862165			
2023	1301700	3882940	1014755			

注：研究生包括博士和硕士研究生，2017年以后含在职研究生。

1-4-8　历年城乡就业人数及城镇登记失业情况

年份	就业人员/万人	城镇就业人员/万人	乡村就业人员/万人	城镇登记失业人数/万人	城镇登记失业率/%
1952	20729	2486	18243	—	—
1955	22328	2802	19526	—	—
1960	25880	6119	19761	—	—
1965	28670	5136	23534	—	—
1970	34432	6312	28120	—	—
1975	38168	8222	29946	—	—
1980	42361	10525	31836	542	4.9
1985	49873	12808	37065	239	1.8
1990	64749	17041	47708	383	2.5
1995	68065	19040	49025	520	2.9
2000	72085	23151	48934	595	3.1
2001	72797	24123	48674	681	3.6
2002	73280	25159	48121	770	4.0
2003	73736	26230	47506	800	4.3
2004	74264	27293	46971	827	4.2
2005	74647	28389	46258	839	4.2
2006	74978	29630	45348	847	4.1
2007	75321	30953	44368	830	4.0
2008	75564	32103	43461	886	4.2
2009	75828	33322	42506	921	4.3
2010	76105	34687	41418	908	4.1
2011	76196	36003	40193	922	4.1
2012	76254	37287	38967	917	4.1
2013	76301	38527	37774	926	4.0
2014	76349	39703	36646	952	4.1
2015	76320	40916	35404	966	4.0
2016	76245	42051	34194	982	4.0
2017	76058	43208	32850	972	3.9
2018	75782	44292	31490	974	3.8
2019	75447	45249	30198	945	3.6
2020	75064	46271	28793	1160	4.2
2021	74652	46773	27879	1040	4.0
2022	73351	45931	27420	1203	5.6
2023	74041	47032	27009	1074	5.2

　　数据来源：国家统计局，2022年度数据来自人力资源和社会保障事业发展统计公报。

1-4-9　历年按产业分就业人员数

单位：万人

年份	就业人员	第一产业就业人员	第二产业就业人员	第三产业就业人员
1952	20729	17317	1531	1881
1955	22328	18592	1913	1823
1960	25880	17016	4112	4752
1965	28670	23396	2408	2866
1970	34432	27811	3518	3103
1975	38168	29456	5152	3560
1980	42361	29122	7707	5532
1985	49873	31130	10384	8359
1990	64749	38914	13856	11979
1995	68065	35530	15655	16880
2000	72085	36043	16219	19823
2001	72797	36399	16234	20165
2002	73280	36640	15682	20958
2003	73736	36204	15927	21605
2004	74264	34830	16709	22725
2005	74647	33442	17766	23439
2006	74978	31941	18894	24143
2007	75321	30731	20186	24404
2008	75564	29923	20553	25087
2009	75828	28890	21080	25857
2010	76105	27931	21842	26332
2011	76196	26472	22539	27185
2012	76254	25535	23226	27493
2013	76301	23838	23142	29321
2014	76349	22372	23057	30920
2015	76320	21418	22644	32258
2016	76245	20908	22295	33042
2017	76058	20295	21762	34001
2018	75782	19515	21356	34911
2019	75447	18652	21234	35561
2020	75064	17715	21543	35806
2021	74652	17072	21712	35868
2022	73351	17678	21125	34548
2023	74041	16882	21520	35639

数据来源：国家统计局，2022年度数据来自人力资源和社会保障事业发展统计公报。

1-4-10 2018—2023年按经济类型分城镇、乡村 就业人员情况

单位：万人

指标	2018	2019	2020	2021	2022	2023
城镇就业人员	44292	45249	46271	46773	45931	47032
国有单位城镇就业人员	5740	5473	5563	5633	5612	
城镇集体单位城镇就业人员	347	296	271	262	235	
股份合作单位城镇就业人员	66	60	69	62	58	
联营单位城镇就业人员	12	12	25	22	19	
有限责任公司城镇就业人员	6555	6608	6542	6526	6506	
股份有限公司城镇就业人员	1875	1879	1837	1789	1684	
私营企业城镇就业人员	13952	14567	—	—	1114	
港澳台商投资单位城镇就业人员	1153	1157	1159	1175	1164	
外商投资单位城镇就业人员	1212	1203	1216	1220	45931	
个体城镇就业人员	10440	11692	—	—		
乡村就业人员	31490	30198	28793	27879	27420	27009
私营企业乡村就业人员	7424	8267	—	—		
个体乡村就业人员	5597	6000	—	—		

1-4-11 2018—2023年按行业分城镇单位就业人员 平均工资

单位：元

指标	2018	2019	2020	2021	2022	2023
城镇单位就业人员平均工资	82413	90501	97379	106837	114029	120698
农、林、牧、渔业城镇单位	36466	39340	48540	53819	58976	
采矿业城镇单位	81429	91068	96674	108467	121522	
制造业城镇单位	72088	78147	82783	92459	97528	
电力、燃气及水的生产和供应业城镇单位	100162	107733	116728	125332	132964	
建筑业城镇单位	60501	65580	69986	75762	78295	
交通运输、仓储和邮政业城镇单位	88508	97050	100642	107735	115345	
信息传输、计算机服务和软件业城镇单位	147678	161352	177544	109851	220418	
批发和零售业城镇单位	80551	89047	96521	53631	115408	
住宿和餐饮业城镇单位	48260	50346	48833	201506	53995	
金融业城镇单位	129837	131405	133390	150843	174341	
房地产业城镇单位	75281	80157	83807	91143	90346	
租赁和商务服务业城镇单位	85147	88190	92924	102537	106500	
科学研究、技术服务和地质勘查业城镇单位	123343	133459	139851	151776	163486	
水利、环境和公共设施管理业城镇单位	56670	61158	63914	65802	68256	
居民服务和其他服务业城镇单位	55343	60232	60722	65193	65478	
教育城镇单位	92383	97681	106474	111392	120422	
卫生、社会保障和社会福利业城镇单位	98118	108903	115449	126828	135222	
文化、体育和娱乐业城镇单位	98621	107708	112081	117329	121151	
公共管理和社会组织城镇单位	87932	94369	104487	111361	117440	

第二章

居民健康水平及影响因素

第一节

居民健康水平

2-1-1　历年全国预期寿命

单位：岁

年份	预期寿命	男性	女性
新中国成立前	35.0		
1973—1975	⋯	63.6	66.3
1981	67.8	66.3	69.3
1990	68.55	66.84	70.47
1996	70.8		
2000	71.40	69.63	73.33
2005	72.95	70.83	75.25
2010	74.83	72.38	77.37
2015	76.34	73.6	79.4
2016	76.5		
2017	76.7		
2018	77.0		
2019	77.3		
2020	77.93	75.37	80.88
2021	78.2		
2022	78.3		
2023	78.6		

　　数据来源：国家统计局历年《中国统计年鉴》、国家卫生健康委《中国卫生健康统计年鉴》。2016年、2017年、2018年、2019年、2021年人均预期寿命系根据生命登记及人口普查数估算。

2-1-2　分省预期寿命

单位：岁

地区	1990	2000	2010	2020	2021
全　国	**68.55**	**71.40**	**74.83**	**77.93**	**78.2**
北　京	72.86	76.10	80.18	82.49	82.7
天　津	72.32	74.91	78.89	81.30	81.5
河　北	70.35	72.54	74.97	77.75	78.0
山　西	68.97	71.65	74.92	77.91	78.2
内蒙古	65.68	69.87	74.44	77.56	77.8
辽　宁	70.22	73.34	76.38	78.68	78.9
吉　林	67.95	73.10	76.18	78.41	78.6
黑龙江	66.97	72.37	75.98	78.25	78.5
上　海	74.90	78.14	80.26	82.55	82.8
江　苏	71.37	73.91	76.63	79.32	79.7
浙　江	71.38	74.70	77.73	80.19	80.4
安　徽	69.48	71.85	75.08	77.96	78.2
福　建	68.57	72.55	75.76	78.49	78.8
江　西	66.11	68.95	74.33	77.64	77.8
山　东	70.57	73.92	76.46	79.18	79.5
河　南	70.15	71.54	74.57	77.60	77.8
湖　北	67.25	71.08	74.87	78.00	78.2
湖　南	66.93	70.66	74.70	77.88	78.2
广　东	72.52	73.27	76.49	79.31	79.6
广　西	68.72	71.29	75.11	78.06	78.3
海　南	70.01	72.92	76.30	79.05	79.5
重　庆	66.33	71.73	75.70	78.56	78.8
四　川		71.20	74.75	77.79	78.0
贵　州	64.29	65.96	71.10	75.20	75.5
云　南	63.49	65.49	69.54	74.02	74.4
西　藏	59.64	64.37	68.17	72.19	72.5
陕　西	67.40	70.07	74.68	77.80	78.1
甘　肃	67.24	67.47	72.23	75.64	75.8
青　海	60.57	66.03	69.96	73.96	74.3
宁　夏	66.94	70.17	73.38	76.58	76.9
新　疆	63.59	67.41	72.35	75.65	76.0

　　数据来源：国家统计局历年《中国统计年鉴》。1990年、2000年、2010年、2020年数据为人口普查数字。2021年数据为国家卫生健康委与国家统计局联合测算发布。

2-1-3　历年监测地区婴儿死亡率和孕产妇死亡率

年份	婴儿死亡率/‰			孕产妇死亡率/（1/10万）		
	合计	城市	农村	合计	城市	农村
2000	32.2	11.8	37.0	53.0	29.3	69.6
2001	30.0	13.6	33.8	50.2	33.1	61.9
2002	29.2	12.2	33.1	43.2	22.3	58.2
2003	25.5	11.3	28.7	51.3	27.6	65.4
2004	21.5	10.1	24.5	48.3	26.1	63.0
2005	19.0	9.1	21.6	47.7	25.0	53.8
2006	17.2	8.0	19.7	41.1	24.8	45.5
2007	15.3	7.7	18.6	36.6	25.2	41.3
2008	14.9	6.5	18.4	34.2	29.2	36.1
2009	13.8	6.2	17.0	31.9	26.6	34.0
2010	13.1	5.8	16.1	30.0	29.7	30.1
2011	12.1	5.8	14.7	26.1	25.2	26.5
2012	10.3	5.2	12.4	24.5	22.2	25.6
2013	9.5	5.2	11.3	23.2	22.4	23.6
2014	8.9	4.8	10.7	21.7	20.5	22.2
2015	8.1	4.7	9.6	20.1	19.8	20.2
2016	7.5	4.2	9.0	19.9	19.5	20.0
2017	6.8	4.1	7.9	19.6	16.6	21.1
2018	6.1	3.6	7.3	18.3	15.5	19.9
2019	5.6	3.4	6.6	17.8	16.5	18.6
2020	5.4	3.6	6.2	16.9	14.1	18.5
2021	5.0	3.2	5.8	16.1	15.4	16.5
2022	4.9	3.1	5.7	15.7	14.3	16.6
2023	4.5	2.9	5.2	15.1	12.5	17.0

数据来源：国家卫生健康委《2023中国卫生健康统计年鉴》。

2-1-4　历年监测地区新生儿死亡率和5岁以下儿童死亡率

单位：‰

年份	新生儿死亡率			5岁以下儿童死亡率		
	合计	城市	农村	合计	城市	农村
2000	22.8	9.5	25.8	39.7	13.8	45.7
2001	21.4	10.6	23.9	35.9	16.3	40.4
2002	20.7	9.7	23.2	34.9	14.6	39.6
2003	18.0	8.9	20.1	29.9	14.8	33.4
2004	15.4	8.4	17.3	25.0	12.0	28.5
2005	13.2	7.5	14.7	22.5	10.7	25.7
2006	12.0	6.8	13.4	20.6	9.6	23.6
2007	10.7	5.5	12.8	18.1	9.0	21.8
2008	10.2	5.0	12.3	18.5	7.9	22.7
2009	9.0	4.5	10.8	17.2	7.6	21.1
2010	8.3	4.1	10.0	16.4	7.3	20.1
2011	7.8	4.0	9.4	15.6	7.1	19.1
2012	6.9	3.9	8.1	13.2	5.9	16.2
2013	6.3	3.7	7.3	12.0	6.0	14.5
2014	5.9	3.5	6.9	11.7	5.9	14.2
2015	5.4	3.3	6.4	10.7	5.8	12.9
2016	4.9	2.9	5.7	10.2	5.2	12.4
2017	4.5	2.6	5.3	9.1	4.8	10.9
2018	3.9	2.2	4.7	8.4	4.4	10.2
2019	3.5	2.0	4.1	7.8	4.1	9.4
2020	3.4	2.1	3.9	7.5	4.4	8.9
2021	3.1	1.9	3.6	7.1	4.1	8.5
2022	3.1	1.8	3.6	6.8	4.2	8.0
2023	2.8	1.7	3.2	6.2	3.9	7.2

数据来源：国家卫生健康委历年《中国卫生健康统计年鉴》。

2-1-5　2018—2023年甲、乙类法定报告传染病发病人数

指标	2018	2019	2020	2021	2022	2023
总计	**3063031**	**3072338**	**2673200**	**2727288**	**2431346**	**2793698**
鼠疫	0	5	4	1	2	5
霍乱	28	16	11	5	31	29
病毒性肝炎	1280015	1286691	1138781	1226165	1105865	1278473
细菌性和阿米巴性痢疾	91152	81075	57820	50403	35951	37114
伤寒和副伤寒	10843	9274	7011	7244	5829	5542
艾滋病	64170	71204	62167	60154	52058	58903
淋病	133156	117938	105160	127803	96313	103613
梅毒	494867	535819	464435	480020	441159	530116
脊髓灰质炎	0	0	—	—	0	0
麻疹	3940	2974	856	552	552	621
百日咳	22057	30027	4475	9611	38295	41124
白喉	0	0	2	—	0	0
流行性脑脊髓膜炎	104	111	50	63	59	90
猩红热	78864	81737	16564	29503	20794	25819
流行性出血热	11966	9596	8121	9187	5218	5360
狂犬病	422	290	202	157	133	122
钩端螺旋体病	157	214	297	403	190	302
布鲁氏菌病	37947	44036	47245	69767	66138	70439
炭疽	336	297	224	392	349	434
流行性乙型脑炎	1800	416	288	207	146	205
疟疾	2518	2487	1023	783	820	2313
登革热	5136	22188	778	41	547	19541
新生儿破伤风	83	65	34	23	19	21
肺结核	823324	775764	670538	639548	560847	613091
血吸虫病	144	113	43	13	30	13
人感染高致病性禽流感	0	0			1	1
传染性非典型肺炎	0	0			0	0
人感染H7N9禽流感	2	1			0	0
新型冠状病毒感染	—	—	87071	15243		

数据来源：国家卫生健康委历年《中国卫生健康统计年鉴》，总计中不含新型冠状病毒感染，下表同。

2-1-6 2018—2023年甲、乙类法定报告传染病发病率

单位：1/10万

指标	2018	2019	2020	2021	2022	2023
总计	**220.51**	**220.00**	**190.36**	**193.46**	**172.36**	**198.17**
鼠疫	0.00	0.00	0.00	0.00	0.00	0.00
霍乱	0.00	0.00	0.00	0.00	0.00	0.00
病毒性肝炎	92.15	92.13	81.12	86.98	78.4	90.69
细菌性和阿米巴性痢疾	6.56	5.81	4.12	3.58	2.55	2.63
伤寒和副伤寒	0.78	1.00	0.50	0.51	0.41	0.39
艾滋病	4.62	5.10	4.43	4.27	3.69	4.18
淋病	9.59	8.45	7.49	9.07	6.83	7.35
梅毒	35.63	38.00	33.08	34.05	31.27	37.60
脊髓灰质炎	0.00	0.00	—	—	0.00	0.00
麻疹	0.00	0.21	0.06	0.04	0.04	0.04
百日咳	1.59	2.15	0.32	0.68	2.71	2.92
白喉	0.00	0.00	0.00	—	0.00	0.00
流行性脑脊髓膜炎	0.01	0.01	0.00	0.00	0.00	0.01
猩红热	5.68	5.85	1.18	2.09	1.47	1.83
流行性出血热	0.86	0.69	0.58	0.65	0.37	0.38
狂犬病	0.03	0.00	0.00	0.01	0.01	0.01
钩端螺旋体病	0.01	0.02	0.02	0.03	0.01	0.02
布鲁氏菌病	2.73	3.15	3.37	4.95	4.69	5.00
炭疽	0.02	0.02	0.02	0.03	0.02	0.03
流行性乙型脑炎	0.13	0.03	0.02	0.01	0.01	0.01
疟疾	0.18	0.18	0.07	0.06	0.06	0.16
登革热	0.37	2.00	0.00	0.00	0.04	1.39
新生儿破伤风	0.01	0.00	0.00	0.00	0.00	0.00
肺结核	59.27	55.55	47.76	45.37	39.72	43.49
血吸虫病	0.01	0.00	0.00	0.00	0.00	0.00
人感染高致病性禽流感	0.00	0.00	—	—	0.00	0.00
传染性非典型肺炎	0.00	0.00	—	—	0.00	0.00
人感染H7N9禽流感	0.00	0.00	0.00	—	0.00	0.00
新型冠状病毒感染	—	—	6.20	1.08		

2-1-7　2018—2023年甲、乙类法定报告传染病死亡人数

指标	2018	2019	2020	2021	2022	2023
总计	**23174**	**24981**	**26289**	**22179**	**21834**	**26872**
鼠疫	—	1	3	0	1	1
霍乱	0	0	—	0	0	0
病毒性肝炎	531	575	588	520	543	2397
细菌性和阿米巴性痢疾	1	1	2	3	1	2
伤寒和副伤寒	2	0	5	0	2	1
艾滋病	18780	20999	18819	19623	18885	22137
淋病	1	0	—	0	1	0
梅毒	39	42	54	30	23	16
脊髓灰质炎	0	0	—	0	—	0
麻疹	1	0	—	—	0	0
百日咳	2	2	1	2	2	5
白喉	0	0	—	—	—	0
流行性脑脊髓膜炎	10	6	3	5	5	1
猩红热	0	0	1	0	0	0
流行性出血热	97	44	48	64	34	12
狂犬病	410	276	188	150	118	111
钩端螺旋体病	1	2	8	2	2	0
布鲁氏菌病	0	1	—	3	0	0
炭疽	3	1	—	2	2	2
流行性乙型脑炎	135	13	9	6	3	7
疟疾	6	19	6	3	6	2
登革热	1	3	—	0	0	1
新生儿破伤风	4	5	1	1	1	0
肺结核	3149	2990	1919	1763	2205	2167
血吸虫病	0	0	—	0	0	0
人感染高致病性禽流感	—	—	—	—	0	0
传染性非典型肺炎	0	0	—	—	—	0
人感染H7N9禽流感	1	1	—	—	—	0
新型冠状病毒感染	—	—	4634	2		

2-1-8 2018—2023年甲、乙类法定报告
传染病死亡率

单位：1/10万

指标	2018	2019	2020	2021	2022	2023
合计	**1.67**	**1.79**	**1.87**	**1.57**	**1.55**	**1.91**
鼠疫	0.00	0.00	0.00	0.00	0.00	0.00
霍乱	—	0.00	—	0.00	0.00	0.00
病毒性肝炎	0.04	0.04	0.04	0.04	0.04	0.17
细菌性和阿米巴性痢疾	0.00	0.00	0.00	0.00	0.00	0.00
伤寒和副伤寒	0.00	0.00	0.00	0.00	0.00	0.00
艾滋病	1.35	1.50	1.34	1.39	1.34	1.57
淋病	0.00	0.00	0.00	0.00	0.00	0.00
梅毒	0.00	0.00	0.00	0.00	0.00	0.00
脊髓灰质炎	0.00	0.00	—	0.00	—	0.00
麻疹	0.00	0.00	0.00	0.00	0.00	0.00
百日咳	0.00	0.00	0.00	0.00	0.00	0.00
白喉	0.00	0.00	—	0.00	—	0.00
流行性脑脊髓膜炎	0.00	0.00	0.00	0.00	0.00	0.00
猩红热	0.00	0.00	0.00	0.00	0.00	0.00
流行性出血热	0.01	0.00	0.00	0.00	0.00	0.00
狂犬病	0.03	0.02	0.01	0.01	0.01	0.01
钩端螺旋体病	0.00	0.00	0.00	0.00	0.00	0.00
布鲁氏菌病	0.00	0.00	—	0.00	0.00	0.00
炭疽	0.00	0.00	—	0.00	0.00	0.00
流行性乙型脑炎	0.01	0.00	0.00	0.00	0.00	0.00
疟疾	0.00	0.00	0.00	0.00	0.00	0.00
登革热	0.00	0.00	—	0.00	0.00	0.00
新生儿破伤风	0.00	0.00	0.00	0.00	0.00	0.00
肺结核	0.23	0.21	0.14	0.13	0.16	0.15
血吸虫病	0.00	0.00			0.00	0.00
人感染高致病性禽流感	—	—	—		0.00	0.00
传染性非典型肺炎	0.00	0.00			—	0.00
人感染H7N9禽流感	0.00	0.00				0.00
新型冠状病毒感染	—	—	0.33	0.00		—

2-1-9 2015年、2021年城市居民主要疾病死亡率及构成

疾病名称	2015			2021		
	死亡率（1/10万）	构成/%	位次	死亡率（1/10万）	构成/%	位次
传染病（含呼吸道结核）	6.78	1.09	9	5.30	0.82	10
寄生虫病	0.04	0.01	17	0.07	0.01	16
恶性肿瘤	164.35	26.44	1	158.7	24.61	2
血液、造血器官及免疫疾病	1.22	0.20	15	1.33	0.21	13
内分泌、营养和代谢疾病	19.25	3.10	6	24.15	3.74	6
精神障碍	2.79	0.45	11	3.45	0.54	11
神经系统疾病	6.90	1.11	8	9.44	1.46	8
心脏病	136.61	21.98	2	165.37	25.64	1
脑血管病	128.23	20.63	3	140.02	21.71	3
呼吸系统疾病	73.36	11.80	4	54.49	8.45	4
消化系统疾病	14.27	2.30	7	15.41	2.39	7
肌肉骨骼和结缔组织疾病	1.79	0.29	12	1.95	0.30	12
泌尿生殖系统疾病	6.52	1.05	10	6.75	1.05	9
妊娠、分娩产褥期并发症	0.07	0.01	16	0.02	0	17
围生期疾病	1.70	0.27	14	0.69	0.11	15
先天畸形、变形和染色体异常	1.73	0.28	13	0.87	0.13	14
损伤和中毒外部原因	37.63	6.05	5	35.22	5.46	5
诊断不明	2.26	0.36	—	3.19	0.50	—
其他疾病	6.15	0.99	—	5.57	0.86	—

2-1-10　2015年、2021年农村居民主要疾病死亡率及构成

疾病名称	2015			2021		
	死亡率（1/10万）	构成/%	位次	死亡率（1/10万）	构成/%	位次
传染病（含呼吸道结核）	7.72	1.16	8	6.52	0.88	10
寄生虫病	0.07	0.01	17	0.04	0.01	17
恶性肿瘤	153.94	23.22	1	167.06	22.47	3
血液、造血器官及免疫疾病	1.16	0.18	15	1.36	0.18	13
内分泌营养和代谢疾病	14.28	2.15	6	21.09	2.84	6
精神障碍	2.83	0.43	11	3.54	0.48	11
神经系统疾病	6.51	0.98	10	10.15	1.37	8
心脏病	144.79	21.84	3	188.58	25.36	1
脑血管病	153.63	23.17	2	175.58	23.62	2
呼吸系统疾病	79.96	12.06	4	65.23	8.77	4
消化系统疾病	14.16	2.14	7	15.98	2.15	7
肌肉骨骼和结缔组织疾病	1.54	0.23	14	2.48	0.33	12
泌尿生殖系统疾病	7.20	1.09	9	7.86	1.06	9
妊娠分娩产褥期并发症	0.10	0.02	16	0.04	0.01	16
围生期疾病	2.19	0.33	12	0.79	0.11	15
先天畸形、变形和染色体异常	1.78	0.27	13	1.04	0.14	14
损伤和中毒外部原因	53.49	8.07	5	52.98	7.13	5
诊断不明	2.41	0.36	—	2.61	0.35	—
其他疾病	6.17	0.93	—	6.91	0.93	—

2-1-11 前十位恶性肿瘤发病率（合计）

单位：1/10万

顺位	2017		2018		2019	
	疾病名称	发病率	疾病名称	发病率	疾病名称	发病率
总计	恶性肿瘤总计	293.66	恶性肿瘤总计	298.94	恶性肿瘤总计	304.91
1	肺癌	62.95	肺癌	65.05	肺癌	67.22
2	乳腺癌	42.51	乳腺癌	43.02	乳腺癌	43.10
3	结直肠癌	28.96	结直肠癌	30.51	结直肠癌	31.23
4	胃癌	28.24	肝癌	27.42	肝癌	26.99
5	肝癌	28.17	胃癌	27.03	胃癌	25.89
6	食管癌	19.23	子宫颈癌	18.10	甲状腺癌	18.96
7	子宫颈癌	17.07	食管癌	17.96	子宫颈癌	18.16
8	甲状腺癌	13.91	甲状腺癌	16.17	食管癌	16.72
9	前列腺癌	11.57	前列腺癌	12.75	前列腺癌	13.62
10	子宫体肿瘤	10.06	子宫体肿瘤	10.56	子宫体肿瘤	10.83

资料来源：《2019中国肿瘤登记年报》《2020中国肿瘤登记年报》《2021中国肿瘤登记年报》《2022中国肿瘤登记年报》。下表同。

2-1-12 前十位恶性肿瘤发病率（男）

单位：1/10万

顺位	2017		2018		2019	
	疾病名称	发病率	疾病名称	发病率	疾病名称	发病率
合计	恶性肿瘤总计	321.80	恶性肿瘤总计	324.09	恶性肿瘤总计	327.76
1	肺癌	82.28	肺癌	83.45	肺癌	84.99
2	肝癌	41.05	肝癌	40.02	肝癌	39.64
3	胃癌	38.99	胃癌	37.12	结直肠癌	36.33
4	结直肠癌	33.45	结直肠癌	35.32	胃癌	35.57
5	食管癌	27.85	食管癌	26.30	食管癌	24.62
6	前列腺癌	11.57	前列腺癌	12.75	前列腺癌	13.62
7	膀胱癌	9.26	膀胱癌	9.09	膀胱癌	9.41
8	胰腺癌	8.02	胰腺癌	8.12	甲状腺癌	9.23
9	淋巴瘤	7.36	甲状腺癌	7.98	胰腺癌	8.01
10	脑瘤	7.14	淋巴瘤	7.44	淋巴瘤	7.63

2-1-13 前十位恶性肿瘤发病率（女）

单位：1/10万

顺位	2017		2018		2019	
	疾病名称	发病率	疾病名称	发病率	疾病名称	发病率
合计	恶性肿瘤总计	264.75	恶性肿瘤总计	273.02	恶性肿瘤总计	281.38
1	肺癌	43.09	肺癌	46.10	肺癌	48.93
2	乳腺癌	42.51	乳腺癌	43.02	乳腺癌	43.10
3	结直肠癌	24.34	结直肠癌	25.56	甲状腺癌	28.98
4	甲状腺癌	21.43	甲状腺癌	24.60	结直肠癌	25.99
5	胃癌	17.18	子宫颈癌	18.10	子宫颈癌	18.16
6	子宫颈癌	17.07	胃癌	16.64	胃癌	15.91
7	肝癌	14.93	肝癌	14.43	肝癌	13.96
8	食管癌	10.37	子宫体肿瘤	10.56	子宫体肿瘤	10.83
9	子宫体肿瘤	10.06	食管癌	9.36	脑瘤	9.22
10	脑瘤	8.45	脑瘤	8.35	食管癌	8.58

2-1-14 前十位恶性肿瘤发病率（城市）

单位：1/10万

顺位	2017		2018		2019	
	疾病名称	发病率	疾病名称	发病率	疾病名称	发病率
合计	恶性肿瘤总计	316.08	恶性肿瘤总计	321.64	恶性肿瘤总计	332.92
1	肺癌	66.08	肺癌	68.80	肺癌	72.36
2	乳腺癌	50.57	乳腺癌	51.33	乳腺癌	51.94
3	结直肠癌	34.65	结直肠癌	36.07	结直肠癌	37.18
4	肝癌	26.68	肝癌	26.41	肝癌	25.76
5	胃癌	26.31	胃癌	25.54	甲状腺癌	25.32
6	甲状腺癌	19.07	甲状腺癌	21.28	胃癌	25.03
7	子宫颈癌	16.53	子宫颈癌	17.11	前列腺癌	17.62
8	前列腺癌	15.46	前列腺癌	16.42	子宫颈癌	17.05
9	食管癌	14.86	食管癌	14.46	食管癌	13.67
10	子宫体肿瘤	10.89	子宫体肿瘤	11.35	子宫体肿瘤	11.70

2-1-15 前十位恶性肿瘤发病率（农村）

单位：1/10万

顺位	2017		2018		2019	
	疾病名称	发病率	疾病名称	发病率	疾病名称	发病率
合计	恶性肿瘤总计	272.23	恶性肿瘤总计	280.18	恶性肿瘤总计	284.02
1	肺癌	59.97	肺癌	61.96	肺癌	63.39
2	乳腺癌	34.64	乳腺癌	36.02	乳腺癌	36.35
3	胃癌	30.08	胃癌	28.26	肝癌	27.91
4	肝癌	29.59	肝癌	28.25	结直肠癌	26.80
5	结直肠癌	23.52	结直肠癌	25.92	胃癌	26.53
6	食管癌	23.40	食管癌	20.84	子宫颈癌	19.01
7	子宫颈癌	17.60	子宫颈癌	18.92	食管癌	19.00
8	子宫体肿瘤	9.24	甲状腺癌	11.95	甲状腺癌	14.22
9	甲状腺癌	8.98	子宫体肿瘤	9.90	前列腺癌	10.70
10	前列腺癌	7.92	前列腺癌	9.78	子宫体肿瘤	10.17

2-1-16 前十位恶性肿瘤死亡率（合计）

单位：1/10万

顺位	2017		2018		2019	
	疾病名称	死亡率	疾病名称	死亡率	疾病名称	死亡率
总计	恶性肿瘤总计	177.15	恶性肿瘤总计	174.41	恶性肿瘤总计	173.06
1	肺癌	49.28	肺癌	48.49	肺癌	48.25
2	肝癌	24.91	肝癌	24.11	肝癌	23.81
3	胃癌	20.89	胃癌	19.76	胃癌	19.07
4	食管癌	15.21	结直肠癌	14.52	结直肠癌	14.78
5	结直肠癌	14.08	食管癌	14.32	食管癌	13.5
6	乳腺癌	9.76	乳腺癌	9.66	乳腺癌	9.24
7	胰腺癌	6.40	胰腺癌	6.39	胰腺癌	6.43
8	子宫颈癌	5.55	子宫颈癌	5.72	子宫颈癌	5.55
9	前列腺癌	4.83	前列腺癌	5.07	前列腺癌	5.33
10	脑瘤	3.95	脑瘤	4.23	脑瘤	4.3

2-1-17　前十位恶性肿瘤死亡率（男）

单位：1/10万

顺位	2017		2018		2019	
	疾病名称	死亡率	疾病名称	死亡率	疾病名称	死亡率
合计	恶性肿瘤总计	223.54	恶性肿瘤总计	220.12	恶性肿瘤总计	219.09
1	肺癌	67.83	肺癌	67.06	肺癌	66.8
2	肝癌	36.12	肝癌	34.99	肝癌	34.77
3	胃癌	28.72	胃癌	27.18	胃癌	26.11
4	食管癌	22.03	食管癌	20.96	食管癌	19.96
5	结直肠癌	16.37	结直肠癌	16.95	结直肠癌	17.34
6	胰腺癌	7.23	胰腺癌	7.31	胰腺癌	7.27
7	前列腺癌	4.83	前列腺癌	5.07	前列腺癌	5.33
8	淋巴瘤	4.38	脑瘤	4.60	脑瘤	4.66
9	脑瘤	4.37	淋巴瘤	4.43	白血病	4.4
10	白血病	4.19	白血病	4.42	淋巴瘤	4.31

2-1-18　前十位恶性肿瘤死亡率（女）

单位：1/10万

顺位	2017		2018		2019	
	疾病名称	死亡率	疾病名称	死亡率	疾病名称	死亡率
合计	恶性肿瘤总计	129.48	恶性肿瘤总计	127.30	恶性肿瘤总计	125.66
1	肺癌	30.22	肺癌	29.36	肺癌	29.15
2	肝癌	13.39	肝癌	12.89	肝癌	12.52
3	胃癌	12.85	胃癌	12.12	结直肠癌	12.14
4	结直肠癌	11.73	结直肠癌	12.02	胃癌	11.82
5	乳腺癌	9.76	乳腺癌	9.66	乳腺癌	9.24
6	食管癌	8.20	食管癌	7.47	食管癌	6.84
7	子宫颈癌	5.55	子宫颈癌	5.72	胰腺癌	5.57
8	胰腺癌	5.54	胰腺癌	5.45	子宫颈癌	5.55
9	卵巢癌	3.60	脑瘤	3.84	脑瘤	3.93
10	脑瘤	3.53	卵巢癌	3.65	卵巢癌	3.57

2-1-19 前十位恶性肿瘤死亡率（城市）

单位：1/10万

顺位	2017		2018		2019	
	疾病名称	死亡率	疾病名称	死亡率	疾病名称	死亡率
合计	恶性肿瘤总计	181.14	恶性肿瘤总计	178.01	恶性肿瘤总计	177.82
1	肺癌	50.89	肺癌	49.91	肺癌	49.58
2	肝癌	23.70	肝癌	22.94	肝癌	22.45
3	胃癌	18.62	胃癌	18.17	胃癌	17.91
4	结直肠癌	16.81	结直肠癌	17.08	结直肠癌	17.31
5	食管癌	12.01	食管癌	11.66	食管癌	11.18
6	乳腺癌	11.25	乳腺癌	11.10	乳腺癌	10.7
7	胰腺癌	7.49	胰腺癌	7.30	胰腺癌	7.46
8	前列腺癌	6.21	前列腺癌	6.30	前列腺癌	6.76
9	子宫颈癌	5.13	子宫颈癌	5.40	子宫颈癌	5.09
10	卵巢癌	4.27	卵巢癌	4.34	淋巴瘤	4.2

2-1-20 前十位恶性肿瘤死亡率（农村）

单位：1/10万

顺位	2017		2018		2019	
	疾病名称	死亡率	疾病名称	死亡率	疾病名称	死亡率
合计	恶性肿瘤总计	173.34	恶性肿瘤总计	171.44	恶性肿瘤总计	169.51
1	肝癌	26.06	肝癌	25.07	肺癌	47.26
2	胃癌	23.07	胃癌	21.07	肝癌	24.82
3	食管癌	18.28	食管癌	16.51	胃癌	19.94
4	结直肠癌	11.48	结直肠癌	12.41	食管癌	15.23
5	乳腺癌	8.30	乳腺癌	8.44	结直肠癌	12.89
6	子宫颈癌	5.95	子宫颈癌	5.99	乳腺癌	8.13
7	胰腺癌	5.35	胰腺癌	5.64	子宫颈癌	5.91
8	脑瘤	4.02	脑瘤	4.36	胰腺癌	5.66
9	前列腺癌	3.55	前列腺癌	4.06	脑瘤	4.4
10	肺癌	47.74	肺癌	47.32	前列腺癌	4.29

2-1-21　历年中国城乡居民心血管疾病、冠心病、急性心肌梗死和脑血管疾病死亡率　单位：1/10万

年份	心血管疾病（死亡率）		冠心病（死亡率）		急性心肌梗死（死亡率）		脑血管疾病（粗死亡率）	
	农村	城市	农村	城市	农村	城市	农村	城市
2005	174	209	22	42	11	22	112	111
2006	177	184	34	57	18	26	105	91
2007	206	212	45	65	28	23	120	111
2008	221	242	52	91	34	40	134	121
2009	265	255	71	95	45	43	152	128
2010	257	234	69	85	43	38	146	125
2011	262	257	76	96	49	47	139	125
2012	255	252	69	93	39	43	136	120
2013	294	259	99	101	67	51	150	126
2014	296	262	105	108	69	55	152	126
2015	298	265	111	111	70	56	154	128
2016	309	265	119	113	75	59	158	126
2017	312	268	122	115	76	59	157	127
2018	322	275	128	120	78	62	160	129
2019	323	278	130	122	78	60	159	129
2020	336	291	136	127	79	60	165	135
2021	364	305	148	135	83	63	176	140

2-1-22　2004—2018年中国不同特征成人高血压知晓率、治疗率和控制率

单位：%

项目		2004	2007	2010	2013	2015	2018
知晓率							
总计	粗率	30.8	33.2	35.8	37.8	37.6	45.7
	年龄标化率	30.8	31.6	33.7	31.7	32.6	38.3
性别							
男性	粗率	25.0	30.0	32.4	34.6	33.8	41.8
	年龄标化率	25.7	29.2	30.9	29.0	29.2	34.3
女性	粗率	35.9	36.1	38.8	40.4	41.1	49.1
	年龄标化率	37.0	34.2	37.2	35.0	37.2	44.2
城乡							
城市	粗率	39.7	41.4	39.5	44.1	42.5	49.0
	年龄标化率	36.3	37.0	35.6	37.5	36.3	38.9
农村	粗率	24.7	27.9	33.3	33.3	34.0	42.9
	年龄标化率	24.5	25.8	31.5	28.4	28.7	37.6
治疗率							
总计	粗率	26.1	26.8	30.3	34.5	33.6	41.9
	年龄标化率	25.9	25.5	27.9	28.7	28.5	34.6
性别							
男性	粗率	20.1	23.3	26.1	30.8	29.5	37.6
	年龄标化率	20.5	22.4	24.2	25.7	24.7	30.3
女性	粗率	31.5	30.0	34.2	37.5	37.5	45.7
	年龄标化率	32.5	28.8	32.2	32.4	33.7	41.1
城乡							
城市	粗率	33.1	33.8	33.9	40.9	38.8	45.7
	年龄标化率	29.9	30.1	29.6	34.4	32.3	35.6
农村	粗率	21.3	22.3	27.9	30.0	29.8	38.8
	年龄标化率	21.4	20.6	26.1	25.5	24.6	33.5
控制率							
总计	粗率	7.0	6.1	5.8	10.7	9.4	13.7
	年龄标化率	7.1	6.7	5.5	8.9	8.8	12.0
性别							
男性	粗率	5.5	5.3	5.2	9.7	8.6	12.3
	年龄标化率	5.4	6.0	4.9	8.3	7.5	10.3
女性	粗率	8.4	6.8	6.4	11.5	10.3	15.0
	年龄标化率	8.2	7.2	6.3	9.6	10.6	14.5
城乡							
城市	粗率	9.3	8.9	8.2	14.7	12.7	17.4
	年龄标化率	8.4	8.7	7.1	12.9	11.3	14.0
农村	粗率	5.5	4.3	4.2	7.8	7.1	10.6
	年龄标化率	5.5	4.5	3.8	6.6	6.1	9.5

第二节

健康影响因素

2-2-1 2020年分省家庭户数及不同人均住房建筑面积户数比例

地　区	家庭户户数/万户	19m² 及以下家庭占比/%	20~29m² 家庭占比/%	30~39m² 家庭占比/%	40~49m² 家庭占比/%	50m² 及以上家庭占比/%
全　国	**46524**	**12.7**	**19.1**	**16.8**	**13.7**	**37.8**
北　京	777	23.8	21.6	15.1	12.1	27.3
天　津	459	13.7	22.7	19.7	15.6	28.4
河　北	2455	10.2	21.5	19.3	14.7	34.3
山　西	1206	15.0	21.9	19.6	13.1	30.4
内蒙古	882	12.3	24.2	21.0	16.4	25.9
辽　宁	1657	12.1	24.2	20.6	15.2	27.9
吉　林	872	11.8	25.8	21.1	15.8	25.5
黑龙江	1169	12.4	25.5	20.7	14.2	27.2
上　海	910	28.7	22.7	16.0	11.4	21.3
江　苏	2807	8.9	16.2	16.2	14.8	44.0
浙　江	2292	19.5	17.6	13.2	11.5	38.2
安　徽	2075	7.2	17.1	17.2	14.7	43.8
福　建	1335	17.6	16.4	13.6	10.7	41.6
江　西	1333	6.4	13.9	13.3	12.3	54.1
山　东	3392	9.2	20.9	19.6	14.9	35.4
河　南	3056	7.0	15.9	16.6	14.5	46.0
湖　北	1876	5.7	15.4	16.6	15.6	46.7
湖　南	2156	5.0	14.5	16.5	15.4	48.7
广　东	3895	30.2	21.4	13.7	9.2	25.5
广　西	1552	10.6	16.5	14.6	12.7	45.6
海　南	275	22.0	22.8	15.8	11.5	28.0
重　庆	1142	8.7	18.5	17.2	14.4	41.2
四　川	2910	8.0	16.8	16.9	14.2	44.1
贵　州	1200	9.1	18.0	16.2	14.0	42.7
云　南	1430	13.4	18.6	15.7	13.4	38.8
西　藏	79	16.4	16.1	13.1	11.0	43.5
陕　西	1335	10.7	17.1	16.5	14.2	41.4
甘　肃	794	16.3	22.6	18.5	13.5	29.1
青　海	179	16.0	21.7	16.5	13.6	32.3
宁　夏	236	11.3	22.5	19.5	16.0	30.6
新　疆	788	16.1	25.7	17.4	13.5	27.3

数据来源:《2020中国人口普查年鉴》。

2-2-2 2018—2022年全国废水污染物排放量情况

指标	2018	2019	2020	2021	2022
化学需氧量/万吨	584.2	567.1	2564.7	2531.0	2595.8
其中：工业源	81.4	77.2	49.7	42.3	36.9
农业源	24.5	18.6	1593.2	1676.0	1785.7
生活源	476.8	469.9	918.9	811.8	772.2
集中式	1.5	1.4	2.9	0.9	1.1
氨氮/万吨	49.4	46.3	98.4	86.8	82.0
其中：工业源	4.0	3.5	2.1	1.7	1.4
农业源	0.5	0.4	25.4	26.9	28.1
生活源	44.7	42.1	70.7	58.0	52.5
集中式	0.2	0.3	0.2	0.1	0.1
总氮/万吨	120.2	117.6	332.3	316.7	317.2
其中：工业源	14.4	13.4	11.4	10.0	9.1
农业源	1.8	1.3	158.9	168.5	174.4
生活源	103.6	102.4	151.6	138.0	133.5
集中式	0.4	0.4	0.4	0.2	0.2
总磷/万吨	6.4	5.9	33.7	33.8	34.6
其中：工业源	0.7	0.8	0.4	0.3	0.2
农业源	0.2	0.2	24.6	26.5	27.7
生活源	5.4	5.0	8.7	7.0	6.6
集中式	0.0	0.0	0.1	0.1	0.01
废水重金属/吨	128.8	120.7	73.1	50.5	48.1
其中：工业源	125.4	117.6	67.5	45.0	45.1
集中式	3.4	3.1	5.6	5.5	3.0
石油类（工业源）/吨	7157.7	6293.0	3734.0	2217.5	1557.6
挥发酚（工业源）/吨	174.4	147.1	59.8	51.7	45.2
氰化物（工业源）/吨	46.1	38.2	42.4	28.1	22.3

数据来源：生态环境部，全国生态环境统计年报。

2-2-3　2018—2022年全国废气污染物排放、工业固体废物产生及利用情况

指标	2018	2019	2020	2021	2022
废气污染物排放量/万吨					
二氧化硫	516.1	457.3	318.2	274.8	243.5
其中：工业源	446.7	395.4	253.2	209.7	183.5
生活源	68.7	61.3	64.8	64.9	59.7
集中式	0.7	0.6	0.3	0.3	0.3
氮氧化物	1288.4	1233.9	1019.7	988.4	895.7
其中：工业源	588.7	548.1	417.5	368.9	333.3
生活源	53.1	49.7	33.4	35.9	33.9
移动源	644.6	633.6	566.9	582.1	526.7
集中式	2.0	2.4	1.9	1.5	1.9
颗粒物	1132.3	1088.5	611.4	537.4	493.4
其中：工业源	948.9	925.9	400.9	325.3	305.7
生活源	173.1	154.9	201.6	205.2	182.3
移动源	9.9	7.4	8.5	6.8	5.3
集中式	0.3	0.3	0.3	0.1	0.1
工业固体废物产生及利用					
一般工业固体废物产生量/亿吨	40.8	44.1	36.8	39.7	41.1
一般工业固体废物综合利用量/亿吨	21.7	23.2	20.4	22.7	23.7
一般工业固体废物处置量/亿吨	10.3	11.0	9.2	8.9	8.9
工业危险废物产生量/万吨	7470.0	8126.0	7281.8	8653.6	9514.8
工业危险废物综合利用处置量/万吨	6788.5	7539.3	7630.5	8461.2	9443.9

2-2-4　历年城市绿地与园林情况

年份	城市绿地面积/万公顷	城市公园绿地面积/万公顷	公园个数/个	公园面积/万公顷	建成区绿化覆盖率/%
2011	224.29	48.26	10780	28.58	39.2
2012	236.78	51.78	11604	30.62	39.6
2013	242.72	54.74	12401	32.98	39.7
2014	252.80	57.68	13037	35.24	40.2
2015	266.96	61.41	13834	38.38	40.1
2016	278.61	65.36	15370	41.69	40.3
2017	292.13	68.84	15633	44.46	40.9
2018	304.71	72.37	16735	49.42	41.1
2019	315.29	75.64	18038	50.24	41.5
2020	331.22	79.79	19823	53.85	41.3
2021	347.98	83.57	22062	64.80	42.4
2022	358.60	86.85	24841	67.28	43.0

数据来源：国家统计局，公园绿地面积包括综合公园、社区公园、专类公园、带状公园和街旁绿地。

2-2-5　历年城市市容环境卫生情况

年份	道路清扫保洁面积/万平方米	生活垃圾清运量/万吨	粪便清运量/万吨	市容环卫专用车辆设备/台	公共厕所数量/座
2011	630545	16395	1963	100340	120459
2012	573507	17081	1812	112157	121941
2013	646014	17239	1682	126552	122541
2014	676093	17860	1552	141431	124410
2015	730333	19142	1437	165725	126344
2016	794923	20362	1299	193942	129818
2017	842048	21521	—	228019	136084
2018	869329	22802	—	252484	147466
2019	922124	24206	—	281558	153426
2020	975595	23512	—	306422	165186
2021	1034211	24869	—	327512	184063
2022	1081814	24445	—	341628	193654

数据来源：国家统计局。

2-2-6　历年城市设施水平情况

年份	城市用水普及率/%	城市燃气普及率/%	每万人拥有公共交通车辆/标台	人均城市道路面积/平方米	人均公园绿地面积/（平方米/人）	每万人拥有公共厕所/座
2011	97.0	92.4	11.81	13.75	11.80	2.95
2012	97.2	93.2	12.15	14.39	12.26	2.89
2013	97.6	94.3	12.78	14.87	12.64	2.83
2014	97.6	94.6	12.99	15.34	13.08	2.79
2015	98.1	95.3	12.24	15.60	13.35	2.75
2016	98.4	95.8	13.84	15.80	13.70	2.72
2017	98.3	96.3	14.73	16.05	14.01	2.77
2018	98.4	96.7	13.09	16.70	14.11	2.88
2019	98.8	97.3	13.13	17.36	14.36	2.93
2020	99.0	97.9	12.88	18.04	14.78	3.07
2021	99.4	98.0	11.25	18.84	14.87	3.29
2022	99.4	98.1	14.06	19.28	15.29	3.43

数据来源：国家统计局。

2-2-7　2018—2022年主要受灾情况

指标	2018	2019	2020	2021	2022
自然灾害					
受灾人口/万人次	13553.9	13759.0	13829.7	10731	11267.8
受灾死亡人口/人	589	909	591	867	554
直接经济损失/亿元	2644.6	3270.9	3701.5	3340.2	2386.5
地质灾害					
伤亡人数/人	185	299	197	129	140
死亡人数/人	105	211	117	80	90
直接经济损失/亿元	14.7	27.7	50.2	32.0	15.0
地震灾害					
伤亡人数/人	85	428	35	—	—
死亡人数/人		17	5	9	122
直接经济损失/亿元	30.2	91.0	20.5	106.5	224.6

2-2-8　2018—2023年全国体育场地主要数据

项目	2018	2019	2020	2021	2022	2023
综合指标						
人均体育场地面积/平方米	1.86	2.08	2.20	2.41	2.62	2.89
体育场地数量/万个	316.20	354.44	371.34	397.14	422.68	459.27
基础大项场地						
田径场地/万个	16.10	17.39	17.95	18.92	19.74	20.76
游泳场地/万个	2.44	2.79	2.92	3.25	3.60	4.02
球类运动场地						
足球场地/万个	8.76	10.53	11.73	12.65	13.59	14.87
篮球场地/万个	90.36	97.48	100.58	105.36	110.28	117.64
排球场地/万个	8.20	8.77	9.13	9.68	10.12	11.04
乒乓球场地/万个	69.69	80.56	83.50	88.48	93.53	101.49
羽毛球场地/万个	16.41	19.06	20.24	22.59	24.61	27.79
冰雪运动场地						
滑冰场地/个	609	876	1187	1450	1576	1912
滑雪场地/个	524	644	701	811	876	935
体育健身场地						
全面健身路径/万个	74.91	82.35	87.12	92.93	98.02	105.22
健身房/万个	9.33	10.82	11.48	12.89	14.29	15.55
健身步道/（万个/万公里）	5.57/12.3	7.68/17.93	8.94/20.93	10.59/26.34	12.78/31.42	15.28/37.10

数据来源：国家体育总局《全国体育场地统计调查》数据。

2-2-9　2020年全民健身活动状况调查

项目		2020
体育锻炼参与度		
每周参与1次以上体育锻炼人数比例/%		
	7～18岁	81.1
	19～29岁	71.8
	30～39岁	69.9
	40～49岁	66.7
	50～59岁	60.0
	60～69岁	52.4
	70～79岁	44.1
	80岁以上	35.2
经常参加体育锻炼人数比例/%		
	7～18岁	55.9
	19～29岁	30.0
	30～39岁	28.4
	40～49岁	31.7
	50～59岁	31.6
	60～69岁	29.5
	70～79岁	23.5
	80岁以上	14.7
体育项目参与人数比例/%		
儿童青少年	跑步	15.6
	跳绳	11.2
成年人	健步走	22.7
	跑步	19.8
老年人	健步走	41.6
	跑步	14.7
人均体育消费/元		
成年人		1758.2
老年人		1092.2
各类体育健身场所使用比例/%		
公共体育场馆		26.9
广场空地或道路		13.4
健身路径		11.2

数据来源：国家体育总局《2020年全民健身活动状况调查公报》。

2-2-10　调查地区15岁及以上人口吸烟率

单位：%

指标	2003	2008	2013	2018
合计	**26.0**	**25.1**	**25.6**	**24.7**
城乡				
城市	23.9	22.5	24.3	23.0
农村	26.8	26.0	27.0	26.7
东中西部				
东部	25.4	24.6	24.2	22.7
中部	26.8	25.8	26.2	24.9
西部	26.0	24.9	26.5	26.6
城市地区				
东部	23.4	22.1	21.9	21.1
中部	24.6	23.9	24.8	23.3
西部	23.9	21.7	26.3	25.1
农村地区				
东部	26.5	25.9	26.6	25.2
中部	27.7	26.6	27.7	26.6
西部	26.5	25.8	26.6	27.9
按收入组分				
最低	27.0	25.3	26.0	25.3
较低	26.7	25.3	25.6	25.4
中等	25.8	25.0	25.9	25.1
较高	25.8	24.6	25.3	24.0
最高	25.2	25.1	25.2	23.9

数据来源：2003年、2008年、2013年、2018年《全国卫生服务统计调查》。

2-2-11　调查地区15岁及以上人口体育锻炼率

单位：%

指标	2003	2008	2013	2018
合计	**14.6**	**23.5**	**29.7**	**49.9**
城乡				
城市	36.2	53.5	44.9	60.4
农村	6.3	11.6	14.5	37.8
东中西部				
东部	17.3	27.7	34.3	52.5
中部	13.2	21.7	30.1	49.2
西部	13.2	21.0	24.6	48.0
城市地区				
东部	37.9	56.0	50.9	59.9
中部	30.2	47.0	44.9	62.0
西部	40.3	57.1	38.5	59.6
农村地区				
东部	6.9	13.4	17.4	40.7
中部	5.5	10.2	14.4	36.1
西部	6.3	11.1	11.7	37.2
按收入组分				
最低	10.1	18.7	23.5	43.2
较低	12.2	20.1	26.2	45.8
中等	14.1	23.0	27.9	48.7
较高	16.2	26.1	32.5	52.8
最高	20.6	28.8	37.8	58.2

数据来源：2003年、2008年、2013年、2018年《全国卫生服务统计调查》，体育锻炼为平均每周进行至少1次主动体育锻炼。

2-2-12　城乡居民每人每日营养素摄入量

营养素名称	总计			城市			农村		
	2002	2012	2015—2017	2002	2012	2015—2017	2002	2012	2015—2017
能量/kcal	2250.5	2172.1	2007.4	2134.0	2052.6	1940.0	2295.5	2286.4	2054.3
蛋白质/g	65.9	64.5	60.4	69.0	65.4	62.7	64.6	63.6	58.7
脂肪/g	76.2	79.9	79.1	85.5	83.8	80.4	72.7	76.2	78.1
碳水化合物/g	321.2	300.8	266.7	268.3	261.1	245.5	341.6	338.8	281.5
膳食纤维/g	12.0	10.8	10.4	11.1	10.8	10.8	12.4	10.9	10.1
视黄醇当量/mg	0.469	0.444	0.433	0.547	0.515	0.487	0.439	0.375	0.395
硫胺素/mg	1.0	0.9	0.8	1.0	0.9	0.8	1.0	1.0	0.8
核黄素/mg	0.8	0.8	0.7	0.9	0.8	0.8	0.7	0.7	0.7
维生素E/mg	35.6	35.9	37.4	37.3	37.5	35.8	35.0	34.3	38.6
钾/mg	1700.1	1616.9	1547.2	1722.4	1660.7	1658.2	1691.5	1574.3	1469.9
钠/mg	6268.2	5702.7	6046	6007.7	5858.8	6028.1	6368.8	5554.6	6058.5
钙/mg	388.8	366.1	356.3	438.6	412.4	398.7	369.6	321.4	326.8
铁/mg	23.2	21.5	21.0	23.7	21.9	21.1	23.1	21.2	21.0
锌/mg	11.3	10.7	10.3	11.5	10.6	10.1	11.2	10.8	10.5
硒/μg	39.9	44.6	41.6	46.5	47.0	45.0	37.4	42.2	39.3

数据来源：国家卫生健康委历年《中国卫生健康统计年鉴》。

第三章

医疗资源与卫生服务

第一节

卫生机构与床位

3-1-1 15分钟内能够到达最近医疗机构家庭比例

单位：%

指标	2008	2013	2018	2023
合计	**80.4**	**84.0**	**89.9**	**90.8**
按城乡分				
城市	91.8	87.8	91.9	92.4
农村	75.6	80.2	87.6	88.9
按地区分				
东部	89.7	91.7	94.1	
城市	95.1	93.0	94.6	95.7
农村	86.9	90.4	93.3	95.4
中部	81.5	84.9	89.9	
城市	90.0	88.8	91.6	93.0
农村	77.4	81.1	88.1	88.7
西部	70.9	75.3	85.8	
城市	89.2	81.6	89.0	87.6
农村	65.3	69.1	82.6	84.0
按收入情况分				
最低收入组	77.6	80.1	85.1	
较低收入组	79.2	82.6	88.5	
中等收入组	80.4	83.8	90.6	
较高收入组	81.5	86.0	91.6	
最高收入组	82.7	86.5	92.7	

3-1-2　历年医疗卫生机构数

单位：个

年份	合计	医院	基层医疗卫生机构	社区卫生服务中心	乡　镇卫生院	专业公共卫生机构数
1950	8915	2803				
1955	67725	3648				
1960	261195	6020			24849	
1965	224266	5330			36965	
1970	149823	5964			56568	
1975	151733	7654			54026	
1980	180553	9902			55413	
1985	978540	11955			47387	
1986	999102	12442			46967	
1987	1012804	12962			47177	
1988	1012485	13544			47529	
1989	1027522	14090			47523	
1990	1012690	14377			47749	
1991	1003769	14628			48140	
1992	1001310	14889			46117	
1993	1000531	15436			45024	
1994	1005271	15595			51929	
1995	994409	15663			51797	
1996	1078131	15833			51277	
1997	1048657	15944			50981	
1998	1042885	16001			50071	
1999	1017673	16678			49694	
2000	1034229	16318	1000169		49229	11386
2001	1029314	16197	995670		48090	11471
2002	1005004	17844	973098		44992	10787

3-1-2 历年医疗卫生机构数（续）

单位：个

年份	合计	医院	基层医疗卫生机构	社区卫生服务中心	乡镇卫生院	专业公共卫生机构数
2003	806243	17764	774693		44279	10792
2004	849140	18393	817018		41626	10878
2005	882206	18703	849488		40907	11177
2006	918097	19246	884818		39975	11269
2007	912263	19852	878686		39876	11528
2008	891480	19712	858015		39080	11485
2009	916571	20291	882153		38475	11665
2010	936927	20918	901709		37836	11835
2011	954389	21979	918003		37295	11926
2012	950297	23170	912620	8182	37097	12083
2013	974398	24709	915368	8488	37015	31155
2014	981432	25860	917335	8669	36902	35029
2015	983528	27587	920770	8806	36817	31927
2016	983394	29140	926518	8918	36795	24866
2017	986649	31056	933024	9147	36551	19896
2018	997433	33009	943639	9352	36461	18033
2019	1007579	34354	954390	9561	36112	15958
2020	1022922	35394	970036	9826	35762	14492
2021	1030935	36570	977790	10122	34943	13276
2022	1032918	36976	979768	10353	33917	12436
2023	1070785	38355	1016238	10070	33753	12121

注：①村卫生室数计入医疗卫生机构数中。②2002年起，医疗卫生机构数不再包括高、中等医学院校本部、药检机构、国境卫生检疫所和非卫生部门举办的计划生育指导站。③2013年起，医疗卫生机构数包括原计生部门主管的计划生育技术服务机构。④1996年以前门诊部(所)不包括私人诊所。

3-1-3　2023年分省医疗卫生机构数

单位：个

地区	合计	医院	基层医疗卫生机构	社区卫生服务中心	乡镇卫生院	专业公共卫生机构	其他医疗卫生机构
全　国	**1070785**	**38355**	**1016238**	**10070**	**33753**	**12121**	**4071**
北　京	11487	682	10505	363	0	93	207
天　津	6799	458	6184	133	126	72	85
河　北	92825	2487	89576	364	1965	633	129
山　西	37849	1383	35984	234	1285	428	54
内蒙古	25685	851	24328	349	1240	438	68
辽　宁	34137	1536	32005	400	1001	440	156
吉　林	26161	870	24905	260	762	282	104
黑龙江	21417	1249	19623	488	973	474	71
上　海	6514	467	5796	350	0	104	147
江　苏	39536	2173	36378	568	905	508	477
浙　江	37679	1606	35405	527	1045	414	254
安　徽	31361	1354	29340	367	1311	485	182
福　建	30023	731	28845	246	877	324	123
江　西	40129	1139	38292	203	1603	529	169
山　东	88186	2847	84426	626	1449	601	312
河　南	85044	2527	81645	631	1987	724	148
湖　北	38586	1245	36735	371	1107	469	137
湖　南	57503	1781	55110	439	2071	511	101
广　东	62819	1875	59874	736	1164	690	380
广　西	34888	892	33497	213	1266	427	72
海　南	6538	240	6143	59	303	128	27
重　庆	23389	862	22279	251	804	156	92
四　川	74975	2479	71581	545	2762	677	238
贵　州	30695	1543	28750	351	1313	333	69
云　南	28765	1409	26745	206	1361	539	72
西　藏	7058	190	6745	12	674	121	2
陕　西	35133	1292	33334	260	1509	391	116
甘　肃	25375	737	24200	217	1348	413	25
青　海	6950	243	6536	37	407	168	3
宁　夏	4863	220	4514	49	205	104	25
新　疆	18416	987	16958	215	930	445	26

3-1-4　2023年分省不同类别医院数

单位：个

地区	合计	综合医院	中医医院	中西医结合医院	民族医医院	专科医院	护理院（中心）
全　国	38355	20497	5053	797	325	10581	1102
北　京	682	205	192	59	3	216	7
天　津	458	286	62	4	0	105	1
河　北	2487	1616	301	57	0	504	9
山　西	1383	628	219	40	0	488	8
内蒙古	851	393	166	14	83	185	10
辽　宁	1536	785	226	16	3	487	19
吉　林	870	403	167	8	2	288	2
黑龙江	1249	793	195	11	3	244	3
上　海	467	182	26	10	0	150	99
江　苏	2173	981	166	40	0	562	424
浙　江	1606	631	192	37	0	614	132
安　徽	1354	733	152	49	0	368	52
福　建	731	388	92	10	1	229	11
江　西	1139	664	140	30	0	287	18
山　东	2847	1463	397	41	0	830	116
河　南	2527	1400	478	65	0	562	22
湖　北	1245	602	161	23	0	443	16
湖　南	1781	841	225	28	1	666	20
广　东	1875	974	199	16	0	629	57
广　西	892	452	119	19	5	285	12
海　南	240	128	25	9	0	77	1
重　庆	862	434	142	56	0	213	17
四　川	2479	1423	277	38	43	676	22
贵　州	1543	1021	140	21	3	351	7
云　南	1409	860	170	18	4	352	5
西　藏	190	116	0	1	57	16	0
陕　西	1292	747	180	18	0	340	7
甘　肃	737	357	120	37	15	205	3
青　海	243	131	17	7	49	38	1
宁　夏	220	133	31	5	1	50	0
新　疆	987	727	76	10	52	121	1

3-1-5 2023年分省不同经济类别医院数

单位：个

地区	公立医院				民营医院			
	三级	二级	一级	未定级	三级	二级	一级	未定级
全　国	3233	5485	2036	1018	622	6461	11216	8284
北　京	91	54	51	0	30	110	305	41
天　津	48	46	37	1	3	51	163	109
河　北	101	361	193	35	15	308	1163	311
山　西	58	270	50	63	11	166	184	581
内蒙古	86	204	26	11	9	167	279	69
辽　宁	144	178	78	38	36	362	391	309
吉　林	59	150	31	26	17	164	157	266
黑龙江	99	244	159	47	26	141	231	302
上　海	54	91	9	8	0	1	1	303
江　苏	181	133	80	52	29	377	700	621
浙　江	177	161	5	109	8	49	39	1058
安　徽	139	135	58	21	22	332	461	186
福　建	80	146	43	19	23	142	186	92
江　西	115	152	44	40	23	155	331	279
山　东	158	336	191	86	46	612	927	491
河　南	197	293	204	12	24	396	1201	200
湖　北	151	173	46	27	57	250	274	267
湖　南	136	233	59	31	17	442	462	401
广　东	238	309	116	79	55	368	381	329
广　西	98	203	38	18	12	188	240	95
海　南	23	34	16	9	17	33	53	55
重　庆	72	88	38	19	25	167	318	135
四　川	289	272	45	77	55	496	831	414
贵　州	78	163	45	16	14	353	717	157
云　南	102	230	51	65	20	263	445	233
西　藏	17	64	35	16	1	3	16	38
陕　西	60	281	69	37	20	195	304	326
甘　肃	71	163	13	34	2	56	59	339
青　海	25	86	0	2	2	20	11	97
宁　夏	19	45	5	2	1	44	70	34
新　疆	67	187	201	18	2	50	316	146

3-1-6　历年不同机构类别医院数

单位：个

年份	综合医院				中医类医院				专科医院			
	三级	二级	一级	未定级	三级	二级	一级	未定级	三级	二级	一级	未定级
2012	995	4167	4632	5219	304	1753	413	708	325	640	903	2796
2013	1043	4171	4999	5674	371	1768	480	722	373	769	980	3005
2014	1116	4192	5389	5827	425	1791	537	718	413	864	1064	3137
2015	1191	4376	6641	5219	465	1963	694	708	467	1152	1397	2796
2016	1241	4472	6920	5837	487	2024	833	636	504	1445	1496	3197
2017	1283	4559	7472	5607	506	2084	968	731	551	1770	1567	3332
2018	1396	4680	7985	5632	549	2138	1142	807	603	2186	1641	3470
2019	1502	4785	8210	5466	581	2206	1289	853	666	2677	1680	3508
2020	1631	4924	8878	4700	649	2254	1490	810	716	3206	1760	3339
2021	1763	4839	9142	4563	715	2298	1603	826	797	3686	1794	3422
2022	1889	4758	9250	4293	769	2327	1673	845	865	4036	1773	3326
2023	2014	4865	9560	4058	877	2371	1877	1050	964	4690	1668	3259

3-1-7　2023年分省不同等级医院数

单位：个

地区	医院					
	合计	三级	内：三级甲等	二级	一级	未定级
全　国	**38355**	**3855**	**1795**	**11946**	**13252**	**9302**
北　京	682	121	58	164	356	41
天　津	458	51	32	97	200	110
河　北	2487	116	53	669	1356	346
山　西	1383	69	44	436	234	644
内蒙古	851	95	57	371	305	80
辽　宁	1536	180	63	540	469	347
吉　林	870	76	32	314	188	292
黑龙江	1249	125	73	385	390	349
上　海	467	54	32	92	10	311
江　苏	2173	210	99	510	780	673
浙　江	1606	185	113	210	44	1167
安　徽	1354	161	59	467	519	207
福　建	731	103	40	288	229	111
江　西	1139	138	54	307	375	319
山　东	2847	204	105	948	1118	577
河　南	2527	221	75	689	1405	212
湖　北	1245	208	79	423	320	294
湖　南	1781	153	61	675	521	432
广　东	1875	293	146	677	497	408
广　西	892	110	63	391	278	113
海　南	240	40	17	67	69	64
重　庆	862	97	37	255	356	154
四　川	2479	344	138	768	876	491
贵　州	1543	92	36	516	762	173
云　南	1409	122	54	493	496	298
西　藏	190	18	12	67	51	54
陕　西	1292	80	51	476	373	363
甘　肃	737	73	38	219	72	373
青　海	243	27	14	106	11	99
宁　夏	220	20	8	89	75	36
新　疆	987	69	52	237	517	164

3-1-8 2023年分省不同等级综合医院数 单位：个

地区	综合医院					
	合计	三级	内：三级甲等	二级	一级	未定级
全　国	**20497**	**2014**	**948**	**4865**	**9560**	**4058**
北　京	205	49	15	30	119	7
天　津	286	26	13	28	158	74
河　北	1616	69	33	327	1017	203
山　西	628	37	25	197	154	240
内蒙古	393	34	19	142	181	36
辽　宁	785	95	38	235	291	164
吉　林	403	35	16	137	122	109
黑龙江	793	61	43	215	314	203
上　海	182	29	12	43	6	104
江　苏	981	102	45	153	607	119
浙　江	631	94	51	118	28	391
安　徽	733	97	38	167	369	100
福　建	388	50	18	131	159	48
江　西	664	63	27	159	260	182
山　东	1463	94	47	305	845	219
河　南	1400	137	41	278	870	115
湖　北	602	105	47	148	203	146
湖　南	841	80	30	213	355	193
广　东	974	164	83	272	394	144
广　西	452	56	36	132	198	66
海　南	128	23	10	24	57	24
重　庆	434	43	23	120	216	55
四　川	1423	180	77	246	740	257
贵　州	1021	51	22	189	668	113
云　南	860	56	27	230	395	179
西　藏	116	10	7	62	23	21
陕　西	747	48	33	230	273	196
甘　肃	357	55	26	103	45	154
青　海	131	19	8	56	8	48
宁　夏	133	9	3	42	57	25
新　疆	727	43	35	133	428	123

3-1-9 2023年分省不同等级中医类医院数 单位：个

地区	中医类					
	合计	三级	内：三级甲等	二级	一级	未定级
全 国	**6175**	**877**	**513**	**2371**	**1877**	**1050**
北 京	254	36	28	42	173	3
天 津	66	7	6	20	23	16
河 北	358	27	15	167	125	39
山 西	259	11	8	99	26	123
内蒙古	263	30	22	108	101	24
辽 宁	245	33	23	73	91	48
吉 林	177	15	9	75	37	50
黑龙江	209	17	13	84	42	66
上 海	36	8	8	14	0	14
江 苏	206	46	26	61	74	25
浙 江	229	51	31	53	5	120
安 徽	201	42	14	69	69	21
福 建	103	20	15	60	18	5
江 西	170	39	14	63	47	21
山 东	438	38	31	154	183	63
河 南	543	55	25	150	291	47
湖 北	184	42	25	72	51	19
湖 南	254	45	24	109	58	42
广 东	215	57	45	105	35	18
广 西	143	28	19	80	34	1
海 南	34	4	4	15	8	7
重 庆	198	21	10	48	96	33
四 川	358	101	42	146	73	38
贵 州	164	21	7	76	49	18
云 南	192	29	11	99	41	23
西 藏	58	6	5	3	26	23
陕 西	198	13	11	112	41	32
甘 肃	172	11	6	82	15	64
青 海	73	4	2	44	3	22
宁 夏	37	7	5	21	6	3
新 疆	138	13	9	67	36	22

3-1-10　2023年分省不同等级专科医院数

单位：个

地区	专科医院					
	合计	三级	内：三级甲等	二级	一级	未定级
全　国	**10581**	**964**	**334**	**4690**	**1668**	**3259**
北　京	216	36	15	92	62	26
天　津	105	18	13	49	19	19
河　北	504	20	5	174	212	98
山　西	488	21	11	138	53	276
内蒙古	185	31	16	121	17	16
辽　宁	487	52	2	230	87	118
吉　林	288	26	7	101	29	132
黑龙江	244	47	17	85	33	79
上　海	150	17	12	34	0	99
江　苏	562	62	28	295	65	140
浙　江	614	40	31	39	11	524
安　徽	368	22	7	231	68	47
福　建	229	33	7	97	49	50
江　西	287	36	13	85	64	102
山　东	830	72	27	489	63	206
河　南	562	29	9	259	231	43
湖　北	443	61	7	201	62	119
湖　南	666	28	7	353	101	184
广　东	629	72	18	297	58	202
广　西	285	26	8	179	42	38
海　南	77	13	3	28	4	32
重　庆	213	33	4	86	38	56
四　川	676	63	19	376	61	176
贵　州	351	20	7	249	44	38
云　南	352	37	16	164	59	92
西　藏	16	2	0	2	2	10
陕　西	340	19	7	133	58	130
甘　肃	205	7	6	34	12	152
青　海	38	4	4	6	0	28
宁　夏	50	4	0	26	12	8
新　疆	121	13	8	37	52	19

3-1-11 2023年分省基层医疗卫生机构数 单位：个

地区	合计	社区卫生服务中心	社区卫生服务站	乡镇卫生院	村卫生室	门诊部	诊所（医务室、护理站）
全 国	**1016238**	**10070**	**27107**	**33753**	**581964**	**43909**	**318938**
北 京	10505	363	1671	0	2774	1499	4198
天 津	6184	133	568	126	2196	966	2190
河 北	89576	364	1267	1965	59321	1342	25317
山 西	35984	234	853	1285	22566	855	9969
内蒙古	24328	349	918	1240	12812	995	8014
辽 宁	32005	400	1019	1001	16401	1420	11748
吉 林	24905	260	78	762	8799	2026	12980
黑龙江	19623	488	160	973	10325	1762	5914
上 海	5796	350	842	0	1118	1499	1987
江 苏	36378	568	2122	905	14671	3603	14502
浙 江	35405	527	3428	1045	11581	3216	15600
安 徽	29340	367	1458	1311	15546	1753	8899
福 建	28845	246	493	877	16487	1930	8812
江 西	38292	203	503	1603	27059	800	8117
山 东	84426	626	1873	1449	51541	2074	26807
河 南	81645	631	1362	1987	59447	1509	16698
湖 北	36735	371	765	1107	22459	1803	10203
湖 南	55110	439	614	2071	36126	1824	14034
广 东	59874	736	2058	1164	25127	6549	24234
广 西	33497	213	149	1266	18589	767	12513
海 南	6143	59	158	303	2663	463	2494
重 庆	22279	251	386	804	9496	633	10706
四 川	71581	545	559	2762	42301	1680	23718
贵 州	28750	351	742	1313	19643	458	6202
云 南	26745	206	462	1361	13588	698	10403
西 藏	6745	12	4	674	5236	51	768
陕 西	33334	260	492	1509	21611	947	8486
甘 肃	24200	217	527	1348	16272	137	5696
青 海	6536	37	245	407	4469	244	1134
宁 夏	4514	49	195	205	2142	82	1841
新 疆	16958	215	1136	930	9598	324	4754

3-1-12　2023年分省专业公共卫生机构数　单位：个

地区	合计	疾病预防控制中心	专科疾病防治院（所、站）	健康教育所（站）	妇幼保健院（所、站）
全　国	12121	3426	823	277	3063
北　京	93	27	16		17
天　津	72	20	3	1	17
河　北	633	187	13	2	184
山　西	428	132	6	3	129
内蒙古	438	121	9	45	118
辽　宁	440	123	39	7	96
吉　林	282	67	54	2	70
黑龙江	474	145	22		117
上　海	104	19	15	6	19
江　苏	508	115	25	6	119
浙　江	414	103	14	2	96
安　徽	485	128	42	7	130
福　建	324	102	19		94
江　西	529	152	78	25	115
山　东	601	194	75	3	158
河　南	724	185	21	6	164
湖　北	469	119	61	1	104
湖　南	511	146	67	8	140
广　东	690	147	123	44	133
广　西	427	123	26	2	106
海　南	128	29	16	10	28
重　庆	156	41	11	9	41
四　川	677	211	20	9	201
贵　州	333	101	4	3	99
云　南	539	149	25	17	147
西　藏	121	82	0	1	28
陕　西	391	121	4	10	118
甘　肃	413	105	9	23	99
青　海	168	54	2	5	52
宁　夏	104	26	0	16	25
新　疆	445	152	4	4	99

3-1-13　历年医疗卫生机构床位数　　单位：万张

年份	合计	医院	基层医疗卫生机构	社区卫生服务中心（站）	乡镇卫生院	专业公共卫生机构数
1950	11.9	9.7				
1955	36.3	21.5				
1960	97.7	59.1			4.6	
1965	103.3	61.2			13.3	
1970	126.2	70.5			36.8	
1975	176.4	94.0			62.0	
1980	218.4	119.6			77.5	
1985	248.7	150.9			72.1	
1990	292.5	186.9			72.3	
1995	314.1	206.3			73.3	
2000	317.7	216.7	76.7		73.5	11.9
2001	320.1	215.6	77.1		74.0	12.0
2002	313.6	222.2	71.1	1.2	67.1	12.4
2003	316.4	227.0	71.1	1.2	67.3	12.6
2004	326.8	236.4	71.4	1.8	66.9	12.7
2005	336.8	244.5	72.6	2.5	67.8	13.6
2006	351.2	256.0	76.2	4.1	69.6	13.5
2007	370.1	267.5	85.0	7.7	74.7	13.3
2008	403.9	288.3	97.1	9.8	84.7	14.7
2009	441.7	312.1	110.0	13.1	93.3	15.4
2010	478.7	338.7	119.2	16.9	99.4	16.5
2011	516.0	370.5	123.4	18.7	102.6	17.8
2012	572.5	416.2	132.4	20.3	109.9	19.8
2013	618.2	457.9	135.0	19.4	113.7	21.5
2014	660.1	496.1	138.1	19.6	116.7	22.3
2015	701.5	533.1	141.4	20.1	119.6	23.6
2016	741.1	568.9	144.2	20.3	122.4	24.7
2017	794.0	612.1	152.9	21.8	129.2	26.3
2018	840.4	652.0	158.4	23.1	133.4	27.4
2019	880.7	686.7	163.1	23.7	137.0	28.5
2020	910.1	713.1	164.9	23.8	139.0	29.6
2021	945.0	741.4	170.0	25.2	141.7	30.2
2022	975.0	766.3	175.1	26.3	145.6	31.4
2023	1017.4	800.5	182.0	28.5	150.5	32.5

3-1-14　2022年、2023年各地区卫生机构床位数

单位：万张

地区	2022			2023		
	合计	城市	农村	合计	城市	农村
全　国	**974.99**	**509.04**	**465.96**	**1017.37**	**532.24**	**485.14**
北　京	13.39	13.39	0.00	13.88	13.88	0.00
天　津	6.85	6.85	0.00	7.25	7.25	0.00
河　北	48.57	20.98	27.58	53.40	22.36	31.05
山　西	22.84	12.14	10.69	23.23	12.39	10.84
内蒙古	16.77	8.64	8.13	17.31	8.87	8.44
辽　宁	32.62	21.91	10.71	33.42	22.17	11.25
吉　林	17.72	8.78	8.94	18.37	9.17	9.20
黑龙江	26.13	16.22	9.91	27.33	16.76	10.57
上　海	16.53	16.53	0.00	17.50	17.50	0.00
江　苏	56.30	34.57	21.73	57.88	35.54	22.34
浙　江	38.17	22.09	16.08	40.61	23.64	16.97
安　徽	44.40	21.17	23.23	45.35	21.79	23.57
福　建	23.24	11.91	11.33	24.21	12.43	11.78
江　西	31.45	13.96	17.48	34.07	15.09	18.98
山　东	69.36	36.89	32.47	73.86	39.06	34.79
河　南	75.22	30.93	44.29	77.74	32.04	45.70
湖　北	45.03	20.13	24.90	47.61	22.63	24.98
湖　南	54.45	20.59	33.86	53.39	20.55	32.84
广　东	60.83	43.16	17.66	62.86	44.84	18.02
广　西	34.17	16.60	17.57	36.20	17.53	18.67
海　南	6.12	3.03	3.09	6.09	3.03	3.06
重　庆	25.08	18.75	6.33	25.56	19.06	6.50
四　川	68.39	33.72	34.67	70.86	34.89	35.97
贵　州	30.97	11.26	19.71	31.54	11.82	19.72
云　南	34.12	9.99	24.13	35.99	10.42	25.57
西　藏	2.00	1.03	0.97	2.16	1.19	0.96
陕　西	28.96	15.81	13.15	30.62	16.93	13.69
甘　肃	18.89	9.04	9.85	20.40	9.90	10.49
青　海	4.29	2.16	2.14	4.57	2.25	2.32
宁　夏	4.18	2.70	1.48	4.35	2.86	1.49
新　疆	17.96	4.10	13.86	19.75	4.38	15.37

3-1-15 历年分省不同类别医院床位数

单位：张

医院分类	2015	2018	2019	2020	2021	2022	2023
总　计	**5330580**	**6519749**	**6866546**	**7131186**	**7414228**	**7662929**	**8004519**
按登记注册类型分							
公立医院	4296401	4802171	4975633	5090558	5207727	5363364	5535788
民营医院	1034179	1717578	1890913	2040628	2206501	2299565	2468731
按主办单位分							
政府办	3910400	4466885	4654099	4770232	4904983	5081868	5263720
社会办	704108	907378	969716	1027437	1087191	1107199	1183228
个人办	716072	1145486	1242731	1333517	1422054	1473862	1557571
按管理类别分							
非营利性	4785769	5598444	5817149	5975532	6120640	6277114	6457486
营利性	544811	921305	1049397	1155654	1293588	1385815	1547033
按医院等级分							
其中：三级医院	2047819	2567138	2777932	3002503	3230629	3445405	3710398
二级医院	2196748	2554366	2665974	2718116	2743079	2773482	2391899
一级医院	481876	630281	651045	712732	726054	732490	746599
按机构类别分							
综合医院	3721036	4378892	4532676	4622462	4699689	4791462	4891687
中医医院	715393	872052	932578	981142	1022754	1078758	1154119
中西医结合医院	78611	110579	117672	124614	132094	137787	149614
民族医医院	25408	38917	41380	42379	42184	41807	42950
专科医院	762519	1054107	1158126	1258267	1398416	1485396	1617773
护理院（中心）	27613	65202	84114	102322	119091	127719	148376

3-1-16　历年每千人口医疗卫生机构床位数　单位：张

年份	合计	城市	农村
1950	0.18	0.85	0.05
1960	0.99	3.32	0.38
1970	1.34	4.18	0.85
1980	2.02	4.70	1.48
1985	2.14	4.54	1.53
1990	2.32	4.18	1.55
1995	2.39	3.50	1.59
2000	2.38	3.49	1.50
2005	2.45	4.03	1.74
2006	2.53	4.23	1.81
2007	2.63	4.47	1.89
2008	2.84	4.70	2.08
2009	3.06	5.54	2.41
2010	3.27	5.33	2.44
2011	3.84	6.24	2.80
2012	4.24	6.88	3.11
2013	4.55	7.36	3.35
2014	4.85	7.84	3.54
2015	5.11	8.27	3.71
2016	5.37	8.41	3.91
2017	5.72	8.75	4.19
2018	6.03	8.70	4.56
2019	6.30	8.78	4.81
2020	6.46	8.81	4.95
2021	6.70	7.47	6.01
2022	6.92	7.66	6.52
2023	7.23	8.02	6.52

注：2005 年前，千人口床位数按市、县统计，2005 年及以后按城市、农村统计；千人口床位数的合计项分母系常住人口数，2020 年前，分城乡分母户籍人口数推算，2021 年城乡分母系常住人口数推算。

3-1-17 2022年、2023年各地区每千
人口医疗卫生机构床位数

单位：张

地区	2022			2023		
	合计	城市	农村	合计	城市	农村
全　国	**6.70**	**7.47**	**6.01**	**7.23**	**8.02**	**6.52**
北　京	5.95	5.95		6.35	6.35	
天　津	5.00	5.00		5.32	5.32	
河　北	6.11	7.82	5.18	7.22	8.58	6.48
山　西	6.58	8.49	5.23	6.70	8.65	5.33
内蒙古	6.94	8.83	5.66	7.23	9.15	5.92
辽　宁	7.67	8.72	6.14	7.99	8.91	6.64
吉　林	7.43	7.94	7.00	7.85	8.55	7.26
黑龙江	8.34	10.68	6.11	8.93	11.23	6.74
上　海	6.44	6.44		7.04	7.04	
江　苏	6.45	7.13	5.61	6.79	7.53	5.87
浙　江	5.66	6.87	4.55	6.13	7.48	4.90
安　徽	6.72	8.44	5.61	7.41	9.01	6.36
福　建	5.35	6.08	4.74	5.79	6.62	5.11
江　西	6.80	8.62	5.81	7.55	9.45	6.51
山　东	6.63	7.76	5.68	7.30	8.48	6.31
河　南	7.30	9.84	6.20	7.92	10.80	6.67
湖　北	7.44	8.45	6.71	8.16	9.19	7.40
湖　南	8.04	10.55	7.02	8.13	10.79	7.04
广　东	4.64	4.58	4.79	4.95	4.91	5.04
广　西	6.33	7.39	5.56	7.20	8.26	6.43
海　南	6.02	6.05	5.99	5.84	6.03	5.67
重　庆	7.50	7.10	8.99	8.01	7.54	9.79
四　川	7.91	8.70	7.26	8.47	9.26	7.82
贵　州	7.71	9.07	7.09	8.16	9.87	7.39
云　南	7.04	8.62	6.55	7.70	9.34	7.19
西　藏	5.37	10.88	3.54	5.90	13.09	3.51
陕　西	7.20	7.52	6.83	7.75	8.11	7.34
甘　肃	7.36	9.23	6.24	8.27	10.74	6.80
青　海	7.10	9.06	5.84	7.70	9.69	6.42
宁　夏	5.68	6.79	4.37	5.97	7.23	4.47
新　疆	7.19	8.52	6.89	7.60	9.11	7.26

注：千人口床位数的合计项分母系常住人口数。

3-1-18　2023年分省不同类别医院床位数

单位：张

地区	公立医院				民营医院			
	三级	二级	一级	未定级	三级	二级	一级	未定级
全　国	3436260	1883940	128102	87486	274138	969476	618497	606620
北　京	79519	14032	2457	0	11681	9982	11305	1855
天　津	41779	7546	1518	0	1189	6694	4437	3541
河　北	117083	152924	10792	2092	10832	49947	56434	14749
山　西	61685	66856	2681	3372	3509	17227	8522	26563
内蒙古	67979	43342	1054	918	1266	13285	9238	2328
辽　宁	139923	48838	4051	3125	22100	44399	17001	15029
吉　林	62003	44585	1254	3132	5389	23385	7116	15153
黑龙江	101826	59538	6931	2073	14832	21521	11905	14791
上　海	64710	35253	2231	1296	0	262	85	53142
江　苏	207085	45742	4902	6849	19604	60692	42140	69517
浙　江	167504	52856	133	10505	5546	11318	3272	110572
安　徽	170804	58333	2840	3040	15132	58420	27381	12494
福　建	86394	48101	4755	2886	8739	22514	11890	7507
江　西	104494	57672	2847	2272	6873	29719	23695	20365
山　东	206522	173866	12934	6605	21043	82280	43580	24515
河　南	261444	128938	15426	949	18338	76714	64757	12244
湖　北	184127	66325	4165	3487	12490	34224	15990	19568
湖　南	158410	98020	4950	3985	7416	62426	29771	24775
广　东	256493	100775	12658	8804	27948	57526	26899	24517
广　西	105435	73453	2980	1476	3990	33511	22419	8464
海　南	20785	10904	1166	907	3374	4385	2703	2545
重　庆	80246	39339	3311	2093	6377	26288	21770	10457
四　川	267764	71791	2305	6381	18505	77977	56332	32126
贵　州	76453	63038	2099	533	6575	61282	37879	7619
云　南	106319	77413	2248	3952	5632	38195	27972	14047
西　藏	6060	4732	1098	337	520	481	1099	2670
陕　西	74694	96738	4323	2293	12898	24833	16338	20500
甘　肃	65428	53768	851	3479	700	5709	3119	23081
青　海	18175	12790	0	58	680	1745	395	5164
宁　夏	15673	12335	106	0	360	5093	2524	1323
新　疆	59444	64097	9036	587	600	7442	10529	5399

3-1-19　2023年分省不同等级医院床位数　　单位：张

地区	医院					
	合计	三级	内：三级甲等	二级	一级	未定级
全　国	**8004519**	**3710398**	**2391899**	**2853416**	**746599**	**694106**
北　京	130831	91200	55040	24014	13762	1855
天　津	66704	42968	33452	14240	5955	3541
河　北	414853	127915	83181	202871	67226	16841
山　西	190415	65194	53630	84083	11203	29935
内蒙古	139410	69245	52971	56627	10292	3246
辽　宁	294466	162023	82354	93237	21052	18154
吉　林	162017	67392	44534	67970	8370	18285
黑龙江	233417	116658	88557	81059	18836	16864
上　海	156979	64710	48950	35515	2316	54438
江　苏	456531	226689	145882	106434	47042	76366
浙　江	361706	173050	116926	64174	3405	121077
安　徽	348444	185936	99402	116753	30221	15534
福　建	192786	95133	55865	70615	16645	10393
江　西	247937	111367	66231	87391	26542	22637
山　东	571345	227565	163009	256146	56514	31120
河　南	578810	279782	143595	205652	80183	13193
湖　北	340376	196617	127562	100549	20155	23055
湖　南	389753	165826	93517	160446	34721	28760
广　东	515620	284441	196212	158301	39557	33321
广　西	251728	109425	80367	106964	25399	9940
海　南	46769	24159	18221	15289	3869	3452
重　庆	189881	86623	52793	65627	25081	12550
四　川	533181	286269	173850	149768	58637	38507
贵　州	255478	83028	47446	124320	39978	8152
云　南	275778	111951	71208	115608	30220	17999
西　藏	16997	6580	4618	5213	2197	3007
陕　西	252617	87592	71092	121571	20661	22793
甘　肃	156135	66128	44195	59477	3970	26560
青　海	39007	18855	13941	14535	395	5222
宁　夏	37414	16033	9845	17428	2630	1323
新　疆	157134	60044	53453	71539	19565	5986

3-1-20 2023年分省不同等级综合医院床位数 单位：张

地区	综合医院					
	合计	三级	内：三级甲等	二级	一级	未定级
全 国	**4891687**	**2516637**	**1639329**	**1586206**	**523226**	**265618**
北 京	68760	55296	27551	7897	5381	186
天 津	35182	22171	15733	6018	4663	2330
河 北	283063	93917	62878	130009	49813	9324
山 西	121693	46911	39022	53861	7606	13315
内蒙古	79080	38995	29361	33065	5885	1135
辽 宁	183407	112472	65372	50052	13829	7054
吉 林	95821	45992	30738	38231	5164	6434
黑龙江	149422	73976	61666	50767	15024	9655
上 海	76663	43943	28964	18250	561	13909
江 苏	238068	148420	94840	47982	33441	8225
浙 江	205153	116389	74454	41258	2218	45288
安 徽	221243	134927	75463	59979	21385	4952
福 建	120693	65847	37538	43987	8355	2504
江 西	154501	69529	44700	57054	15788	12130
山 东	356881	152112	109532	152009	41778	10982
河 南	377195	201331	100988	120085	49348	6431
湖 北	220647	146771	96779	51014	12511	10351
湖 南	217286	106901	61285	75351	23048	11986
广 东	326002	197376	139731	84217	30708	13701
广 西	145102	73801	56454	49614	17139	4548
海 南	30601	17874	14357	7822	3564	1341
重 庆	110406	53809	37129	36995	14668	4934
四 川	300191	178440	111040	55502	49623	16626
贵 州	153557	59448	36209	56923	32110	5076
云 南	180857	72012	45365	74095	22740	12010
西 藏	11730	4151	3125	4832	1147	1600
陕 西	171141	64363	51487	80931	14180	11667
甘 肃	96016	51715	32451	30926	2884	10491
青 海	25673	14543	10026	8167	305	2658
宁 夏	25692	11582	7317	11382	2024	704
新 疆	109961	41623	37774	47931	16336	4071

3-1-21 2023年分省不同等级中医类医院床位数

单位：张

地区	中医类医院					
	合计	三级	内：三级甲等	二级	一级	未定级
全 国	**1346683**	**658801**	**457358**	**550338**	**79536**	**58008**
北 京	30572	19412	16070	5415	5675	70
天 津	10430	7312	6607	2246	442	430
河 北	78854	23320	15408	48186	5150	2198
山 西	26263	6814	5589	13384	1256	4809
内蒙古	35499	16023	13090	14998	3172	1306
辽 宁	37716	18629	14552	13314	2686	3087
吉 林	27225	10163	7977	13117	1415	2530
黑龙江	37752	15612	12901	17346	1810	2984
上 海	12942	6947	6947	3633	0	2362
江 苏	60803	38776	25252	17927	2858	1242
浙 江	57506	33560	24271	13616	297	10033
安 徽	57977	33860	14702	19763	3421	933
福 建	27546	14692	12357	11145	1049	660
江 西	44598	24198	10681	17218	2127	1055
山 东	90161	34748	30891	46242	6781	2390
河 南	112182	48533	27068	48502	12346	2801
湖 北	58150	34999	25166	20301	1997	853
湖 南	70859	37252	23265	28722	2723	2162
广 东	73244	46555	41982	23107	2378	1204
广 西	43387	22454	18157	19541	1372	20
海 南	6263	2728	2728	2914	227	394
重 庆	41126	18972	10651	13453	6584	2117
四 川	94191	66084	38497	21576	4123	2408
贵 州	36041	15213	7100	17989	2043	796
云 南	45478	20047	10986	21772	2563	1096
西 藏	3412	1595	1493	151	943	723
陕 西	44189	14912	13560	25361	1815	2101
甘 肃	38919	9845	7276	25156	498	3420
青 海	8290	1533	1136	5764	90	903
宁 夏	7049	3333	2528	3382	220	114
新 疆	28059	10680	8470	15097	1475	807

3-1-22　2023年分省不同等级专科医院床位数

单位：张

地区	专科医院					
	合计	三级	内：三级甲等	二级	一级	未定级
全　国	**1617773**	**534960**	**295212**	**714414**	**130244**	**238155**
北　京	30751	16492	11419	10702	2606	951
天　津	21072	13485	11112	5976	850	761
河　北	52231	10678	4895	24576	12100	4877
山　西	41789	11469	9019	16448	2311	11561
内蒙古	24515	14227	10520	8564	1059	665
辽　宁	71710	30922	2430	29721	4537	6530
吉　林	38841	11237	5819	16572	1791	9241
黑龙江	45979	27070	13990	12871	1912	4126
上　海	38323	13820	13039	13262	0	11241
江　苏	94521	39493	25790	40313	6821	7894
浙　江	79485	23101	18201	9300	890	46194
安　徽	62730	17149	9237	37011	4554	4016
福　建	43679	14594	5970	15483	6881	6721
江　西	47600	17640	10850	13119	8244	8597
山　东	116641	40705	22586	57895	6626	11415
河　南	87966	29918	15539	36905	17608	3535
湖　北	60103	14847	5617	29134	5242	10880
湖　南	100010	21673	8967	56373	8479	13485
广　东	111120	40510	14499	50568	5255	14787
广　西	62260	13170	5756	37809	6526	4755
海　南	9803	3557	1136	4553	78	1615
重　庆	37179	13842	5013	15059	3515	4763
四　川	136721	41745	24313	72690	4331	17955
贵　州	65529	8367	4137	49306	5775	2081
云　南	49123	19892	14857	19741	4867	4623
西　藏	1855	834	0	230	107	684
陕　西	36702	8317	6045	15059	4571	8755
甘　肃	21024	4568	4468	3395	588	12473
青　海	4744	2779	2779	604	0	1361
宁　夏	4673	1118	0	2664	386	505
新　疆	19094	7741	7209	8511	1734	1108

第二节

卫生人员情况

3-2-1　历年卫生人员数

单位：万人

年份	合计	卫生技术人员	乡村医生和卫生员	其他技术人员	管理人员	工勤技能人员
1950	61.1	55.5			2.2	3.4
1955	105.3	87.4			8.6	9.2
1960	176.9	150.5			13.2	13.2
1965	187.2	153.2		1.1	16.9	16.1
1970	657.2	145.3	477.9	1.1	15.7	17.2
1975	743.5	205.7	484.2	1.4	25.1	27.1
1980	735.5	279.8	382.1	2.8	31.1	39.8
1985	560.6	341.1	129.3	4.6	35.9	49.7
1990	613.8	389.8	123.2	8.6	39.7	52.6
1995	670.4	425.7	133.1	12.1	45.0	54.6
2000	691.0	449.1	131.9	15.8	42.7	51.6
2001	687.5	450.8	129.1	15.8	41.3	50.6
2002	652.9	427.0	129.1	18.0	33.3	45.6
2003	621.7	438.1	86.8	19.9	31.9	45.0
2004	633.3	448.6	88.3	20.9	31.6	43.9
2005	644.7	456.4	91.7	22.6	31.3	42.8
2006	668.1	472.8	95.7	23.5	32.4	43.6
2007	696.4	491.3	93.2	24.3	35.7	51.9
2008	725.2	517.4	93.8	25.5	35.7	52.7
2009	778.1	553.5	105.1	27.5	36.3	55.8
2010	820.8	587.6	109.2	29.0	37.1	57.9
2011	861.6	620.3	112.6	30.6	37.5	60.6
2012	911.6	667.6	109.4	31.9	37.3	65.4
2013	979.0	721.1	108.1	36.0	42.1	71.8
2014	1023.4	759.0	105.8	38.0	45.1	75.5
2015	1069.4	800.8	103.2	40.0	47.3	78.2
2016	1117.3	845.4	100.0	42.6	48.3	80.9
2017	1174.9	898.8	96.9	45.1	50.9	83.2
2018	1230.0	952.9	90.7	47.7	52.9	85.8
2019	1292.8	1015.4	84.2	50.4	54.4	88.4
2020	1347.5	1067.8	79.6	53.0	56.1	91.1
2021	1398.5	1124.4	69.7	59.9	46.0	98.5
2022	1441.0	1165.8	66.5	60.6	49.2	99.0
2023	1523.8	1248.8	62.2	61.5	51.6	99.7

　　注：①卫生人员和卫生技术人员包括获得"卫生监督员"证书的公务员1万人。②2013年以后卫生人员数包括卫生计生部门主管的计划生育技术服务机构人员数，2013年以前不包括原人口计生部门主管的计划生育技术服务机构人员数。③2016年起，执业（助理）医师数含乡村全科执业助理医师。④1985年以前乡村医生和卫生员系赤脚医生数。⑤2020年起，诊所的乡村医生和卫生员纳入统计。下表同。

3-2-2　历年卫生技术人员数

单位：万人

年份	合计	执业（助理）医师	执业医师	注册护士	药师（士）	检验师（士）
1950	55.5	38.1	32.7	3.8	0.8	
1955	87.4	50.0	40.2	10.7	6.1	1.5
1960	150.5	59.6	42.7	17.0	11.9	
1965	153.2	76.3	51.0	23.5	11.7	
1970	145.3	70.2	44.6	29.5		
1975	205.7	87.8	52.2	38.0	22.0	7.8
1980	279.8	115.3	70.9	46.6	30.8	11.4
1985	341.1	141.3	72.4	63.7	36.5	14.5
1990	389.8	176.3	130.3	97.5	40.6	17.0
1995	425.7	191.8	145.5	112.6	41.9	18.9
2000	449.1	207.6	160.3	126.7	41.4	20.1
2001	450.8	210.0	163.7	128.7	40.4	20.3
2002	427.0	184.4	146.4	124.7	35.8	20.9
2003	438.1	194.2	153.4	126.6	35.7	21.0
2004	448.6	199.9	158.2	130.8	35.5	21.2
2005	456.4	204.2	162.3	135.0	35.0	21.1
2006	472.8	209.9	167.8	142.6	35.4	21.9
2007	491.3	212.3	171.5	155.9	32.5	20.6
2008	517.4	220.2	179.2	167.8	33.1	21.3
2009	553.5	232.9	190.5	185.5	34.2	22.1
2010	587.6	241.3	197.3	204.8	35.4	23.1
2011	620.3	246.6	202.0	224.4	36.4	23.9
2012	667.6	261.6	213.9	249.7	37.7	24.9
2013	721.1	279.5	228.6	278.3	39.6	26.7
2014	759.0	289.3	237.5	300.4	41.0	27.9
2015	800.8	303.9	250.8	324.1	42.3	29.4
2016	845.4	319.1	265.1	350.7	43.9	29.4
2017	898.8	339.0	282.9	380.4	45.3	32.6
2018	952.9	360.7	301.0	409.9	46.8	34.3
2019	1015.4	386.7	321.1	444.5	48.3	36.3
2020	1067.8	408.6	340.2	470.9	49.7	38.0
2021	1124.4	428.8	359.1	501.9	52.1	40.2
2022	1165.8	443.5	372.2	522.4	53.1	42.3
2023	1248.8	478.2	401.0	563.7	56.9	44.7

3-2-3 2023年分省卫生人员数

单位：万人

地区	合计	卫生技术人员	乡村医生和卫生员	其他技术人员	管理人员	工勤技能人员
全 国	1523.7	1248.8	62.2	61.5	51.6	99.7
北 京	38.9	31.3	0.2	2.0	2.1	3.3
天 津	16.5	13.4	0.3	0.9	1.0	1.0
河 北	79.1	64.5	5.3	3.0	2.1	4.1
山 西	37.5	29.8	2.4	1.7	1.3	2.3
内蒙古	28.4	23.5	1.2	1.4	1.1	1.3
辽 宁	44.3	35.8	1.4	1.9	1.7	3.5
吉 林	29.4	23.2	1.2	1.5	1.3	2.3
黑龙江	33.6	26.8	1.2	1.4	1.5	2.7
上 海	29.8	24.6	0.0	1.3	1.3	2.6
江 苏	91.1	74.3	1.9	4.4	3.2	7.2
浙 江	78.6	66.3	0.6	3.2	2.5	6.0
安 徽	59.0	51.0	2.3	2.0	1.4	2.4
福 建	39.7	32.6	1.5	1.7	1.1	2.8
江 西	43.9	36.2	2.8	1.4	1.1	2.5
山 东	113.6	93.5	6.4	5.6	3.1	5.1
河 南	107.0	86.6	6.3	4.6	3.2	6.4
湖 北	60.2	49.7	2.7	2.6	2.1	3.1
湖 南	68.3	57.0	2.6	2.5	2.0	4.1
广 东	116.9	97.6	1.8	3.7	4.1	9.7
广 西	53.6	43.3	2.7	2.1	1.5	4.0
海 南	10.6	8.7	0.2	0.4	0.5	0.8
重 庆	33.5	27.2	1.3	1.0	1.5	2.5
四 川	92.6	74.0	4.0	3.5	3.4	7.6
贵 州	43.1	35.5	2.3	1.4	1.7	2.2
云 南	51.3	42.5	2.9	2.1	1.2	2.6
西 藏	4.6	3.0	1.0	0.3	0.1	0.3
陕 西	47.1	39.2	1.7	0.5	2.7	3.1
甘 肃	26.8	22.1	1.6	1.2	0.6	1.3
青 海	7.3	5.8	0.6	0.4	0.1	0.4
宁 夏	7.8	6.6	0.2	0.2	0.3	0.5
新 疆	29.7	23.6	1.6	1.9	0.8	1.9

3-2-4　2023年分省卫生技术人员数　　　　　单位：万人

地区	合计	执业（助理）医师	执业医师	注册护士	药师（士）	技师（士）	其他
全　国	**1248.8**	**478.2**	**401.0**	**563.7**	**56.9**	**82.0**	**68.0**
北　京	31.3	12.2	11.5	13.5	1.7	2.2	1.7
天　津	13.4	5.6	5.3	5.2	0.8	0.9	0.8
河　北	64.5	29.0	22.5	27.0	2.4	3.3	2.9
山　西	29.8	11.8	10.0	13.3	1.3	2.0	1.5
内蒙古	23.5	9.3	7.9	10.1	1.2	1.5	1.4
辽　宁	35.8	13.8	12.4	16.8	1.4	2.1	1.6
吉　林	23.2	9.2	8.0	10.7	0.9	1.4	1.0
黑龙江	26.8	10.4	8.8	11.9	1.1	1.7	1.7
上　海	24.6	8.9	8.5	11.1	1.2	2.1	1.3
江　苏	74.3	29.0	24.8	33.3	3.8	5.0	3.2
浙　江	66.3	26.6	23.8	29.2	3.5	4.1	2.8
安　徽	51.0	20.1	16.4	24.1	2.0	2.9	2.0
福　建	32.6	12.3	10.6	14.5	1.8	2.1	1.8
江　西	36.2	13.5	11.1	16.9	1.8	2.5	1.4
山　东	93.5	37.2	30.7	41.8	4.3	5.9	4.3
河　南	86.6	34.7	26.3	38.4	3.4	6.0	4.2
湖　北	49.7	19.0	16.0	23.1	2.0	3.3	2.4
湖　南	57.0	22.0	17.4	27.0	2.5	3.3	2.2
广　东	97.6	35.8	30.7	45.0	5.2	6.0	5.5
广　西	43.3	14.5	12.1	20.1	2.5	3.1	3.2
海　南	8.7	3.1	2.7	4.1	0.4	0.5	0.4
重　庆	27.2	10.2	8.6	12.8	1.1	1.7	1.3
四　川	74.0	27.9	23.5	33.5	3.4	5.2	3.9
贵　州	35.5	12.6	10.2	16.4	1.3	2.6	2.6
云　南	42.5	14.7	12.1	20.4	1.6	2.9	3.1
西　藏	3.0	1.2	1.0	1.0	0.1	0.2	0.4
陕　西	39.2	13.3	10.9	17.0	1.7	3.1	4.1
甘　肃	22.1	7.8	6.5	10.0	0.9	1.6	1.7
青　海	5.8	2.2	1.8	2.4	0.3	0.5	0.5
宁　夏	6.6	2.4	2.1	3.0	0.4	0.4	0.4
新　疆	23.6	7.8	6.6	10.2	1.0	1.9	2.6

3-2-5　历年每千人口卫生技术人员数　　　单位：人

年份	卫生技术人员			注册护士		
	合计	城市	农村	合计	城市	农村
1949	0.93	1.87	0.73	0.06	0.25	0.02
1955	1.42	3.49	1.01	0.14	0.64	0.04
1960	2.37	5.67	1.85	0.23	1.04	0.07
1965	2.11	5.37	1.46	0.32	1.45	0.10
1970	1.76	4.88	1.22	0.29	1.10	0.14
1975	2.24	6.92	1.41	0.41	1.74	0.18
1980	2.85	8.03	1.81	0.47	1.83	0.20
1985	3.28	7.92	2.09	0.61	1.85	0.30
1990	3.45	6.59	2.15	0.86	1.91	0.43
1995	3.59	5.36	2.32	0.95	1.59	0.49
2000	3.63	5.17	2.41	1.02	1.64	0.54
2001	3.62	5.15	2.38	1.03	1.65	0.54
2002	3.41	…	…	1.00	…	…
2003	3.48	4.88	2.26	1.00	1.59	0.50
2004	3.53	4.99	2.24	1.03	1.63	0.50
2005	3.50	5.82	2.69	1.03	2.10	0.65
2006	3.60	6.09	2.70	1.09	2.22	0.66
2007	3.72	6.44	2.69	1.18	2.42	0.70
2008	3.90	6.68	2.80	1.27	2.54	0.76
2009	4.15	7.15	2.94	1.39	2.82	0.81
2010	4.39	7.62	3.04	1.53	3.09	0.89
2011	4.58	7.90	3.19	1.66	3.29	0.98
2012	4.94	8.54	3.41	1.85	3.65	1.09
2013	5.27	9.18	3.64	2.04	4.00	1.22
2014	5.56	9.70	3.77	2.20	4.30	1.31
2015	5.84	10.21	3.90	2.37	4.58	1.39
2016	6.12	10.42	4.08	2.54	4.75	1.50
2017	6.47	10.87	4.28	2.74	5.01	1.62
2018	6.83	10.91	4.63	2.94	5.08	1.80
2019	7.26	11.10	4.96	3.18	5.22	1.99
2020	7.57	11.46	5.18	3.34	5.40	2.10
2021	7.97	9.87	6.27	3.56	4.58	2.64
2022	8.27	10.2	6.55	3.71	4.74	2.79
2023	8.87	10.89	7.07	4.00	5.08	3.05

注：①2002年以前，执业（助理）医师数系医生，执业医师数系医师，注册护士数系护师（士）。②城市包括直辖市市区和地级市辖区，农村包括县及县级市。③合计项分母系常住人口数，分城乡项分母系推算户籍人口数。

3-2-6 历年每千人口执业（助理）医师数 单位：人

年份	执业（助理）医师			其中：执业医师
	合计	城市	农村	
1949	0.67	0.70	0.66	0.58
1955	0.81	1.24	0.74	0.70
1960	1.04	1.97	0.90	0.79
1965	1.05	2.22	0.82	0.70
1970	0.85	1.97	0.66	0.43
1975	0.95	2.66	0.65	0.57
1980	1.17	3.22	0.76	0.72
1985	1.36	3.35	0.85	0.70
1990	1.56	2.95	0.98	1.15
1995	1.62	2.39	1.07	1.23
2000	1.68	2.31	1.17	1.30
2001	1.69	2.32	1.17	1.32
2002	1.47	…	…	1.17
2003	1.54	2.13	1.04	1.22
2004	1.57	2.18	1.04	1.25
2005	1.56	2.46	1.26	1.24
2006	1.60	2.56	1.26	1.28
2007	1.61	2.61	1.23	1.30
2008	1.66	2.68	1.26	1.35
2009	1.75	2.83	1.31	1.43
2010	1.80	2.97	1.32	1.47
2011	1.82	3.00	1.33	1.49
2012	1.94	3.19	1.40	1.58
2013	2.04	3.39	1.48	1.67
2014	2.12	3.54	1.51	1.74
2015	2.22	3.72	1.55	1.84
2016	2.31	3.79	1.61	1.92
2017	2.44	3.97	1.68	2.04
2018	2.59	4.01	1.82	2.16
2019	2.77	4.10	1.96	2.30
2020	2.90	4.25	2.06	2.41
2021	3.04	3.73	2.42	2.55
2022	3.15	3.84	2.53	2.64
2023	3.40	4.13	2.74	2.85

注：①2002年以前，执业（助理）医师数系医生，执业医师数系医师，注册护士数系护师（士）。②城市包括直辖市区和地级市辖区，农村包括县及县级市。③合计项分母系常住人口数，分城乡项分母系推算户籍人口数。下表同。

3-2-7　2023年分省每千人口卫生技术人员数　单位：人

地区	卫生技术人员			注册护士		
	合计	城市	农村	合计	城市	农村
全　国	**8.87**	**10.89**	**7.07**	**4.00**	**5.08**	**3.05**
北　京	14.31	14.31		6.16	6.16	
天　津	9.80	9.80		3.82	3.82	
河　北	8.72	11.75	7.08	3.65	5.20	2.80
山　西	8.60	12.14	6.11	3.83	5.80	2.44
内蒙古	9.79	12.81	7.73	4.22	5.95	3.05
辽　宁	8.55	10.47	5.73	4.01	5.08	2.45
吉　林	9.93	10.65	9.32	4.57	5.15	4.08
黑龙江	8.74	11.06	6.53	3.88	5.26	2.57
上　海	9.88	9.88		4.46	4.46	
江　苏	8.72	10.04	7.07	3.91	4.62	3.03
浙　江	10.00	11.95	8.22	4.41	5.38	3.52
安　徽	8.33	10.86	6.67	3.94	5.31	3.05
福　建	7.79	10.22	5.80	3.46	4.65	2.49
江　西	8.01	10.94	6.40	3.75	5.31	2.90
山　东	9.23	11.76	7.12	4.13	5.41	3.06
河　南	8.82	13.48	6.81	3.91	6.43	2.82
湖　北	8.52	10.88	6.79	3.95	5.27	2.99
湖　南	8.67	12.60	7.07	4.12	6.21	3.26
广　东	7.68	8.33	6.03	3.54	3.86	2.73
广　西	8.62	11.32	6.65	4.00	5.40	2.97
海　南	8.30	9.75	6.95	3.95	4.77	3.19
重　庆	8.53	8.52	8.54	4.02	4.06	3.85
四　川	8.85	11.01	7.08	4.01	5.23	3.01
贵　州	9.18	11.81	8.00	4.24	5.61	3.62
云　南	9.10	13.14	7.83	4.36	6.53	3.67
西　藏	8.09	17.43	4.98	2.69	7.07	1.23
陕　西	9.91	10.99	8.71	4.29	5.07	3.42
甘　肃	8.97	12.34	6.95	4.07	5.96	2.94
青　海	9.76	13.72	7.22	3.99	6.27	2.53
宁　夏	9.02	11.09	6.56	4.12	5.19	2.85
新　疆	9.07	12.98	8.18	3.91	5.92	3.46

3-2-8 2023年分省每千人口执业（助理）医师数

单位：人

地区	执业（助理）医师			其中：执业医师		
	合计	城市	农村	合计	城市	农村
全　国	**3.40**	**4.13**	**2.74**	**2.85**	**3.74**	**2.05**
北　京	5.56	5.56		5.26	5.26	
天　津	4.14	4.14		3.89	3.89	
河　北	3.92	5.06	3.30	3.04	4.37	2.31
山　西	3.42	4.62	2.57	2.89	4.19	1.98
内蒙古	3.87	4.88	3.18	3.29	4.49	2.48
辽　宁	3.30	3.98	2.30	2.97	3.76	1.81
吉　林	3.95	4.11	3.81	3.42	3.76	3.13
黑龙江	3.39	4.17	2.64	2.89	3.83	2.00
上　海	3.58	3.58		3.44	3.44	
江　苏	3.40	3.81	2.90	2.91	3.46	2.22
浙　江	4.01	4.68	3.40	3.60	4.35	2.91
安　徽	3.28	4.12	2.73	2.68	3.70	2.01
福　建	2.95	3.92	2.16	2.55	3.57	1.71
江　西	2.99	4.01	2.43	2.47	3.57	1.86
山　东	3.67	4.64	2.87	3.03	4.07	2.16
河　南	3.53	5.15	2.83	2.68	4.49	1.89
湖　北	3.26	4.02	2.71	2.74	3.68	2.05
湖　南	3.34	4.68	2.80	2.65	4.29	1.99
广　东	2.82	3.10	2.09	2.42	2.81	1.40
广　西	2.89	3.99	2.08	2.40	3.61	1.52
海　南	3.02	3.54	2.53	2.62	3.26	2.02
重　庆	3.20	3.21	3.19	2.70	2.74	2.55
四　川	3.34	4.07	2.74	2.80	3.68	2.09
贵　州	3.26	4.37	2.76	2.63	3.85	2.08
云　南	3.14	4.74	2.64	2.58	4.30	2.04
西　藏	3.37	7.14	2.11	2.69	6.21	1.51
陕　西	3.37	3.89	2.80	2.77	3.43	2.03
甘　肃	3.17	4.31	2.48	2.65	3.86	1.93
青　海	3.64	5.01	2.75	3.09	4.62	2.11
宁　夏	3.33	4.15	2.35	2.93	3.79	1.91
新　疆	3.02	4.84	2.61	2.55	4.59	2.08

3-2-9　2015—2023年各卫生机构卫生人员数

单位：万人

指标	2015	2017	2018	2019	2020	2021	2022	2023
医院								
卫生人员	613.3	697.7	737.5	778.2	811.2	848.1	874.8	913.9
卫生技术人员	507.1	578.5	612.9	648.7	677.5	711.5	735.3	772.3
执业（助理）医师	169.3	193.3	205.4	217.4	228.3	239.7	247.0	260.3
执业医师	157.3	180.0	191.1	202.8	212.8	224.2	231.7	244.7
注册护士	240.8	282.2	302.1	323.8	338.8	358.7	371.2	391.6
药师（士）	26.6	28.8	29.8	30.8	31.5	327.2	33.3	34.6
技师（士）	27.4	31.0	32.6	34.4	35.9	457.6	49.5	53.8
其他卫生技术人员	43.0	43.2	43.1	42.3	43.0	347.1	34.4	32.1
其他技术人员	24.3	28.4	30.1	32.1	33.5	36.8	37.1	37.8
管理人员	30.5	34.6	36.1	37.3	38.5	33.0	35.1	36.1
工勤技能人员	51.3	56.2	58.4	60.1	61.7	66.8	67.3	67.6
基层医疗卫生机构								
卫生人员	360.3	382.6	396.5	416.1	434.0	443.2	455.1	495.3
卫生技术人员	225.8	250.5	268.3	292.1	312.4	330.0	345.0	387.7
执业（助理）医师	110.2	121.4	130.5	143.7	153.6	161.5	168.0	188.3
执业医师	73.2	81.8	88.2	95.7	103.7	110.3	114.9	129.6
注册护士	64.7	76.9	85.2	96.0	105.7	115.0	121.6	141.0
药师（士）	13.4	14.2	14.7	15.2	15.7	16.8	17.2	19.6
技师（士）	8.8	9.9	10.6	11.3	11.9	13.5	14.6	16.3
其他卫生技术人员	28.7	28.1	27.3	25.9	25.5	23.4	23.7	22.5
其他技术人员	8.1	9.7	10.5	11.1	11.9	14.4	14.3	14.5
管理人员	6.9	8.3	9.1	9.8	10.5	7.3	8.0	9.0
工勤技能人员	16.4	17.2	17.9	18.8	19.7	21.5	21.3	21.8

数据来源：国家卫生健康委历年《中国卫生健康统计年鉴》。

3-2-10 2018—2023年各卫生机构卫生人员数

单位：万人

指标	2018	2019	2020	2021	2022	2023
社区卫生服务中心（站）						
卫生人员	55.5	58.3	61.0	64.8	68.3	77.8
卫生技术人员	47.4	49.9	52.5	55.8	59.2	68.1
执业（助理）医师	19.8	20.9	22.0	23.4	24.5	27.8
执业医师	17.1	18.0	19.2	20.3	21.1	23.2
注册护士	18.9	20.2	22.0	23.7	25.3	27.8
药师（士）	3.6	3.7	3.8	4.0	4.2	4.8
技师（士）	2.2	2.4	2.5	2.6	3.3	4.1
其他卫生技术人员	4.2	4.0	3.9	3.9	3.5	3.6
其他技术人员	2.4	2.5	2.6	2.7	3.3	3.5
管理人员	2.3	2.3	2.4	2.4	1.7	2.0
工勤技能人员	3.4	3.5	3.6	3.8	4.0	4.2
乡镇卫生院						
卫生人员	136.0	139.1	144.5	148.1	149.2	160.5
卫生技术人员	115.1	118.1	123.2	126.7	128.5	140.4
执业（助理）医师	46.6	47.9	50.3	52.0	52.5	57.2
执业医师	28.1	29.7	31.2	32.1	33.1	35.4
注册护士	36.0	39.1	40.9	42.5	44.6	48.8
药师（士）	7.7	7.7	7.9	7.9	9.1	8.6
技师（士）	6.5	6.8	7.3	7.6	8.3	9.7
其他卫生技术人员	20.3	19.6	18.7	18.4	17.0	16.2
其他技术人员	6.3	6.5	6.7	7.0	7.9	7.6
管理人员	4.3	4.3	4.3	4.2	2.5	2.6
工勤技能人员	10.2	10.3	10.3	10.2	10.4	9.8

数据来源：国家卫生健康委历年《中国卫生健康统计年鉴》。

3-2-11　2018—2023年专业公共卫生机构各类卫生人员数

单位：万人

指标	2018	2019	2020	2021	2022	2023
卫生人员	88.3	89.7	92.5	95.8	97.9	100.6
卫生技术人员	67.8	70.0	72.7	76.4	78.0	80.8
执业（助理）医师	23.7	24.2	25.2	26.1	26.6	27.6
执业医师	20.6	21.3	22.3	23.2	23.9	24.9
注册护士	21.7	23.5	24.8	26.4	27.5	28.6
药师（士）	2.2	2.3	2.4	2.5	2.5	2.7
技师（士）	6.7	6.9	7.2	8.3	8.9	9.6
其他卫生技术人员	13.6	13.1	13.2	13.3	12.5	12.3
其他技术人员	5.7	5.6	5.8	6.6	6.8	6.9
管理人员	6.5	6.0	5.8	4.4	4.8	4.9
工勤技能人员	8.3	8.1	8.1	8.3	8.2	8.0

数据来源：国家卫生健康委历年《中国卫生健康统计年鉴》。

3-2-12　2023年分省执业（助理）医师数

单位：万人

地区	合计	临床	中医	口腔	公共卫生
全　国	**478.21**	**339.69**	**86.82**	**38.74**	**12.96**
北　京	12.16	7.79	2.50	1.52	0.34
天　津	5.65	3.56	1.31	0.61	0.16
河　北	28.98	20.70	5.39	2.52	0.37
山　西	11.84	8.35	2.16	1.04	0.29
内蒙古	9.27	6.11	2.14	0.72	0.30
辽　宁	13.79	10.09	2.03	1.37	0.31
吉　林	9.23	6.39	1.54	1.10	0.21
黑龙江	10.37	7.63	1.60	0.97	0.17
上　海	8.91	6.40	1.22	0.86	0.43
江　苏	29.01	21.43	4.07	2.36	1.15
浙　江	26.60	18.74	4.37	2.82	0.68
安　徽	20.06	14.48	3.52	1.24	0.82
福　建	12.33	8.31	2.35	1.28	0.39
江　西	13.48	10.03	2.35	0.76	0.34
山　东	37.19	26.18	6.86	3.26	0.88
河　南	34.66	25.69	6.14	2.17	0.66
湖　北	19.04	14.64	2.66	1.27	0.47
湖　南	21.96	16.16	4.01	1.10	0.71
广　东	35.79	24.42	6.29	3.78	1.30
广　西	14.51	10.31	2.76	1.02	0.43
海　南	3.15	2.38	0.42	0.26	0.09
重　庆	10.23	6.94	2.38	0.72	0.19
四　川	27.94	17.94	7.68	1.81	0.52
贵　州	12.60	9.45	2.21	0.61	0.32
云　南	14.67	10.78	2.39	1.00	0.50
西　藏	1.23	0.77	0.34	0.04	0.09
陕　西	13.33	9.97	2.04	1.11	0.21
甘　肃	7.80	5.28	1.93	0.41	0.18
青　海	2.16	1.44	0.51	0.15	0.06
宁　夏	2.43	1.69	0.39	0.27	0.08
新　疆	7.85	5.67	1.29	0.58	0.31

3-2-13　2023年分省不同等级医院卫生技术人员数量及构成

地区	人数/万人				构成/%			
	三级医院	二级医院	一级医院	未定级	三级医院	二级医院	一级医院	未定级
全　国	**424.8**	**251.1**	**52.2**	**44.2**	**55.0**	**32.5**	**6.8**	**5.7**
北　京	15.7	3.2	2.1	0.2	74.0	15.2	9.7	1.1
天　津	6.0	1.7	0.8	0.5	66.8	19.0	8.8	5.3
河　北	15.6	18.8	4.6	1.3	38.7	46.7	11.4	3.2
山　西	8.0	8.6	0.9	2.2	40.7	43.8	4.6	11.0
内蒙古	8.1	5.5	0.7	0.2	55.5	37.8	5.0	1.6
辽　宁	16.4	6.8	1.4	1.0	64.0	26.4	5.5	4.1
吉　林	7.1	5.9	0.6	1.1	48.1	40.3	4.1	7.5
黑龙江	10.3	6.0	1.3	1.1	55.1	32.4	6.8	5.7
上　海	10.1	3.6	0.1	2.8	60.8	21.6	0.6	17.0
江　苏	27.2	9.8	3.2	3.0	63.0	22.6	7.5	6.9
浙　江	22.8	8.1	0.3	9.5	56.1	19.8	0.7	23.4
安　徽	18.4	9.0	2.4	0.9	59.9	29.4	8.0	2.8
福　建	11.1	6.5	1.0	0.5	58.0	33.7	5.4	2.8
江　西	11.3	7.4	1.4	1.4	52.8	34.5	6.4	6.3
山　东	26.5	24.6	4.2	2.3	46.1	42.7	7.3	4.0
河　南	29.9	17.9	5.6	0.8	55.2	33.1	10.2	1.5
湖　北	20.4	7.1	1.1	1.1	68.6	24.0	3.6	3.8
湖　南	17.5	12.1	2.1	1.9	52.1	36.1	6.2	5.6
广　东	36.4	15.3	3.1	2.6	63.4	26.6	5.4	4.6
广　西	13.6	9.2	1.4	0.5	55.0	37.2	5.5	2.2
海　南	2.9	1.4	0.3	0.2	61.1	28.9	5.2	4.8
重　庆	8.8	4.9	1.6	0.7	55.1	30.7	10.0	4.2
四　川	29.2	10.1	3.4	2.1	65.1	22.5	7.6	4.7
贵　州	9.3	9.5	2.6	0.6	42.3	43.2	11.9	2.6
云　南	11.6	10.2	2.1	1.4	45.8	40.4	8.2	5.7
西　藏	0.8	0.6	0.2	0.2	44.5	33.9	10.3	11.3
陕　西	11.1	12.1	1.4	1.5	42.7	46.3	5.2	5.8
甘　肃	7.2	5.2	0.3	1.6	50.5	36.3	1.9	11.3
青　海	2.2	1.4	0.0	0.3	55.6	35.5	0.6	8.3
宁　夏	2.0	1.7	0.2	0.1	49.1	42.4	5.7	2.7
新　疆	7.0	6.8	2.0	0.4	43.4	42.0	12.2	2.4

3-2-14　2023年分省不同等级医院执业（助理）医师数量及构成

地区	人数/万人				构成/%			
	三级医院	二级医院	一级医院	未定级	三级医院	二级医院	一级医院	未定级
全　国	**145.4**	**81.5**	**18.7**	**14.6**	**55.9**	**31.3**	**7.2**	**5.6**
北　京	5.5	1.2	1.0	0.1	71.3	15.2	12.4	1.1
天　津	2.1	0.7	0.4	0.3	61.3	19.2	12.0	7.6
河　北	5.9	6.9	1.9	0.5	38.5	45.4	12.7	3.4
山　西	2.7	2.9	0.3	0.7	40.9	43.0	4.9	11.2
内蒙古	2.8	1.8	0.3	0.1	56.4	36.5	5.4	1.7
辽　宁	5.6	2.2	0.5	0.4	64.1	25.5	6.2	4.2
吉　林	2.4	2.0	0.2	0.4	48.7	39.3	4.4	7.6
黑龙江	3.5	2.0	0.5	0.4	54.0	31.5	8.1	6.4
上　海	3.4	1.2	0.0	0.8	62.7	22.0	0.4	14.9
江　苏	9.5	3.2	1.2	0.9	64.4	21.8	7.9	5.8
浙　江	8.2	2.8	0.1	3.2	56.9	19.9	0.7	22.6
安　徽	6.5	2.9	0.8	0.3	62.1	27.2	8.0	2.6
福　建	3.8	2.0	0.4	0.2	59.8	32.2	5.6	2.4
江　西	3.8	2.4	0.4	0.4	53.5	34.3	6.1	6.1
山　东	9.4	8.2	1.6	0.8	46.9	41.3	7.9	4.0
河　南	10.1	6.0	2.0	0.3	54.7	32.6	11.1	1.7
湖　北	6.8	2.5	0.4	0.4	67.4	24.5	4.0	4.1
湖　南	5.8	3.9	0.7	0.6	52.5	35.4	6.3	5.8
广　东	12.1	4.8	1.0	0.8	64.5	25.8	5.3	4.4
广　西	4.5	2.5	0.4	0.2	59.0	33.5	5.5	2.0
海　南	1.0	0.4	0.1	0.1	63.0	27.4	4.9	4.7
重　庆	2.9	1.6	0.6	0.2	55.0	30.3	10.5	4.2
四　川	9.8	3.2	1.1	0.7	66.1	21.4	7.7	4.8
贵　州	3.3	2.9	0.8	0.2	46.2	40.3	11.0	2.5
云　南	3.9	3.0	0.6	0.4	48.9	38.2	7.4	5.5
西　藏	0.3	0.2	0.1	0.1	45.8	29.7	12.4	12.1
陕　西	3.7	3.4	0.4	0.4	46.6	42.7	5.3	5.4
甘　肃	2.3	1.7	0.1	0.5	50.1	36.7	2.1	11.1
青　海	0.7	0.5	0.0	0.1	54.8	36.9	0.7	7.6
宁　夏	0.7	0.6	0.1	0.0	51.6	40.1	5.6	2.7
新　疆	2.5	1.9	0.6	0.1	48.4	36.7	12.6	2.3

3-2-15　2023年分省不同等级医院注册护士数量及构成

地　区	人数/万人				构成/%			
	三级医院	二级医院	一级医院	未定级	三级医院	二级医院	一级医院	未定级
全　国	**219.0**	**126.0**	**24.3**	**22.2**	**55.9**	**32.2**	**6.2**	**5.7**
北　京	7.7	1.5	0.7	0.1	76.6	15.0	7.3	1.1
天　津	2.9	0.7	0.2	0.1	72.4	18.5	5.7	3.4
河　北	7.8	9.2	2.0	0.6	39.7	46.9	10.3	3.0
山　西	4.2	4.3	0.4	1.1	41.9	43.1	4.3	10.6
内蒙古	4.1	2.7	0.3	0.1	57.1	36.9	4.6	1.5
辽　宁	8.6	3.4	0.6	0.5	65.4	25.9	4.8	3.9
吉　林	3.8	3.0	0.3	0.6	49.2	39.5	3.8	7.6
黑龙江	5.4	2.9	0.5	0.5	57.9	31.1	5.7	5.3
上　海	5.0	1.7	0.0	1.4	60.8	21.3	0.6	17.4
江　苏	14.0	4.9	1.5	1.7	63.3	22.1	6.9	7.7
浙　江	11.3	3.8	0.1	4.8	56.5	19.1	0.6	23.8
安　徽	9.6	4.9	1.3	0.5	58.9	30.1	8.1	2.9
福　建	5.8	3.3	0.5	0.3	58.8	33.2	5.0	3.0
江　西	6.0	3.8	0.7	0.7	53.6	34.2	6.1	6.2
山　东	13.7	12.4	1.9	1.1	47.0	42.6	6.6	3.9
河　南	15.7	8.8	2.6	0.4	57.0	32.1	9.6	1.4
湖　北	10.8	3.5	0.5	0.6	70.4	22.8	3.1	3.7
湖　南	9.5	6.5	1.1	1.0	52.6	36.1	5.8	5.4
广　东	18.3	7.6	1.5	1.4	63.6	26.5	5.1	4.8
广　西	7.1	4.9	0.7	0.3	54.9	37.7	5.1	2.3
海　南	1.5	0.7	0.1	0.1	60.8	29.4	5.1	4.7
重　庆	4.7	2.6	0.8	0.3	56.4	30.5	9.1	4.0
四　川	15.1	5.2	1.6	1.0	66.0	22.4	7.0	4.6
贵　州	4.7	5.0	1.4	0.3	41.4	44.2	11.9	2.5
云　南	6.0	5.3	1.1	0.7	45.6	40.3	8.4	5.7
西　藏	0.4	0.2	0.1	0.1	52.1	28.9	7.8	11.1
陕　西	5.7	5.9	0.6	0.7	44.5	45.4	4.7	5.4
甘　肃	3.8	2.4	0.1	0.8	52.9	34.0	1.8	11.3
青　海	1.1	0.6	0.0	0.1	61.2	30.9	0.5	7.4
宁　夏	1.0	0.9	0.1	0.1	49.6	42.5	5.4	2.6
新　疆	3.5	3.2	0.8	0.2	45.0	42.1	10.7	2.2

3-2-16　2023年分省基层医疗卫生机构各类卫生技术人员数

单位：万人

地　区	卫生技术人员	执业（助理）医师	执业医师	注册护士	药师（士）	技师（士）	其他卫生技术人员
全　国	**387.7**	**188.3**	**129.6**	**141.0**	**19.6**	**16.3**	**22.5**
北　京	8.3	3.9	3.5	3.0	0.6	0.4	0.3
天　津	3.6	1.9	1.7	1.0	0.3	0.2	0.2
河　北	20.1	12.3	7.3	6.0	0.7	0.4	0.8
山　西	8.2	4.6	3.2	2.6	0.4	0.3	0.3
内蒙古	6.9	3.5	2.5	2.3	0.5	0.2	0.4
辽　宁	8.4	4.4	3.4	3.2	0.3	0.2	0.3
吉　林	7.2	3.8	2.9	2.1	0.3	0.2	0.4
黑龙江	6.4	3.4	2.4	2.0	0.3	0.2	0.5
上　海	6.6	2.9	2.7	2.7	0.4	0.4	0.2
江　苏	26.8	12.7	9.1	9.9	1.6	1.4	1.3
浙　江	21.6	10.7	8.6	7.8	1.3	0.7	0.9
安　徽	17.2	8.5	5.6	6.9	0.7	0.6	0.5
福　建	10.8	5.2	3.8	3.8	0.8	0.5	0.5
江　西	10.9	5.2	3.4	4.1	0.6	0.6	0.5
山　东	29.1	14.9	9.7	10.0	1.5	1.2	1.5
河　南	26.3	14.4	8.0	8.6	1.0	1.2	1.1
湖　北	15.9	7.5	5.1	6.1	0.6	0.7	0.9
湖　南	19.1	9.4	5.8	7.2	0.9	0.7	0.8
广　东	32.2	14.4	10.4	13.1	1.8	1.1	1.7
广　西	14.5	5.7	3.7	5.4	1.1	0.7	1.6
海　南	3.0	1.3	1.0	1.3	0.1	0.1	0.2
重　庆	9.6	4.5	3.3	3.8	0.4	0.4	0.5
四　川	24.1	11.4	8.0	8.7	1.3	1.1	1.6
贵　州	10.7	4.5	2.8	4.0	0.4	0.7	1.1
云　南	13.7	5.6	3.8	5.9	0.4	0.6	1.2
西　藏	0.9	0.4	0.3	0.2	0.0	0.0	0.2
陕　西	10.4	4.7	2.9	3.1	0.5	0.7	1.3
甘　肃	6.0	2.7	1.9	2.1	0.3	0.3	0.6
青　海	1.5	0.7	0.6	0.5	0.1	0.1	0.2
宁　夏	1.9	0.8	0.6	0.8	0.1	0.1	0.1
新　疆	5.9	2.3	1.7	2.1	0.2	0.3	0.9

3-2-17　2022年、2023年分省药师数量及类别分布

单位：人

地区	2022				2023			
	合计	执业类别			合计	执业类别		
		药学	中药学	药学与中药学		药学	中药学	药学与中药学
全　国	**709548**	**310669**	**363057**	**35822**	**789313**	**337402**	**409944**	**41967**
北　京	8332	3553	4514	265	9149	3811	5019	319
天　津	8067	4602	3307	158	8771	4862	3702	207
河　北	34367	20942	12936	489	37750	22617	14503	630
山　西	19278	8318	10553	407	21446	9170	11803	473
内蒙古	18174	6344	11347	483	20403	7162	12666	575
辽　宁	30254	12255	17612	387	32716	12968	19323	425
吉　林	17798	10074	7102	622	19605	10747	8118	740
黑龙江	20081	7170	11757	1154	21279	7423	12622	1234
上　海	8182	4936	2928	318	8696	5112	3212	372
江　苏	40966	18029	21451	1486	45532	19449	24336	1747
浙　江	34566	14091	18809	1666	37668	14960	20795	1913
安　徽	30092	18535	10426	1131	34344	20796	12126	1422
福　建	17303	5692	10357	1254	18873	6007	11494	1372
江　西	13919	4447	9173	299	15582	4629	10586	367
山　东	53517	22846	29633	1038	59719	24975	33507	1237
河　南	43633	21873	21155	605	49587	24608	24273	706
湖　北	27922	10605	16543	774	30875	11356	18519	1000
湖　南	30034	10735	15318	3981	33993	12171	17395	4427
广　东	75399	26564	36622	12213	80760	27251	39244	14265
广　西	26795	12271	13773	751	29244	12889	15479	876
海　南	4133	2836	1124	173	5045	3325	1479	241
重　庆	19779	8025	11401	353	22046	8590	13051	405
四　川	46291	15836	27840	2615	52599	17240	32285	3074
贵　州	10977	6290	4444	243	13478	7501	5665	312
云　南	20022	10931	7842	1249	22972	12036	9462	1474
西　藏	794	392	359	43	937	451	438	48
陕　西	21789	12245	8921	623	24424	13446	10170	808
甘　肃	11802	4250	7122	430	13275	4768	7961	546
青　海	1985	938	938	109	2280	1054	1103	123
宁　夏	4526	1511	2916	99	5287	1686	3474	127
新　疆	7416	2915	4168	333	9346	3636	5299	411
新疆兵团	1355	618	666	71	1632	706	835	91

数据来源：国家药品监督管理局《药品监督管理统计年度报告》。

3-2-18　2022年分省药师数量及领域分布　　单位：人

地区	合计	执业领域				
		药品生产企业	药品批发企业	药品零售企业	医疗机构	其他
全　国	**709548**	**4883**	**40399**	**645021**	**19110**	**135**
北　京	8332	82	865	6676	708	1
天　津	8067	196	535	7038	298	0
河　北	34367	125	1448	30995	1799	0
山　西	19278	72	885	17603	718	0
内　蒙古	18174	28	546	16425	1175	0
辽　宁	30254	31	854	28974	394	1
吉　林	17798	166	1211	16075	346	0
黑龙江	20081	42	1078	18591	370	0
上　海	8182	166	696	7239	77	4
江　苏	40966	57	1899	38676	329	5
浙　江	34566	414	4029	29914	185	24
安　徽	30092	262	1606	26210	2011	3
福　建	17303	269	739	16090	205	0
江　西	13919	65	1144	12515	192	3
山　东	53517	341	2103	49188	1874	11
河　南	43633	153	1730	40332	1414	4
湖　北	27922	321	2078	24664	849	10
湖　南	30034	91	1215	28246	476	6
广　东	75399	724	3952	70256	445	22
广　西	26795	47	813	25524	411	0
海　南	4133	153	814	3051	102	13
重　庆	19779	428	1802	17234	315	0
四　川	46291	165	2558	41498	2066	4
贵　州	10977	46	529	9877	522	3
云　南	20022	267	1521	17733	501	0
西　藏	794	3	193	583	15	0
陕　西	21789	18	1266	20069	436	0
甘　肃	11802	88	821	10332	561	0
青　海	1985	32	195	1710	48	0
宁　夏	4526	19	639	3712	135	21
新　疆	7416	12	562	6723	119	0

数据来源：国家药品监督管理局《药品监督管理统计年度报告》。

3-2-19　2023年分省药师数量及领域分布　单位：人

地区	合计	执业领域				
		药品生产企业	药品批发企业	药品零售企业	医疗机构	其他
全　国	789313	5441	46015	714067	23586	204
北　京	9149	100	921	7332	779	17
天　津	8771	198	576	7523	474	0
河　北	37750	120	1508	34034	2088	0
山　西	21446	76	897	19643	830	0
内蒙古	20403	36	580	18396	1391	0
辽　宁	32716	36	905	31311	464	0
吉　林	19605	175	1355	17657	417	1
黑龙江	21279	48	1193	19573	465	0
上　海	8696	196	762	7629	93	16
江　苏	45532	68	2203	42889	368	4
浙　江	37668	471	6543	30417	208	29
安　徽	34344	311	1844	28755	3432	2
福　建	18873	284	807	17519	262	1
江　西	15582	86	1237	14038	218	3
山　东	59719	357	2236	54911	2206	9
河　南	49587	169	2016	45768	1632	2
湖　北	30875	353	2148	27301	1051	22
湖　南	33993	93	1380	31921	587	12
广　东	80760	844	4199	75150	538	29
广　西	29244	52	941	27795	456	0
海　南	5045	154	878	3853	138	22
重　庆	22046	457	2066	19157	364	2
四　川	52599	197	2704	47385	2300	13
贵　州	13478	60	600	12233	584	1
云　南	22972	313	1655	20422	582	0
西　藏	937	6	217	692	22	0
陕　西	24424	23	1356	22492	552	1
甘　肃	13275	91	815	11669	700	0
青　海	2280	33	209	1989	49	0
宁　夏	5287	20	623	4470	156	18
新　疆	9346	14	556	8622	154	0

数据来源：国家药品监督管理局《药品监督管理统计年度报告》。

3-2-20 2023年分省药师数量及学历分布

地区	合计	学历分布/千人					构成比/%				
		博士	硕士	本科	大专	中专	博士	硕士	本科	大专	中专
全　国	789313	271	3611	82433	129962	573036	0.034	0.457	10.444	16.465	72.599
北　京	9149	35	167	1901	1945	5101	0.383	1.825	20.778	21.259	55.755
天　津	8771	7	149	1966	1980	4669	0.080	1.699	22.415	22.574	53.232
河　北	37750	9	274	5288	8607	23572	0.024	0.726	14.008	22.800	62.442
山　西	21446	1	45	2089	4264	15047	0.005	0.210	9.741	19.882	70.162
内蒙古	20403	4	27	1554	3360	15458	0.020	0.132	7.617	16.468	75.763
辽　宁	32716	14	303	5798	7632	18969	0.043	0.926	17.722	23.328	57.981
吉　林	19605	6	148	3571	3982	11898	0.031	0.755	18.215	20.311	60.689
黑龙江	21279	1	89	2452	3020	15717	0.005	0.418	11.523	14.192	73.862
上　海	8696	5	75	1382	2155	5079	0.057	0.862	15.892	24.782	58.406
江　苏	45532	9	272	5840	8267	31144	0.020	0.597	12.826	18.156	68.400
浙　江	37668	113	87	3234	6459	27775	0.300	0.231	8.586	17.147	73.736
安　徽	34344	1	106	2975	5417	25845	0.003	0.309	8.662	15.773	75.253
福　建	18873	3	80	1962	3307	13521	0.016	0.424	10.396	17.522	71.642
江　西	15582	0	20	1289	2151	12122	0.000	0.128	8.272	13.804	77.795
山　东	59719	10	280	5018	9023	45388	0.017	0.469	8.403	15.109	76.003
河　南	49587	1	102	3511	9424	36549	0.002	0.206	7.080	19.005	73.707
湖　北	30875	4	171	3426	4339	22935	0.013	0.554	11.096	14.053	74.283
湖　南	33993	3	72	2533	5221	26164	0.009	0.212	7.452	15.359	76.969
广　东	80760	15	368	7992	10546	61839	0.019	0.456	9.896	13.058	76.571
广　西	29244	3	87	3024	4139	21991	0.010	0.297	10.341	14.153	75.198
海　南	5045	2	50	1112	805	3076	0.040	0.991	22.042	15.956	60.971
重　庆	22046	5	82	1679	4051	16229	0.023	0.372	7.616	18.375	73.614
四　川	52599	11	185	3749	6975	41679	0.021	0.352	7.128	13.261	79.239
贵　州	13478	3	59	1218	1417	10781	0.022	0.438	9.037	10.513	79.990
云　南	22972	2	100	1985	1947	18938	0.009	0.435	8.641	8.476	82.439
西　藏	937	0	4	147	149	637	0.000	0.427	15.688	15.902	67.983
陕　西	24424	2	106	2598	4968	16750	0.008	0.434	10.637	20.341	68.580
甘　肃	13275	1	23	990	1611	10650	0.008	0.173	7.458	12.136	80.226
青　海	2280	1	7	305	295	1672	0.044	0.307	13.377	12.939	73.333
宁　夏	5287	0	26	653	776	3832	0.000	0.492	12.351	14.678	72.480
新　疆	9346	0	42	1032	1459	6813	0.000	0.449	11.042	15.611	72.897

数据来源：国家药品监督管理局《药品监督管理统计年度报告》。

3-2-21　2018—2023年分省全科医生数

单位：千人

地区	2018	2019	2020	2021	2022	2023
全　国	**308.7**	**365.1**	**408.8**	**434.9**	**463.0**	**561.8**
北　京	8.9	9.3	9.9	9.3	8.1	9.2
天　津	4.1	4.6	5.1	5.6	4.8	5.3
河　北	11.3	18.4	19.0	24.4	26.9	34.5
山　西	6.0	6.5	7.0	7.4	7.7	9.6
内蒙古	4.9	5.8	6.0	6.1	6.7	9.8
辽　宁	9.0	10.8	11.8	11.9	13.7	16.8
吉　林	5.0	7.5	8.0	8.3	6.9	9.0
黑龙江	5.6	6.6	6.9	6.9	10.3	12.5
上　海	8.6	9.9	9.9	10.7	11.2	11.7
江　苏	47.8	47.6	49.6	49.4	45.8	45.2
浙　江	26.0	27.4	27.6	23.4	26.2	28.7
安　徽	12.9	15.1	18.5	17.1	21.5	24.8
福　建	8.2	9.2	10.1	11.6	14.2	17.8
江　西	5.6	6.7	8.0	9.6	7.5	14.0
山　东	17.4	21.0	24.8	35.9	35.7	40.4
河　南	20.5	22.8	24.4	33.8	30.2	44.4
湖　北	10.9	12.9	13.8	12.6	13.8	19.5
湖　南	8.8	16.8	19.6	18.0	26.6	28.9
广　东	27.6	32.0	37.2	39.0	45.9	57.4
广　西	8.0	10.7	13.1	13.1	15.6	18.3
海　南	1.4	2.0	2.9	2.9	3.1	3.3
重　庆	6.3	8.1	8.8	8.9	9.8	11.4
四　川	13.4	17.8	25.2	20.8	24.9	31.1
贵　州	6.2	6.5	7.6	9.3	8.8	12.9
云　南	6.4	8.8	9.5	9.3	11.4	15.9
西　藏	0.4	0.6	0.7	0.5	0.5	0.6
陕　西	5.0	5.3	8.1	13.3	14.7	15.7
甘　肃	4.8	6.0	6.5	7.4	4.6	4.9
青　海	1.3	1.5	1.6	1.7	1.2	1.5
宁　夏	1.3	1.5	1.6	1.6	1.3	2.4
新　疆	5.1	5.5	5.8	5.0	3.7	4.5

3-2-22　2018—2023年分省每万人口全科医生数

单位：人

地区	2018	2019	2020	2021	2022	2023
全　国	**1.9**	**2.2**	**2.6**	**2.9**	**3.3**	**4.0**
北　京	4.0	4.1	4.3	4.5	3.7	4.2
天　津	2.4	2.7	2.9	3.6	3.5	3.9
河　北	1.4	1.5	2.4	2.5	3.6	4.7
山　西	1.8	1.6	1.7	2.0	2.2	2.8
内蒙古	1.6	1.9	2.3	2.5	2.8	4.1
辽　宁	1.5	2.1	2.5	2.8	3.3	4.0
吉　林	1.9	1.8	2.8	3.3	2.9	3.8
黑龙江	1.2	1.5	1.8	2.2	3.3	4.1
上　海	3.5	3.6	4.1	4.0	4.5	4.7
江　苏	4.1	5.9	5.9	5.9	5.4	5.3
浙　江	5.5	4.5	4.7	4.3	4.0	4.3
安　徽	1.7	2.0	2.4	3.0	3.5	4.1
福　建	1.8	2.1	2.3	2.4	3.4	4.2
江　西	1.2	1.2	1.4	1.8	1.7	3.1
山　东	1.4	1.7	2.1	2.4	3.5	4.0
河　南	1.7	2.1	2.4	2.5	3.1	4.5
湖　北	1.5	1.8	2.2	2.4	2.4	3.3
湖　南	1.0	1.3	2.4	3.0	4.0	4.4
广　东	2.1	2.4	2.8	3.0	3.6	4.5
广　西	1.3	1.6	2.2	2.6	3.1	3.6
海　南	1.2	1.4	2.1	2.9	3.0	3.2
重　庆	1.3	2.0	2.6	2.7	3.1	3.6
四　川	1.4	1.6	2.1	3.0	3.0	3.7
贵　州	1.4	1.7	1.8	2.0	2.3	3.3
云　南	1.1	1.3	1.8	2.0	2.4	3.4
西　藏	0.8	1.0	1.8	2.0	1.4	1.6
陕　西	1.0	1.3	1.4	2.0	3.7	4.0
甘　肃	1.5	1.8	2.3	2.6	1.8	2.0
青　海	2.1	2.2	2.5	2.7	2.0	2.4
宁　夏	1.4	1.9	2.2	2.3	1.8	3.2
新　疆	1.8	2.0	2.2	2.3	1.4	1.7

3-2-23　2018—2023年分省公共卫生机构人员数

单位：万人

地区	2018	2019	2020	2021	2022	2023
全　国	**88.27**	**89.66**	**92.49**	**95.82**	**97.89**	**100.58**
北　京	1.54	1.57	1.60	1.62	1.67	1.69
天　津	0.57	0.63	0.65	0.68	0.68	0.70
河　北	4.01	4.15	4.34	4.61	4.74	5.09
山　西	2.44	2.19	2.21	2.28	2.25	2.31
内蒙古	1.90	1.98	2.01	2.03	2.17	2.34
辽　宁	1.86	1.47	1.50	1.84	1.93	2.01
吉　林	1.62	1.61	1.61	1.63	1.63	1.61
黑龙江	2.31	2.08	2.08	2.15	2.12	2.13
上　海	1.26	1.29	1.36	1.40	1.46	1.50
江　苏	3.57	3.58	3.78	4.33	4.22	4.31
浙　江	3.18	3.57	3.66	3.89	4.02	4.13
安　徽	2.12	2.19	2.33	2.49	3.07	3.30
福　建	2.08	2.12	2.36	2.56	2.64	2.99
江　西	3.08	3.24	3.43	3.54	3.66	3.93
山　东	6.48	6.78	6.95	7.14	7.27	7.43
河　南	7.66	7.30	7.40	7.55	7.76	7.83
湖　北	4.07	4.14	4.14	4.34	4.41	4.59
湖　南	4.85	5.06	4.92	4.68	4.78	4.92
广　东	8.17	8.45	8.54	8.69	9.17	9.00
广　西	5.08	5.02	5.08	4.92	5.00	4.91
海　南	0.76	0.68	0.75	0.80	0.85	0.90
重　庆	1.40	1.45	1.52	1.62	1.71	1.75
四　川	4.55	4.86	5.08	5.31	5.51	5.60
贵　州	2.11	2.26	2.45	2.80	3.04	3.06
云　南	2.86	3.24	3.54	3.78	3.89	4.02
西　藏	0.18	0.18	0.19	0.23	0.23	0.25
陕　西	3.00	3.10	3.56	3.08	3.12	3.15
甘　肃	2.18	2.13	2.06	2.16	2.24	2.33
青　海	0.37	0.37	0.38	0.39	0.40	0.41
宁　夏	0.51	0.52	0.56	0.60	0.62	0.62
新　疆	1.49	1.44	1.45	1.67	1.64	1.79

第三节

医疗服务提供与利用

3-3-1　2018—2023年医疗卫生机构诊疗人次数

单位：百万人次

机构分类	2018	2019	2020	2021	2022	2023
总诊疗人次数	**8308.0**	**8719.9**	**7741.0**	**8472.0**	**8416.3**	**9550.9**
医院	3577.4	3842.4	3322.9	3883.8	3822.5	4261.2
三级医院	1854.8	2057.0	1798.2	2231.4	2228.6	2626.3
二级医院	1284.9	1343.4	1156.1	1254.5	1203.7	1218.7
一级医院	224.6	229.7	202.3	216.5	214.7	245.0
公立医院	3051.2	3272.3	2791.9	3270.9	3189.2	3559.2
民营医院	526.1	570.1	530.9	612.9	633.2	702.0
基层医疗卫生机构	4406.3	4530.9	4116.1	4250.2	4266.1	4944.9
社区卫生服务中心（站）	799.1	859.2	754.7	836.0	832.5	1035.4
内：社区卫生服务中心	639.0	691.1	620.7	696.0	693.3	829.1
卫生院	1128.4	1186.4	1107.0	1174.2	1223.3	1327.1
街道卫生院	12.4	11.9	11.8	13.5	15.6	18.1
乡镇卫生院	1116.0	1174.5	1095.2	1160.6	1207.7	1309.0
村卫生室	1672.1	1604.6	1427.5	1341.8	1281.8	1400.5
门诊部	135.8	156.3	157.2	186.9	193.7	254.4
诊所（医务室）	671.0	724.3	669.7	711.3	734.8	927.5
专业公共卫生机构	321.5	344.7	300.5	336.7	326.5	343.2
专科疾病防治院（所、站）	22.0	21.5	18.9	19.0	16.9	17.1
内：专科疾病防治院	7.8	7.8	6.9	6.7	6.2	5.8
妇幼保健院（所、站）	292.5	315.1	273.1	307.2	296.9	313.9
内：妇幼保健院	273.3	297.1	257.8	292.5	285.7	302.0
急救中心（站）	7.1	8.1	8.5	10.5	12.6	12.3
其他医疗卫生机构	2.8	1.9	1.5	1.3	1.2	1.6
疗养院	2.0	1.9	1.5	1.3	1.2	1.6
临床检验中心	0.0	0.0	0.0	0.0	0.0	0.0

3-3-2 历年医院诊疗人次数

单位：亿人次

年份	诊疗人次数	综合医院	专科医院	中医类医院
1985	12.55	5.08		0.87
1986	13.02	5.36		1.04
1987	14.80	5.61		1.38
1988	14.63	5.48		1.44
1989	14.43	5.25		1.46
1990	14.94	5.47		1.60
1991	15.33	5.54		1.78
1992	15.35	5.50		1.78
1993	13.07	4.95		1.61
1994	12.69	4.81		1.58
1995	12.52	4.78		1.58
1996	12.81	4.78		1.70
1997	12.27	4.76		1.65
1998	12.39	4.88		1.62
1999	12.31	4.93		1.56
2000	12.86	5.27		1.64
2001	12.50	5.18		1.64
2002	12.43	6.69		1.79
2003	12.13	6.69		1.85
2004	13.05	7.44		1.97
2005	13.87	8.12		2.06
2006	14.71	8.60		2.19
2007	16.38	9.55		2.29
2008	17.82	10.54		2.64
2009	19.22	11.27		2.87
2010	20.40	11.98		3.12
2011	22.59	13.28		3.43
2012	25.42	14.74	1.54	3.85
2013	27.42	15.87	1.68	4.15
2014	29.72	17.17	1.84	4.31
2015	30.84	17.64	1.95	4.42
2016	32.70	18.62	2.12	4.60
2017	34.39	19.74	2.22	4.79
2018	35.77	20.45	2.33	4.94
2019	38.42	22.05	2.50	5.28
2020	33.23	18.79	2.08	4.67
2021	38.84	22.13	2.53	5.34
2022	38.22	27.27	2.40	5.99
2023	42.61	23.73	2.97	6.87

3-3-3　2023年分省部分类型医疗卫生机构诊疗人次数

单位：万人次

地区	医院			基层医疗卫生机构	
	三级	二级	一级	社区卫生服务中心（站）	乡镇卫生院
全　国	262627.0	121865.4	24500.6	103543.0	130896.5
北　京	12531.7	2064.1	1695.3	8484.5	0.0
天　津	4489.7	1208.6	936.8	1881.4	763.1
河　北	7920.9	9240.6	1757.8	2258.1	5475.7
山　西	3669.2	3587.6	290.0	1049.6	1654.9
内蒙古	3666.6	2456.5	329.8	1233.5	1123.7
辽　宁	8397.1	2864.7	692.1	2002.2	1218.5
吉　林	3803.5	2450.6	175.1	703.1	799.3
黑龙江	4544.7	2476.4	391.0	912.1	678.8
上　海	11887.8	3243.3	11.0	7271.9	0.0
江　苏	20871.9	5638.8	2645.3	9033.1	10162.2
浙　江	20816.5	7566.1	122.1	12346.7	11013.6
安　徽	10515.6	3477.7	831.0	3709.5	7691.9
福　建	7318.5	3661.5	312.1	3651.6	4172.3
江　西	5529.3	3370.7	337.1	983.4	4725.6
山　东	13909.9	10692.1	2219.8	7435.2	9548.9
河　南	15332.5	7745.7	2370.1	4457.0	15225.6
湖　北	12022.0	3052.6	469.6	2768.1	5463.1
湖　南	8155.2	3819.6	592.1	3498.8	6636.9
广　东	27086.4	10484.8	1873.8	14741.4	8505.1
广　西	7199.0	4313.5	382.4	1248.1	5160.0
海　南	1612.3	643.1	114.3	437.6	1146.7
重　庆	5577.9	2336.6	504.6	1923.4	2423.5
四　川	19674.5	4300.1	1349.6	4412.4	8760.7
贵　州	4266.5	3554.7	1272.9	1767.6	4066.2
云　南	6415.3	5420.5	1004.4	1329.0	6569.5
西　藏	380.1	245.2	80.0	36.1	327.2
陕　西	5728.5	5216.7	562.4	1226.8	2245.7
甘　肃	3504.6	2294.2	100.9	813.9	1420.1
青　海	812.6	606.7	11.6	263.3	327.7
宁　夏	1349.0	964.0	130.1	612.3	698.6
新　疆	3637.8	2868.1	934.9	1051.3	2891.6

3-3-4 2018—2023年医疗卫生机构分科门急诊人次数

单位：百万人次

科室	2018	2019	2020	2021	2022	2023
总　计	5658.3	6038.7	5280.8	5995.4	5955.6	6714.2
预防保健科	90.0	95.9	111.9	143.2	133.0	150.4
全科医疗科	736.5	795.4	693.7	742.8	754.4	847.6
内科	1270.0	1339.2	1182.1	1286.9	1314.1	1427.6
外科	453.3	475.7	431.7	494.1	478.5	526.8
儿科	497.8	542.6	417.5	504.0	469.5	586.3
妇产科	515.7	526.7	452.8	480.5	483.5	493.2
眼科	117.5	127.9	112.6	134.0	126.9	157.4
耳鼻咽喉科	106.8	114.2	91.8	110.0	101.2	117.4
口腔科	156.1	174.3	158.4	193.8	190.9	243.6
皮肤科	112.9	120.3	99.9	119.6	113.2	135.7
医疗美容科	12.3	15.4	16.9	21.3	21.3	27.7
精神科	53.5	60.0	60.1	68.5	71.3	84.9
传染科	49.7	55.0	57.2	71.3	74.2	61.6
结核病科	9.1	9.3	8.0	8.7	8.1	8.2
肿瘤科	39.7	45.7	47.0	55.8	57.7	66.3
急诊医学科	194.3	220.2	198.2	241.8	251.1	288.4
康复医学科	48.6	52.7	48.4	57.0	56.5	71.2
职业病科	3.5	3.8	3.5	3.5	3.7	4.4
中医科	794.0	856.2	769.7	866.2	873.7	1100.3
民族医学科	11.6	12.0	10.8	14.6	13.7	15.7
中西医结合科	79.4	87.1	76.4	88.8	87.4	103.7
重症医学科	2.4	2.5	2.4	2.1	2.1	2.2
其他	303.4	306.4	280.2	286.9	269.4	193.4

注：本表不包括门诊部、诊所（卫生所、医务室）、村卫生室数字。

3-3-5　2018—2023年医疗卫生机构分科
门急诊人次数构成

单位：%

科室	2018	2019	2020	2021	2022	2023
总　计	**100.0**	**100.0**	**100.0**	**100.0**	**100.0**	**100.0**
预防保健科	1.6	1.6	2.1	2.4	2.2	2.2
全科医疗科	13.0	13.2	13.1	12.4	12.7	12.6
内科	22.4	22.2	22.4	21.5	22.1	21.3
外科	8.0	7.9	8.2	8.2	8.0	7.9
儿科	8.8	9.0	7.9	8.4	7.9	8.7
妇产科	9.1	8.7	8.6	8.0	8.1	7.4
眼科	2.1	2.1	2.1	2.2	2.1	2.3
耳鼻咽喉科	1.9	1.9	1.7	1.8	1.7	1.8
口腔科	2.8	2.9	3.0	3.2	3.2	3.6
皮肤科	2.0	2.0	1.9	2.0	1.9	2.0
医疗美容科	0.2	0.3	0.3	0.4	0.4	0.4
精神科	0.9	1.0	1.1	1.1	1.2	1.3
传染科	0.9	0.9	1.1	1.2	1.3	0.9
结核病科	0.2	0.2	0.2	0.2	0.1	0.1
肿瘤科	0.7	0.8	0.9	0.9	1.0	1.0
急诊医学科	3.4	3.6	3.8	4.0	4.2	4.3
康复医学科	0.9	0.9	0.9	1.0	1.0	1.1
职业病科	0.1	0.1	0.1	0.1	0.1	0.1
中医科	14.0	14.2	14.6	14.5	14.7	16.4
民族医学科	0.2	0.2	0.2	0.2	0.2	0.2
中西医结合科	1.4	1.4	1.4	1.5	1.5	1.5
重症医学科	0.0	0.0	0.0	0.0	0.0	0.0
其他	5.4	5.1	4.4	4.8	4.5	2.9

3-3-6 2018—2023年分省门诊诊疗人次数

单位：百万人次

地区	2018	2019	2020	2021	2022	2023
全　国	**8308.0**	**8719.9**	**7741.0**	**8472.0**	**8416.3**	**9550.9**
北　京	235.2	248.9	182.3	227.5	220.1	275.4
天　津	120.0	122.9	97.8	108.5	100.5	118.6
河　北	431.4	432.3	381.8	398.7	386.7	504.5
山　西	129.6	131.5	123.0	134.4	127.3	146.4
内蒙古	105.5	107.0	96.1	102.9	98.9	118.3
辽　宁	198.7	199.9	163.0	167.3	158.4	194.0
吉　林	110.4	110.4	92.8	104.6	90.7	112.7
黑龙江	111.8	112.5	85.0	96.4	94.9	120.0
上　海	270.2	275.6	225.6	266.9	225.8	260.1
江　苏	594.4	617.2	533.6	569.8	561.4	642.4
浙　江	627.6	681.3	605.0	671.1	694.5	753.1
安　徽	297.0	333.2	346.1	364.1	370.0	388.7
福　建	233.7	249.0	240.4	267.1	262.4	290.8
江　西	212.3	236.3	219.9	228.6	232.9	256.2
山　东	655.6	674.6	613.3	671.5	666.9	781.9
河　南	585.4	610.2	573.6	618.7	614.0	684.4
湖　北	351.5	353.8	294.6	344.0	343.3	367.8
湖　南	269.3	281.0	267.2	301.3	343.9	404.0
广　东	845.3	891.8	726.4	816.7	806.1	905.6
广　西	255.7	261.3	231.8	255.7	262.6	262.5
海　南	50.8	52.5	53.2	50.6	50.4	55.0
重　庆	159.7	175.5	170.3	193.6	197.0	215.1
四　川	516.0	560.3	512.3	546.5	549.2	590.3
贵　州	163.6	175.8	162.1	180.9	192.2	209.2
云　南	258.3	282.4	269.8	293.7	309.7	317.6
西　藏	16.4	16.3	16.3	16.2	13.7	15.7
陕　西	196.3	209.0	176.6	187.0	181.1	217.3
甘　肃	132.5	126.9	110.4	115.2	100.8	121.1
青　海	25.3	26.6	24.0	26.5	23.7	28.8
宁　夏	41.5	43.6	39.6	41.2	41.3	50.8
新　疆	107.2	120.3	107.0	104.8	95.9	142.9

3-3-7　2018—2022年医疗卫生机构入院人次数

单位：万人次

机构分类	2018	2019	2020	2021	2022	2023
总入院人次数	**25453**	**26596**	**23013**	**24732**	**24686**	**30187**
医院	20017	21183	18352	20155	20099	24500
综合医院	15040	15842	13588	14827	14761	17776
中医医院	2669	2878	2556	2766	2815	3509
中西医结合医院	289	313	276	316	322	420
民族医医院	93	97	79	80	78	103
专科医院	1900	2024	1821	2129	2084	2645
护理院（中心）	26	30	33	37	38	48
基层医疗卫生机构	4376	4295	3707	3592	3619	4545
社区卫生服务中心（站）	354	350	299	325	338	487
内：社区卫生服务中心	340	340	293	319	334	480
卫生院	4010	3934	3402	3241	3258	4032
街道卫生院	25	25	18	18	19	40
乡镇卫生院	3985	3909	3383	3223	3239	3992
门诊部	12	11	6	26	23	26
专业公共卫生机构	1029	1091	931	963	948	1112
专科疾病防治院	48	44	37	36	34	40
妇幼保健院	981	1047	894	928	914	1072
内：妇幼保健院	958	1030	879	915	905	1062
其他医疗卫生机构	32	27	22	22	21	22
康复医疗机构	32	27	22	22	21	30

3-3-8　历年医院入院人次数

年份	入院人次数/万人次	综合医院/万人次	中医医院/万人次	每百门急诊入院人次数/人次
1980	2247	1383	41	2.4
1985	2560	1485	79	2.3
1990	3182	1769	195	2.3
1991	3276	1825	223	2.3
1992	3262	1799	232	2.3
1993	3066	1723	231	2.5
1994	3079	1728	241	2.6
1995	3073	1710	251	2.6
1996	3100	1704	267	2.7
1997	3121	1725	274	2.7
1998	3238	1794	287	2.8
1999	3379	1884	298	2.9
2000	3584	1996	321	3.0
2001	3759	2100	349	3.2
2002	3997	2577	394	3.5
2003	4159	2727	438	3.6
2004	4673	3108	498	3.8
2005	5108	3394	544	3.8
2006	5562	3656	610	3.9
2007	6487	4257	693	4.1
2008	7392	4874	847	4.3
2009	8488	5525	986	4.5
2010	9524	6172	1113	4.8
2011	10755	6896	1285	4.9
2012	12727	7978	1564	5.1
2013	14007	8639	1736	5.2
2014	15375	9398	1889	5.2
2015	16087	9595	1946	5.2
2016	17528	10351	2101	5.4
2017	18915	11072	2282	5.5
2018	20017	11567	2425	5.7
2019	21183	12394	2610	5.6
2020	18352	10459	2296	5.7
2021	20155	11555	2480	5.3
2022	20099	11511	2513	5.4
2023	24500	14002	3136	5.9

3-3-9 2018—2023年医疗卫生机构分科出院人次数

单位：万人次

分科	2018	2019	2020	2021	2022	2023
总 计	25384.7	26502.7	22980.6	24642.1	24484.8	30126.2
预防保健科	21.8	19.6	18.5	15.8	17.8	14.7
全科医疗科	1109.2	1133.1	923.9	906.1	936.8	1224.8
内科	7536.4	7779.5	6760.3	7087.7	7150.7	8916.9
外科	4272.1	4452.1	4029.6	4411.0	4341.0	5023.8
儿科	2400.2	2443.1	1690.5	2022.7	1885.0	2555.1
妇产科	2728.0	2678.7	2297.4	2208.1	2121.2	2200.7
眼科	589.8	620.8	564.9	649.6	631.1	867.1
耳鼻咽喉科	349.2	369.7	302.9	358.9	343.3	412.5
口腔科	72.4	72.7	61.4	77.3	66.8	86.9
皮肤科	66.7	70.3	55.6	64.2	64.2	82.8
医疗美容科	23.0	28.1	27.4	31.2	29.0	30.7
精神科	298.6	333.1	331.3	401.6	425.7	521.0
传染科	339.7	359.2	257.9	268.5	281.1	387.9
结核病科	59.8	63.5	50.6	52.0	48.5	61.7
肿瘤科	890.7	1022.4	1009.2	1212.1	1231.8	1438.2
急诊医学科	175.2	191.7	163.7	169.0	165.7	221.1
康复医学科	395.5	420.0	399.8	442.3	448.8	586.2
职业病科	18.1	18.2	15.9	17.5	18.1	23.4
中医科	3119.9	3362.5	3061.4	3216.4	3259.6	4169.2
民族医学科	83.3	85.0	69.0	83.0	79.1	103.7
中西医结合科	352.3	376.8	336.9	376.8	377.1	487.1
重症医学科	99.7	111.0	108.8	112.3	116.5	136.6
其他	382.7	491.4	443.7	457.9	445.8	574.2

3-3-10 2018—2023年医疗卫生机构分科出院人次数构成

单位：%

科室	2018	2019	2020	2021	2022	2023
总　计	100.0	100.0	100.0	100.0	100.0	100.00
预防保健科	0.1	0.1	0.1	0.1	0.1	0.05
全科医疗科	4.4	4.3	4.0	3.7	3.8	4.07
内科	29.7	29.4	29.4	28.8	29.2	29.60
外科	16.8	16.8	17.5	17.9	17.7	16.68
儿科	9.5	9.2	7.4	8.2	7.7	8.48
妇产科	10.7	10.1	10.0	9.0	8.7	7.30
眼科	2.3	2.3	2.5	2.6	2.6	2.88
耳鼻咽喉科	1.4	1.4	1.3	1.5	1.4	1.37
口腔科	0.3	0.3	0.3	0.3	0.3	0.29
皮肤科	0.3	0.3	0.2	0.3	0.3	0.27
医疗美容科	0.1	0.1	0.1	0.1	0.1	0.10
精神科	1.2	1.3	1.4	1.6	1.7	1.73
传染科	1.3	1.4	1.1	1.1	1.2	1.29
结核病科	0.2	0.2	0.2	0.2	0.2	0.20
肿瘤科	3.5	3.9	4.4	4.9	5.0	4.77
急诊医学科	0.7	0.7	0.7	0.7	0.7	0.73
康复医学科	1.6	1.6	1.7	1.8	1.8	1.95
职业病科	0.1	0.1	0.1	0.1	0.1	0.08
中医科	12.3	12.7	13.3	13.1	13.3	13.84
民族医学科	0.3	0.3	0.3	0.3	0.3	0.34
中西医结合科	1.4	1.4	1.5	1.5	1.5	1.62
重症医学科	0.4	0.4	0.5	0.5	0.5	0.45
其他	1.5	1.9	1.9	1.9	1.8	1.91

3-3-11 2018—2023年公立医院出院病人疾病构成

单位：%

疾病名称（ICD-10）	2018	2019	2020	2021	2022	2023
总　计	100.0	100.0	100.0	100.0	100.0	100.0
1.传染病和寄生虫病	2.9	2.6	2.3	2.2	2.3	2.6
2.肿瘤	6.2	6.3	6.7	6.9	6.7	6.3
3.血液、造血器官及免疫疾病	0.9	0.9	0.9	0.9	0.9	0.8
4.内分泌、营养和代谢疾病	3.2	3.2	3.3	3.4	3.5	3.5
5.精神和行为障碍	0.6	0.6	0.6	0.6	0.6	0.7
6.神经系统疾病	3.2	3.3	3.2	3.2	3.2	3.2
7.眼和附器疾病	2.3	2.4	2.4	2.6	2.5	2.8
8.耳和乳突疾病	1.0	1.0	1.0	1.0	1.0	1.1
9.循环系统疾病	16.0	15.9	16.5	17.3	16.5	16.5
10.呼吸系统疾病	14.4	15.0	11.7	11.9	12.2	15.9
11.消化系统疾病	10.3	10.3	10.9	10.8	10.8	10.4
12.皮肤和皮下组织疾病	0.9	0.8	0.8	0.8	0.8	0.8
13.肌肉骨骼系统和结缔组织疾病	3.8	3.9	4.0	4.0	4.0	4.2
14.泌尿生殖系统疾病	6.2	6.3	6.5	6.3	6.5	6.1
15.妊娠、分娩和产褥期	8.4	7.7	7.6	6.1	6.1	4.9
16.起源于围生期疾病	1.6	1.5	1.5	1.2	1.2	0.9
17.先天性畸形、变形和染色体异常	0.5	0.5	0.5	0.5	0.5	0.5
18.症状、体征和检验异常	1.9	1.9	1.8	1.8	1.7	1.7
19.损伤、中毒	7.5	7.0	7.6	7.2	7.1	6.6
20.其他接受医疗服务	8.3	9.0	10.1	11.2	11.8	10.7

3-3-12 2018—2023年医疗卫生机构分省入院人次数

单位：万人次

地区	2018	2019	2020	2021	2022	2023
全　国	24435.9	25454.3	26596.1	23012.8	24731.8	30187.3
北　京	328.6	353.6	384.9	253.8	367.7	445.1
天　津	158.1	162.5	169.9	128.9	162.7	213.3
河　北	1175.2	1215.2	1192.3	1031.1	1025.0	1294.1
山　西	455.5	496.0	501.5	427.5	445.8	544.1
内蒙古	363.6	384.9	362.5	294.3	311.8	408.2
辽　宁	735.1	741.7	708.3	575.8	614.2	779.7
吉　林	383.3	404.4	402.3	306.7	348.4	420.8
黑龙江	604.7	585.2	604.7	358.1	442.1	672.9
上　海	391.2	418.4	454.9	375.1	448.1	533.1
江　苏	1418.0	1449.4	1528.2	1356.6	1415.7	1711.9
浙　江	949.3	1019.7	1104.3	964.8	1081.2	1324.1
安　徽	996.1	1011.1	1035.9	950.2	949.3	1160.5
福　建	551.1	574.2	609.2	531.4	561.0	675.7
江　西	827.8	865.5	884.4	806.6	861.6	940.4
山　东	1825.3	1841.5	1859.7	1661.9	1823.2	2349.3
河　南	1745.3	1916.4	2021.7	1829.4	1914.9	2294.1
湖　北	1279.9	1319.4	1368.8	1026.0	1214.7	1487.5
湖　南	1473.5	1537.3	1616.2	1486.7	1510.0	1606.5
广　东	1634.6	1710.1	1816.0	1564.3	1729.3	2019.5
广　西	901.0	932.0	1046.4	998.3	1067.6	1304.8
海　南	116.5	119.4	128.9	116.1	128.2	146.3
重　庆	687.1	705.4	752.9	676.2	730.5	836.1
四　川	1824.7	1835.3	1981.6	1756.3	1863.0	2254.6
贵　州	732.8	815.2	860.1	781.4	844.9	1045.5
云　南	892.3	961.4	1011.5	970.5	993.9	1162.4
西　藏	33.2	31.1	30.6	33.1	32.2	35.4
陕　西	751.4	798.1	819.3	675.7	728.4	944.9
甘　肃	437.5	487.2	520.1	431.3	445.1	591.9
青　海	97.3	98.5	106.0	101.0	98.2	120.2
宁　夏	117.6	120.8	123.3	106.9	108.1	141.6
新　疆	548.2	543.2	589.7	436.9	465.1	722.7

第四节

公共卫生服务利用

3-4-1　历年孕产妇保健情况

单位：%

年份	建卡率	系统管理率	产前检查率	产后访视率
1992	76.6		69.7	69.7
1995	81.4		78.7	78.8
2000	88.6	77.2	89.4	86.2
2001	89.4	78.6	90.3	87.2
2002	89.2	78.2	90.1	86.7
2003	87.6	75.5	88.9	85.4
2004	88.3	76.4	89.7	85.9
2005	88.5	76.7	89.8	86.0
2006	88.2	76.5	89.7	85.7
2007	89.3	77.3	90.9	86.7
2008	89.3	78.1	91.0	87.0
2009	90.9	80.9	92.2	88.7
2010	92.9	84.1	94.1	90.8
2011	93.8	85.2	93.7	91.0
2012	94.8	87.6	95.0	92.6
2013	95.7	89.5	95.6	93.5
2014	95.8	90.0	96.2	93.9
2015	96.4	91.5	96.5	94.5
2016	96.6	91.6	96.6	94.6
2017	96.6	89.6	96.5	94.0
2018	92.5	89.9	96.6	93.8
2019	92.4	90.3	96.8	94.1
2020	94.1	92.7	97.4	95.5
2021	—	92.9	97.6	96.0
2022	—	93.6	97.9	96.5
2023	—	94.5	98.2	97.0

3-4-2　历年孕产妇住院分娩率

单位：%

年份	合计	市	县
1985	43.7	73.6	36.4
1990	50.6	74.2	45.1
1995	58.0	70.7	50.2
2000	72.9	84.9	65.2
2001	76.0	87.0	69.0
2002	78.7	89.4	71.6
2003	79.4	89.9	72.6
2004	82.8	91.4	77.1
2005	85.9	93.2	81.0
2006	88.4	94.1	84.6
2007	91.7	95.8	88.8
2008	94.5	97.5	92.3
2009	96.3	98.5	94.7
2010	97.8	99.2	96.7
2011	98.7	99.6	98.1
2012	99.2	99.7	98.8
2013	99.5	99.9	99.2
2014	99.6	99.9	99.4
2015	99.7	99.9	99.5
2016	99.8	100.0	99.6
2017	99.9	100.0	99.8
2018	99.9	99.9	99.8
2019	99.9	100.0	99.8
2020	99.9	100.0	99.9
2021	99.9	100.0	99.9
2022	99.9	100.0	99.9
2023	99.9	100.0	99.9

3-4-3　2023年各地区孕产妇保健情况

地区	活产数/万人	系统管理率/%	产前检查率/%	产后访视率/%
全　国	**874.9**	**94.5**	**98.2**	**97.0**
北　京	12.9	97.9	98.4	98.2
天　津	6.1	95.3	98.9	98.0
河　北	40.1	93.7	97.9	95.5
山　西	20.9	92.4	98.3	96.0
内蒙古	11.4	96.1	98.4	97.4
辽　宁	16.2	93.0	98.5	96.2
吉　林	8.0	96.4	98.4	98.6
黑龙江	8.5	95.4	98.6	97.2
上　海	10.4	97.0	98.4	98.5
江　苏	39.1	96.1	98.8	98.1
浙　江	38.2	97.1	98.4	98.4
安　徽	34.0	92.7	97.4	96.2
福　建	26.4	93.6	98.3	96.5
江　西	28.5	96.8	98.4	97.7
山　东	58.2	96.7	98.4	97.6
河　南	67.5	90.4	97.0	95.2
湖　北	29.2	95.8	98.1	97.1
湖　南	36.7	96.6	98.4	97.7
广　东	110.7	94.8	98.3	97.1
广　西	40.7	94.9	98.1	98.3
海　南	8.7	92.0	99.0	97.8
重　庆	17.2	94.0	98.5	95.7
四　川	49.0	95.5	98.1	96.9
贵　州	39.9	93.6	97.8	96.2
云　南	38.5	92.1	98.8	97.7
西　藏	4.6	81.9	92.1	94.5
陕　西	25.5	96.7	98.8	97.6
甘　肃	17.8	93.4	98.4	96.8
青　海	5.1	92.8	97.0	95.5
宁　夏	6.3	97.9	99.0	98.8
新　疆	18.8	95.4	99.0	98.2

3-4-4　2023年各地区孕产妇住院分娩率　单位：%

地区	合计	市	县
全　国	**99.9**	**100.0**	**99.9**
北　京	100.0	100.0	—
天　津	100.0	100.0	—
河　北	100.0	100.0	100.0
山　西	100.0	100.0	100.0
内蒙古	100.0	100.0	100.0
辽　宁	100.0	100.0	100.0
吉　林	100.0	100.0	100.0
黑龙江	100.0	100.0	100.0
上　海	100.0	100.0	—
江　苏	100.0	100.0	100.0
浙　江	100.0	100.0	100.0
安　徽	99.9	100.0	99.9
福　建	100.0	100.0	100.0
江　西	100.0	100.0	100.0
山　东	100.0	99.9	100.0
河　南	100.0	100.0	100.0
湖　北	100.0	100.0	100.0
湖　南	100.0	100.0	100.0
广　东	99.9	100.0	99.9
广　西	99.9	99.9	99.9
海　南	99.9	99.9	99.8
重　庆	99.9	100.0	99.8
四　川	99.8	100.0	99.7
贵　州	99.9	99.9	99.8
云　南	99.9	100.0	99.9
西　藏	99.2	99.6	99.0
陕　西	100.0	100.0	100.0
甘　肃	99.9	100.0	99.9
青　海	99.9	100.0	99.8
宁　夏	100.0	100.0	100.0
新　疆	99.8	99.9	99.8

3-4-5　2010—2023年儿童保健情况　　单位：%

年份	新生儿访视率	3岁以下儿童系统管理率	7岁以下儿童保健管理率
2010	89.6	81.5	83.4
2015	94.3	90.7	92.1
2016	94.6	91.1	92.4
2017	93.9	91.1	92.6
2018	93.7	91.2	92.7
2019	94.1	91.9	93.6
2020	95.5	92.9	94.3
2021	96.2	92.8	94.6
2022	96.7	93.3	94.9
2023	97.4	94.3	95.9

3-4-6　2023年分省儿童保健情况

单位：%

地区	低出生体重率	5岁以下儿童低体重患病率	新生儿访视率	3岁以下儿童系统管理率	7岁以下儿童保健管理率
全　国	**4.25**	**1.19**	**97.4**	**94.3**	**95.9**
北　京	5.88	0.22	98.0	97.0	99.4
天　津	5.08	0.57	98.1	96.9	95.0
河　北	3.05	1.35	96.0	93.6	95.3
山　西	3.82	0.71	96.5	92.8	94.4
内蒙古	4.14	0.59	98.0	96.1	95.7
辽　宁	3.52	0.71	96.7	94.1	94.6
吉　林	4.37	0.29	99.8	97.1	98.3
黑龙江	3.07	0.74	98.0	95.8	96.2
上　海	5.76	0.34	98.5	97.8	99.6
江　苏	4.26	0.49	98.6	98.4	99.2
浙　江	4.96	0.60	99.4	97.3	98.6
安　徽	3.43	0.53	96.4	92.5	94.1
福　建	4.65	0.91	97.0	94.7	95.8
江　西	2.94	1.99	98.1	95.2	95.7
山　东	2.53	0.71	98.4	97.1	97.7
河　南	3.97	1.08	95.0	91.7	93.7
湖　北	3.83	1.14	97.4	94.4	96.0
湖　南	4.24	1.05	98.6	95.4	96.1
广　东	5.60	2.24	97.1	92.6	96.0
广　西	6.46	2.90	97.8	89.0	95.8
海　南	6.20	2.71	98.0	92.2	95.8
重　庆	3.65	0.76	96.4	93.9	95.5
四　川	4.18	1.12	97.5	95.3	95.8
贵　州	4.04	0.99	96.6	94.0	95.1
云　南	5.06	1.27	98.1	94.0	95.2
西　藏	3.55	1.64	94.6	91.1	93.1
陕　西	3.11	0.70	98.2	96.3	97.0
甘　肃	3.76	0.95	97.2	93.5	95.2
青　海	3.73	0.78	95.8	94.7	92.7
宁　夏	4.65	0.48	99.4	96.9	97.0
新　疆	5.10	0.95	99.1	97.5	95.9

3-4-7　2018—2023年分省65岁以上老年人
健康管理人数

单位：万人

地区	2018	2019	2020	2021	2022	2023
全　国	**11680.3**	**11988.6**	**12718.9**	**13948.9**	**14864.9**	**15679.5**
北　京	159.4	155.9	165.6	175.8	196.6	230.0
天　津	116.5	113.8	126.8	151.0	134.3	164.0
河　北	685.7	717.6	785.3	833.6	860.9	875.9
山　西	301.8	320.2	340.8	389.3	412.3	410.0
内蒙古	199.4	208.4	225.9	258.2	262.2	288.4
辽　宁	380.9	388.4	406.3	441.7	475.3	503.7
吉　林	187.1	195.6	220.0	240.0	232.8	265.0
黑龙江	233.7	246.7	252.7	268.6	294.5	308.7
上　海	196.2	183.7	250.5	266.2	299.4	356.1
江　苏	884.2	867.4	903.4	993.9	1056.3	1065.5
浙　江	485.5	531.5	562.0	608.7	644.5	670.2
安　徽	774.2	791.9	840.6	911.5	934.8	928.0
福　建	249.9	264.0	288.4	345.2	397.9	428.2
江　西	336.1	333.9	362.1	402.3	436.0	468.6
山　东	970.1	1084.2	1108.4	1176.4	1213.4	1263.3
河　南	1088.9	1072.7	1108.0	1159.8	1218.4	1192.9
湖　北	476.8	498.2	527.8	600.2	657.4	708.7
湖　南	647.8	662.9	709.3	812.3	855.9	893.1
广　东	528.1	521.4	538.7	623.1	689.9	774.0
广　西	344.9	353.5	373.2	386.8	422.3	431.9
海　南	44.0	46.1	47.0	64.4	79.5	82.4
重　庆	269.0	276.5	314.3	366.1	359.1	421.5
四　川	731.9	712.0	735.2	790.4	912.7	1007.5
贵　州	255.9	262.7	316.5	337.5	348.6	368.7
云　南	319.8	345.1	343.0	383.2	415.4	448.2
西　藏	18.2	19.4	18.2	20.4	21.9	23.1
陕　西	327.6	330.0	334.5	384.0	419.9	457.7
甘　肃	236.7	245.0	254.8	269.0	294.6	303.5
青　海	39.7	38.4	40.8	43.0	45.5	50.9
宁　夏	38.9	46.9	49.1	53.9	60.6	63.4
新　疆	151.3	154.5	169.4	191.8	211.8	226.3

3-4-8　2018—2023年中医药健康管理人数

单位：万人

地区	2018	2019	2020	2021	2022	2023
全　国	12190.1	13201.0	14415.2	17897.7	18972.0	20479.8
北　京	157.0	167.7	189.7	282.7	283.4	354.9
天　津	96.1	107.0	122.9	161.0	154.1	179.9
河　北	678.7	729.0	803.5	946.5	943.7	971.1
山　西	331.0	357.0	393.9	523.7	504.8	504.6
内蒙古	193.7	211.2	218.6	284.7	294.6	334.4
辽　宁	343.5	369.1	380.3	481.2	509.2	550.0
吉　林	185.2	251.2	242.6	286.9	288.2	336.9
黑龙江	202.9	224.0	239.2	301.4	353.7	390.9
上　海	214.3	248.1	277.4	465.4	516.2	568.1
江　苏	898.6	904.4	958.4	1126.2	1252.6	1300.1
浙　江	476.9	537.4	642.8	712.4	782.3	807.9
安　徽	760.2	808.1	888.8	1094.3	1114.0	1163.5
福　建	308.0	326.9	356.8	417.3	453.9	492.2
江　西	318.7	339.6	403.3	484.0	524.9	559.6
山　东	988.0	1162.7	1248.0	1373.9	1417.0	1541.5
河　南	898.8	939.2	1027.8	1304.9	1339.1	1440.2
湖　北	512.5	562.9	604.9	767.8	922.6	880.3
湖　南	564.9	636.5	712.6	921.5	965.8	1087.9
广　东	695.6	732.9	787.8	1019.1	1145.0	1236.4
广　西	412.6	421.2	498.0	615.6	582.2	606.4
海　南	55.5	58.2	62.8	78.3	90.9	103.3
重　庆	282.7	290.2	360.0	458.1	492.7	553.8
四　川	894.1	941.4	936.5	1223.7	1332.4	1536.1
贵　州	380.9	411.5	494.4	530.8	537.9	558.6
云　南	416.9	459.7	488.2	571.9	605.2	653.6
西　藏	9.3	11.9	12.1	22.7	20.7	64.6
陕　西	387.4	400.3	433.0	519.1	586.6	683.2
甘　肃	250.5	275.7	289.1	437.5	452.2	458.7
青　海	58.6	59.8	62.5	108.8	93.8	101.6
宁　夏	60.8	70.1	73.6	116.7	123.8	135.7
新　疆	156.3	186.1	205.7	259.6	288.6	324.1

3-4-9　2018—2023年分省高血压患者规范管理人数

单位：万人

地区	2018	2019	2020	2021	2022	2023
全　国	**10199.5**	**10596.3**	**10912.1**	**11675.7**	**12026.9**	**12292.3**
北　京	116.0	115.9	118.5	167.7	175.8	192.6
天　津	135.6	126.6	127.6	143.5	133.1	138.8
河　北	782.5	800.7	836.6	859.9	863.3	836.7
山　西	314.3	324.7	349.8	424.7	403.8	402.4
内蒙古	210.5	215.3	226.1	245.0	248.4	254.9
辽　宁	331.4	342.3	358.8	379.8	396.2	400.9
吉　林	181.7	184.9	194.5	198.3	196.4	200.7
黑龙江	221.1	217.8	223.0	228.8	229.4	238.4
上　海	224.0	226.7	231.5	239.3	230.5	243.9
江　苏	803.0	779.6	802.1	851.5	846.9	838.4
浙　江	514.3	700.0	565.0	556.9	567.1	581.4
安　徽	663.4	707.7	773.0	856.3	897.4	852.0
福　建	234.3	249.8	259.9	271.4	287.7	308.8
江　西	277.0	273.3	288.8	315.4	322.4	340.6
山　东	806.5	858.6	875.2	927.7	929.0	941.8
河　南	845.9	842.5	850.7	868.6	877.7	850.8
湖　北	440.0	464.2	487.1	537.5	562.3	614.9
湖　南	377.3	391.9	436.9	474.9	534.5	586.9
广　东	385.1	418.2	443.4	479.4	522.3	556.7
广　西	240.2	239.8	265.7	291.5	295.9	296.3
海　南	48.7	41.9	41.2	55.2	59.6	62.7
重　庆	185.6	188.5	211.1	224.2	239.9	249.7
四　川	650.3	606.5	607.7	610.5	653.2	656.2
贵　州	246.2	261.8	268.8	294.2	307.1	310.7
云　南	251.1	269.0	279.8	310.5	335.0	360.1
西　藏	19.7	22.1	15.3	17.2	19.9	19.2
陕　西	296.3	298.8	312.4	340.5	355.9	366.0
甘　肃	176.7	189.9	206.9	230.0	240.5	271.3
青　海	30.7	29.4	30.8	32.0	34.2	35.3
宁　夏	43.9	46.5	46.3	46.9	49.5	51.8
新　疆	146.4	161.1	177.7	196.3	212.0	231.3

3-4-10　2018—2023年分省糖尿病患者规范管理人数

单位：万人

地区	2018	2019	2020	2021	2022	2023
全　国	**3239.1**	**3350.7**	**3573.2**	**3917.8**	**4138.4**	**4352.3**
北　京	50.9	52.9	54.8	84.0	81.8	92
天　津	50.6	47.0	51.0	58.0	53.3	58.8
河　北	260.9	276.5	291.4	304.2	311.8	310.9
山　西	86.6	93.6	98.4	112.5	117.6	119.6
内蒙古	52.4	56.3	60.5	67.0	69.0	73.6
辽　宁	138.9	135.5	137.1	147.9	154.6	157.6
吉　林	93.9	63.1	69.0	70.3	73.8	74.1
黑龙江	63.1	69.0	73.4	76.7	78.9	81.1
上　海	72.6	75.2	76.9	79.7	76.0	83.5
江　苏	244.2	241.8	257.5	269.8	279.8	283.8
浙　江	141.9	152.6	157.4	167.9	172.2	182.7
安　徽	194.3	221.5	253.3	288.2	312.4	302.8
福　建	81.8	87.8	91.9	101.5	108.8	123.3
江　西	79.0	79.9	84.5	97.0	102.3	108.8
山　东	299.4	319.3	333.6	364.2	375.1	391.3
河　南	287.3	293.8	302.8	318.7	338.1	340.3
湖　北	116.5	121.9	134.0	152.7	170.1	192.1
湖　南	121.1	126.4	142.6	165.7	187.0	221.5
广　东	127.5	138.4	165.3	180.4	208.7	224.2
广　西	69.9	70.8	78.2	88.1	90.1	91.8
海　南	18.5	17.3	17.1	23.6	27.5	30.7
重　庆	58.0	60.3	71.1	76.6	83.3	90.3
四　川	215.7	221.4	220.8	218.9	236.5	242.6
贵　州	69.1	65.2	71.4	78.2	84.9	84.5
云　南	60.0	64.5	68.2	78.6	85.0	94.2
西　藏	2.2	2.3	0.9	1.0	1.2	1.2
陕　西	76.5	79.4	82.1	92.6	99.7	107.8
甘　肃	37.4	39.8	45.3	53.2	60.0	77.5
青　海	7.2	7.3	7.8	8.5	9.4	10.3
宁　夏	11.9	13.1	13.3	13.2	14.3	15.2
新　疆	49.6	56.8	61.6	78.9	75.5	84.1

第五节

医疗服务效率与质量

3-5-1　2018—2023年各类医疗卫生机构医师日均担负诊疗量

单位：人次

机构分类	2018	2019	2020	2021	2022	2023
机构合计	**8.0**	**8.0**	**6.8**	**7.2**	**7.0**	**7.5**
医院	7.0	7.1	5.9	6.5	6.2	6.6
其中：三级医院	7.8	7.9	6.3	7.1	6.7	7.2
二级医院	6.7	6.8	5.8	6.2	6.0	6.0
一级医院	5.5	5.5	4.5	4.8	4.9	5.3
基层医疗卫生机构	9.7	9.7	8.3	8.5	8.4	9.0
其中：社区卫生服务中心（站）	15.5	15.9	13.2	13.8	13.3	15.1
乡镇卫生院	9.3	9.4	8.5	8.9	9.0	9.2

3-5-2　2018—2023各类医疗卫生机构医师日均担负住院床日

单位：天

机构分类	2018	2019	2020	2021	2022	2023
机构合计	**1.9**	**1.8**	**1.6**	**1.6**	**1.5**	**1.6**
医院	2.5	2.5	2.1	2.2	2.1	2.3
其中：三级医院	2.6	2.5	2.1	2.2	2.0	2.3
二级医院	2.7	2.6	2.3	2.3	2.2	2.5
一级医院	1.9	1.9	1.8	1.9	1.9	1.9
基层医疗卫生机构	0.8	0.7	0.6	0.5	0.5	0.6
其中：社区卫生服务中心（站）	0.5	0.5	0.4	0.4	0.4	0.5
乡镇卫生院	1.6	1.5	1.3	1.2	1.2	1.3

3-5-3　2018—2023年各类医疗卫生机构平均住院日

单位：天

机构分类	2018	2019	2020	2021	2022	2023
机构合计	**8.7**	**8.6**	**8.9**	**8.8**	**8.7**	**8.4**
医院	9.3	9.1	9.5	9.2	9.2	8.8
其中：三级医院	9.6	9.2	9.2	8.8	8.4	8.1
二级医院	8.8	8.8	9.3	9.4	9.7	9.5
一级医院	8.8	9.2	10.2	9.9	10.2	9.5
基层医疗卫生机构	6.7	6.7	6.8	6.8	6.8	6.6
社区卫生服务中心（站）	9.7	9.6	10.2	9.8	9.9	8.6
乡镇卫生院	6.4	6.5	6.6	6.6	6.5	6.4

3-5-4　2018—2023年各类医疗卫生机构病床使用率

单位：%

机构分类	2018	2019	2020	2021	2022	2023
机构合计	**78.8**	**78.0**	**67.7**	**69.3**	**66.1**	**74.2**
医院	84.2	83.6	72.3	74.6	71.0	79.4
其中：三级医院	97.5	97.5	81.3	85.3	79.8	91.1
二级医院	83.0	81.6	70.7	71.1	67.7	74.3
一级医院	56.9	54.7	52.1	52.1	51.6	54.1
基层医疗卫生机构	58.4	56.3	49.2	47.4	46.0	52.8
社区卫生服务中心（站）	51.4	49.2	42.5	43.0	41.1	49.8
乡镇卫生院	59.6	57.5	50.4	48.2	46.9	53.3

3-5-5　2018—2023年分省医院医师日均
担负诊疗人次数　　　　　　单位：人次

地区	2018	2019	2020	2021	2022	2023
全　国	**7.0**	**7.1**	**5.9**	**6.5**	**6.2**	**6.6**
北　京	9.1	9.1	6.3	8.0	7.4	8.5
天　津	9.9	9.7	7.0	8.1	7.4	8.4
河　北	5.1	5.3	4.7	5.0	4.8	5.1
山　西	4.2	4.3	4.0	4.6	4.4	4.9
内蒙古	5.1	5.1	4.4	4.9	4.5	5.2
辽　宁	5.2	5.4	4.5	5.0	4.8	5.7
吉　林	5.0	51	4.1	4.9	4.3	5.4
黑龙江	4.6	4.6	3.4	4.1	4.1	4.9
上　海	14.4	14.2	11.1	13.5	11.3	12.1
江　苏	8.5	8.5	6.9	7.1	7.2	8.2
浙　江	10.9	10.7	8.8	9.4	9.2	9.2
安　徽	6.4	6.6	5.5	6.0	5.8	5.8
福　建	8.3	8.2	6.9	7.5	7.3	7.3
江　西	5.9	6.0	5.2	5.8	5.8	5.5
山　东	5.6	5.7	4.9	5.5	5.2	5.6
河　南	6.1	6.2	5.2	5.6	5.3	5.6
湖　北	6.8	7.1	5.3	6.5	6.2	6.3
湖　南	4.5	4.7	4.2	4.8	4.9	4.8
广　东	10.1	10.2	8.1	9.1	8.5	8.7
广　西	7.6	7.6	6.2	6.8	6.6	6.4
海　南	6.2	6.4	5.4	5.8	5.5	6.2
重　庆	6.8	7.1	6.3	7.1	6.7	6.6
四　川	7.0	7.4	6.3	6.9	6.9	7.0
贵　州	5.8	5.8	5.1	5.4	5.2	5.2
云　南	7.6	7.3	6.4	7.1	6.9	6.8
西　藏	5.6	5.1	5.1	5.1	4.3	4.6
陕　西	6.0	6.2	5.2	5.8	5.4	6.0
甘　肃	6.2	6.2	5.3	5.5	4.7	5.5
青　海	5.2	5.2	4.6	5.0	4.4	4.6
宁　夏	7.1	7.1	6.0	6.4	6.4	7.2
新　疆	5.7	5.8	5.0	5.5	4.9	6.0

3-5-6 2018—2023年分省医院医师日均担负住院床日

单位：天

地区	2018	2019	2020	2021	2022	2023
全　国	**2.6**	**2.5**	**2.2**	**2.2**	**2.1**	**2.3**
北　京	1.4	1.4	1.0	1.2	1.1	1.3
天　津	1.5	1.5	1.1	1.2	1.1	1.4
河　北	2.1	2.0	1.8	1.7	1.6	1.8
山　西	2.1	2.1	1.8	1.8	1.7	1.9
内蒙古	2.2	2.0	1.6	1.6	1.5	1.8
辽　宁	2.5	2.3	1.9	2.0	1.9	2.3
吉　林	2.3	2.3	1.8	2.0	1.8	2.3
黑龙江	2.6	2.7	1.7	1.9	2.0	2.5
上　海	2.6	2.6	2.3	2.4	2.2	2.5
江　苏	2.6	2.5	2.2	2.2	2.1	2.4
浙　江	2.4	2.3	2.0	1.9	1.9	2.0
安　徽	2.7	2.7	2.3	2.3	2.1	2.3
福　建	2.4	2.3	2.0	2.1	2.1	2.2
江　西	3.0	2.9	2.6	2.6	2.5	2.6
山　东	2.2	2.1	1.8	2.0	1.8	2.1
河　南	2.9	2.8	2.4	2.4	2.2	2.5
湖　北	3.0	3.0	2.3	2.5	2.4	2.7
湖　南	2.8	2.9	2.7	2.8	2.7	2.7
广　东	2.2	2.2	1.9	2.0	1.9	2.1
广　西	2.8	2.8	2.6	2.5	2.5	2.7
海　南	2.1	2.1	1.9	1.9	1.8	2.0
重　庆	3.0	3.1	2.7	2.8	2.8	2.9
四　川	3.4	3.4	3.0	2.9	2.9	3.0
贵　州	3.1	3.1	2.8	2.8	2.7	2.8
云　南	3.2	3.0	2.7	2.8	2.6	2.7
西　藏	1.5	1.5	1.3	1.3	1.0	1.2
陕　西	2.8	2.7	2.2	2.3	2.2	2.5
甘　肃	2.8	2.8	2.5	2.2	2.0	2.4
青　海	2.2	2.2	2.1	1.9	1.7	2.0
宁　夏	2.2	2.2	1.8	1.8	1.7	2.1
新　疆	2.7	2.8	2.1	2.1	1.9	2.7

3-5-7 2018—2023年分省医院平均住院日   单位：天

地区	2018	2019	2020	2021	2022	2023
全 国	**9.3**	**9.1**	**9.5**	**9.2**	**9.2**	**8.8**
北 京	10.1	9.0	9.9	8.9	8.8	8.6
天 津	9.2	9.4	9.6	8.4	8.0	7.7
河 北	9.0	9.0	9.3	9.2	9.1	8.7
山 西	10.5	10.3	10.3	10.3	10.1	9.6
内蒙古	9.6	9.3	9.6	9.4	9.1	8.7
辽 宁	10.3	10.0	10.4	10.1	9.6	9.4
吉 林	9.3	9.3	10.0	9.9	9.8	9.3
黑龙江	10.2	10.4	10.7	10.8	9.6	9
上 海	10.2	10.0	10.7	10.0	17.2	11.5
江 苏	9.6	9.4	9.7	9.5	8.9	8.7
浙 江	9.6	9.3	9.5	8.9	8.5	8.5
安 徽	8.7	8.6	9.7	8.9	8.8	8.6
福 建	8.6	8.6	8.7	8.7	8.7	8.7
江 西	8.9	8.9	9.0	9.0	9.0	8.9
山 东	8.8	8.6	8.9	8.8	8.4	8.2
河 南	9.5	9.3	9.5	9.4	9.3	8.9
湖 北	9.4	9.3	10.1	9.4	9.2	8.9
湖 南	9.2	9.1	9.5	9.4	9.5	9.2
广 东	8.9	8.4	8.7	8.7	8.3	8.3
广 西	8.7	8.9	9.1	8.7	8.8	8.6
海 南	8.9	8.9	9.3	9.1	9.3	8.5
重 庆	9.4	9.4	10.0	9.7	9.6	9.3
四 川	10.5	10.3	10.6	10.4	10.2	9.7
贵 州	8.1	8.2	8.4	8.3	8.5	8.4
云 南	8.6	8.5	8.7	8.7	8.6	8.2
西 藏	8.9	9.2	7.7	8.2	7.9	8.2
陕 西	8.9	8.7	9.1	9.0	9.1	8.7
甘 肃	8.4	8.6	8.7	8.5	8.6	8.4
青 海	9.0	9.2	9.0	9.0	8.8	9.7
宁 夏	8.9	8.7	8.7	8.4	8.2	8.1
新 疆	8.5	8.4	8.8	8.3	8.3	7.9

3-5-8 2018—2023年分省医院病床使用率 单位：%

地区	2018	2019	2020	2021	2022	2023
全　国	**84.2**	**83.6**	**72.3**	**74.6**	**71.0**	**79.4**
北　京	83.4	82.6	60.9	73.2	67.9	80.3
天　津	77.5	79.8	61.6	68.4	63.3	74.6
河　北	82.7	81.3	70.8	68.9	64.3	71.6
山　西	79.6	76.6	65.9	67.0	62.6	71.2
内蒙古	76.1	71.4	58.8	60.1	55.4	67.5
辽　宁	78.1	73.8	62.2	62.7	58.4	70.9
吉　林	76.0	76.3	61.1	66.4	58.6	71.2
黑龙江	73.8	74.5	48.3	55.5	55.7	72.2
上　海	95.9	96.2	85.3	89.3	79.7	91.0
江　苏	86.4	85.7	76.1	77.2	74.5	81.1
浙　江	89.5	88.4	77.9	79.9	79.6	84.5
安　徽	83.3	83.1	72.4	70.7	68.4	76.0
福　建	83.9	82.8	71.6	73.6	72.7	79.6
江　西	86.7	84.8	75.7	76.2	73.0	77.5
山　东	82.5	80.7	71.0	75.3	68.7	79.2
河　南	87.6	88.1	78.1	80.1	73.1	83.1
湖　北	92.7	92.3	72.1	78.9	77.2	84.8
湖　南	84.3	83.7	76.2	77.6	74.8	79.6
广　东	83.0	82.2	71.1	74.3	72.2	78.8
广　西	87.6	90.1	82.8	81.6	79.5	84.0
海　南	79.6	78.4	66.6	68.3	63.6	71.1
重　庆	82.2	82.2	74.7	78.2	75.9	81.9
四　川	88.7	89.4	79.0	82.2	79.1	86.0
贵　州	81.8	81.5	75.7	76.5	75.2	80.1
云　南	85.8	83.8	77.5	78.5	76.2	79.8
西　藏	64.6	64.8	56.2	56.6	48.6	54.4
陕　西	84.0	81.7	68.7	72.4	70.0	81.0
甘　肃	81.6	82.3	71.6	69.6	63.0	75.2
青　海	73.2	74.1	70.2	66.6	59.7	72.9
宁　夏	79.9	81.1	68.8	67.4	64.3	79.7
新　疆	85.6	87.9	69.9	73.6	67.4	88.6

3-5-9　2023年各地区医院医师担负工作量

地区	医师日均担负诊疗人次数/人次			医师日均担负住院床日/天		
	合计	公立	民营	合计	公立	民营
全　国	**6.6**	**7.1**	**4.9**	**2.3**	**2.3**	**2.5**
北　京	8.5	9.3	6.1	1.3	1.4	1.0
天　津	8.4	8.7	7.2	1.4	1.6	0.7
河　北	5.1	5.5	4.1	1.8	1.9	1.6
山　西	4.9	5.3	3.4	1.9	2.0	1.8
内蒙古	5.2	5.2	5.1	1.8	1.8	1.3
辽　宁	5.7	5.8	5.3	2.3	2.3	2.2
吉　林	5.4	5.9	3.6	2.3	2.3	2.3
黑龙江	4.9	5.1	4.0	2.5	2.5	2.6
上　海	12.1	13	6.9	2.5	2.1	4.9
江　苏	8.2	8.7	6.8	2.4	2.3	2.7
浙　江	9.2	10.5	5.1	2.0	1.9	2.3
安　徽	5.8	6.5	4.0	2.3	2.4	1.9
福　建	7.3	8.0	4.7	2.2	2.2	2.3
江　西	5.5	6.0	3.6	2.6	2.4	3.3
山　东	5.6	5.9	4.5	2.1	2.2	2.1
河　南	5.6	5.9	4.6	2.5	2.6	2.2
湖　北	6.3	6.7	4.6	2.7	2.7	2.5
湖　南	4.8	5.2	3.6	2.7	2.7	2.7
广　东	8.7	9.2	6.0	2.1	2.0	2.7
广　西	6.4	6.8	3.7	2.7	2.5	4.4
海　南	6.2	6.6	4.4	2.0	1.9	2.2
重　庆	6.6	7.5	4.5	2.9	3.1	2.6
四　川	7.0	7.8	4.6	3.0	2.9	3.4
贵　州	5.2	5.4	4.7	2.8	2.3	3.9
云　南	6.8	7.0	5.9	2.7	2.7	2.8
西　藏	4.6	4.3	5.6	1.2	1.0	1.6
陕　西	6.0	6.4	4.9	2.5	2.4	2.8
甘　肃	5.5	5.9	3.6	2.4	2.5	2.3
青　海	4.6	4.6	4.7	2.0	2.0	1.9
宁　夏	7.2	7.4	6.5	2.1	2.1	1.9
新　疆	6.0	6.1	5.2	2.7	2.7	2.2

3-5-10 2023年各地区医院担负工作量

地区	平均住院日/天			病床使用率/%		
	合计	公立	民营	合计	公立	民营
全　国	**8.8**	**8.4**	**10.7**	**79.4**	**86.0**	**63.5**
北　京	8.6	8.2	10.8	80.3	86.1	62.1
天　津	7.7	7.5	9.7	74.6	81.1	48.2
河　北	8.7	8.4	9.7	71.6	77.9	56.8
山　西	9.6	9.4	10.4	71.2	77.8	53.7
内蒙古	8.7	8.7	8	67.5	73.8	36.9
辽　宁	9.4	9.1	10.2	70.9	77.9	55.8
吉　林	9.3	8.9	11.1	71.2	78	55.7
黑龙江	9	8.7	10.4	72.2	75.6	62
上　海	11.5	9.8	31.1	91	97	78.8
江　苏	8.7	8.1	10.7	81.1	90.9	66.5
浙　江	8.5	7.2	16.5	84.5	92.3	69.4
安　徽	8.6	8.2	9.8	76	84.3	58.1
福　建	8.7	8.2	11.4	79.6	85.6	63.4
江　西	8.9	8.3	11.1	77.5	82.2	67
山　东	8.2	7.9	9.9	79.2	86.1	61.1
河　南	8.9	8.7	9.7	83.1	90.4	64.6
湖　北	8.9	8.7	10.2	84.8	91.3	61.6
湖　南	9.2	8.8	10.8	79.6	86	64.1
广　东	8.3	7.8	12.2	78.8	84.0	63.9
广　西	8.6	7.9	13	84	88.9	70.5
海　南	8.5	8.1	11.6	71.1	77.5	52.7
重　庆	9.3	9.5	8.6	81.9	92	61.8
四　川	9.7	9.2	11.2	86	94.5	69.7
贵　州	8.4	8	9.3	80.1	87.4	70.7
云　南	8.2	8	8.9	79.8	88.3	60.3
西　藏	8.2	8.9	6.9	54.4	52.5	59.6
陕　西	8.7	8.4	9.7	81	86.6	67.6
甘　肃	8.4	8.4	8.3	75.2	78.7	58.4
青　海	9.7	8.8	16.2	72.9	76.7	53.6
宁　夏	8.1	8	8.7	79.7	87.8	54.8
新　疆	7.9	8	7.2	88.6	92.9	60.9

3-5-11　2018—2022年三级公立医院绩效考核国家监测分析情况

	2018	2019	2020	2021	2022
三级公立医院出院患者手术开展情况					
出院患者手术占比/%	27.40	28.39	30.49	30.80	30.3
出院患者微创手术占比/%	15.90	16.73	18.35	19.92	20.5
出院患者四级手术占比/%	16.39	17.24	18.76	19.73	20.2
三级公立医院预约诊疗开展情况					
门诊预约诊疗率/%	42.02	47.26	56.60	60.52	61.1
门诊患者预约后平均等候时间/分钟	22.98	20.23	22.18	20.12	—
三级公立医院室间质评项目参加率和合格率情况					
室间质评参加率/%	75.00	73.87	89.41	93.27	95.5
室间质评合格率/%	96.00	96.50	96.40	97.25	98.0
三级公立医院基本药物及辅助用药使用情况					
门诊患者基本药物处方占比/%	52.25	52.74	54.50	56.03	58.1
住院患者基本药物使用率/%	95.38	94.86	95.63	95.82	96.2
辅助用药收入占比/%	7.55	4.42	1.72	0.86	0.7
三级公立医院电子病历系统应用水平分级评价情况					
电子病历应用水平分级评价参评率/%	94.58	99.36	98.60	99.71	99.0
电子病历应用水平等级	2.72	3.23	3.65	3.83	4.0

3-5-12 2020—2023年药品不良反应监测情况

单位：件

项　　目	2020	2021	2022	2023				
				合计	化学药品	中药	生物制品	其他
不良反应报告数量	1661807	1962418	2023050	2419149	1968116	318357	77255	55421
严重药品不良反应报告数量	165280	216197	263513	377914	323514	23451	21752	9197
新的药品不良反应报告数量	368875	416976	419574	509917	339575	137178	16572	16592
药品群体不良事件报告数量	0	0	0	0	0	0	0	0
报告来源　医疗单位	—	1693073	1772963	2178751	—	—	—	—
报告来源　生产单位	—	80908	84614	85256	—	—	—	—
报告来源　经营单位	—	184447	164369	153632	—	—	—	—
报告来源　个人	—	3882	1002	0	—	—	—	—
报告来源　其他	—	108	102	1510	—	—	—	—

数据来源：国家药品监督管理局《药品监督管理统计年度报告》。

3-5-13　2021年分省医疗器械不良事件报告和监测情况

单位：个

地区	不良事件报告数	严重伤害事件报告数	死亡事件	
			报告数	涉及品种
全　国	**536055**	**32874**	**218**	**88**
北　京	7037	177	3	3
天　津	8465	7	1	1
河　北	55037	813	2	2
山　西	10948	196	1	1
内蒙古	7131	40	0	0
辽　宁	10492	759	2	2
吉　林	6885	4	4	2
黑龙江	8995	9	0	0
上　海	10250	1138	164	53
江　苏	43123	1976	0	0
浙　江	15531	1784	6	2
安　徽	35250	1700	2	1
福　建	9520	1511	4	0
江　西	17748	3534	1	1
山　东	52872	3167	4	3
河　南	40109	212	5	2
湖　北	18991	1028	1	1
湖　南	19686	3726	1	1
广　东	41129	2919	9	8
广　西	17242	992	0	0
海　南	2869	46	0	0
重　庆	11203	41	0	0
四　川	28324	5038	2	1
贵　州	11863	402	4	2
云　南	12180	199	0	0
西　藏	367	0	0	0
陕　西	14492	1063	1	1
甘　肃	7784	377	0	0
青　海	864	1	1	1
宁　夏	1346	3	0	0
新　疆	8322	12	0	0

数据来源：国家药品监督管理局《药品监督管理统计年度报告》。

第六节

卫生经费与医疗费用

3-6-1　历年卫生总费用及GDP占比

年份	卫生总费用/亿元	卫生总费用分项/亿元			卫生总费用占GDP比重/%
		政府卫生支出	社会卫生支出	个人卫生支出	
1980	143	52	61	30	3.15
1985	279	108	92	79	3.09
1990	747	187	293	267	3.96
1995	2155	387	768	1000	3.51
2000	4587	710	1172	2705	4.57
2001	5026	801	1211	3014	4.53
2002	5790	909	1539	3342	4.76
2003	6584	1117	1789	3679	4.79
2004	7590	1294	2225	4071	4.69
2005	8660	1553	2586	4521	4.62
2006	9843	1779	3211	4854	4.49
2007	11574	2582	3894	5099	4.29
2008	14535	3594	5066	5876	4.55
2009	17542	4816	6154	6571	5.03
2010	19980	5732	7197	7051	4.85
2011	24346	7464	8416	8465	4.99
2012	28119	8432	10031	9656	5.22
2013	31669	9546	11394	10729	5.34
2014	35312	10579	13438	11295	5.49
2015	40975	12475	16507	11993	5.95
2016	46345	13910	19097	13338	6.21
2017	52598	15206	22259	15134	6.32
2018	59122	16399	25811	16912	6.43
2019	65841	18017	29151	18674	6.67
2020	72175	21942	30274	19959	7.12
2021	76845	20676	34963	21206	6.69
2022	85328	24041	38346	22941	7.08
2023	90576	24148	41677	24751	7.19

注：①本表系核算数，2022年为初步核算数。②按当年价格计算。③2001年起，卫生总费用不含高等医学教育经费，2006年起，包括城乡医疗救助经费。

3-6-2　历年卫生总费用构成

年份	卫生总费用/亿元	卫生总费用构成/%		
		政府卫生支出	社会卫生支出	个人卫生支出
1980	143.23	36.24	42.57	21.19
1985	279.00	38.58	32.96	28.46
1990	747.39	25.06	39.22	35.73
1995	2155.13	17.97	35.63	46.40
2000	4586.63	15.47	25.55	58.98
2001	5025.93	15.93	24.10	59.97
2002	5790.03	15.69	26.59	57.72
2003	6584.10	16.96	27.16	55.87
2004	7590.29	17.04	29.32	53.64
2005	8659.91	17.93	29.87	52.21
2006	9843.34	18.07	32.62	49.31
2007	11573.97	22.31	33.64	44.05
2008	14535.40	24.73	34.85	40.42
2009	17541.92	27.46	35.08	37.46
2010	19980.39	28.69	36.02	35.29
2011	24345.91	30.66	34.57	34.80
2012	28119.00	29.99	35.67	34.34
2013	31668.95	30.10	36.00	33.90
2014	35312.40	29.96	38.05	31.99
2015	40974.64	30.45	40.29	29.27
2016	46344.88	30.01	41.21	28.78
2017	52598.28	28.91	42.32	28.77
2018	59121.91	27.74	43.66	28.61
2019	65841.39	27.36	44.27	28.36
2020	72175.00	30.40	41.94	27.65
2021	76844.99	26.91	45.50	27.60
2022	85327.49	28.17	44.94	26.89
2023	90575.81	26.66	46.01	27.33

注：①本表系核算数，2020年为初步核算数。②按当年价格计算。③2001年起，卫生总费用不含高等医学教育经费，2006年起，包括城乡医疗救助经费。

3-6-3　历年城乡卫生总费用构成

年份	城乡卫生费用/亿元			人均卫生费用/元		
	合计	城市	农村	合计	城市	农村
1980				14.5		
1985				26.4		
1990	747.39	396	351.39	65.4	158.8	38.8
1995	2155.13	1239.5	915.63	177.9	401.3	112.9
2000	4586.63	2624.24	1962.39	361.9	813.7	214.7
2001	5025.93	2792.95	2232.98	393.8	841.2	244.8
2002	5790.03	3448.24	2341.79	450.7	987.1	259.3
2003	6584.1	4150.32	2433.78	509.5	1108.9	274.7
2004	7590.29	4939.21	2651.08	583.9	1261.9	301.6
2005	8659.91	6305.57	2354.34	662.3	1126.4	315.8
2006	9843.34	7174.73	2668.61	748.8	1248.3	361.9
2007	11573.97	8968.7	2605.27	876.0	1516.3	358.1
2008	14535.4	11251.9	3283.5	1094.5	1861.8	455.2
2009	17541.92	13535.61	4006.31	1314.3	2176.6	562
2010	19980.39	15508.62	4471.77	1490.1	2315.5	666.3
2011	24345.91	18571.87	5774.04	1804.5	2697.5	879.4
2012	28119	21280.46	6838.54	2068.8	2999.3	1064.8
2013	31668.95	23644.95	8024	2316.2	3234.1	1274.4
2014	35312.4	26575.6	8736.8	2565.5	3558.3	1412.2
2015	40974.64	31297.85	9676.79	2962.2	4058.5	1603.6
2016	46344.88	35458.01	10886.87	3328.6	4471.5	1846.1
2017	52598.28			3756.7		
2018	59121.91			4206.7		
2019	65841.39			4669.3		
2020	72175.00			5111.1		
2021	76844.99			5440		
2022	85327.49			6044.1		
2023	90575.81			6425.3		

注：①本表系核算数，2022年为初步核算数。②按当年价格计算。③2001年起，卫生总费用不含高等医学教育经费，2006年起，包括城乡医疗救助经费。

3-6-4　2022年分省卫生总费用及人均费用

地区	卫生总费用/亿元	卫生总费用占GDP比重/%	人均卫生总费用/元
全　国	**85327.5**	**7.1**	**6044.1**
北　京	3649.4	8.8	16707.3
天　津	1110.2	6.8	8145.3
河　北	3607.1	8.5	4861.3
山　西	1705.6	6.7	4899.3
内　蒙	1484.6	6.4	6182.8
辽　宁	2056.5	7.1	4899.8
吉　林	1237.8	9.5	5272.3
黑龙江	1826.9	11.5	5895.3
上　海	4005.3	9.0	16177.2
江　苏	6548.7	5.3	7690.7
浙　江	5095.5	6.6	7747.4
安　徽	2813.7	6.2	4592.2
福　建	2262.1	4.3	5401.5
江　西	2011.9	6.3	4443.3
山　东	5802.7	6.6	5709.8
河　南	4457.0	7.3	4514.8
湖　北	3383.8	6.3	5790.2
湖　南	3379.2	6.9	5116.9
广　东	8888.0	6.9	7022.3
广　西	2081.8	7.9	4124.9
海　南	585.9	8.6	5705.3
重　庆	1876.2	6.4	5838.8
四　川	4690.6	8.3	5601.4
贵　州	1584.8	7.9	4110.1
云　南	2195.7	7.6	4678.7
西　藏	276.5	13.0	7595.6
陕　西	2408.4	7.3	6087.9
甘　肃	1127.1	10.1	4522.2
青　海	398.8	11.0	6702.6
宁　夏	453.5	8.9	6229.8
新　疆	1724.1	9.7	6664.3

3-6-5　2022年分省卫生总费用构成

地区	卫生总费用分项/亿元			卫生总费用构成/%		
	政府卫生支出	社会卫生支出	个人卫生支出	政府卫生支出	社会卫生支出	个人卫生支出
全　国	**24040.89**	**38345.67**	**22940.94**	**28.17**	**44.94**	**26.89**
北　京	940.00	2214.62	494.75	25.76	60.69	13.56
天　津	196.72	623.32	290.16	17.72	56.15	26.14
河　北	977.36	1597.07	1032.66	27.10	44.28	28.63
山　西	519.36	693.07	493.19	30.45	40.63	28.92
内　蒙	460.62	599.05	424.93	31.03	40.35	28.62
辽　宁	482.83	985.72	587.91	23.48	47.93	28.59
吉　林	410.59	481.44	345.75	33.17	38.90	27.93
黑龙江	458.68	840.62	527.64	25.11	46.01	28.88
上　海	1388.49	2059.78	557.02	34.67	51.43	13.91
江　苏	1520.42	3493.85	1534.39	23.22	53.35	23.43
浙　江	1320.28	2627.40	1147.79	25.91	51.56	22.53
安　徽	838.68	1173.02	801.96	29.81	41.69	28.50
福　建	641.46	1059.48	561.19	28.36	46.84	24.81
江　西	736.75	719.37	555.81	36.62	35.76	27.63
山　东	1274.84	2940.76	1587.15	21.97	50.68	27.35
河　南	1200.03	1958.47	1298.47	26.92	43.94	29.13
湖　北	862.61	1591.27	929.91	25.49	47.03	27.48
湖　南	832.23	1627.91	919.05	24.63	48.17	27.20
广　东	2185.46	4492.24	2210.29	24.59	50.54	24.87
广　西	657.98	853.68	570.18	31.61	41.01	27.39
海　南	267.02	199.08	119.85	45.57	33.98	20.45
重　庆	507.02	863.04	506.15	27.02	46.00	26.98
四　川	1245.16	2183.36	1262.07	26.55	46.55	26.91
贵　州	611.09	591.25	382.52	38.56	37.31	24.14
云　南	760.99	843.27	591.43	34.66	38.41	26.94
西　藏	196.42	56.52	23.55	71.04	20.44	8.52
陕　西	690.25	1032.59	685.52	28.66	42.88	28.46
甘　肃	418.29	394.17	314.65	37.11	34.97	27.92
青　海	184.36	130.27	84.17	46.23	32.66	21.11
宁　夏	147.78	193.05	112.70	32.59	42.57	24.85
新　疆	640.47	706.76	376.81	37.15	40.99	21.86

3-6-6 历年政府卫生支出情况

单位：亿元

年份	合计	医疗卫生服务支出	医疗保障支出	行政管理事务支出	人口与计划生育事务支出
1990	187.28	122.86	44.34	4.55	15.53
1991	204.05	132.38	50.41	5.15	16.11
1992	228.61	144.77	58.10	6.37	19.37
1993	272.06	164.81	76.33	8.04	22.89
1994	342.28	212.85	92.02	10.94	26.47
1995	387.34	230.05	112.29	13.09	31.91
1996	461.61	272.18	135.99	15.61	37.83
1997	523.56	302.51	159.77	17.06	44.23
1998	590.06	343.03	176.75	19.90	50.38
1999	640.96	368.44	191.27	22.89	58.36
2000	709.52	407.21	211.00	26.81	64.50
2001	800.61	450.11	235.75	32.96	81.79
2002	908.51	497.41	251.66	44.69	114.75
2003	1116.94	603.02	320.54	51.57	141.82
2004	1293.58	679.72	371.60	60.90	181.36
2005	1552.53	805.52	453.31	72.53	221.18
2006	1778.86	834.82	602.53	84.59	256.92
2007	2581.58	1153.30	957.02	123.95	347.32
2008	3593.94	1397.23	1577.10	194.32	425.29
2009	4816.26	2081.09	2001.51	217.88	515.78
2010	5732.49	2565.60	2331.12	247.83	587.94
2011	7464.18	3125.16	3360.78	283.86	694.38
2012	8431.98	3506.70	3789.14	323.29	812.85
2013	9545.81	3838.93	4428.82	373.15	904.92
2014	10579.23	4288.70	4958.53	436.95	895.05
2015	12475.28	5191.25	5822.99	625.94	835.10
2016	13910.31	5867.38	6497.20	804.31	741.42
2017	15205.87	6550.45	7007.51	933.82	714.10
2018	16399.13	6908.05	7795.57	1005.79	689.72
2019	18016.95	7986.42	8459.16	883.77	687.61
2020	21941.90	11415.83	8844.93	1021.15	660.00
2021	20676.06	9564.18	9416.78	1048.13	646.97
2022	24040.89	12754.14	9538.57	1137.77	610.42
2023	24147.89	11967.50	10311.27	1143.59	725.53

注：①本表按当年价格计算。②政府卫生支出是指各级政府用于医疗卫生服务、医疗保障补助、卫生和医疗保险行政管理事务、人口与计划生育事务支出等各项事业的经费。

3-6-7　政府卫生支出所占比重

年份	政府卫生支出/亿元	占财政支出比重/%	占卫生总费用比重/%	占国内生产总值比重/%
1990	187.28	6.07	25.06	1.00
1995	387.34	5.68	17.97	0.63
2000	709.52	4.47	15.47	0.71
2001	800.61	4.24	15.93	0.72
2002	908.51	4.12	15.69	0.75
2003	1116.94	4.53	16.96	0.81
2004	1293.58	4.54	17.04	0.80
2005	1552.53	4.58	17.93	0.83
2006	1778.86	4.40	18.07	0.81
2007	2581.58	5.19	22.31	0.96
2008	3593.94	5.74	24.73	1.13
2009	4816.26	6.31	27.46	1.38
2010	5732.49	6.38	28.69	1.39
2011	7464.18	6.83	30.66	1.53
2012	8431.98	6.69	29.99	1.57
2013	9545.81	6.81	30.14	1.61
2014	10579.23	6.97	29.96	1.64
2015	12475.28	7.09	30.45	1.81
2016	13910.31	7.41	30.01	1.86
2017	15205.87	7.49	28.91	1.83
2018	16399.13	7.42	27.74	1.78
2019	18016.95	7.54	27.36	1.83
2020	21941.90	8.41	30.40	2.16
2021	20676.06	8.35	26.91	1.81
2022	24040.89	9.22	28.17	1.99
2023	24147.89	8.79	26.66	1.92

　　注：①本表按当年价格计算。②为保证支出口径均为一般公共预算支出及历史时间序列数据可比，2020年政府卫生支出占财政支出比重中政府卫生支出不含政府性基金支出下抗疫特别国债安排的支出。

3-6-8 历年城乡居民医疗保健支出

年份	城镇居民			农村居民		
	人均年消费支出/元	人均医疗保健支出/元	医疗保健支出占消费性支出百分比	人均年消费支出/元	人均医疗保健支出/元	医疗保健支出占消费性支出百分比
2000	4998.0	318.1	6.4	1670.1	87.6	5.2
2005	7942.9	600.9	7.6	2555.4	168.1	6.6
2010	13471.5	871.8	6.5	4381.8	326.0	7.4
2015	21392.4	1443.4	6.7	9222.6	846.0	9.2
2016	23078.9	1630.8	7.1	10129.8	929.2	9.2
2017	24445.0	1777.4	7.3	10954.5	1058.7	9.7
2018	26112.3	2045.7	7.8	12124.3	1240.1	10.2
2019	28063.4	2282.7	8.1	13327.7	1420.8	10.7
2020	27007.4	2172.2	8.0	13713.4	1417.5	10.3
2021	30307.2	2521.3	8.3	15915.6	1579.6	9.9
2022	30390.8	2480.7	8.2	16632.1	1632.5	9.8
2023	32994.0	2850.0	8.6	18175.0	1916.0	10.5

注：本表按当年价格计。

3-6-9　2023年全国城乡居民医疗保健支出

地区	城镇居民			农村居民		
	人均年消费支出/元	人均医疗保健支出/元	医疗保健支出占消费性支出百分比	人均年消费支出/元	人均医疗保健支出/元	医疗保健支出占消费性支出百分比
全　国	**32994.0**	**2850.0**	**8.6**	**18175.0**	**1916.0**	**10.5**
北　京	45616.9	4304.0	9.4	23745.4	1900.3	8.0
天　津	33823.6	3811.6	11.3	18934.2	2286.1	12.1
河　北	25071.3	2338.8	9.3	16270.6	1662.1	10.2
山　西	21922.6	2442.2	11.1	12090.9	1324.4	11.0
内蒙古	26666.8	2340.7	8.8	15443.6	2140.3	13.9
辽　宁	26652.2	2466.4	9.3	14326.1	1631.8	11.4
吉　林	21834.9	2377.5	10.9	12729.4	1661.6	13.1
黑龙江	24011.0	2798.9	11.7	15161.8	2125.3	14.0
上　海	48110.5	3719.3	7.7	27430.3	2690.1	9.8
江　苏	37795.7	2839.1	7.5	22596.9	1994.1	8.8
浙　江	44511.2	2864.5	6.4	27483.4	1847.3	6.7
安　徽	26832.4	1933.6	7.2	17980.4	1554.1	8.6
福　建	35692.1	2064.3	5.8	20466.5	1634.2	8.0
江　西	25975.5	2185.7	8.4	16984.4	1491.0	8.8
山　东	28555.2	2339.6	8.4	14686.7	1577.6	10.7
河　南	23539.3	2220.1	9.4	14823.9	1641.5	11.1
湖　北	29120.9	2538.4	8.7	18991.0	1975.6	10.4
湖　南	29580.1	2562.0	8.7	18077.7	2004.8	11.1
广　东	36936.2	2019.2	5.5	20800.0	1219.6	5.9
广　西	22438.1	2097.5	9.3	14657.7	1539.0	10.5
海　南	26417.6	1615.0	6.1	15145.5	1060.1	7.0
重　庆	30573.9	2697.9	8.8	16727.1	1773.4	10.6
四　川	27637.3	2343.1	8.5	17199.0	1878.0	10.9
贵　州	24229.9	1876.2	7.7	13172.5	993.0	7.5
云　南	26239.7	2610.2	9.9	13308.6	1217.6	9.1
西　藏	28265.4	1342.0	4.7	11138.9	490.5	4.4
陕　西	24765.8	2832.4	11.4	14094.2	1894.7	13.4
甘　肃	25207.0	2005.5	8.0	11494.2	1307.8	11.4
青　海	21700.2	2156.1	9.9	12515.8	1353.9	10.8
宁　夏	24213.4	2481.2	10.2	12825.3	1552.6	12.1
新　疆	24142.3	2773.6	11.5	12169.1	1222.6	10.0

注：本表按当年价格计算。

3-6-10 2018—2022年全国居民收入五等份分组的
人均可支配收入

单位：元

项目	2018	2019	2020	2021	2022
全国					
20%低收入组家庭人均可支配收入	6440.5	7380.4	7868.8	8332.8	8601.1
20%中间偏下收入组家庭人均可支配收入	14360.5	15777.0	16442.7	18445.5	19302.7
20%中间收入组家庭人均可支配收入	23188.9	25034.7	26248.9	29053.3	30598.3
20%中间偏上收入组家庭人均可支配收入	36471.4	39230.5	41171.7	44948.9	47397.4
20%高收入组家庭人均可支配收入	70639.5	76400.7	80293.8	85835.8	90116.3
城镇					
20%低收入组家庭人均可支配收入	14386.9	15549.4	15597.7	16745.5	16970.7
20%中间偏下收入组家庭人均可支配收入	24856.5	26783.7	27501.1	30132.6	31179.6
20%中间收入组家庭人均可支配收入	35196.1	37875.8	39278.2	42498.0	44282.9
20%中间偏上收入组家庭人均可支配收入	49173.5	52907.3	54910.1	59005.2	61724.1
20%高收入组家庭人均可支配收入	84907.1	91682.6	96061.6	102595.8	107224.1
农村					
20%低收入组家庭人均可支配收入	3666.2	4262.6	4681.5	4855.9	5024.6
20%中间偏下收入组家庭人均可支配收入	8508.5	9754.1	10391.6	11585.8	11965.3
20%中间收入组家庭人均可支配收入	12530.2	13984.2	14711.7	16546.4	17450.6
20%中间偏上收入组家庭人均可支配收入	18051.5	19732.4	20884.5	23167.3	24646.2
20%高收入组家庭人均可支配收入	34042.6	36049.4	38520.3	43081.5	46075.4

3-6-11　2023年各类医疗卫生机构收入情况

单位：亿元

机构分类	总收入	财政拨款收入	事业收入	医疗收入
总　计	**63321.2**	**10450.0**	**49982.4**	**48859.2**
医院	47821.2	5307.8	41238.7	40902.7
综合医院	33359.1	3521.2	28955.0	28722.0
中医医院	6045.0	827.9	5068.3	5041.6
中西医结合医院	1002.1	119.3	862.3	856.9
民族医院	167.9	57.9	106.0	105.4
专科医院	7143.1	779.3	6159.6	6089.2
护理院	103.9	2.2	87.5	87.5
基层医疗卫生机构	10201.5	2931.7	6575.0	6427.3
社区卫生服务中心（站）	3222.1	1087.7	2028.8	1990.0
卫生院	4177.7	1843.4	2178.6	2139.5
乡镇卫生院	4115.0	1819.9	2142.6	2103.9
村卫生室	526.4	0.0	343.4	273.9
门诊部	1323.5	0.0	1211.3	1211.3
诊所、卫生所、医务室、护理站	951.8	0.7	813.0	812.6
专业公共卫生机构	4223.6	1970.3	1977.3	1508.6
疾病预防控制中心	1408.1	954.4	349.8	0.0
专科疾病防治院（所、站）	158.5	62.3	88.9	87.0
健康教育所（站、中心）	15.0	14.5	0.1	0.0
妇幼保健院（所、站）	2077.7	589.7	1432.4	1421.6
急救中心（站）	80.2	63.5	14.0	0.0
采供血机构	300.3	106.2	89.2	0.0
卫生监督所（中心）	171.9	170.0	1.2	0.0
计划生育技术服务机构	11.8	9.6	1.8	0.0
其他医疗卫生机构	1074.9	240.4	191.4	20.7

统计范围：医疗卫生机构103.1万个，其中：社区卫生服务中心（站）3.6万个，诊所（医务室）26万个，村卫生室59.9万个。下表同。

3-6-12　2023年各类医疗卫生机构支出情况

单位：亿元

机构分类	总费用/总支出	业务活动费用和单位管理费用	财政拨款费用	总费用中：人员经费
总　计	**59800.9**	**55951.6**	**2661.5**	**22721.4**
医院	45448.5	44278.4	1850.7	16737.0
综合医院	31929.4	31279.2	1246.9	11648.9
中医医院	5696.6	5571.3	272.0	2159.8
中西医结合医院	952.5	922.0	38.9	350.3
民族医院	161.5	158.8	17.7	68.4
专科医院	6603.7	6251.1	274.6	2468.0
护理院	104.7	96.0	0.5	41.7
基层医疗卫生机构	9475.0	7140.3	0.1	4102.1
社区卫生服务中心（站）	3131.4	3073.0	0.0	1130.4
卫生院	4135.2	4047.2	0.0	1909.9
乡镇卫生院	4072.5	3985.7	0.0	1882.4
村卫生室	428.7	0.0	0.0	209.1
门诊部	1015.4	0.0	0.0	452.9
诊所、卫生所、医务室、护理站	764.2	20.1	0.1	399.7
专业公共卫生机构	4002.3	3890.5	725.8	1638.8
疾病预防控制中心	1358.7	1300.5	419.1	408.4
专科疾病防治院（所、站）	150.5	147.0	17.8	70.1
健康教育所（站、中心）	14.9	14.5	4.0	6.8
妇幼保健院（所、站）	1982.1	1947.7	191.2	913.4
急救中心（站）	81.4	79.5	24.1	44.4
采供血机构	239.0	226.2	47.3	75.9
卫生监督所（中心）	163.9	163.9	20.5	114.5
计划生育技术服务机构	11.9	11.3	1.8	5.3
其他医疗卫生机构	875.1	642.4	84.9	243.5

3-6-13　历年各医疗卫生机构收支情况

机构类型	2018	2019	2020	2021	2022	2023
收入情况/亿元						
总计	41111.7	46441.4	48690.0	54824.0	56402.4	63321.2
医院	31889.9	35967.6	36870.3	40904.6	41988.5	47821.2
综合医院	23132.0	25994.3	26406.5	29125.8	29745.6	33359.1
基层医疗卫生机构	6124.6	6993.9	7519.7	8900.2	8954.3	10201.5
专业公共卫生机构	2726.4	3017.6	3633.9	3934.1	4190.0	4223.6
其他医疗卫生机构	370.8	462.3	666.1	1085.2	1269.6	1074.9
收入情况（占总收入百分比）						
医院	77.6	77.5	75.7	74.6	74.4	75.5
综合医院	56.3	56.0	54.2	53.1	52.7	52.7
基层医疗卫生机构	14.9	15.1	15.4	16.2	15.9	16.1
专业公共卫生机构	6.6	6.5	7.5	7.2	7.4	6.7
其他医疗卫生机构	0.9	1.0	1.4	2.0	2.3	1.7
支出情况/亿元						
总计	40006.7	44096.4	50018.6	51646.2	54079.9	59800.9
医院	31043.6	34274.9	34446.8	39144.1	40853.0	45448.5
综合医院	22576.7	24858.3	24902.5	28040.8	29104.7	31929.4
基层医疗卫生机构	5861.0	6548.2	9340.5	7895.5	8284.0	9475.0
专业公共卫生机构	2656.5	2835.7	3561.6	3762.9	3947.8	4002.3
其他医疗卫生机构	445.5	437.6	2669.7	843.7	995.2	875.1
支出情况（占总支出百分比）						
医院	77.6	77.7	68.9	75.8	75.5	76.0
综合医院	56.4	56.4	49.8	54.3	53.8	53.4
基层医疗卫生机构	14.7	14.9	18.7	15.3	15.3	15.8
专业公共卫生机构	6.6	6.4	7.1	7.3	7.3	6.7
其他医疗卫生机构	1.1	1.0	5.3	1.6	1.8	1.5

数据来源：历年《中国卫生健康统计年鉴》。

3-6-14 历年各医疗卫生机构财政拨款收入情况

机构类型	2018	2019	2020	2021	2022	2023
收入情况/亿元						
总计	6064.9	6735.4	9714.5	9136.1	10360.5	10450.0
医院	2696.6	3081.4	5151.5	4326.6	5182.1	5307.8
综合医院	1781.5	2033.4	3441.6	2877.4	3477.3	3521.2
中医医院	408.8	471.6	795.1	662.1	790.6	827.9
中西医结合医院	53.7	58.9	87.2	77.9	97.8	119.3
民族医院	37.9	39.0	60.2	51.2	54.1	57.9
专科医院	413.2	477.8	765.3	656.1	760.2	779.3
护理院	1.5	1.7	2.1	2.0	2.1	2.2
基层医疗卫生机构	1977.4	2150.4	2487.4	2641.6	2808.1	2931.7
社区卫生服务中心（站）	622.1	710.2	841.3	944.5	1036.9	1087.7
卫生院	1355.2	1440.0	1643.0	1729.5	1770.5	1843.4
专业公共卫生机构	1243.3	1353.1	1914.6	1858.7	2136.4	1970.3
疾病预防控制中心	511.3	577.4	939.6	929.7	1079.6	954.4
专科疾病防治院（所、站）	57.6	60.6	76.3	65.2	67.1	62.3
妇幼保健院（所、站）	373.6	410.9	570.4	514.7	593.0	14.5
急救中心（站）	37.0	43.0	53.9	59.8	67.7	589.7
其他医疗卫生机构	147.6	149.5	161.0	274.3	233.8	240.4
收入情况（占总收入百分比）						
医院	44.5	45.7	53.0	47.4	50.0	50.8
综合医院	29.4	30.2	35.4	31.5	33.6	33.7
中医医院	6.7	7.0	8.2	7.2	7.6	7.9
中西医结合医院	0.9	0.9	0.9	0.9	0.9	1.1
民族医院	0.6	0.6	0.6	0.6	0.5	0.6
专科医院	6.8	7.1	7.9	7.2	7.3	7.5
护理院	0.0	0.0	0.0	0.0	0.0	0.0
基层医疗卫生机构	32.6	31.9	25.6	28.9	27.1	28.1
社区卫生服务中心（站）	10.3	10.5	8.7	10.3	10.0	10.4
卫生院	22.3	21.4	16.9	18.9	17.1	17.6
专业公共卫生机构	20.5	20.1	19.7	20.3	20.6	18.9
疾病预防控制中心	8.4	8.6	9.7	10.2	10.4	9.1
专业疾病防治院（所、站）	0.9	0.9	0.8	0.7	0.6	0.6
妇幼保健院（所、站）	6.2	6.1	5.9	5.6	5.7	0.1
急救中心（站）	0.6	0.6	0.6	0.7	0.7	5.6
其他医疗卫生机构	2.4	2.2	1.7	3.0	2.3	2.3

数据来源：历年《中国卫生健康统计年鉴》。

3-6-15　2018—2023年分省人均基本公共卫生补助经费

单位：元

地　区	2018	2019	2020	2021	2022	2023
全　国	57.6	58.9	77.4	82.3	84.4	91.7
北　京		105.0	105.0	105.0		105.0
天　津	70.0	89.0	99.0	104.0	109.0	109.0
河　北	55.0	67.4	73.4	81.3	84.0	89.4
山　西	55.1	69.0	74.0	79.0	84.0	89.0
内蒙古	55.0	61.9	67.4	76.6	81.7	89.1
辽　宁	53.4	63.9	70.5	77.4	81.8	87.6
吉　林	55.0	59.8	74.8	79.1	84.0	89.0
黑龙江	55.0	59.9	71.9	78.7	84.0	89.1
上　海	86.9	91.8	104.7	107.9	118.2	117.4
江　苏	74.1	81.7	87.0	94.0	97.9	100.7
浙　江	58.7	66.1	90.0	103.1	102.9	103.9
安　徽	54.3	61.7	69.9	77.2	81.0	84.1
福　建	57.4	68.4	76.5	82.7	86.8	92.0
江　西	55.1	61.1	67.8	80.5	80.2	82.5
山　东	55.1	65.5	73.6	78.5	83.5	89.1
河　南	54.9	69.0	74.0	79.0	84.0	88.6
湖　北	55.5	62.5	71.5	76.6	80.3	89.0
湖　南	55.2	69.0	74.0	79.0	84.0	89.0
广　东	60.5	74.2	90.7	90.4	94.2	96.0
广　西	55.0	69.0	74.0	78.9	84.5	88.8
海　南	57.4	63.5	71.7	70.9	83.9	88.3
重　庆	55.0	69.0	74.0	79.0	84.0	89.0
四　川	57.3	65.2	73.1	79.7	85.7	89.9
贵　州	54.2	62.0	74.0	79.0	84.0	89.0
云　南	55.0	69.0	74.0	79.0	84.0	89.4
西　藏	75.0	70.7	93.4	100.5	104.1	113.9
陕　西	55.0	60.0	74.0	75.1	80.2	84.7
甘　肃	54.5	61.0	69.5	75.6	83.9	87.7
青　海	60.0	65.5	79.0	84.0	84.0	89.0
宁　夏	54.4	58.6	74.3	79.1	84.0	89.6
新　疆	55.7	50.3	82.0	77.4	81.9	88.8

3-6-16 2018—2023年公立医院收入与支出

指标名称	2018	2019	2020	2021	2022	2023
机构数/个	11600	11465	11363	11343	11746	11772
平均每所医院总收入/万元	24183	27552	28290	31193	30830	34768
财政拨款收入*	2306	2670	4504	3782	4391	4491
事业收入	—	24276	22860	26583	25483	29361
其中：医疗收入	21201	24160	22724	26394	25217	29079
门急诊收入	7158	8206	7864	9250	9317	10569
内：药品收入	3019	3450	3189	3592	3574	4027
住院收入	14043	15951	14848	16847	15810	18358
内：药品收入	3916	4343	3859	4178	3782	4092
平均每所医院总费用/万元	23547	26272	26482	29747	29894	33034
其中：业务活动费用和单位管理费用#	19695	25860	26015	26190	29483	32558
内：药品费	6723	7713	6957	7555	7182	7920.4
平均每所医院人员经费/万元	8092	9449	9663	10772	11217	12571.4
职工人均年业务收入/万元	44	47	42	47	45	51
医师人均年业务收入/万元	155	165	147	163	156	172
门诊病人次均医药费/元	272	288	320	321	334	349.0
住院病人人均医药费/元	9976	10484	11364	11674	11469	10800
住院病人日均医药费/元	1068	1155	1226	1304	1313	1288

注：①本表按当年价格计算。②2010年医业业务成本为医疗支出和药品支出之和。③*2018年及以前系财政补助收入。④#2018年及以前系医疗业务成本。

3-6-17　2018—2023年综合医院收入与支出

指标名称	2018	2019	2020	2021	2022	2023
机构数/个	4522	4505	4503	4507	4519	4475
平均每所医院总收入/万元	42507	48203	48956	53846	54952	61932
财政拨款收入	3617	4141	7110	5897	7221	7404
事业收入	—	43052	40281	46588	46157	53009
其中：医疗收入	37765	42873	40061	46279	45678	52511
门急诊收入	12082	13829	13187	15866	16092	18092
内：药品收入	4785	5492	5008	5604	5783	6372
住院收入	25682	29031	26847	30327	29416	34146
内：药品收入	7087	7804	6928	7467	6973	7491
平均每所医院总费用/万元	41368	45980	46094	51591	53456	59112
其中：业务活动费用和单位管理费用	35137	45423	45383	50897	52763	58298
内：药品费	11648	13148	11696	12865	12621	13721
平均每所医院人员经费/万元	13997	16150	16496	18275	19627	22090
职工人均年业务收入/万元	47	51	46	51	49	54
医师人均年业务收入/万元	168	178	159	176	168	184
门诊病人次均医药费/元	271	286	320	319	333	348
其中：药费	108	114	121	116	123	123
检查费	59	62	71	72	73	82
住院病人人均医药费/元	10125	10644	11605	11919	11708	11007
其中：药费	2794	2861	2995	2935	2774	2415
检查费	979	1057	1172	1238	1261	1244
住院病人日均医药费/元	1203	1301	1403	1502	1539	1489

3-6-18 医院门诊病人次均医药费用

指标	门诊病人次均医药费/元	药费	检查费	占门诊医药费比例/%	
				药费	检查费
医院合计					
2015	233.9	110.5	42.7	47.3	18.3
2017	257.0	109.7	47.6	42.7	18.5
2018	274.1	112.0	51.0	40.9	18.6
2019	290.8	118.1	54.1	40.6	18.6
2020	324.4	126.9	61.6	39.1	19.0
2021	329.1	123.2	62.7	37.5	19.0
2022	342.7	130.3	63.1	38	18.4
2023	361.6	133.5	69.8	36.9	19.3
其中：公立医院					
2015	235.2	113.7	44.3	48.4	18.8
2017	257.1	113.1	49.6	44.0	19.3
2018	272.2	114.8	53.0	42.2	19.5
2019	287.6	120.9	56.1	42.0	19.5
2020	320.2	129.8	64.4	40.5	20.1
2021	320.9	124.6	65.3	38.8	20.4
2022	333.6	131.6	66.2	39.5	19.8
2023	349.0	133.2	73.4	38.2	21.0
内：三级医院					
2015	283.7	139.8	51.1	49.3	18.0
2017	306.1	135.7	57.0	44.3	18.6
2018	322.1	135.8	61.5	42.2	19.1
2019	337.6	141.3	65.3	41.8	19.4
2020	373.6	150.8	74.9	40.4	20.1
2021	370.0	142.9	75.4	38.6	20.4
2022	381.6	150.1	76.5	39.3	20.1
2023	391.2	148.1	82.6	37.9	21.1
二级医院					
2015	184.1	85.0	39.2	46.2	21.3
2017	190.6	85.5	40.6	44.9	21.3
2018	197.1	84.3	42.1	42.8	21.4
2019	204.3	85.2	43.0	41.7	21.0
2020	214.5	90.4	44.1	42.1	20.5
2021	238.4	96.8	49.7	40.6	20.9
2022	241.2	95.5	47.5	39.6	19.7
2023	253.4	98.3	53.9	38.8	21.3

注：本表按当年价格计算。

3-6-19　医院住院病人人均医药费用

指标	住院病人人均医药费/元	药费	检查费	占住院医药费比例/%	
				药费	检查费
医院合计					
2015	8268.1	3042.0	697.2	36.8	8.4
2017	8890.7	2764.9	791.3	31.1	8.9
2018	9291.9	2621.6	861.3	28.2	9.3
2019	9848.4	2710.5	938.5	27.5	9.5
2020	10619.2	2786.6	1033.7	26.2	9.7
2021	11002.3	2759.4	1099.1	25.1	10.0
2022	10860.6	2640.5	1120.3	24.3	10.3
2023	10315.8	2358.6	1112.8	22.9	10.8
其中：公立医院					
2015	8833.0	3259.6	753.4	36.9	8.5
2017	9563.2	2955.6	864.3	30.9	9.0
2018	9976.4	2781.9	943.3	27.9	9.5
2019	10484.3	2854.4	1021.1	27.2	9.7
2020	11364.3	2953.2	1131.6	26.0	10.0
2021	11673.7	2895.3	1198.3	24.8	10.2
2022	11468.6	2743.4	1218.9	23.9	10.6
2023	10800.2	2407.2	1203.2	22.3	11.1
内：三级医院					
2015	12599.3	4641.6	1078.1	36.8	8.6
2017	13086.7	4024.2	1181.4	30.8	9.0
2018	13313.3	3678.1	1254.9	27.6	9.4
2019	13670.0	3699.9	1321.8	27.1	9.7
2020	14442.0	3749.7	1423.5	26.0	9.9
2021	14283.6	3523.3	1449.1	24.7	10.1
2022	13711.4	3251.7	1437.8	23.7	10.5
2023	12685.3	2788.6	1394.4	22.0	11.0
二级医院					
2015	5358.2	1981.2	456.2	37.0	8.5
2017	5799.1	1812.3	528.2	31.3	9.1
2018	6002.2	1713.1	576.8	28.5	9.6
2019	6232.4	1726.9	624.1	27.7	10.0
2020	6760.5	1765.3	700.1	26.1	10.4
2021	6842.4	1737.6	730.8	25.4	10.7
2022	6790.5	1687.4	770.1	24.8	11.3
2023	6378.2	1515.5	760.5	23.8	11.9

3-6-20 综合医院门诊病人次均医药费用

年份	门诊病人次均医药费/元	药费	检查费	占门诊医药费比例/%	
				药费	检查费
2015	237.5	109.3	50.1	46.0	21.1
2017	257.4	106.7	55.6	41.5	21.6
2018	271.4	107.5	59.3	39.6	21.9
2019	286.8	113.8	62.4	39.7	21.8
2020	319.6	121.4	71.4	38.0	22.4
2021	318.7	116.0	72.1	36.4	22.6
2022	333.1	123.2	73.4	37.0	22.0
2023	347.5	122.6	81.7	35.3	23.5

3-6-21 综合医院住院病人人均医药费用

年份	住院病人人均医药费/元	药费	检查费	占住院医药费比例/%	
				药费	检查费
2015	8953.3	3266.6	775.6	36.5	8.7
2017	9735.4	2986.1	894.9	30.7	9.2
2018	10124.6	2793.7	978.7	27.6	9.7
2019	10646.6	2861.5	1056.7	26.9	9.9
2020	11605.0	2994.7	1171.7	25.8	10.1
2021	11919.0	2934.6	1237.8	24.6	10.4
2022	11706.2	2774.8	1260.0	23.7	10.8
2023	11007.2	2414.8	1243.9	21.9	11.3

第四章

社会保障情况

第一节

社会服务情况

4-1-1 历年全国社会服务机构单位数情况 单位：个

年份	提供住宿的社会服务机构数	老年人与残疾人服务机构数	儿童福利机构数
2008	41000		
2009	44000	39671	303
2010	44000	39904	335
2011	46000	42828	397
2012	48000	44304	463
2013	45977	42475	529
2014	37000	33043	545
2015	31187	27752	478
2016	31000	28000	713
2017	32000	29000	656
2018	33000	30000	664
2019	37000	34000	663
2020	40852	38000	735
2021	42534	40000	801
2022	43304	40000	899
2023	43701	41000	971

数据来源：国家统计局。

4-1-2 历年全国提供住宿的民政机构床位数情况

单位：万张

年份	提供住宿的民政机构床位数	养 老床位数	精神疾病床位数	儿童福利和救助床位数	其 他床位数
1978	16.3	15.7	0.6		
1980	24.2	21.3	2.4	0.5	
1985	49.1	45.5	2.9	0.5	
1990	78.0	73.5	3.7	0.8	
1995	97.6	91.9	4.0	1.1	0.6
2000	113.0	104.5	4.1	1.8	2.6
2001	140.7	114.6	4.2	2.3	19.6
2002	141.5	114.9	4.3	2.5	19.8
2003	142.9	120.6	4.5	2.7	15.1
2004	157.2	139.5	4.5	3.0	10.2
2005	180.7	158.1	4.4	3.2	15.0
2006	204.5	179.6	4.4	3.2	17.3
2007	269.6	242.9	4.7	3.4	18.6
2008	300.3	267.4	5.4	4.3	23.2
2009	326.5	293.5	5.9	4.8	22.3
2010	349.6	316.1	6.1	5.5	21.9
2011	396.4	369.2	6.5	6.8	13.9
2012	449.3	416.5	6.7	8.7	17.4
2013	462.4	429.5	7.4	9.8	15.7
2014	426.0	390.2	8.0	10.8	17.0
2015	393.2	358.2	7.9	10.0	17.1
2016	414.0	378.8	8.4	10.0	16.7
2017	419.6	383.5	8.8	10.3	17.1
2018	408.1	379.4	6.3	9.7	12.7
2019	467.4	438.8	6.5	9.9	12.2
2020	515.4	488.2	6.7	10.1	10.4
2021	530.5	503.6	7.1	9.8	10.0
2022	545.2	518.3	7.2	10.1	9.5
2023	537.8	—	—	—	—

数据来源：国家统计局，2001年起，社会服务机构床位数口径有所调整，除收养性机构床位数外，还包括了救助类机构床位数、社区类机构床位数以及军休所、军供站等机构床位数。

4-1-3 2000—2023年全国居民受社会救助情况

单位：万人

年份	城市居民最低生活保障人数	农村居民最低生活保障人数	农村集中供养五保人数	农村分散供养五保人数
2000	402.6	300.2		
2001	1170.7	304.6		
2002	2064.7	407.8		
2003	2246.8	367.1		
2004	2205.0	488.0		
2005	2234.2	825.0		
2006	2240.1	1593.1		
2007	2272.1	3566.3	138.0	393.3
2008	2334.8	4305.5	155.6	393.0
2009	2345.6	4760.0	171.8	381.6
2010	2310.5	5214.0	177.4	378.9
2011	2276.8	5305.7	184.5	366.5
2012	2143.5	5344.5	185.3	360.3
2013	2064.0	5388.0	183.5	353.8
2014	1877.0	5207.0	174.3	354.8
2015	1701.1	4903.6	162.3	354.4
2016	1480.2	4586.5	139.7	357.2
2017	1261.0	4045.2	99.6	367.2
2018	1007.0	3519.1	86.2	368.8
2019	860.9	3455.4	75.0	364.1
2020	805.1	3620.8	73.9	372.4
2021	737.8	3474.5	69.2	368.1
2022	682.4	3349.6	64.4	370.1
2023	664.0	3399.0	—	—

数据来源：国家统计局。

4-1-4 2000—2022年全国残疾人事业基本情况

年份	城镇残疾人当年安排就业人数/万人	城镇残疾职工参加社会保险人数/万人	扶持贫困残疾人人数/万人次	残疾人实用技术培训/万人次	特殊教育普通高中在校生数/人	高等院校录取残疾考生数/人
2000	26.6					
2001	27.5					
2002	30.2					
2003	32.7					
2004	37.8					
2005	39.1		194.2	71.6		
2006	36.2		176.7	80.8		
2007	39.2	260.8	179.4	77.0	4978	6320
2008	36.8	297.6	179.8	87.0	5464	7305
2009	35.0	287.6	192.3	84.0	6339	7782
2010	32.4	283.2	204.0	85.5	6067	8731
2011	31.8	299.3	211.8	92.3	7207	8027
2012	32.9	280.9	229.9	86.1	7043	8363
2013	36.9	296.7	238.7	85.6	7313	8926
2014	27.8	282.8	233.2	72.6	7227	9542
2015	26.3	—	226.8	72.7	7488	10186
2016	896.1	2370.6	1.4	75.6	7686	9592
2017	942.1	2614.7	0.9	70.6	10059	10818
2019	948.4	2561.2	0.7	59.0	10505	11154
2020	861.7	—	0.4	45.7	10173	13551
2021	881.6	—	0.4	45.7	11847	14559
2022	905.5	—	—	—	11431	15472

数据来源：国家统计局。

4-1-5　历年全国结婚、离婚登记情况

年份	结婚登记/万对	内地居民登记结婚/万对	涉外及港澳台居民登记结婚/万对	离婚登记/万对	粗离婚率/‰
1978	597.8	—	—	28.5	—
1980	—	—	—	—	—
1985	831.3	829.1	2.2	45.8	0.44
1990	951.1	948.7	2.4	80.0	0.69
1995	934.1	929.7	4.4	105.6	0.88
2000	848.5	842.0	6.5	121.3	0.96
2001	805.0	797.1	7.9	125.1	0.98
2002	786.0	778.8	7.3	117.7	0.90
2003	811.4	803.5	7.8	133.0	1.05
2004	867.2	860.8	6.4	166.5	1.28
2005	823.1	816.6	6.4	178.5	1.37
2006	945.0	938.2	6.8	191.3	1.46
2007	991.4	986.3	5.1	209.8	1.59
2008	1098.3	1093.2	5.1	226.9	1.71
2009	1212.4	1207.5	4.9	246.8	1.85
2010	1241.0	1236.1	4.9	267.8	2.00
2011	1302.4	1297.5	4.9	287.4	2.13
2012	1323.6	1318.3	5.3	310.4	2.29
2013	1346.9	1341.4	5.5	350.0	2.57
2014	1306.7	1302.0	4.7	363.7	2.67
2015	1224.7	1220.6	4.1	384.1	2.79
2016	1142.8	1138.6	4.2	415.8	3.02
2017	1063.1	1059.0	4.1	437.4	3.15
2018	1013.9	1009.1	4.8	446.1	3.20
2019	927.3	922.4	4.9	470.1	3.36
2020	814.3	812.6	1.7	433.9	3.09
2021	764.3	762.7	1.6	283.9	2.01
2022	683.5	681.9	1.6	287.9	2.04

数据来源：国家统计局。

4-1-6　2020年分省15岁及以上人口不同婚姻情况

地　区	15岁及以上人口数/人	未婚人口占比/%	有配偶人口占比/%	离婚人口占比/%	丧偶人口占比/%
全　国	**114261590**	**19.2**	**72.7**	**2.4**	**5.7**
北　京	1852002	20.8	72.2	2.8	4.1
天　津	1060933	18.2	73.5	3.2	5.1
河　北	5912499	15.9	76.5	1.8	5.8
山　西	2887300	17.9	74.8	1.8	5.5
内蒙古	2005584	15.1	76.2	2.9	5.8
辽　宁	3633278	15.9	72.9	4.5	6.8
吉　林	1937575	15.1	73.4	4.5	7.0
黑龙江	2637902	16.3	72.1	4.8	6.7
上　海	2183950	20.2	72.2	3.1	4.5
江　苏	6979672	15.6	76.8	1.9	5.7
浙　江	5632551	18.0	75.1	2.3	4.6
安　徽	4877094	17.1	74.6	2.1	6.2
福　建	3188888	18.6	73.7	2.2	5.5
江　西	3786171	21.9	70.8	1.8	5.4
山　东	8231972	16.1	76.2	1.5	6.1
河　南	7532705	20.0	72.6	1.5	5.9
湖　北	5118036	18.9	72.7	2.4	6.0
湖　南	5674153	20.4	70.8	2.4	6.4
广　东	9826600	27.0	67.5	1.8	3.7
广　西	3517749	22.1	68.9	2.1	7.0
海　南	739671	24.4	68.8	1.7	5.1
重　庆	2785011	19.7	70.7	3.4	6.2
四　川	7466650	19.1	71.4	2.9	6.5
贵　州	2769151	20.7	69.6	3.0	6.7
云　南	3899521	22.0	69.5	2.6	5.8
西　藏	250082	31.9	61.1	2.1	4.9
陕　西	3062288	18.2	74.1	1.8	5.9
甘　肃	1910067	17.2	74.2	1.9	6.7
青　海	453713	21.4	69.5	3.6	5.6
宁　夏	564754	17.8	74.7	3.0	4.4
新　疆	1884068	20.2	70.9	3.9	5.0

数据来源:《2020中国人口普查年鉴》。

4-1-7 2020年分省15岁及以上男性人口数及不同婚姻情况人口数比例

地　区	15岁及以上男性人口数/人	未婚男性人口占比/%	有配偶男性人口占比/%	离婚男性人口占比/%	丧偶男性人口占比/%
全　国	**57861957**	**22.6**	**71.9**	**2.5**	**3.0**
北　京	936729	22.1	73.6	2.4	1.9
天　津	536096	20.3	74.0	2.9	2.7
河　北	2953612	18.4	76.1	2.1	3.3
山　西	1466370	20.4	74.6	2.1	2.9
内蒙古	1019523	17.7	76.4	3.2	2.8
辽　宁	1809089	18.6	73.3	4.4	3.7
吉　林	958960	17.4	74.1	4.7	3.8
黑龙江	1311679	18.5	72.7	5.1	3.8
上　海	1124762	22.4	72.9	2.8	2.0
江　苏	3512398	18.4	76.5	2.0	3.0
浙　江	2945227	21.3	74.3	2.4	2.0
安　徽	2437492	20.5	73.5	2.5	3.5
福　建	1624272	22.2	73.1	2.3	2.3
江　西	1925679	25.8	69.6	2.1	2.6
山　东	4106966	18.6	76.3	1.7	3.4
河　南	3691317	23.3	71.4	1.7	3.6
湖　北	2608102	22.9	71.2	2.5	3.4
湖　南	2867782	24.3	69.6	2.7	3.4
广　东	5207531	31.7	65.1	1.7	1.5
广　西	1788061	26.9	67.4	2.3	3.4
海　南	387457	29.7	66.4	1.9	2.1
重　庆	1396941	23.1	69.9	3.6	3.5
四　川	3741247	22.4	70.6	3.2	3.8
贵　州	1398043	24.4	68.4	3.5	3.7
云　南	2008907	26.1	67.9	3.0	3.0
西　藏	130455	34.6	61.1	1.5	2.7
陕　西	1544904	21.4	73.1	2.1	3.4
甘　肃	951148	20.3	73.6	2.2	3.8
青　海	230889	24.3	69.2	3.6	2.9
宁　夏	285609	20.2	74.8	2.9	2.1
新　疆	954710	23.7	70.5	3.7	2.0

数据来源：《2020中国人口普查年鉴》。

4-1-8　2020年分省15岁及以上女性人口数及不同婚姻情况人口数比例

地　区	15岁及以上女性人口数/人	未婚女性人口占比/%	有配偶女性人口占比/%	离婚女性人口占比/%	丧偶女性人口占比/%
全　国	**56399633**	**15.7**	**73.5**	**2.2**	**8.5**
北　京	915273	19.4	70.9	3.3	6.4
天　津	524837	16.0	73.0	3.4	7.6
河　北	2958887	13.4	76.8	1.6	8.3
山　西	1420930	15.3	74.9	1.5	8.2
内　蒙古	986061	12.4	76.0	2.7	8.8
辽　宁	1824189	13.2	72.4	4.5	9.9
吉　林	978615	12.8	72.8	4.4	10.1
黑龙江	1326223	14.2	71.6	4.6	9.6
上　海	1059188	17.8	71.5	3.4	7.2
江　苏	3467274	12.7	77.1	1.8	8.4
浙　江	2687324	14.3	76.0	2.2	7.5
安　徽	2439602	13.7	75.7	1.8	8.8
福　建	1564616	14.8	74.4	2.1	8.7
江　西	1860492	17.9	72.1	1.6	8.4
山　东	4125006	13.7	76.1	1.3	8.9
河　南	3841388	16.9	73.7	1.3	8.1
湖　北	2509934	14.7	74.3	2.2	8.8
湖　南	2806371	16.4	72.0	2.1	9.5
广　东	4619069	21.7	70.2	1.9	6.2
广　西	1729688	17.1	70.3	1.8	10.8
海　南	352214	18.6	71.4	1.6	8.4
重　庆	1388070	16.2	71.6	3.3	8.9
四　川	3725403	15.7	72.3	2.6	9.4
贵　州	1371108	16.9	70.8	2.5	9.8
云　南	1890614	17.7	71.2	2.3	8.8
西　藏	119627	29.0	61.0	2.7	7.3
陕　西	1517384	14.9	75.1	1.6	8.4
甘　肃	958919	14.1	74.7	1.6	9.6
青　海	222824	18.3	69.8	3.6	8.3
宁　夏	279145	15.4	74.6	3.1	6.8
新　疆	929358	16.6	71.2	4.1	8.1

数据来源：《2020中国人口普查年鉴》。

第二节

养老保障等情况

4-2-1　历年城镇职工基本养老保险基金收入、支出、累计结余情况

单位：亿元

年份	基金收入	基金支出	累计结余
1989	146.7	118.8	68.0
1990	178.8	149.3	97.9
1991	215.7	173.1	144.1
1992	365.8	321.9	220.6
1993	503.5	470.6	258.6
1994	707.4	661.1	304.8
1995	950.1	847.6	429.8
1996	1171.8	1031.9	578.6
1997	1337.9	1251.3	682.8
1998	1459.0	1511.6	587.8
1999	1965.1	1924.9	733.5
2000	2278.5	2115.5	947.1
2001	2489.0	2321.3	1054.1
2002	3171.5	2842.9	1608.0
2003	3680.0	3122.1	2206.5
2004	4258.4	3502.1	2975.0
2005	5093.3	4040.3	4041.0
2006	6309.8	4896.7	5488.9
2007	7834.2	5964.9	7391.4
2008	9740.2	7389.6	9931.0
2009	11490.8	8894.4	12526.1
2010	13419.5	10554.9	15365.3
2011	16894.7	12764.9	19496.6
2012	20001.0	15561.8	23941.3
2013	22680.4	18470.4	28269.2
2014	25309.7	21754.7	31800.0
2015	29340.9	25812.7	35344.8
2016	35057.5	31853.8	38580.0
2017	43309.6	38051.5	43884.6
2018	51167.6	44644.9	50901.3
2019	52918.8	49228.0	54623.3
2020	44375.7	51301.4	48316.6
2021	60454.7	56481.5	52573.6
2022	63324.0	59035.0	56890.0
2023	70506.0	63757.0	63639.0

数据来源：国家统计局。2022年数据来自《2022年度人力资源和社会保障事业发展统计公报》，2023年数据来自《2023年度人力资源和社会保障事业发展统计公报》。

4-2-2 历年失业保险基金收入、支出、累计结余情况

单位：亿元

年份	基金收入	基金支出	累计结余
1989	6.8	2.0	13.6
1990	7.2	2.5	19.5
1991	9.3	3.0	25.7
1992	11.7	5.1	32.1
1993	17.9	9.3	40.8
1994	25.4	14.2	52.0
1995	35.3	18.9	68.4
1996	45.2	27.3	86.4
1997	46.9	36.3	97.0
1998	68.4	51.9	133.4
1999	125.2	91.6	159.9
2000	160.4	123.4	195.9
2001	187.3	156.6	226.2
2002	215.6	186.6	253.8
2003	249.5	199.8	303.5
2004	290.8	211.3	385.8
2005	340.3	206.9	519.0
2006	402.4	198.0	724.8
2007	471.7	217.7	979.1
2008	585.1	253.5	1310.1
2009	580.4	366.8	1523.6
2010	649.8	423.3	1749.8
2011	923.1	432.8	2240.2
2012	1138.9	450.6	2929.0
2013	1288.9	531.6	3685.9
2014	1379.8	614.7	4451.5
2015	1367.8	736.4	5083.0
2016	1228.9	976.1	5333.3
2017	1112.6	893.8	5552.4
2018	1171.1	915.3	5817.0
2019	1284.2	1333.2	4625.4
2020	951.5	2103.0	3354.1
2021	1459.6	1500.0	3312.5
2022	1596.0	2018.0	2891.0
2023	1087.0	1485.0	3213.0

数据来源：国家统计局。2022 年数据来自《2022 年度人力资源和社会保障事业发展统计公报》，2023 年数据来自《2023 年度人力资源和社会保障事业发展统计公报》。

4-2-3　历年工伤保险基金收入、支出、累计结余情况

单位：亿元

年份	基金收入	基金支出	累计结余
1989	0.0	0.0	0.0
1990	0.0	0.0	0.0
1991	0.0	0.0	0.0
1992	0.0	0.0	0.0
1993	2.4	0.4	3.1
1994	4.6	0.9	6.8
1995	8.1	1.8	12.7
1996	10.9	3.7	19.7
1997	13.6	6.1	27.7
1998	21.2	9.0	39.5
1999	20.9	15.4	44.9
2000	24.8	13.8	57.9
2001	28.3	16.5	68.9
2002	32.0	19.9	81.1
2003	37.6	27.1	91.2
2004	58.3	33.3	118.6
2005	92.5	47.5	163.5
2006	121.8	68.5	192.9
2007	165.6	87.9	262.6
2008	216.7	126.9	384.6
2009	240.1	155.7	468.8
2010	284.9	192.4	561.4
2011	466.4	286.4	742.6
2012	526.7	406.3	861.9
2013	614.8	482.1	996.2
2014	694.8	560.5	1128.8
2015	754.2	598.7	1285.3
2016	736.9	610.3	1410.9
2017	853.8	662.3	1606.9
2018	913.0	742.0	1784.9
2019	819.4	816.9	1783.2
2020	486.3	820.3	1449.3
2021	951.9	990.2	1411.2
2022	1053.0	1025.0	1440.0
2023	1212.0	1237.0	1415.0

　　数据来源：国家统计局。2022年数据来自《2022年度人力资源和社会保障事业发展统计公报》，2023年数据来自《2023年度人力资源和社会保障事业发展统计公报》。

4-2-4 历年城镇基本养老保险参保情况 单位：万人

年份	参加养老保险人数	在职职工参加养老保险人数	企业在职职工参加养老保险人数	离退人员参加养老保险人数	企业离退休人员参加养老保险人数
1989	5710.3	4816.9	4816.9	893.4	893.4
1990	6166.0	5200.7	5200.7	965.3	965.3
1995	10979.0	8737.8	8737.8	2241.2	2241.2
2000	13617.4	10447.5	9469.9	3169.9	3016.5
2001	14182.5	10801.9	9733.0	3380.6	3171.3
2002	14736.6	11128.8	9929.4	3607.8	3349.2
2003	15506.7	11646.5	10324.5	3860.2	3556.9
2004	16352.9	12250.3	10903.9	4102.6	3775.0
2005	17487.9	13120.4	11710.6	4367.5	4005.2
2006	18766.3	14130.9	12618.0	4635.4	4238.6
2007	20136.9	15183.2	13690.6	4953.7	4544.0
2008	21891.1	16587.5	15083.4	5303.6	4868.0
2009	23549.9	17743.0	16219.0	5806.9	5348.0
2010	25707.3	19402.3	17822.7	6305.0	5811.6
2011	28391.3	21565.0	19970.0	6826.2	6314.0
2012	30426.8	22981.1	21360.9	7445.7	6910.9
2013	32218.4	24177.3	22564.7	8041.0	7484.8
2014	34124.4	25531.0	23932.3	8593.4	8013.6
2015	35361.2	26219.2	24586.8	9141.9	8536.5
2016	37929.7	27826.3	25239.6	10103.4	9023.9
2017	40293.3	29267.6	25856.3	11025.7	9460.4
2018	41901.6	30104.0	26502.6	11797.7	9980.5
2019	43487.9	31177.5	27508.7	12310.4	10396.3
2020	45621.1	32858.7	29123.6	12762.3	10784.2
2021	48074.0	34917.1	31101.5	13157.0	11126.5
2022	50355.0	36711.0	32871.5	13644.0	11530.9
2023	52121.0	—	—	—	—

数据来源：国家统计局。

4-2-5　历年城乡居民社会养老保险情况

年份	城乡居民社会养老保险参保人数/万人	城乡居民社会养老保险实际领取待遇人数/万人	城乡居民社会养老保险基金收入/亿元	城乡居民社会养老保险基金支出/亿元	城乡居民社会养老保险累计结余/亿元
2012	48369.5	13382.2	1829.2	1149.7	2302.2
2013	49750.1	14122.3	2052.3	1348.3	3005.7
2014	50107.5	14312.7	2310.2	1571.2	3844.6
2015	50472.2	14800.3	2854.6	2116.7	4592.3
2016	50847.1	15270.3	2933.3	2150.5	5385.2
2017	51255.0	15597.9	3304.2	2372.2	6317.6
2018	52391.7	15898.1	3837.7	2905.5	7250.3
2019	53266.0	16031.9	4107.0	3114.3	8249.2
2020	54243.8	16068.2	4852.9	3355.1	9758.6
2021	54797.4	16213.3	5338.6	3715.0	11396.4
2022	54952.3	16464.2	5609.3	4044.3	12961.7
2023	54522.0	—	—	—	—

数据来源：国家统计局。

第三节

医疗保障情况

4-3-1　2018—2023年医疗保障基本情况

指标	2018	2019	2020	2021	2022	2023
基本医疗保险						
年末参保人数/万人	134459	135407	136131	136425	134592	133387
基金收入/亿元	21384	24421	24846	28732	30922	33355
基金支出/亿元	18750	20854	21032	24048	24579	28140
基金累计结余/亿元	23440	27697	31500	36178	42640	—
职工基本医疗保险						
年末参保人数/万人	31681	32924	34455	35431	36242	37094
基金收入/亿元	13538	15845	15732	19008	20637	22881
基金支出/亿元	10707	12663	12867	14752	15158	17718
基金累计结余/亿元	18750	21982	25424	29462	35004	26406
在岗职工年末参保人数/万人	23308	24224	25429	26107	26607	—
退休人员年末参保人数/万人	8373	8700	9026	9324	9636	—
城乡居民医疗保险						
年末参保人数/万人	89736	102483	101676	101002	98328	96293
基金收入/亿元	7846	8576	9115	9725	10061	10475
基金支出/亿元	7116	8191	8165	9296	9273	10423
基金累计结余/亿元	4372	5143	6077	6718	21470	—
生育保险						
年末参保人数/万人	20434	21417	23567	23851	24608	24907
基金收入/亿元	756	861	—	—	—	—
基金支出/亿元	738	792	903	852	892	1069
基金累计结余/亿元	574	619	—	—	—	—

数据来源：国家医疗保障局，医疗保障事业发展统计快报，2020年后基本医疗保险基金、职工基本医疗保险基金收入、支出、结余包含生育保险。

4-3-2　全国基本医疗保险参保总体情况

年份	参保总人数/万人	职工医保参保人数/万人	城乡居民医保参保人数/万人	新农合参保人数/亿人
1998	1879	1879	—	—
1999	2065	2065	—	—
2000	3787	3787	—	—
2001	7286	7286	—	—
2002	9401	9401	—	—
2003	10902	10902	—	—
2004	20404	12404	—	0.8
2005	31683	13783	—	1.8
2006	56732	15732	—	4.1
2007	94911	18020	4291	7.3
2008	113322	19996	11826	8.2
2009	123447	21937	18210	8.3
2010	126863	23735	19528	8.4
2011	130543	25227	22116	8.3
2012	134141	26486	27156	8.1
2013	137273	27443	29629	8.0
2014	133347	28296	31451	7.4
2015	133582	28893	37689	6.7
2016	74392	29532	44860	—
2017	117681	30323	87359	—
2018	134459	31681	102778	—
2019	135407	32925	102483	—
2020	136131	34455	101676	—
2021	13297	35431	100866	—
2022	134592	36243	98349	—
2023	133387	37094	96293	—

注：2016年、2017年，不含未整合的新农合参保，2018年起，城乡居民医保数据含整合后的新农合参保。

数据来源：《全国医疗保障事业发展统计公报》。

4-3-3 全国基本医疗保险基金总体情况 单位：亿元

年份	基金收入			基金支出			累计结存
	合计	职工	居民	合计	职工	居民	合计
1998	60.6	—	—	53.3	—	—	20.0
1999	89.9	—	—	69.1	—	—	57.6
2000	170.0	—	—	124.5	—	—	109.8
2001	383.6	—	—	244.1	—	—	253.0
2002	607.8	—	—	409.4	—	—	450.7
2003	890.0	—	—	653.9	—	—	670.6
2004	1140.5	—	—	862.2	—	—	957.9
2005	1405.3	—	—	1078.7	—	—	1278.1
2006	1747.1	—	—	1276.7	—	—	1752.4
2007	2257.2	2214.2	43.0	1561.8	1551.7	10.1	2476.9
2008	3040.4	2885.5	154.9	2083.6	2019.7	63.9	3431.7
2009	3671.9	3420.3	251.6	2797.4	2630.1	167.3	4275.9
2010	4308.9	3955.4	353.5	3538.1	3271.6	266.5	5047.1
2011	5539.2	4945.0	594.2	4431.4	4018.3	413.1	6180.0
2012	6938.7	6061.9	876.8	5543.6	4868.5	675.1	7644.5
2013	8248.3	7061.6	1186.6	6801.0	5829.9	971.1	9116.5
2014	9687.2	8037.9	1649.3	8133.6	6696.6	1437.0	10644.8
2015	11192.9	9083.5	2109.4	9312.1	7531.5	1780.6	12542.8
2016	13084.3	10273.7	2810.5	10767.1	8286.7	2480.4	14964.3
2017	17931.6	12278.3	5653.3	14421.7	9466.9	4954.8	19385.6
2018	21384.2	13537.9	7846.4	17822.5	10706.6	7115.9	23439.9
2019	23695.2	15119.8	8575.5	20206.7	12015.7	8191.0	27124.5
2020	24846.1	15731.6	9114.5	21032.1	12867.0	8165.1	31500.0
2021	28732.0	19007.5	9724.5	24048.2	14751.8	9296.4	36178.3
2022	30922.2	20793.3	10128.9	24597.2	15243.8	9353.4	42639.9

注：2007年以前基金收入为城镇职工基本医疗保险数据。2007年及以后基本医疗保险基金中包括职工基本医疗保险和城乡居民基本医疗保险。2020年职工基本医疗保险与生育保险合并实施，统一核算，与以往年度统计口径有差异。

数据来源：《2022年中国医疗保障统计年鉴》。

4-3-4 2021年各地区基本医疗保险基金收支情况

单位：亿元

地区	基金收入			基金支出		
	合计	职工	居民	合计	职工	居民
全　国	**28732.0**	**19007.5**	**9724.5**	**24048.2**	**14751.8**	**9296.4**
北　京	1786.1	1672.5	113.6	1465.6	1358.8	106.8
天　津	440.0	386.6	53.4	385.4	324.1	61.3
河　北	1130.6	608.0	522.5	931.4	462.1	469.3
山　西	566.0	322.5	243.5	460.3	244.2	216.0
内蒙古	432.5	279.9	152.6	342.6	209.2	133.3
辽　宁	810.4	608.8	201.6	698.8	499.1	199.7
吉　林	367.4	226.2	141.2	306.8	175.9	130.9
黑龙江	551.3	379.9	171.5	477.4	308.0	169.4
上　海	1829.1	1730.5	98.6	1133.3	1038.0	95.2
江　苏	2176.3	1614.7	561.6	1854.1	1315.1	539.0
浙　江	2032.6	1549.5	483.1	1632.5	1174.6	457.8
安　徽	906.8	417.8	489.0	817.8	328.1	489.7
福　建	715.4	447.9	267.5	618.7	357.8	260.9
江　西	672.1	268.9	403.3	616.8	225.6	391.2
山　东	1921.5	1223.6	698.0	1827.6	1118.1	709.6
河　南	1399.0	614.7	784.2	1275.1	493.4	781.7
湖　北	1001.9	598.0	403.9	861.6	469.0	392.6
湖　南	956.0	453.2	502.8	806.2	347.9	458.3
广　东	2573.2	1890.5	682.6	2199.3	1572.9	626.4
广　西	731.0	321.4	409.6	677.3	257.9	419.4
海　南	197.2	123.6	73.6	141.4	86.0	55.5
重　庆	605.5	401.6	203.9	504.7	290.7	214.0
四　川	1554.6	962.0	592.6	1247.3	674.3	573.1
贵　州	588.0	261.4	326.6	489.0	187.4	301.6
云　南	760.4	388.4	372.0	640.3	298.9	341.3
西　藏	87.5	63.6	23.9	40.9	25.7	15.2
陕　西	695.6	415.0	280.6	629.8	351.0	278.7
甘　肃	402.7	201.6	201.1	318.8	145.9	172.9
青　海	139.1	94.9	44.2	110.1	66.9	43.2
宁　夏	127.8	78.2	49.7	101.5	54.8	46.7
新　疆	574.5	402.3	172.2	435.8	290.3	145.5

数据来源：《2022年中国医疗保障统计年鉴》。

4-3-5　2021年各地区基本医疗保险基金结存情况

单位：亿元

地区	当年结余			累计结存			
	合计	职工	居民	合计	职工医保统筹资金	职工医保个人账户	城乡居民
全　国	**4683.8**	**4255.7**	**428.1**	**36178.3**	**17691.4**	**11770.4**	**6716.6**
北　京	320.5	313.7	6.8	1674.2	1611.0	2.1	61.1
天　津	54.6	62.6	−8.0	467.7	245.9	128.4	93.5
河　北	199.2	146.0	53.2	1385.0	618.8	449.3	316.9
山　西	105.8	78.2	27.5	671.8	200.2	308.5	163.1
内蒙古	90.0	70.7	19.3	596.5	297.3	182.2	117.1
辽　宁	111.6	109.7	1.9	881.3	341.5	337.9	201.8
吉　林	60.6	50.3	10.3	542.5	271.3	142.4	128.8
黑龙江	73.9	71.9	2.0	782.1	312.7	277.1	192.3
上　海	695.9	692.5	3.4	3903.4	2410.9	1465.1	27.3
江　苏	322.2	299.6	22.7	2625.7	1118.2	1230.7	276.9
浙　江	400.1	374.9	25.2	2860.2	1712.8	886.5	261.0
安　徽	88.9	89.7	−0.8	867.5	371.0	261.4	235.2
福　建	96.7	90.0	6.7	963.6	356.9	497.1	109.6
江　西	55.3	43.3	12.1	730.9	257.1	175.4	298.5
山　东	93.9	105.6	−11.6	1759.4	1019.9	315.5	423.9
河　南	123.9	121.3	2.5	1200.0	389.4	490.5	320.1
湖　北	140.3	129.0	11.3	1042.8	315.8	438.5	288.5
湖　南	149.8	105.3	44.5	1060.5	373.0	394.4	293.1
广　东	373.9	317.6	56.3.	4042.1	2012.5	1300.8	728.9
广　西	53.7	63.5	−9.8	913.9	256.9	256.5	400.5
海　南	55.8	37.6	18.1	277.5	204.1	11.1	62.5
重　庆	100.8	110.8	−10.1	615.7	140.9	304.4	170.5
四　川	307.3	287.7	19.6	2250.4	1187.0	562.4	501.1
贵　州	98.9	74.0	24.9	647.2	214.2	165.4	267.6
云　南	120.2	89.5	30.7	853.9	321.1	292.8	240.0
西　藏	46.5	37.9	8.7	194.2	137.9	36.9	19.4
陕　西	65.9	63.9	1.9	770.7	274.9	330.7	165.1
甘　肃	83.9	55.7	28.2	376.4	152.4	106.1	117.9
青　海	28.9	28.0	1.0	215.2	63.1	105.7	46.5
宁　夏	26.3	23.4	2.9	178.3	119.1	21.6	37.5
新　疆	138.7	111.9	26.7	827.2	383.1	293.4	150.7

数据来源：《2022年中国医疗保障统计年鉴》。

4-3-6 全国职工基本医疗保险医疗费支出情况

单位：亿元

年份	普通门（急）诊费用	门诊慢特病费用	住院费用	个人账户在药店购药费用
2013	1788.7	577.7	3779.5	—
2014	2091.4	671.7	4319.8	—
2015	2306.0	769.0	4813.0	—
2016	2565.5	844.4	5354.3	—
2017	2824.4	932.9	5813.3	—
2018	3123.3	1068.2	6303.3	—
2019	3517.5	1298.3	7155.6	2029.4
2020	3254.9	1346.3	6680.0	2076.0
2021	3763.6	1533.1	7639.8	2060.9

数据来源：《2022中国医疗保障统计年鉴》。

4-3-7 历年试点地区长期护理保险情况

年份	参保人数/万人	享受待遇人数/人	基金收入/万元	基金支出/万元
2017	4468.7	75252.0	310039.3	57696.1
2018	7691.0	276075.0	1704695.7	827465.8
2019	9815.2	747340.0	1768532.9	1120442.1
2020	10835.3	835094.0	1961373.2	1313767.2
2021	14460.7	835094.0	1961373.2	1313767.2

数据来源：《2022年中国医疗保障统计年鉴》。

4-3-8 地区城乡居民基本医疗保险医疗费支出情况

单位：亿元

年份/地区	医疗费合计	普通门（急）诊医疗费	门诊慢特病医疗费	住院医疗费
2020	**14080.4**	**1473.4**	**1020.3**	**11586.7**
2021	**12936.5**	**3763.6**	**1533.1**	**7639.8**
北　京	1103.2	674.0	59.0	370.2
天　津	382.0	158.7	76.7	146.6
河　北	384.3	71.7	51.6	261.0
山　西	151.9	24.5	22.6	104.9
内蒙古	171.5	31.8	21.1	118.6
辽　宁	472.4	83.6	62.3	326.6
吉　林	207.6	27.0	27.0	153.7
黑龙江	272.4	40.4	32.8	199.2
上　海	1118.2	506.5	61.9	549.8
江　苏	1240.9	405.9	130.6	704.4
浙　江	1218.3	579.2	85.5	553.6
安　徽	284.4	45.2	47.1	192.0
福　建	313.2	110.2	41.5	161.5
江　西	224.1	35.7	33.5	154.9
山　东	799.6	93.6	141.6	564.4
河　南	394.1	48.7	40.7	304.7
湖　北	447.2	79.4	57.3	310.6
湖　南	302.8	26.7	31.1	245.0
广　东	1106.8	283.9	147.2	675.7
广　西	201.2	39.1	19.2	142.9
海　南	62.1	0.0	9.7	52.5
重　庆	338.0	79.1	63.0	195.9
四　川	573.8	113.5	82.2	378.1
贵　州	163.0	27.2	21.8	114.1
云　南	227.3	46.3	37.3	143.6
西　藏	15.8	5.0	2.2	8.7
陕　西	291.4	46.8	59.2	185.4
甘　肃	108.2	18.9	13.8	75.4
青　海	45.7	13.6	2.7	29.5
宁　夏	41.7	9.1	7.8	24.8
新　疆	273.3	38.2	43.4	191.7

数据来源：《2022年中国医疗保障统计年鉴》。

4-3-9　2018—2021年城乡居民医保人均筹资水平

单位：元/（人·年）

地区	2018	2019	2020	2021
全　国	**723**	**782**	**833**	**889**
北　京	1640	1606	2724	2598
天　津	1082	1058	833	855
河　北	673	755	794	788
山　西	670	716	798	851
内蒙古	708	751	850	899
辽　宁		758	908	847
吉　林		757	673	684
黑龙江	723	756	830	860
上　海	2319	2517	2643	2682
江　苏	823	925	976	1069
浙　江	1057	1296	1393	1457
安　徽	674	702	792	837
福　建	684	744	799	878
江　西	710	750	814	896
山　东	700	730	835	886
河　南	670	657	706	788
湖　北	690	757	791	840
湖　南	670	711	773	816
广　东	778	736	819	944
广　西	670	739	776	847
海　南	621	815	797	853
重　庆	670	728	813	886
四　川	681	763	793	852
贵　州	610	685	787	835
云　南	683	772	804	836
西　藏		141	614	629
陕　西	687	1178	754	819
甘　肃	618	786	803	870
青　海	776	867	896	951
宁　夏	685	766	820	866
新　疆	719	759	861	910

4-3-10　全国职工基本医疗保险异地就医待遇享受情况

年份	异地就医人数/万人	异地就医/万人次	普通门（急）诊人次	门诊慢特病人次	出院人次
2012	370.4	1107.9	660.1	144.8	303.0
2013	430.9	1515.0	998.1	178.0	338.9
2014	511.1	1897.5	1316.9	217.2	363.3
2015	548.0	2297.0	1637.0	268.0	392.0
2016	599.5	2771.5	2002.7	327.5	441.3
2017	739.6	3799.1	2965.8	355.6	477.7
2018	806.5	3656.1	2698.7	408.0	549.5
2019	984.1	4372.3	3215.9	503.4	653.0
2020	1002.9	4831.1	3730.9	491.3	608.9
2021	1462.7	6433.8	4930.4	717.5	785.9

数据来源：《2022年中国医疗保障统计年鉴》。

4-3-11　全国城乡居民基本医疗保险异地就医待遇享受情况

年份	异地就医人数/万人	异地就医/万人次	普通门（急）诊人次	门诊慢特病人次	出院人次
2012	140.9	281.1	70.1	45.9	165.1
2013	317.8	596.9	292.6	44.5	259.8
2014	461.4	858.1	457.7	80.0	320.5
2015	609.0	1223.0	685.0	146.0	392.0
2016	783.4	1645.0	959.7	136.0	549.4
2017	1130.1	3391.1	1272.5	237.5	1881.1
2018	1238.8	2876.4	1161.2	355.1	1360.1
2019	1652.5	5417.6	2840.9	629.0	1947.7
2020	1260.4	3407.4	1460.4	411.9	1535.1
2021	1530.6	4317.7	2078.1	612.7	1626.8

数据来源：《2022年中国医疗保障统计年鉴》。

4-3-12　2021年各地区医疗救助资金使用情况

单位：万元

地区	救助总金额	住院救助资金数	门诊救助资金数	其他有关部门资助参加基本医疗保险资金数	其他有关部门实施直接救助资金数
全　国	**6198959**	**3254852**	**625705**	**425805**	**41487**
北　京	35467	21992	9404	0	0
天　津	25634	10066	10580	0	0
河　北	232327	111518	34533	3008	1
山　西	71912	45821	2654	6139	961
内蒙古	105714	75253	9032	2901	32
辽　宁	109168	58949	11927	2058	0
吉　林	56668	25667	9125	1612	0
黑龙江	152865	88376	16007	9201	0
上　海	68420	36044	24148	0	0
江　苏	434951	201584	97988	12244	638
浙　江	200642	88306	44164	1709	2062
安　徽	394465	207579	49470	19668	0
福　建	155563	58756	22036	41696	0
江　西	277279	146459	38072	63988	9960
山　东	281409	150986	23169	48264	1925
河　南	242911	152418	9909	7166	2288
湖　北	313333	187458	28715	19579	681
湖　南	282152	126080	17336	49387	13238
广　东	393610	229357	57774	9932	102
广　西	278387	165868	25003	17935	3388
海　南	47509	18824	2419	9690	0
重　庆	182578	86122	20320	34318	0
四　川	502679	230007	15662	17198	1329
贵　州	318069	159846	9108	27164	3920
云　南	285642	134064	3787	12510	0
西　藏	22117	7738	861	2779	0
陕　西	156931	126666	10848	0	0
甘　肃	248644	138289	5265	5143	654
青　海	56556	32276	4697	0	0
宁　夏	51385	18416	3001	0	0
新　疆	213972	114067	8691	516	310

数据来源：《2022年中国医疗保障统计年鉴》。

4-3-13　2010—2021年医疗救助资金使用情况

单位：万元

年份	救助总金额	医疗救助资助参加基本医疗保险资金数	住院救助资金数	门诊救助资金数	其他有关部资助参加基本医疗保险资金数	其他有关部门实施直接救助资金数
2010	1577623	—	—	—	—	—
2011	2162502	—	—	—	—	—
2012	2306113	—	1435332	227808	—	—
2013	2574119	—	1572558	232039	—	—
2014	2839872	—	1801586	239709	—	—
2015	3036690	394921	1908143	237572	71529	222106
2016	3323311	467758	2042239	285219	72446	165572
2017	3761500	597713	2363847	297043	142011	234363
2018	4246277	1026749	2644317	325920	156240	93052
2019	5022489	1348499	2930056	412276	240586	91073
2020	5468373	1601319	3003775	519827	289311	54140
2021	6198959	1851110	3254852	625705	425805	41487

数据来源：《2022年中国医疗保障统计年鉴》。

4-3-14　2015—2021年职工医疗互助收支情况

单位：万元

年份	互助金收入	互助金支出
2015	248842.4	231376.4
2016	369996.5	295175.0
2017	507548.6	434905.3
2018	582514.5	466284.4
2019	170785.0	—
2020	465225.4	403068.8
2021	702264.3	461822.3

数据来源：《2022年中国医疗保障统计年鉴》。

第四节

商业保险情况

4-4-1　全国商业健康保险情况

年份	开展保险机构数/个	保费收入/亿元	理赔支出/亿元
2007	62	384	117
2008	81	586	175
2009	89	574	217
2010	93	574	232
2011	96	692	360
2012	106	863	298
2013	115	1123	411
2014	117	1587	571
2015	124	2410	763
2016	136	4042	1001
2017	149	4389	1295
2018	156	5448	1744
2019	157	7066	2351
2020	158	8173	2921
2021	157	8755	4085

数据来源:《2022年中国医疗保障统计年鉴》。

4-4-2 2018—2023年全国各地区原保险保费总收入情况

单位：亿元

地区	2018	2019	2020	2021	2022	2023
全国合计	**38017**	**42645**	**45257**	**44900**	**46957**	**51247**
集团、总公司本级	78	52	61	37	42	43
北　京	1793	2076	2303	2527	2758	3205
天　津	560	618	672	660	670	731
河　北	1791	1989	2089	1995	2043	2136
辽　宁	853	919	970	980	1001	1118
大　连	335	371	369	378	401	451
上　海	1406	1720	1865	1971	2095	2471
江　苏	3317	3750	4015	4051	4318	4790
浙　江	1953	2251	2477	2485	2713	3099
宁　波	321	376	391	375	416	455
福　建	871	948	1006	1052	1104	1212
厦　门	211	227	236	243	270	297
山　东	2519	2751	2972	2816	2908	3100
青　岛	439	487	511	4622	502	541
广　东	3472	4112	4199	4513	4367	4836
深　圳	1192	1384	1454	1427	1528	1720
海　南	183	203	206	198	201	210
山　西	825	883	933	998	1013	1107
吉　林	630	679	710	691	678	721
黑龙江	899	952	987	995	982	1026
安　徽	1210	1349	1404	1380	1418	1495
江　西	754	835	928	910	972	1008
河　南	2263	2431	2506	2360	2370	2400
湖　北	1471	1729	1854	1878	1952	2118
湖　南	1255	1396	1513	1509	1614	1694
重　庆	806	916	988	966	981	1056
四　川	1958	2149	2274	2205	2298	2484
贵　州	446	489	512	496	504	538
云　南	668	742	756	690	725	760
西　藏	34	37	40	40	39	47
陕　西	969	1033	1103	1052	1102	1193
甘　肃	399	444	485	490	491	534
青　海	88	98	104	107	106	118
宁　夏	183	198	211	211	216	245
新　疆	577	654	682	686	681	724
内蒙古	660	730	740	646	667	719
广　西	629	665	734	781	810	845

4-4-3 2018—2023年全国各地区原保险保费 财产险收入情况

单位：亿元

地区	2018	2019	2020	2021	2022	2023
全国合计	**10770**	**11649**	**11929**	**11671**	**12712**	**13607**
集团、总公司本级	73	47	53	31	31	28
北　京	423	455	441	443	479	518
天　津	144	152	164	154	157	167
河　北	530	573	592	545	591	626
辽　宁	258	284	300	289	311	328
大　连	81	88	86	83	93	97
上　海	485	525	509	524	555	640
江　苏	859	941	993	1002	1124	1193
浙　江	674	734	766	745	819	881
宁　波	153	166	174	176	191	198
福　建	235	260	261	257	280	292
厦　门	80	79	76	71	79	80
山　东	620	663	686	668	721	764
青　岛	129	127	141	144	154	143
广　东	927	1071	1010	1019	1148	1237
深　圳	344	362	363	377	418	443
海　南	64	71	72	74	79	86
山　西	213	227	238	231	249	267
吉　林	173	184	188	171	187	200
黑龙江	188	202	210	199	218	239
安　徽	409	453	471	437	487	514
江　西	240	260	277	265	304	328
河　南	497	532	571	550	579	618
湖　北	352	398	370	380	423	463
湖　南	357	398	409	391	430	465
重　庆	203	220	230	214	227	244
四　川	492	513	548	557	598	634
贵　州	208	223	225	215	230	245
云　南	276	297	296	262	277	286
西　藏	22	25	27	27	28	32
陕　西	230	217	238	255	273	294
甘　肃	126	138	144	131	140	151
青　海	37	42	44	45	45	51
宁　夏	64	68	68	65	71	79
新　疆	191	225	235	229	232	250
内蒙古	194	213	217	205	223	242
广　西	219	217	233	241	261	284

4-4-4 2018—2023年全国各地区原保险保费寿险收入情况

单位：亿元

地区	2018	2019	2020	2021	2022	2023
全国合计	**20723**	**22754**	**23982**	**23572**	**24519**	**27646**
集团、总公司本级	0	0	0	0	0	0
北　京	990	1163	1334	1499	1724	2080
天　津	329	355	382	372	385	442
河　北	980	1062	1102	1045	1040	1118
辽　宁	468	473	485	495	484	565
大　连	209	230	221	230	244	289
上　海	620	839	1000	1048	1132	1412
江　苏	1985	2215	2348	2345	2466	2829
浙　江	982	1159	1281	1288	1400	1683
宁　波	132	164	162	145	171	198
福　建	467	478	506	541	562	645
厦　门	95	107	114	122	142	166
山　东	1443	1514	1614	1473	1504	1649
青　岛	229	260	260	210	239	286
广　东	1947	2303	2368	2283	2332	2678
深　圳	625	709	695	638	691	844
海　南	90	90	89	80	83	91
山　西	487	492	517	579	579	652
吉　林	348	348	354	349	330	364
黑龙江	546	527	528	549	522	534
安　徽	612	658	657	657	646	688
江　西	381	395	446	444	475	487
河　南	1349	1379	1368	1264	1279	1308
湖　北	841	975	1095	1087	1096	1193
湖　南	677	710	761	749	818	876
重　庆	450	506	539	519	520	578
四　川	1155	1231	1258	1173	1211	1315
贵　州	162	172	183	181	176	197
云　南	278	293	286	252	271	300
西　藏	4	5	5	5	5	6
陕　西	604	639	666	598	620	673
甘　肃	204	213	238	258	260	284
青　海	35	38	40	42	42	48
宁　夏	83	88	97	101	102	123
新　疆	271	289	299	304	299	326
内蒙古	352	376	360	302	304	339
广　西	293	299	326	346	363	380

4-4-5 2018—2023年全国各地区原保险保费
意外险收入情况

单位：亿元

地区	2018	2019	2020	2021	2022	2023
全国合计	**1076**	**1175**	**1174**	**1210**	**1073**	**959**
集团、总公司本级	4	4	3	4	3	2
北　京	65	58	66	62	49	48
天　津	14	18	20	18	13	11
河　北	35	38	40	44	43	35
辽　宁	18	19	21	21	19	17
大　连	6	7	8	8	7	6
上　海	85	91	75	75	56	52
江　苏	78	85	87	94	87	71
浙　江	60	66	62	63	60	57
宁　波	8	9	10	11	11	10
福　建	28	29	29	30	26	23
厦　门	7	7	7	7	6	5
山　东	55	62	62	69	63	56
青　岛	9	10	11	11	11	11
广　东	119	129	128	139	122	105
深　圳	54	66	47	45	38	36
海　南	6	8	7	6	5	5
山　西	17	19	21	22	20	19
吉　林	12	14	15	16	12	11
黑龙江	17	18	18	17	15	14
安　徽	26	31	35	37	35	28
江　西	18	22	25	25	23	19
河　南	48	52	53	52	46	41
湖　北	40	44	42	43	39	35
湖　南	32	35	40	41	37	34
重　庆	23	26	27	26	22	18
四　川	51	56	58	61	56	52
贵　州	18	19	19	21	19	14
云　南	23	25	26	28	26	24
西　藏	4	3	3	3	2	3
陕　西	21	25	24	24	22	20
甘　肃	12	13	14	14	13	12
青　海	3	3	3	3	3	3
宁　夏	5	6	6	7	7	6
新　疆	19	18	18	18	17	18
内蒙古	14	15	16	16	14	14
广　西	23	25	28	29	26	23

4-4-6　2018—2023年全国各地区原保险保费健康险收入情况

单位：亿元

地区	2018	2019	2020	2021	2022	2023
全国合计	**5448**	**7066**	**8173**	**8447**	**8653**	**9035**
集团、总公司本级	1	1	5	3	8	14
北　京	316	401	462	522	507	559
天　津	72	92	106	116	116	112
河　北	246	317	355	361	369	357
辽　宁	110	142	164	175	187	209
大　连	39	47	54	57	57	59
上　海	216	265	281	324	352	366
江　苏	395	509	586	610	641	697
浙　江	237	292	369	389	433	477
宁　波	28	37	45	43	44	49
福　建	141	182	210	224	236	251
厦　门	28	33	39	43	43	46
山　东	402	511	609	607	620	632
青　岛	73	89	100	96	98	101
广　东	480	609	694	712	765	817
深　圳	169	248	348	367	381	397
海　南	23	33	38	38	33	28
山　西	108	146	157	167	164	168
吉　林	97	133	153	156	149	147
黑龙江	149	205	231	231	226	240
安　徽	163	207	241	249	250	264
江　西	114	158	180	176	170	175
河　南	369	468	515	494	465	433
湖　北	238	312	347	369	395	426
湖　南	189	254	304	328	329	318
重　庆	131	164	191	206	213	215
四　川	260	348	409	414	433	482
贵　州	58	75	84	80	80	81
云　南	91	127	149	148	150	151
西　藏	3	4	4	4	4	6
陕　西	115	152	174	176	188	206
甘　肃	57	80	89	87	78	87
青　海	13	16	17	17	16	17
宁　夏	31	36	40	38	36	36
新　疆	96	122	130	135	134	129
内蒙古	100	126	148	123	126	125
广　西	94	124	147	165	159	157

第五章

医药产业与科技创新

第一节

医药产业情况

5-1-1 2018—2022年医药企业批发零售情况

指标	2018	2019	2020	2021	2022
医药及医疗器械批发					
法人企业数/个	9053	10893	12710	14247	15848
年末从业人数/人	760685	849013	874475	913223	946288
营业收入/亿元	26108.70	32067.11	33831.03	38878.99	42845.36
医药及医疗器械专门零售					
法人企业数/个	4746	5227	5580	5922	6317
年末从业人数/人	608088	653551	719636	776316	807005
营业收入/亿元	4281.08	4271.61	4631.97	4797.75	5287.74
西药零售					
法人企业数/个	3791	4255	4589	4833	5128
年末从业人数/人	553993	595284	664129	716286	744700
营业收入/亿元	3825.74	3730.74	4218.51	4346.76	4792.58

5-1-2 2023年分省药品生产企业许可情况

单位：家

地区	药品生产企业许可数	截至2023年底生产企业数量					
		原料药和制剂	生产化学药企业	生产中药企业（含饮片）	生产中成药企业	医用气体	特殊药品
全　　国	8460	5652	4494	4752	2418	712	242
北　　京	286	216	160	133	74	7	10
天　　津	112	98	70	47	36	7	9
河　　北	427	251	204	244	95	37	7
山　　西	166	115	100	99	71	28	24
内 蒙 古	110	65	48	63	27	18	3
辽　　宁	243	183	148	130	86	23	4
吉　　林	325	243	198	244	155	19	3
黑 龙 江	268	194	151	193	126	19	3
上　　海	242	221	156	64	47	10	18
江　　苏	650	546	489	167	100	46	22
浙　　江	453	303	277	132	80	22	5
安　　徽	493	222	174	369	89	19	11
福　　建	161	109	88	80	41	20	2
江　　西	251	152	132	179	93	23	3
山　　东	494	363	303	213	109	52	17
河　　南	374	248	184	226	109	46	37
湖　　北	356	247	184	171	98	46	7
湖　　南	248	144	118	157	76	33	5
广　　东	671	441	342	375	177	42	8
广　　西	237	143	106	181	108	32	3
海　　南	162	154	139	65	59	3	5
重　　庆	174	113	93	97	42	13	7
四　　川	510	303	247	328	146	39	13
贵　　州	168	105	61	135	78	18	1
云　　南	246	121	88	186	69	32	1
西　　藏	49	41	24	29	16	2	0
陕　　西	255	183	136	182	128	20	10
甘　　肃	176	51	33	148	32	15	1
青　　海	49	26	12	41	22	4	2
宁　　夏	37	16	12	26	6	4	1
新　　疆	64	33	17	46	21	13	0
新疆兵团	3	2	0	2	2	0	0

注：数据来源于药品生产和监管信息直报系统药品生产许可证管理模块。药品生产许可证数量为2020年7月1日前按原分类码发证数量及2020年7月1日后按新分类码发证数量之和。药品生产企业类别依据药品生产许可证上的分类码进行统计，生产多种类别的企业则多类别分别统计，如既生产化学药又生产诊断试剂，则分别填入化学药和诊断试剂项下。

数据来源：国家药品监督管理局《药品监督管理统计年度报告》。

5-1-3　2020—2023年分省药品生产企业许可总数

单位：家

地区	2020	2021	2022	2023
全　国	**7690**	**7477**	**7974**	**8460**
北　京	227	257	281	286
天　津	111	110	111	112
河　北	423	408	404	427
山　西	161	149	156	166
内蒙古	111	105	108	110
辽　宁	250	233	243	243
吉　林	335	308	316	325
黑龙江	221	215	248	268
上　海	206	197	217	242
江　苏	578	573	620	650
浙　江	329	427	467	453
安　徽	450	437	470	493
福　建	135	143	150	161
江　西	235	231	235	251
山　东	460	438	466	494
河　南	336	314	345	374
湖　北	331	289	335	356
湖　南	220	215	234	248
广　东	586	580	609	671
广　西	244	187	201	237
海　南	99	119	134	162
重　庆	127	142	161	174
四　川	488	449	476	510
贵　州	168	167	167	168
云　南	248	224	232	246
西　藏	26	26	37	49
陕　西	222	219	235	255
甘　肃	213	164	163	176
青　海	51	50	49	49
宁　夏	35	36	36	37
新　疆	62	60	64	64
新疆兵团	2	5	4	3

5-1-4 2023年分省药品经营企业许可情况

单位：家

地区	合计	批发		总部连锁		零售
		法人	非法人	企业数量	门店数量	
全　国	**688477**	**13997**	**795**	**6725**	**385594**	**281366**
北　京	5554	219	14	102	2631	2588
天　津	5680	105	28	58	2030	3459
河　北	36677	503	104	514	22067	13489
山　西	18039	219	120	103	7863	9734
内蒙古	19115	218	1	149	9304	9443
辽　宁	28386	368	30	285	15457	12246
吉　林	18049	626	0	379	7358	9686
黑龙江	24429	377	220	273	12490	11069
上　海	4667	155	0	50	4114	348
江　苏	37044	459	20	321	20002	16242
浙　江	26129	653	16	314	14017	11129
安　徽	24776	481	16	295	14064	9920
福　建	13323	256	0	121	5496	7450
江　西	15256	534	8	121	7114	7479
山　东	50224	618	29	698	35570	13309
河　南	34973	671	37	396	18203	15666
湖　北	24517	695	1	239	12848	10734
湖　南	28961	486	28	151	20380	7916
广　东	70009	1446	8	612	32273	35670
广　西	25949	380	22	234	17706	7607
海　南	6225	402	0	34	4064	1725
重　庆	20861	908	11	124	8583	11235
四　川	53354	942	9	494	44656	7253
贵　州	20637	260	8	121	8022	12226
云　南	23848	599	12	117	13215	9905
西　藏	1189	97	0	12	375	705
陕　西	19742	434	30	109	7213	11956
甘　肃	9278	347	20	86	3233	5592
青　海	2343	92	0	35	1482	734
宁　夏	5918	113	3	57	3696	2049
新　疆	11220	236	0	91	8725	2168
新疆兵团	2105	98	0	30	1343	634

数据来源：国家药品监督管理局《药品监督管理统计年度报告》。

5-1-5　2020—2023年分省药品经营企业许可总数

单位：家

地区	2020	2021	2022	2023
全　国	573295	609681	643857	688477
北　京	5367	5246	5267	5554
天　津	4842	5060	5125	5680
河　北	29098	31833	33438	36677
山　西	14179	15105	15275	18039
内蒙古	15260	16798	17716	19115
辽　宁	24730	25979	26850	28386
吉　林	15395	15859	16417	18049
黑龙江	22083	23162	23452	24429
上　海	4278	4547	4559	4667
江　苏	30987	32019	34457	37044
浙　江	22030	22609	23826	26129
安　徽	20819	20687	23091	24776
福　建	11314	12158	12590	13323
江　西	13245	14068	14372	15256
山　东	42351	46491	48611	50224
河　南	33153	31181	33308	34973
湖　北	16519	22740	23061	24517
湖　南	22527	23779	26445	28961
广　东	55610	57784	64238	70009
广　西	20391	23631	24379	25949
海　南	5334	5643	5911	6225
重　庆	17881	18581	19401	20861
四　川	47721	49711	51314	53354
贵　州	15709	17698	18248	20637
云　南	21835	22830	23801	23848
西　藏	641	846	955	1189
陕　西	14933	16944	18245	19742
甘　肃	7728	8172	9550	9278
青　海	2088	2060	2190	2343
宁　夏	4672	5233	5686	5918
新　疆	8973	9424	10120	11220
新疆兵团	1602	1803	1959	2105

5-1-6 2023年分省医疗器械生产企业情况　　单位：家

地区	合计	一类备案凭证数量	仅二类许可证数量	仅三类许可证数量	同时生产二、三类许可证数量
全　国	**32313**	**20659**	**14612**	**1020**	**1818**
北　京	1000	451	476	147	182
天　津	691	416	337	30	101
河　北	1794	1411	594	21	24
山　西	396	140	245	3	8
内蒙古	94	27	62	2	3
辽　宁	698	271	391	16	20
吉　林	608	476	291	12	14
黑龙江	360	114	236	4	6
上　海	1097	517	357	176	141
江　苏	4214	2773	1792	210	387
浙　江	2482	1682	1113	48	176
安　徽	1003	544	412	16	34
福　建	560	335	322	5	50
江　西	1040	539	466	11	33
山　东	4093	3531	984	46	125
河　南	1488	1037	771	15	51
湖　北	1483	1090	611	29	60
湖　南	1253	652	858	9	33
广　东	5060	3103	2653	146	218
广　西	421	249	235	0	28
海　南	70	28	41	1	4
重　庆	375	180	250	20	25
四　川	666	316	419	30	45
贵　州	197	126	103	1	3
云　南	223	79	140	1	3
西　藏	24	12	11	1	0
陕　西	653	315	303	16	39
甘　肃	92	159	45	3	5
青　海	36	14	21	1	0
宁　夏	35	10	25	0	0
新　疆	75	36	39	0	0
新疆兵团	32	26	9	0	0

数据来源：国家药品监督管理局《药品监督管理统计年度报告》。

5-1-7　2021—2023年分省医疗器械生产企业总数

单位：家

地区	2021	2022	2023
全　国	**28682**	**32632**	**32313**
北　京	943	959	1000
天　津	575	845	691
河　北	1797	1938	1794
山　西	314	342	396
内蒙古	81	86	94
辽　宁	729	782	698
吉　林	629	552	608
黑龙江	327	381	360
上　海	1045	1063	1097
江　苏	4133	4814	4214
浙　江	2141	2364	2482
安　徽	987	1030	1003
福　建	541	577	560
江　西	1039	1218	1040
山　东	3152	4058	4093
河　南	1104	1393	1488
湖　北	1105	1401	1483
湖　南	902	1085	1253
广　东	4494	4968	5060
广　西	350	387	421
海　南	64	65	70
重　庆	334	361	375
四　川	570	620	666
贵　州	182	174	197
云　南	187	215	223
西　藏	41	10	24
陕　西	645	652	653
甘　肃	105	111	92
青　海	30	34	36
宁　夏	32	35	35
新　疆	68	74	75
新疆兵团	36	38	32

5-1-8 2023年度中国医药工业百强榜单

排名	企业名称	排名	企业名称	排名	企业名称
1	中国医药集团有限公司	19	长春高新技术产业（集团）股份有限公司	37	天津市医药集团有限公司
2	华润医药控股有限公司	20	威高集团有限公司	38	上海罗氏制药有限公司
3	齐鲁制药集团有限公司	21	山东步长制药股份有限公司	39	浙江华海药业股份有限公司
4	上海复星医药（集团）股份有限公司	22	新和成控股集团有限公司	40	山东新华制药股份有限公司
5	中国远大集团有限责任公司	23	珠海联邦制药股份有限公司	41	江苏鱼跃医疗设备股份有限公司
6	石药控股集团有限公司	24	人福医药集团股份公司	42	沈阳三生制药有限责任公司
7	广州医药集团有限公司	25	丽珠医药集团股份有限公司	43	天士力医药集团股份有限公司
8	上海医药（集团）有限公司	26	赛诺菲（中国）投资有限公司	44	费森尤斯卡比（中国）投资有限公司
9	扬子江药业集团有限公司	27	西安杨森制药有限公司	45	云南白药集团股份有限公司
10	修正药业集团股份有限公司	28	北京诺华制药有限公司	46	成都倍特药业股份有限公司
11	江苏恒瑞医药股份有限公司	29	杭州默沙东制药有限公司	47	乐普（北京）医疗器械股份有限公司
12	正大天晴药业集团股份有限公司	30	石家庄以岭药业股份有限公司	48	山东鲁抗医药股份有限公司
13	诺和诺德（中国）制药有限公司	31	鲁南制药集团股份有限公司	49	信达生物制药（苏州）有限公司
14	拜耳医药保健有限公司	32	华北制药集团有限责任公司	50	浙江康恩贝制药股份有限公司
15	四川科伦药业股份有限公司	33	江苏济川控股集团有限公司	51	石家庄四药有限公司
16	江西济民可信集团有限公司	34	深圳市东阳光实业发展有限公司	52	默克制药（江苏）有限公司
17	晖致制药（大连）有限公司	35	江苏豪森药业集团有限公司	53	葵花药业集团股份有限公司
18	阿斯利康制药有限公司	36	普洛药业股份有限公司	54	浙江海正药业股份有限公司

5-1-8　2023年度中国医药工业百强榜单（续）

排名	企业名称	排名	企业名称	排名	企业名称
55	浙江医药股份有限公司	71	烟台绿叶医药控股（集团）有限公司	87	山东齐都药业有限公司
56	青峰医药集团有限公司	72	上海创诺医药集团有限公司	88	仁和（集团）发展有限公司
57	深圳市海普瑞药业集团股份有限公司	73	上海莱士血液制品股份有限公司	89	江苏苏中健康科技有限公司
58	浙江九洲药业股份有限公司	74	四川好医生攀西药业有限责任公司	90	南京健友生化制药股份有限公司
59	华兰生物工程股份有限公司	75	江苏恩华药业股份有限公司	91	山东金城医药集团股份有限公司
60	哈药集团有限公司	76	楚天科技股份有限公司	92	海思科医药集团股份有限公司
61	天津红日药业股份有限公司	77	四川新绿色药业科技发展有限公司	93	朗致集团有限公司
62	先声药业有限公司	78	浙江仙琚制药股份有限公司	94	中国医药健康产业股份有限公司
63	瑞阳制药股份有限公司	79	悦康药业集团股份有限公司	95	河南羚锐制药股份有限公司
64	江苏康缘药业股份有限公司	80	厦门万泰沧海生物技术有限公司	96	深圳信立泰药业股份有限公司
65	东北制药集团股份有限公司	81	成都康弘药业集团股份有限公司	97	烟台东诚药业集团股份有限公司
66	北京泰德制药股份有限公司	82	浙江京新药业股份有限公司	98	山西亚宝投资集团有限公司
67	神威药业集团有限公司	83	健康元药业集团股份有限公司	99	卫材（中国）投资有限公司
68	漳州片仔癀药业股份有限公司	84	上海勃林格殷格翰药业有限公司	100	郑州安图生物工程股份有限公司
69	东富龙科技集团股份有限公司	85	玉溪沃森生物技术有限公司		
70	辰欣科技集团有限公司	86	贵州健兴药业有限公司		

数据来源：2023年《中国医药统计年报》。

第二节

科技创新与信息化

5-2-1 2018—2022年医药科技创新情况

指标	2018	2019	2020	2021	2022
规模以上工业医药制造业经费情况/亿元					
研究与试验发展经费	580.9	609.6	784.6	942.4	1048.9
开发经费支出	652.1	732.5	883.2	1128.6	1269.8
高技术产业专利申请数/件					
医药制造业	21698	23400	29107	31497	—
化学药品制造业	7902	9028	11755	11609	—
中成药制造业	4078	4373	4730	4815	—
生物、生化制品制造业	3480	4044	5036	6085	—
医疗器械及仪器仪表制造业	36172	43994	57185	65699	—
医疗仪器设备及器械制造业	12130	14572	20499	24485	—

数据来源：国家统计局。

5-2-2　2023年药品批准临床、上市情况单位　单位：个

项目		中药天然药物	化学药品	生物制品	合计
国家局受理境内生产药品申请	临床试验申请	75	1652	908	2635
	上市申请	27	4887	100	5014
	补充申请	—	—	—	6337
国家局受理境外生产（含港澳台）药品申请	临床试验申请	0	332	236	568
	上市申请	0	543	95	638
	再注册申请	—	—	—	537
	补充申请	—	—	—	1371
境内新药临床申请申报的审批情况	批准临床	62	1213	744	2019
	批准上市	11	1995	145	2151
境外生产药品申请的审批情况	批准临床	0	303	206	509
	批准上市	1	191	49	241
批准创新药上市、临床试验情况	批准临床	45	1147	726	1918
	批准上市	5	20	15	40

5-2-3　2023年直辖市、副省级及省会城市 卫生健康信息化指数排名前10位

位次	总指数排名	治理水平	建设水平	应用水平
1	深圳	北京	上海	深圳
2	上海	南昌	深圳	广州
3	广州	上海	南京	银川
4	北京	广州	厦门	宁波
5	南京	济南	广州	杭州
6	厦门	西宁	杭州	上海
7	杭州	武汉	武汉	厦门
8	宁波	海口	北京	成都
9	武汉	厦门	宁波	北京
10	济南	南京	成都	南京

数据来源:《全国卫生健康信息化发展指数(2023)》。

5-2-4　2023年地级样本城市卫生健康信息化指数排名前50位

位次	总指数排名	治理水平	建设水平	应用水平
1	珠海	佛山	苏州	东莞
2	东莞	珠海	常州	惠州
3	佛山	十堰	日照	珠海
4	湖州	广元	南通	宿迁
5	绍兴	自贡	绍兴	湖州
6	无锡	遵义	无锡	绍兴
7	衢州	芜湖	衢州	无锡
8	苏州	济宁	珠海	固原
9	常州	赣州	嘉兴	中卫
10	济宁	绵阳	湖州	佛山
11	绵阳	桂林	济宁	衢州
12	嘉兴	梧州	温州	台州
13	宜宾	黔南	烟台	吴忠
14	温州	平顶山	佛山	巴中
15	广元	中卫	宿迁	江门
16	鄂尔多斯	三明	连云港	嘉兴
17	宿迁	铜陵	宜宾	绵阳
18	台州	龙岩	绵阳	黔南
19	连云港	金昌	丽水	宜宾
20	滁州	铜川	盐城	茂名
21	南通	株洲	德州	中山
22	宜昌	阳江	三亚	苏州
23	中卫	衢州	滁州	汕尾
24	烟台	湛江	东营	湛江
25	丽水	泉州	淄博	清远

5-2-4　2023年地级样本城市卫生健康信息化
指数排名前50位（续）

位次	总指数排名	治理水平	建设水平	应用水平
26	惠州	汉中	淮北	克拉玛依
27	南充	鄂尔多斯	亳州	南充
28	黔南	枣庄	乌海	常州
29	三亚	保定	宜昌	舟山
30	江门	武威	鄂尔多斯	鄂尔多斯
31	盐城	江门	鹰潭	连云港
32	武威	荆门	马鞍山	宜昌
33	淮北	滁州	广元	汕头
34	自贡	铜仁	克拉玛依	乐山
35	东营	通化	台州	潮州
36	中山	绍兴	荆州	温州
37	克拉玛依	烟台	六安	广元
38	巴中	阜阳	淮南	丽水
39	镇江	乐山	武威	石嘴山
40	固原	安康	镇江	黔西南
41	茂名	湖州	菏泽	济宁
42	威海	无锡	芜湖	六盘水
43	遵义	中山	荆门	白银
44	淄博	南充	巴彦淖尔	文山
45	六安	苏州	南充	滁州
46	清远	常德	淮安	眉山
47	淮安	驻马店	长治	金华
48	十堰	大兴安岭	枣庄	武威
49	徐州	崇左	潍坊	遵义
50	石嘴山	恩施	威海	淮北

数据来源：《全国卫生健康信息化发展指数（2023）》。

5-2-5　2022年区域卫生健康信息平台惠民服务功能情况

单位：%

系统类别	合计	按行政层级分		
		省级	地市级	县级
预约挂号	23.70	41.67	43.02	16.34
智能导诊	12.05	16.67	23.46	8.08
双向转诊	20.21	33.33	31.28	15.80
统一支付服务	16.19	16.67	22.35	14.18
检验检查报告查询	24.48	36.11	37.43	19.57
出院病人随访服务	7.25	5.56	11.17	6.10
出院病人膳食指南	3.37	2.78	6.70	2.33
家庭医生签约服务	22.93	13.89	26.26	22.44
中医治未病服务	4.92	2.78	6.70	4.49
健康档案查询	33.29	41.67	43.58	29.44
健康评估	15.67	11.11	20.11	14.54
慢病管理	24.61	22.22	30.17	22.98
精神疾病管理	12.69	13.89	14.53	12.03
接种免疫服务	9.72	30.56	11.17	7.90
医养服务	5.44	8.33	8.38	4.31
用药服务	9.97	25.00	12.29	8.26
健康教育	16.84	25.00	22.35	14.54
新农合结算服务	8.42	13.89	6.15	8.80
生育登记网上办理	4.02	22.22	6.70	1.97
计划生育药具网上配送	1.68	2.78	3.35	1.08
计划生育服务和指导	3.50	13.89	6.70	1.80
医疗信息分级公开	4.02	0.00	8.94	2.69
贫困人口健康信息服务	5.57	19.44	6.15	4.49

数据来源：《2022年卫生健康信息化统计调查数据报告》。

5-2-6　2022年区域卫生健康信息平台业务协同功能情况

单位：%

系统类别	合计	按行政层级分		
		省级	地市级	县级
疾病监测业务协同	7.38	11.11	17.32	3.95
疾病管理业务协同	8.03	16.67	13.97	5.57
突发公共卫生事件应急指挥协同	7.12	22.22	13.41	4.13
妇幼健康业务协同	11.66	41.67	22.91	6.10
卫生计生监督应用协同	5.31	11.11	9.50	3.59
血液安全管理业务协同	3.63	19.44	10.06	0.54
院前急救业务协同	3.89	11.11	8.94	1.80
分级诊疗协同	11.92	16.67	24.02	7.72
医疗医药联动应用协同	2.59	8.33	3.91	1.80
药品（耗材）采购使用联动应用协同	2.46	2.78	5.03	1.62
计划生育业务协同	5.83	30.56	8.94	3.23
出生人口监测业务协同	4.92	30.56	7.26	2.51
跨境重大疫情防控协同	0.78	0.00	2.23	0.36
药品（疫苗）监管协同	2.07	8.33	5.03	0.72
食品安全防控协同	1.04	2.78	2.79	0.36
医保业务监管协同	3.11	2.78	4.47	2.69
爱国卫生与健康危害因素应用协同	1.42	5.56	2.79	0.72
健康促进与教育业务协同	2.59	5.56	4.47	1.80

数据来源：《2022年卫生健康信息化统计调查数据报告》。

5-2-7　2022年区域卫生健康信息平台业务监管功能开通情况

单位：%

系统类别	合计	按行政层级分		
		省级	地市级	县级
医改进展监测	7.51	19.44	14.53	4.49
综合业务监管	20.08	41.67	32.96	14.54
卫生服务资源监管	10.62	27.78	23.46	5.39
医务人员职业行为监管	6.22	22.22	13.41	2.87
医疗行为监管	9.72	33.33	19.55	5.03
传染性疾病管理业务监管	5.96	25.00	11.73	2.87
慢病管理业务监管	12.56	30.56	18.99	9.34
精神疾病业务监管	7.90	13.89	14.53	5.39
预防接种业务监管	7.25	22.22	13.41	4.31
妇女保健业务监管	11.27	41.67	21.23	6.10
儿童保健业务监管	9.46	25.00	19.55	5.21
国家基本公共卫生服务项目监管	10.75	30.56	14.53	8.26
食品安全监测业务监管	1.94	8.33	5.03	0.54
医院运营情况监管	6.99	19.44	11.73	4.67
基建装备管理	1.81	5.56	4.47	0.72
预约挂号业务监管	5.96	5.56	13.97	3.41
检验检查互认业务监管	5.05	8.33	10.61	3.05
医疗质量情况监管	6.61	25.00	13.41	3.23
医院感染情况监管	2.33	2.78	6.15	1.08
基层医疗卫生机构绩效考核监管	6.35	19.44	9.50	4.49
中医药服务项目监管	4.27	8.33	5.59	3.59
基本药物运行情况监管	5.18	13.89	7.82	3.77
合理用药业务监管	5.83	11.11	12.29	3.41
健康促进与教育业务监管	2.46	2.78	5.03	1.62
人口决策支持管理	5.31	30.56	10.06	2.15
人口信息服务与监管	6.74	38.89	10.61	3.41
远程医疗业务监管	9.59	22.22	15.64	6.82
电子证照管理	2.85	22.22	4.47	1.08
居民健康卡应用监督	8.55	30.56	19.55	3.59

数据来源：《2022年卫生健康信息化统计调查数据报告》。

5-2-8　2022年各级各类公立医院医疗业务功能开通情况

单位：%

系统类别	合计	按医院级别分				按机构类别分			
		三级医院	二级医院	一级医院	未定级	综合医院	中医类医院	专科医院	护理院
患者基本信息管理	64.95	70.21	67.81	47.76	53.91	63.80	67.64	65.62	42.42
院前急救	14.35	18.41	14.42	8.25	8.52	16.53	13.13	7.90	6.06
门诊分诊	39.93	53.97	38.27	23.48	25.91	41.35	37.60	38.86	9.09
急诊分级分诊	21.74	35.29	18.95	8.97	11.65	24.31	19.18	16.09	9.09
门、急诊电子病历	63.92	76.59	64.23	44.07	46.61	63.23	65.88	64.27	27.27
门、急诊处方和处置管理	56.56	66.23	55.94	43.67	45.74	55.96	57.94	56.94	42.42
急诊留观	25.32	34.87	24.87	12.10	14.43	27.90	26.31	13.81	9.09
申请单管理	41.82	51.57	44.00	21.15	23.65	41.80	44.72	37.65	18.18
住院病历书写	74.54	82.81	77.61	53.45	56.35	72.90	78.45	74.80	63.64
住院医嘱管理	71.38	79.14	74.05	52.24	54.61	69.74	75.41	71.25	69.70
护理记录	67.73	75.02	70.41	49.12	52.00	66.30	71.72	67.05	57.58
输液管理	42.19	46.98	43.29	31.81	33.57	42.87	44.89	35.52	21.21
非药品医嘱执行	42.24	52.75	43.76	22.44	24.35	41.26	46.74	38.93	30.30
临床路径	46.28	63.64	48.15	15.14	18.78	47.08	48.37	40.36	15.15
临床辅助决策	17.78	29.37	15.29	7.37	8.87	18.94	16.91	14.80	9.09
静脉药物配置中心	13.64	23.49	10.57	7.21	9.04	15.52	11.24	10.18	12.12
药品医嘱执行	52.61	60.43	54.60	36.14	35.83	51.67	54.76	52.95	45.45
合理用药	47.14	66.23	46.46	20.67	23.48	48.52	48.03	41.00	12.12
药事服务	24.38	36.82	21.74	12.50	16.17	25.29	24.42	21.00	12.12
医学影像信息管理	64.22	83.69	67.10	26.04	33.74	64.46	69.27	55.80	24.24
临床检验信息管理	65.18	82.24	69.03	27.56	36.17	64.62	69.83	60.71	21.21
病理管理	26.82	47.78	22.43	7.05	11.83	30.44	23.13	18.93	9.09
生物标本库管理	11.89	19.52	10.39	4.41	6.26	12.70	11.50	9.40	9.09
手术信息管理	39.02	61.42	37.21	11.06	13.22	41.10	42.23	26.12	9.09
麻醉信息管理	36.26	60.85	32.82	9.62	11.65	38.63	37.94	24.70	6.06
输血信息管理	31.32	57.60	26.41	6.01	8.52	35.34	29.40	19.07	6.06
电生理信息管理	17.17	36.90	11.14	4.41	6.61	19.53	13.53	14.09	6.06
透析治疗信息管理	11.94	20.70	10.13	3.77	5.22	14.38	10.34	4.98	6.06
放疗信息管理	4.75	7.22	3.99	2.96	4.00	5.08	4.08	4.56	6.06
化疗信息管理	4.54	6.23	4.03	3.04	4.52	4.90	4.08	3.84	6.06
康复信息管理	9.49	13.22	8.54	6.09	8.00	9.32	10.39	8.54	15.15
放射介入信息管理	8.49	14.36	6.99	3.77	4.87	9.66	7.00	6.41	6.06
高压氧信息管理	5.10	6.95	4.70	3.21	4.17	5.71	4.64	3.42	6.06
供应室管理	17.26	28.57	15.31	6.01	6.78	18.87	16.27	12.74	6.06
随访服务管理	12.22	20.55	8.97	9.62	7.83	13.59	9.48	11.39	9.09
体检信息管理	41.82	60.77	40.65	18.11	17.04	46.18	43.56	22.42	6.06

数据来源:《2022年卫生健康信息化统计调查数据报告》。

5-2-9 2022年各级各类公立医院医疗质量功能开通情况

单位：%

系统类别	合计	按医院级别分				按机构类别分			
		三级医院	二级医院	一级医院	未定级	综合医院	中医类医院	专科医院	护理院
人员权限管理	47.23	52.14	51.44	28.77	28.87	45.45	51.16	48.47	18.18
电子病历质量监控管理	43.02	58.02	43.96	18.11	20.70	42.62	45.54	41.21	9.09
手术分级管理	20.53	31.17	20.35	5.05	7.13	22.05	21.93	12.60	0.00
危急值管理	26.76	39.53	27.02	7.61	7.83	27.71	27.47	22.35	3.03
临床路径与单病种管理	28.48	40.53	29.99	6.57	8.17	29.51	29.66	23.06	0.00
院内感染管理	36.13	60.77	33.02	8.41	10.61	38.04	35.36	30.53	3.03
抗菌药物管理	29.20	39.46	30.32	11.14	12.17	29.40	30.99	26.12	0.00
处方点评	24.35	34.30	25.03	8.01	8.70	24.31	26.57	21.42	0.00
医疗安全（不良）事件上报	22.46	34.49	21.84	6.89	6.78	24.06	20.21	20.36	0.00
传染病信息上报	29.09	42.86	28.32	10.58	13.22	30.23	30.04	23.70	0.00
食源性疾病信息上报	14.48	20.32	15.05	4.25	5.22	15.60	16.61	6.83	0.00
护理质量管理	19.85	31.67	17.71	8.65	8.70	20.19	20.17	18.36	3.03
卫生应急管理	5.47	7.33	5.12	3.85	3.48	5.78	5.62	4.13	0.00

数据来源：《2022年卫生健康信息化统计调查数据报告》。

第六章

部分国家健康指标情况

6-1-1　2017—2022年人口数

单位：万人

国家	2017	2018	2019	2020	2021	2022
澳大利亚	2460.2	2498.3	2536.6	2569.3	2568.8	2597.9
奥地利	879.5	883.8	887.8	891.7	895.2	905.3
比利时	1134.9	1140.4	1146.2	1150.7	1155.3	1164.1
加拿大	3654.5	3706.5	3760.1	3803.7	3822.6	3893.0
智利	1841.9	1875.1	1910.7	1945.8	1967.8	1982.9
哥伦比亚	4929.2	4983.4	5037.4	5091.2	5111.7	5168.3
哥斯达黎加	494.7	500.3	505.8	511.1	516.3	521.3
捷克	1059.0	1062.6	1066.9	1070.0	1050.1	1076.0
丹麦	576.1	579.0	581.4	582.5	585.0	591.1
爱沙尼亚	131.7	132.2	132.7	132.9	133.1	134.9
芬兰	550.8	551.6	552.2	553.0	554.1	555.6
法国	6688.3	6712.5	6735.6	6754.0	6773.9	6794.3
德国	8265.7	8290.6	8309.3	8316.1	8319.6	8379.8
希腊	1075.5	1073.3	1072.2	1069.9	1056.9	1036.1
匈牙利	978.8	977.6	977.1	975.0	971.0	964.3
冰岛	34.3	35.3	36.1	36.6	37.3	38.2
爱尔兰	479.2	485.7	492.1	497.7	501.1	510.0
以色列	871.3	888.3	905.4	921.5	937.1	952.9
意大利	6000.2	5987.7	5972.9	5943.9	5913.3	5894.0
日本	12670.6	12644.3	12616.7	12614.6	12550.2	12494.7
韩国	5136.2	5158.5	5176.5	5183.6	5174.5	5162.8
拉脱维亚	194.2	192.7	191.4	190.0	188.4	187.9

6-1-1 2017—2022年人口数（续）

单位：万人

国家	2017	2018	2019	2020	2021	2022
立陶宛	282.8	280.2	279.4	279.5	280.8	283.3
卢森堡	59.6	60.8	62.0	63.0	64.0	65.3
墨西哥	12404.2	12532.8	12657.8	12779.2	12897.2	13011.8
荷兰	1713.1	1723.2	1734.5	1744.2	1753.3	1770.3
新西兰	481.4	490.1	497.9	509.0	511.1	512.4
挪威	527.7	531.2	534.8	537.9	540.8	545.7
波兰	3842.2	3841.3	3838.6	3835.4	3816.2	3782.7
葡萄牙	1030.0	1028.4	1028.6	1029.7	1040.8	1044.4
斯洛伐克	543.9	544.7	545.4	545.9	544.2	543.2
斯洛文尼亚	206.6	207.0	208.9	210.0	210.7	210.9
西班牙	4653.3	4672.9	4710.5	4735.6	4733.1	4761.5
瑞典	1005.8	1017.5	1027.9	1035.3	1041.6	1048.7
瑞士	845.2	851.4	857.5	863.8	870.5	877.6
土耳其	8031.3	8140.7	8257.9	8338.5	8414.7	8498.0
英国	6604.0	6643.6	6679.7	6708.1	6702.6	6729.9
美国	32512.2	32683.8	32833.0	33150.1	33203.2	33328.8
巴西	20680.5	20849.5	21014.7	21175.6	21331.8	21482.9
印度	133867.7	135264.2	136641.8	138000.4	140756.4	141717.3
印度尼西亚	26135.6	26416.2	26691.2	26960.3	27224.9	27485.9
俄罗斯	14684.2	14683.1	14676.5	14646.0	14586.4	14524.6
南非	5699.1	5785.9	5872.7	5953.9	5996.5	6060.5

数据来源：https：//stats.oecd.org/.

6-1-2　2017—2022年60岁以上人口数　　　单位：万人

国家	2017	2018	2019	2020	2021	2022
澳大利亚	512.0	526.6	542.5	562.4	577.9	592.8
奥地利	215.0	219.1	223.6	228.5	233.0	238.5
比利时	280.5	285.2	290.2	294.6	298.9	304.1
加拿大	852.3	881.3	911.4	940.5	968.8	997.1
智利	298.1	310.4	322.5	334.8	347.2	359.9
哥伦比亚	594.6	621.7	651.0	685.0	710.2	734.3
哥斯达黎加	59.0	61.8	64.8	67.9	71.2	74.4
捷克	271.9	275.2	277.4	278.4	277.0	279.9
丹麦	144.7	146.9	149.0	151.3	153.7	156.1
爱沙尼亚	34.0	34.5	34.9	35.4	35.8	36.1
芬兰	153.4	155.7	157.9	160.2	162.4	164.2
法国	1708.9	1739.1	1770.8	1799.5	1826.2	1853.0
德国	2293.8	2323.1	2355.8	2391.4	2426.0	2464.6
希腊	298.6	301.7	305.2	308.2	308.3	306.3
匈牙利	256.7	257.9	258.9	259.2	258.0	255.3
冰岛	6.7	6.9	7.2	7.4	7.6	7.8
爱尔兰	89.2	92.0	95.0	97.9	100.8	104.1
以色列	136.8	140.9	145.0	149.0	152.8	156.5
意大利	1722.9	1741.4	1763.2	1782.0	1799.6	1821.6
日本	4289.4	4307.6	4328.7	4346.9	4360.6	4368.1
韩国	1023.6	1075.5	1131.7	1196.6	1263.6	1316.3
拉脱维亚	51.3	51.7	52.1	52.5	52.7	52.8

6-1-2　2017—2022年60岁以上人口数（续）　单位：万人

国家	2017	2018	2019	2020	2021	2022
立陶宛	72.7	73.5	74.7	75.7	77.4	78.6
卢森堡	11.7	12.0	12.4	12.7	13.0	13.4
墨西哥	1294.4	1342.9	1393.6	1446.1	1500.3	1556.1
荷兰	427.3	436.5	446.1	455.3	464.0	473.3
新西兰	97.8	100.6	104.0	108.2	111.5	114.4
挪威	118.4	121.0	123.6	126.2	128.8	131.4
波兰	916.4	939.3	960.1	977.8	980.3	975.3
葡萄牙	289.1	294.6	301.2	308.3	314.7	320.6
斯洛伐克	119.7	122.6	125.2	127.5	128.9	130.2
斯洛文尼亚	54.3	55.3	56.4	57.4	58.5	59.3
西班牙	1155.3	1177.4	1204.0	1226.9	1249.6	1274.5
瑞典	255.5	258.6	261.7	264.6	267.3	270.5
瑞士	202.3	206.1	210.2	214.3	218.5	223.1
土耳其	1013.1	1044.9	1086.9	1131.7	1169.2	1208.3
英国	1558.8	1583.9	1613.0	1636.4	1649.3	1680.8
美国	7068.6	7265.8	7459.7	7571.3	7731.2	7891.3
巴西	2699.1	2802.5	2909.5	3019.7	3133.0	3249.4
印度	12735.2	13243.8	13753.1	14230.9	14583.8	14869.1
印度尼西亚	2515.8	2630.9	2749.8	2872.0	3000.8	3132.0
俄罗斯	3030.5	3051.3	3067.5	3313.0	3356.3	3372.4
南非	495.1	509.8	524.9	540.2	548.2	559.9

数据来源：https://stats.oecd.org/.

6-1-3 2017—2022年60岁以上人口占比 单位：%

国家	2017	2018	2019	2020	2021	2022
澳大利亚	20.8	21.1	21.4	21.9	22.5	22.8
奥地利	24.4	24.8	25.2	25.6	26.0	26.3
比利时	24.7	25.0	25.3	25.6	25.9	26.1
加拿大	23.3	23.8	24.2	24.7	25.3	25.6
智利	16.2	16.6	16.9	17.2	17.6	18.1
哥伦比亚	12.5	12.9	13.2	13.6	13.9	14.2
哥斯达黎加	11.9	12.4	12.8	13.3	13.8	14.3
捷克	25.7	25.9	26.0	26.0	26.4	26.0
丹麦	25.1	25.4	25.6	26.0	26.3	26.4
爱沙尼亚	25.8	26.1	26.3	26.6	26.9	26.8
芬兰	27.9	28.2	28.6	29.0	29.3	29.5
法国	25.5	25.9	26.3	26.6	27.0	27.3
德国	27.8	28.0	28.4	28.8	29.2	29.4
希腊	27.8	28.1	28.5	28.8	29.2	29.6
匈牙利	26.2	26.4	26.5	26.6	26.6	26.5
冰岛	19.6	19.7	19.9	20.2	20.5	20.5
爱尔兰	18.6	18.9	19.3	19.7	20.1	20.4
以色列	15.7	15.9	16.0	16.2	16.3	16.4
意大利	28.7	29.1	29.5	30.0	30.4	30.9
日本	33.8	34.0	34.2	34.5	34.7	35.0
韩国	19.9	20.8	21.9	23.1	24.4	25.5
拉脱维亚	26.4	26.8	27.2	27.6	28.0	28.1

6-1-3　2017—2022年60岁以上人口占比（续）　单位：%

国家	2017	2018	2019	2020	2021	2022
立陶宛	25.7	26.2	26.7	27.1	27.6	27.7
卢森堡	19.6	19.8	19.9	20.1	20.3	20.5
墨西哥	10.4	10.7	11.0	11.3	11.6	12.0
荷兰	24.9	25.3	25.7	26.1	26.5	26.7
新西兰	20.3	20.5	20.9	21.3	21.8	22.3
挪威	22.4	22.8	23.1	23.5	23.8	24.1
波兰	23.9	24.5	25.0	25.5	25.7	25.8
葡萄牙	28.0	28.5	29.1	29.7	30.2	30.7
斯洛伐克	22.0	22.5	23.0	23.4	23.7	24.0
斯洛文尼亚	26.3	26.7	27.0	27.3	27.8	28.1
西班牙	24.8	25.2	25.6	25.9	26.4	26.8
瑞典	25.4	25.4	25.5	25.6	25.7	25.8
瑞士	23.9	24.2	24.5	24.8	25.1	25.4
土耳其	12.6	12.8	13.2	13.6	13.9	14.2
英国	23.6	23.8	24.1	24.4	24.6	25.0
美国	21.7	22.2	22.7	22.8	23.3	23.7
巴西	13.1	13.4	13.8	14.3	14.7	15.1
印度	9.4	9.7	9.9	10.2	10.4	10.5
印度尼西亚	9.6	10.0	10.3	10.7	11.0	11.4
俄罗斯	20.6	20.8	20.9	22.6	23.0	23.2
南非	8.7	8.8	9.0	9.1	9.1	9.2

数据来源：https：//stats.oecd.org/.

6-1-4　2017—2022年65岁以上人口数　　单位：万人

国家	2017	2018	2019	2020	2021	2022
澳大利亚	378.8	390.7	403.1	418.5	431.4	443.6
奥地利	163.6	165.8	168.2	170.8	173.3	176.6
比利时	211.3	214.8	218.5	221.7	224.9	229.0
加拿大	613.5	635.6	660.0	684.4	708.2	733.1
智利	207.1	216.5	226.0	235.9	245.9	256.1
哥伦比亚	405.8	424.7	445.1	469.5	486.8	503.5
哥斯达黎加	39.0	40.9	43.0	45.3	47.7	50.1
捷克	201.4	206.3	210.9	214.5	216.0	219.6
丹麦	110.6	112.7	114.7	116.7	118.8	120.6
爱沙尼亚	25.6	26.0	26.4	26.8	27.1	27.4
芬兰	116.5	119.2	121.8	124.4	126.7	128.7
法国	1302.4	1331.4	1360.3	1386.0	1409.8	1434.2
德国	1761.0	1779.7	1798.7	1818.1	1835.4	1854.8
希腊	233.0	235.2	237.5	239.7	239.1	236.2
匈牙利	184.0	187.1	191.6	195.9	198.4	198.5
冰岛	4.8	5.0	5.2	5.3	5.5	5.7
爱尔兰	65.0	67.3	69.6	72.0	74.2	76.9
以色列	99.8	103.7	107.5	111.1	114.5	117.9
意大利	1351.4	1362.9	1377.6	1390.0	1399.6	1411.4
日本	3508.7	3547.9	3575.4	3602.7	3621.4	3623.6
韩国	706.6	736.6	768.9	815.2	857.1	901.8
拉脱维亚	38.8	38.9	39.0	39.3	39.3	39.3

6-1-4　2017—2022年65岁以上人口数（续）　单位：万人

国家	2017	2018	2019	2020	2021	2022
立陶宛	55.1	55.2	55.4	55.7	56.0	56.6
卢森堡	8.5	8.7	9.0	9.2	9.4	9.7
墨西哥	877.1	908.2	941.2	976.4	1013.5	1052.7
荷兰	319.9	327.7	335.3	342.5	349.1	356.3
新西兰	71.4	73.5	76.0	79.2	81.7	84.0
挪威	88.6	90.8	93.0	95.4	97.8	100.0
波兰	640.2	661.9	683.6	705.8	717.5	725.5
葡萄牙	222.9	227.4	232.7	238.5	243.7	248.5
斯洛伐克	83.0	86.0	89.0	91.9	93.7	95.7
斯洛文尼亚	39.6	40.7	41.8	43.0	44.1	45.0
西班牙	887.9	901.6	917.7	930.1	944.3	962.0
瑞典	199.2	202.1	205.1	207.7	210.3	213.3
瑞士	153.7	156.4	159.2	161.8	164.5	167.7
土耳其	677.3	704.1	736.8	775.2	809.9	834.8
英国	1198.9	1216.6	1237.5	1250.9	1253.7	1273.3
美国	5075.8	5235.5	5403.7	5482.7	5622.9	5779.5
巴西	1848.8	1922.8	2000.3	2081.3	2165.8	2253.7
印度	8180.4	8561.8	8951.5	9317.1	9574.9	9773.5
印度尼西亚	1586.8	1659.7	1737.5	1819.8	1906.6	1997.0
俄罗斯	2060.8	2060.8	2060.8	2292.7	2325.2	2347.1
南非	328.5	339.1	350.2	361.6	367.6	375.3

数据来源：https://stats.oecd.org/.

6-1-5 2017—2022年65岁以上人口占比 单位：%

国家	2017	2018	2019	2020	2021	2022
澳大利亚	15.4	15.6	15.9	16.3	16.8	17.1
奥地利	18.6	18.8	18.9	19.2	19.4	19.5
比利时	18.6	18.8	19.1	19.3	19.5	19.7
加拿大	16.8	17.1	17.6	18.0	18.5	18.8
智利	11.2	11.5	11.8	12.1	12.5	12.9
哥伦比亚	8.6	8.8	9.0	9.3	9.5	9.7
哥斯达黎加	7.9	8.2	8.5	8.9	9.2	9.6
捷克	19.0	19.4	19.8	20.0	20.6	20.4
丹麦	19.2	19.5	19.7	20.0	20.3	20.4
爱沙尼亚	19.5	19.7	19.9	20.2	20.4	20.3
芬兰	21.1	21.6	22.1	22.5	22.9	23.2
法国	19.5	19.8	20.2	20.5	20.8	21.1
德国	21.3	21.5	21.6	21.9	22.1	22.1
希腊	21.7	21.9	22.1	22.4	22.6	22.8
匈牙利	18.8	19.1	19.6	20.1	20.4	20.6
冰岛	14.0	14.1	14.3	14.6	14.9	15.0
爱尔兰	13.6	13.9	14.1	14.5	14.8	15.1
以色列	11.5	11.7	11.9	12.1	12.2	12.4
意大利	22.5	22.8	23.1	23.4	23.7	23.9
日本	27.6	28.0	28.3	28.6	28.9	29.0
韩国	13.8	14.3	14.9	15.7	16.6	17.5
拉脱维亚	20.0	20.2	20.4	20.7	20.8	20.9

6-1-5　2017—2022年65岁以上人口占比（续）　单位：%

国家	2017	2018	2019	2020	2021	2022
立陶宛	19.5	19.7	19.8	19.9	20.0	20.0
卢森堡	14.3	14.4	14.4	14.6	14.7	14.8
墨西哥	7.1	7.2	7.4	7.6	7.9	8.1
荷兰	18.7	19.0	19.3	19.6	19.9	20.1
新西兰	14.8	15.0	15.3	15.6	16.0	16.4
挪威	16.8	17.1	17.4	17.7	18.1	18.3
波兰	16.7	17.2	17.8	18.4	18.8	19.2
葡萄牙	21.6	22.0	22.5	23.0	23.4	23.8
斯洛伐克	15.3	15.8	16.3	16.8	17.2	17.6
斯洛文尼亚	19.1	19.7	20.0	20.5	20.9	21.3
西班牙	19.1	19.3	19.5	19.6	20.0	20.2
瑞典	19.8	19.9	19.9	20.1	20.2	20.3
瑞士	18.2	18.4	18.6	18.7	18.9	19.1
土耳其	8.4	8.6	8.9	9.3	9.6	9.8
英国	18.2	18.3	18.5	18.6	18.7	18.9
美国	15.6	16.0	16.5	16.5	16.9	17.3
巴西	8.9	9.2	9.5	9.8	10.2	10.5
印度	6.0	6.3	6.5	6.7	6.8	6.9
印度尼西亚	6.1	6.3	6.5	6.7	7.0	7.3
俄罗斯	14.0	14.0	14.0	15.7	15.9	16.2
南非	5.8	5.9	6.0	6.1	6.1	6.2

数据来源：https://stats.oecd.org/.

6-1-6　2018—2023年预期寿命　　　　　单位：岁

国家	2018	2019	2020	2021	2022	2023
澳大利亚	82.7	82.9	83.2	83.3	83.2	—
奥地利	81.8	82.0	81.3	81.3	81.4	81.6
比利时	81.7	82.1	80.8	81.9	81.8	82.5
加拿大	81.9	82.3	81.7	81.6	—	—
智利	80.4	80.6	80.8	81.0	81.2	—
哥伦比亚	76.5	76.6	76.7	76.8	76.9	—
哥斯达黎加	80.3	80.5	80.6	80.8	80.9	—
捷克	79.1	79.3	78.3	77.2	79.0	80.0
丹麦	81.0	81.5	81.6	81.5	81.3	81.9
爱沙尼亚	78.5	79.0	78.9	77.2	78.1	78.8
芬兰	81.8	82.1	82.0	81.9	81.2	81.7
法国	82.8	83.0	82.3	82.4	82.3	83.1
德国	81.0	81.3	81.1	80.8	80.7	—
希腊	81.9	81.7	81.4	80.2	80.8	81.6
匈牙利	76.2	76.5	75.7	74.3	76.0	76.9
冰岛	82.9	83.2	83.1	83.2	82.1	82.6
爱尔兰	82.2	82.8	82.6	82.4	82.6	—
以色列	82.9	82.9	82.7	82.6	82.8	—
意大利	83.4	83.6	82.3	82.7	82.8	83.8
日本	84.3	84.4	84.6	84.5	84.1	—
韩国	82.7	83.3	83.5	83.6	—	—
拉脱维亚	75.1	75.7	75.5	73.1	74.5	75.9

6-1-6　2018—2023年预期寿命（续）

单位：岁

国家	2018	2019	2020	2021	2022	2023
立陶宛	76.0	76.5	75.1	74.2	75.8	77.3
卢森堡	82.3	82.7	82.2	82.7	83.0	83.4
墨西哥	75.0	75.1	75.2	75.4	—	—
荷兰	81.9	82.2	81.4	81.4	81.7	82.0
新西兰	81.7	82.1	82.3	82.3	—	—
挪威	82.8	83.0	83.3	83.2	82.6	—
波兰	77.7	78.0	76.5	75.5	77.2	78.6
葡萄牙	81.5	81.9	81.1	81.5	81.8	82.4
斯洛伐克	77.4	77.8	77.0	74.6	77.0	78.1
斯洛文尼亚	81.5	81.6	80.6	80.7	81.3	82.0
西班牙	83.5	84.0	82.4	83.3	83.2	84.0
瑞典	82.6	83.2	82.4	83.1	83.1	83.4
瑞士	83.8	84.0	83.1	83.9	83.7	84.2
土耳其	78.3	78.6	—	—	—	—
英国	81.3	81.3	81.0	—	—	—
美国	78.7	78.8	77.0	76.4	—	—
巴西	74.8	75.1	75.3	74.0	72.8	—
印度	70.5	70.7	70.9	70.2	67.2	—
印度尼西亚	69.9	70.3	70.5	68.8	67.6	—
俄罗斯	72.8	73.2	—	—	—	—
南非	65.4	65.7	66.2	65.3	62.3	—

数据来源：https://stats.oecd.org/.

6-1-7　2018—2023年卫生支出总金额　单位：百亿

国家	单位	2018	2019	2020	2021	2022	2023
澳大利亚	澳元	19.6	20.2	22.2	24.5	25.8	—
奥地利	欧元	4.0	4.2	4.3	4.9	5.1	5.2
比利时	欧元	5.0	5.2	5.1	5.5	6.0	—
加拿大	加拿大元	24.4	25.5	28.8	31.0	31.1	32.4
智利	智利比索	1747.7	1832.8	1959.4	2235.7	2363.8	2819.2
哥伦比亚	哥伦比亚比索	7532.3	8246.9	8694.6	10754.4	11810.3	12096.4
哥斯达黎加	哥斯达黎加科朗	262.4	273.2	285.6	303.6	317.2	—
捷克	捷克克朗	40.4	44.0	52.6	58.0	61.6	62.7
丹麦	丹麦克朗	22.8	23.5	24.5	27.1	26.6	26.3
爱沙尼亚	欧元	0.2	0.2	0.2	0.2	0.3	0.3
芬兰	欧元	2.1	2.2	2.3	2.6	2.7	—
法国	欧元	26.5	27.0	28.0	30.8	31.4	
德国	欧元	38.6	40.7	43.2	46.6	48.9	48.6
希腊	欧元	1.5	1.5	1.6	1.7	1.8	—
匈牙利	匈牙利福林	285.5	299.5	352.9	407.5	448.9	477.1
冰岛	冰岛克朗	23.8	25.9	28.1	31.6	32.3	38.5
爱尔兰	欧元	2.2	2.4	2.7	2.9	3.1	3.3
以色列	以色列新谢克尔	9.8	10.3	11.0	12.5	13.0	—
意大利	欧元	15.4	15.6	16.0	16.8	17.2	17.6
日本	日元	5978.1	6120.3	5932.6	6207.3	6402.5	
韩国	韩元	14219.7	15732.4	16204.2	19331.6	20904.6	22095.3
拉脱维亚	欧元	0.2	0.2	0.2	0.3	0.3	—

6-1-7 2018—2023年卫生支出总金额（续） 单位：百亿

国家	单位	2018	2019	2020	2021	2022	2023
立陶宛	欧元	0.3	0.3	0.4	0.4	0.5	0.5
卢森堡	欧元	0.3	0.3	0.4	0.4	0.4	0.5
墨西哥	墨西哥比索	126.6	133.2	145.8	156.9	156.1	—
荷兰	欧元	7.8	8.2	8.9	9.7	10.5	—
新西兰	新西兰元	2.8	2.9	3.2	3.6	4.3	—
挪威	挪威克朗	35.6	37.5	38.9	41.8	44.8	—
波兰	兹罗提	13.4	14.8	15.2	16.9	20.6	—
葡萄牙	欧元	1.9	2.0	2.1	2.4	2.5	2.7
斯洛伐克	欧元	0.6	0.7	0.7	0.8	0.8	—
斯洛文尼亚	欧元	0.4	0.4	0.4	0.5	0.5	—
西班牙	欧元	10.8	11.4	12.0	13.0	13.9	—
瑞典	瑞典克朗	52.8	54.7	57.1	61.4	63.2	68.7
瑞士	瑞士法郎	7.6	7.9	8.1	8.6	8.7	—
土耳其	土耳其里拉	15.5	18.8	23.3	33.1	64.2	—
英国	英镑	21.0	22.3	25.6	28.1	28.3	29.2
美国	美元	341.5	356.3	395.0	404.8	423.5	—
巴西	巴西雷亚尔	140.6	204.0	274.4	—	—	—
印度	印度卢比	66.3	71.0	77.0	—	—	—
印度尼西亚	印尼盾	0.8	0.9	1.0	1.2	—	—
俄罗斯	卢布	473.3	530.1	573.7	—	—	—
南非	兰特	0.4	0.4	0.4	0.5	—	—

数据来源：https://stats.oecd.org/.

6-1-8　2018—2023年GDP

单位：百亿

国家	单位	2018	2019	2020	2021	2022	2023
澳大利亚	澳元	194.7	197.9	208.0	230.9	—	—
奥地利	欧元	38.5	39.7	38.1	40.6	44.7	47.7
比利时	欧元	46.0	47.9	46.0	50.3	54.9	58.5
加拿大	加拿大元	223.6	231.4	221.0	251.0	278.3	289.2
智利	智利比索	18943.5	19575.2	20142.9	24037.1	26259.3	281870.0
哥伦比亚	哥伦比亚比索	98779.1	106006.8	99774.2	119258.6	—	—
哥斯达黎加	哥斯达黎加科朗	3601.5	3783.2	3649.5	4011.3	4425.2	4705.9
捷克	捷克克朗	541.1	579.1	570.9	610.9	678.6	761.9
丹麦	丹麦克朗	225.3	231.1	232.1	255.1	283.2	280.5
爱沙尼亚	欧元	2.6	2.8	2.7	3.1	3.6	3.8
芬兰	欧元	23.3	24.0	23.8	25.1	26.9	27.5
法国	欧元	236.3	243.8	231.0	250.1	264.3	282.2
德国	欧元	336.5	347.3	340.5	360.2	387.0	412.2
希腊	欧元	18.0	18.3	16.5	18.2	20.8	22.0
匈牙利	匈牙利福林	4338.7	4767.4	4842.5	5525.5	6661.6	7499.2
冰岛	冰岛克朗	284.4	302.4	291.9	324.5	376.6	427.9
爱尔兰	欧元	32.7	35.6	37.5	43.4	50.6	51.0
以色列	以色列新谢克尔	135.3	143.5	142.3	157.8	—	—
意大利	欧元	177.1	179.7	166.1	178.8	190.9	208.5
日本	日元	55663.0	55791.1	53908.2	54937.9		
韩国	韩元	189819.3	192449.8	194072.6	207165.8		
拉脱维亚	欧元	2.9	3.1	3.0	3.4	3.9	4.0

6-1-8　2018—2023年GDP（续）

单位：百亿

国家	单位	2018	2019	2020	2021	2022	2023
立陶宛	欧元	4.6	4.9	5.0	5.6	6.7	7.2
卢森堡	欧元	6.0	6.2	6.5	7.2	7.8	7.9
墨西哥	墨西哥比索	2352.4	2444.6	2343.0	2580.4	—	—
荷兰	欧元	77.4	81.3	79.7	87.1	95.9	106.8
新西兰	新西兰元	30.6	32.3	32.8	36.1	—	—
挪威	挪威克朗	357.7	359.7	346.2	421.2	557.1	512.7
波兰	兹罗提	212.7	228.8	233.8	263.1	307.8	341.0
葡萄牙	欧元	20.5	21.4	20.1	21.5	23.9	26.6
斯洛伐克	欧元	9.0	9.4	9.3	10.0	11.0	12.3
斯洛文尼亚	欧元	4.6	4.9	4.7	5.2	5.9	6.3
西班牙	欧元	120.4	124.6	111.8	120.7	132.7	146.2
瑞典	瑞典克朗	482.8	505.0	503.9	548.7	596.3	620.7
瑞士	瑞士法郎	71.0	71.7	69.5	73.2	77.1	79.5
土耳其	土耳其里拉	375.9	431.2	504.8	724.9	1500.7	2627.6
英国	英镑	215.7	223.8	211.0	227.0	249.1	268.7
美国	美元	2053.3	2138.1	2106.0	2331.5	—	—
巴西	巴西雷亚尔	700.4	738.9	761.0	—	—	—
印度	印度卢比	18899.7	20074.9	19800.9	—	—	—
印度尼西亚	印尼盾	14838756	15832657	15443353	16976691	19588446	2089237.7
俄罗斯	卢布	10386.2	10924.2	10696.7	—	—	—
南非	兰特	536.3	562.5	556.8	620.9	662.9	697.0

数据来源：https://stats.oecd.org/.

6-1-9　2018—2023年卫生总费用占GDP比例　　　　单位：%

国家	2018	2019	2020	2021	2022	2023
澳大利亚	10.1	10.2	10.7	10.6	10.0	—
奥地利	10.3	10.5	11.4	12.1	11.4	11.0
比利时	10.9	10.8	11.2	11.0	10.9	—
加拿大	10.9	11.0	13.0	12.3	11.2	11.2
智利	9.2	9.4	9.7	9.3	9.0	10.0
哥伦比亚	7.6	7.8	8.7	9.0	8.1	7.7
哥斯达黎加	7.3	7.2	7.8	7.6	7.2	—
捷克	7.5	7.6	9.2	9.5	9.1	8.5
丹麦	10.1	10.2	10.6	10.8	9.5	9.4
爱沙尼亚	6.7	6.8	7.6	7.5	6.9	7.6
芬兰	9.0	9.2	9.6	10.3	10.2	—
法国	11.2	11.1	12.1	12.3	11.9	—
德国	11.5	11.7	12.7	12.9	12.7	11.8
希腊	8.1	8.2	9.5	9.2	8.6	—
匈牙利	6.6	6.3	7.3	7.4	6.7	6.4
冰岛	8.4	8.6	9.6	9.7	8.6	9.0
爱尔兰	6.9	6.7	7.1	6.7	6.1	6.6
以色列	7.2	7.2	7.7	7.9	7.4	—
意大利	8.7	8.7	9.6	9.4	9.0	8.4
日本	10.7	11.0	11.0	11.3	11.5	—
韩国	7.5	8.2	8.4	9.3	9.7	9.9
拉脱维亚	6.2	6.6	7.2	9.0	8.8	—

6-1-9　2018—2023年卫生总费用占GDP比例（续）　单位：%

国家	2018	2019	2020	2021	2022	2023
立陶宛	6.5	7.0	7.5	7.8	7.5	7.3
卢森堡	5.3	5.5	5.7	5.7	5.5	5.8
墨西哥	5.4	5.4	6.2	6.1	5.5	—
荷兰	10.0	10.1	11.2	11.4	11.2	
新西兰	9.0	9.1	9.7	10.1	11.2	
挪威	10.0	10.4	11.2	9.9	8.0	
波兰	6.3	6.5	6.5	6.4	6.7	
葡萄牙	9.4	9.5	10.5	11.1	10.6	10.0
斯洛伐克	6.7	6.9	7.1	7.8	7.6	—
斯洛文尼亚	8.3	8.5	9.4	9.5	8.8	
西班牙	9.0	9.1	10.7	10.7	10.5	—
瑞典	10.9	10.8	11.3	11.2	10.7	10.9
瑞士	10.8	11.1	11.7	11.8	11.3	—
土耳其	4.1	4.4	4.6	4.6	4.3	—
英国	9.7	10.0	12.2	12.4	11.3	10.9
美国	16.6	16.7	18.8	17.4	16.6	—
巴西	9.5	9.4	10.0	—	—	—
印度	9.5	9.6	10.1	—	—	—
印度尼西亚	7.3	7.1	8.5	8.6	—	—
俄罗斯	5.1	5.4	5.7	—	—	—
南非	6.8	6.8	7.7	8.1	—	—

数据来源：https://stats.oecd.org/.

6-1-10 2018—2023年新生儿死亡率 单位：‰

国家	2018	2019	2020	2021	2022	2023
澳大利亚	2.3	2.4	2.4	2.4	2.3	—
奥地利	2.0	2.3	2.5	2.2	1.9	—
比利时	2.4	2.5	2.2	—	—	—
加拿大	3.5	3.3	3.5	—	3.5	—
智利	5.0	4.8	4.3	4.4	4.5	—
哥伦比亚	7.0	7.0	6.7	7.1	—	—
哥斯达黎加	6.4	6.2	5.8	6.6	7.4	—
捷克	1.6	1.6	1.6	1.4	1.2	—
丹麦	2.3	1.5	2.0	1.8	—	—
爱沙尼亚	0.9	0.9	0.9	1.5	1.4	—
芬兰	1.6	1.4	1.3	1.2	1.5	—
法国	2.7	2.7	2.6	2.7	2.8	—
德国	2.3	2.3	2.2	2.2	2.3	—
希腊	2.4	2.6	2.3	2.4	2.2	—
匈牙利	2.1	2.2	2.1	2.1	2.4	—
冰岛	1.2	0.7	1.8	—	—	—
爱尔兰	2.1	2.2	2.4	2.4	2.4	—
以色列	2.0	2.0	1.6	1.8	1.9	—
意大利	2.0	1.7	1.8	—	—	—
日本	0.9	0.9	0.8	0.8	0.8	—
韩国	1.6	1.5	1.3	1.3	—	—
拉脱维亚	1.8	2.2	2.4	1.8	1.1	—

6-1-10 2018—2023年新生儿死亡率（续） 单位：‰

国家	2018	2019	2020	2021	2022	2023
立陶宛	2.2	2.2	1.9	2.1	2.0	—
卢森堡	3.0	4.2	3.9	2.7	—	—
墨西哥	7.4	7.3	7.9	7.8	—	—
荷兰	2.5	2.7	2.9	2.6	—	—
新西兰	3.0	—	—	—	—	—
挪威	1.7	1.4	1.3	1.3	1.4	—
波兰	2.8	2.7	2.6	2.9	2.6	—
葡萄牙	2.2	1.9	1.7	1.7	1.6	1.6
斯洛伐克	3.0	3.2	3.1	2.6	3.3	—
斯洛文尼亚	1.4	1.3	1.4	1.4	1.6	—
西班牙	1.9	1.8	1.8	1.8	1.7	—
瑞典	1.3	1.4	1.7	—	—	—
瑞士	2.7	2.7	3.0	2.6	3.2	2.6
土耳其	5.9	5.7	5.4	5.9	5.7	—
英国	2.8	2.9	2.8	2.9	—	—
美国	3.8	3.7	3.6	—	—	—
巴西	9.1	8.9	8.7	8.5	—	—
印度	22.7	21.4	20.2	19.1	—	—
印度尼西亚	12.6	12.1	11.7	11.3	—	—
俄罗斯	2.9	2.6	2.3	2.0	—	—
南非	11.2	11.1	11.1	11.0	—	—

数据来源：https://stats.oecd.org/.

6-1-11　2018—2023年婴儿死亡率　　　　　单位：‰

国家	2018	2019	2020	2021	2022	2023
澳大利亚	3.1	3.3	3.2	3.3	3.2	—
奥地利	2.7	2.9	3.1	2.7	2.4	—
比利时	3.8	3.7	3.3	2.9	—	—
加拿大	4.7	4.4	4.5	—	4.7	—
智利	6.6	6.5	5.6	5.8	5.9	—
哥伦比亚	17.3	17.0	16.8	16.5	—	—
哥斯达黎加	8.4	8.2	7.9	8.7	9.6	—
捷克	2.6	2.6	2.3	2.2	2.3	—
丹麦	3.0	2.1	2.4	2.4	—	—
爱沙尼亚	1.6	1.6	1.4	2.2	2.3	—
芬兰	2.1	2.1	1.8	1.8	2.0	—
法国	3.8	3.8	3.6	3.7	3.9	—
德国	3.2	3.2	3.1	3.0	3.2	—
希腊	3.5	3.7	3.2	3.5	3.1	—
匈牙利	3.3	3.6	3.4	3.3	3.6	3.1
冰岛	1.7	1.1	2.9	3.3	—	—
爱尔兰	2.9	2.8	3.0	3.2	3.3	—
以色列	3.0	3.0	2.4	2.8	2.8	—
意大利	2.8	2.4	2.4	2.3	—	—
日本	1.9	1.9	1.8	1.7	1.8	—
韩国	2.8	2.7	2.5	2.4	—	—
拉脱维亚	3.2	3.4	3.5	2.7	2.4	—

6-1-11　2018—2023年婴儿死亡率（续）　单位：‰

国家	2018	2019	2020	2021	2022	2023
立陶宛	3.4	3.3	2.8	3.1	3.0	—
卢森堡	4.3	4.7	4.5	3.1	—	—
墨西哥	12.9	13.1	12.3	12.7	—	—
荷兰	3.5	3.6	3.8	3.3	—	—
新西兰	4.3	—	—	—	—	—
挪威	2.3	2.0	1.6	1.7	1.9	—
波兰	3.8	3.8	3.6	3.9	3.8	—
葡萄牙	3.3	2.8	2.4	2.4	2.6	2.5
斯洛伐克	5.0	5.1	5.1	4.9	5.4	—
斯洛文尼亚	1.7	2.1	2.2	1.8	2.5	—
西班牙	2.7	2.6	2.6	2.5	2.6	—
瑞典	2.0	2.1	2.4	1.8	—	—
瑞士	3.3	3.3	3.6	3.1	3.8	3.2
土耳其	9.2	9.0	8.5	9.0	9.1	—
英国	3.9	4.0	3.8	4.0	—	—
美国	5.7	5.6	5.4	—	—	—
巴西	13.1	13.3	12.2	—	—	—
印度	29.8	28.3	26.8	25.5	—	—
印度尼西亚	20.8	20.1	19.5	18.9	—	—
俄罗斯	5.1	4.9	—	—	—	—
南非	27.8	27.3	26.9	26.4	—	—

数据来源：https://stats.oecd.org/.

6-1-12　2018—2023年围产期死亡率　单位：1/10万

国家	2018	2019	2020	2021	2022	2023
澳大利亚	3.5	3.9	4.1	4.0	3.9	—
奥地利	4.8	5.0	5.8	5.4	2.4	—
比利时	6.9	6.6	5.9	—	2.9	—
加拿大	5.8	5.7	5.6	—	5.7	—
智利	7.0	6.6	6.4	7.1	6.1	—
哥伦比亚	14.6	14.6	15.0	15.2	—	—
哥斯达黎加	3.4	3.6	3.9	3.6	—	—
捷克	3.4	3.3	3.7	3.9	2.3	—
丹麦	2.7	2.9	2.3	3.3	3.3	—
爱沙尼亚	3.4	3.3	2.9	—	2.2	—
芬兰	10.6	10.4	10.7	10.7	2.0	—
法国	5.6	5.9	5.8	6.0	4	—
德国	5.5	5.1	6.8	6.8	3.2	—
希腊	5.7	5.6	5.6	6.4	3.0	—
匈牙利	2.1	2.9	3.3	—	3.6	—
冰岛	5.4	5.6	4.8	—	1.4	—
爱尔兰	5.0	4.6	4.8	4.8	3.2	—
以色列	4.0	3.9	3.9		4.8	—
意大利	2.2	2.3	2.1	2.2	2.3	—

6-1-12　2018—2023年围产期死亡率（续）单位：1/10万

国家	2018	2019	2020	2021	2022	2023
日本	2.8	2.7	2.5	2.7	2.2	—
韩国	4.3	4.1	4.6	4.4	—	—
拉脱维亚	5.4	5.4	4.4	5.2	2.4	—
立陶宛	8.9	11.6	10.1	9.2	3	—
卢森堡	10.9	11.7	13.6	13.3	3.5	—
墨西哥	4.9	5.1	—	—	—	—
荷兰	5.3	—	—	—	3.2	—
新西兰	3.8	3.0	2.8	2.8	3.1	—
挪威	4.4	4.3	4.2	4.7	1.9	—
波兰	4.2	3.5	3.4	3.4	3.8	—
葡萄牙	4.9	5.0	5.2	4.9	3.3	3
斯洛伐克	2.8	2.7	3.7	4.2	5.4	—
斯洛文尼亚	4.4	4.4	4.2	4.0	2.5	—
西班牙	4.7	4.2	4.3	—	2.6	—
瑞典	6.6	6.3	6.4	6.7	2.2	—
瑞士	11.0	10.8	10.6	11.0	3.8	6.4
土耳其	6.2	3.9	3.8	3.9	10.5	—
英国	5.8	5.7	5.5	—	—	—
美国	3.5	3.9	4.1	4.0	—	—

数据来源：https://stats.oecd.org/.

6-1-13　2017—2022年孕产妇死亡率　单位：1/10万

国家	2017	2018	2019	2020	2021	2022
澳大利亚	1.9	4.8	3.9	2.0	3.5	2.0
奥地利	2.3	7.1	5.9	2.4	3.5	3.6
比利时	5.0	7.6	—	—	—	—
加拿大	6.6	8.6	7.5	8.4	—	8.5
智利	17.3	13.5	10.9	21.0	19.2	14.3
哥伦比亚	51.0	45.3	50.7	65.8	83.2	—
哥斯达黎加	23.3	16.1	20.2	34.4	40.5	15.0
捷克	7.0	4.4	4.5	6.4	6.3	4.0
丹麦	1.6	1.6	0.0	0.0	0.0	—
爱沙尼亚	0.0	0.0	0.0	7.7	0.0	0.0
芬兰	8.0	4.2	10.9	4.3	4.0	8.9
法国	—	—	—	—		
德国	2.8	3.2	3.2	3.6	3.5	4.1
希腊	11.3	4.6	7.2	3.5	—	
匈牙利	15.3	10.0	11.2	15.2	25.8	7.9
冰岛	0.0	0.0	0.0	3.3	—	
爱尔兰	1.6	0.0	0.0	0.0		
以色列	2.7	3.3	3.3	2.8	8.1	1.1
意大利	3.5	2.5	2.9	2.7	—	—

6-1-13　2017—2022年孕产妇死亡率（续）单位：1/10万

国家	2017	2018	2019	2020	2021	2022
日本	3.8	3.6	3.7	2.7	3.4	4.3
韩国	7.8	11.3	9.9	11.8	8.8	—
拉脱维亚	4.8	15.7	37.6	22.9	34.6	31.6
立陶宛	7.0	14.2	11.0	0.0	0.0	0.0
卢森堡	32.4	0.0	0.0	0.0	0.0	—
墨西哥	35.0	34.6	34.2	53.2	58.6	—
荷兰	1.8	3.0	5.3	1.2	2.8	3.0
新西兰	6.6	13.6	—	—	—	—
挪威	0.0	1.8	0.0	3.7	0.0	1.9
波兰	2.2	1.3	1.1	2.5	2.1	2.0
葡萄牙	12.8	17.2	10.4	20.1	8.8	—
斯洛伐克	5.2	3.5	0.0	1.8	1.8	3.8
斯洛文尼亚	5.0	0.0	0.0	5.5	—	—
西班牙	3.3	1.9	1.7	2.9	3.3	3.3
瑞典	4.3	4.3	3.5	7.0	2.6	4.8
瑞士	4.6	6.8	7.0	1.2	—	1.2
土耳其	14.5	13.5	13.0	13.1	13.1	12.6
英国	5.5	—	—	—	—	—
美国	—	17.4	20.1	23.8	—	—

数据来源：https://stats.oecd.org/.

6-1-14 2017—2021可预防死亡人口数 单位：人

国家	2017	2018	2019	2020	2021
澳大利亚	24761	24789	26088	24492	25143
奥地利	11937	12115	11897	13156	14135
比利时	14789	14772	—	—	—
加拿大	48702	47011	46782	—	—
智利	20865	20286	20896	29709	
哥伦比亚	58428	60385	61318	90392	
哥斯达黎加	5010	5365	5524	6439	
捷克	20068	20095	19494	22744	29708
丹麦	8456	8035	8207	7924	—
爱沙尼亚	2875	2978	2767	3056	3757
芬兰	8438	8498	8296	8513	—
法国	74518	—	—	—	—
德国	117524	118857	115278	123590	—
希腊	14263	14267	14326	15732	—
匈牙利	30594	30516	29655	—	—
冰岛	336	323	302	296	336
爱尔兰	—	4948	—	—	
以色列	4922	5099	5179	6146	
意大利	63513	61592	60383	—	
日本	142376	139053	134500	134001	—

6-1-14 2017—2021可预防死亡人口数（续） 单位：人

国家	2017	2018	2019	2020	2021
韩国	58891	58198	57420	56904	—
拉脱维亚	5747	5732	5227	5582	7840
立陶宛	7913	7516	7411	8920	10548
卢森堡	577	594	557	655	651
墨西哥	197201	200705	206138	392482	—
荷兰	20372	20802	20273	23663	—
新西兰	—	—	—	—	—
挪威	—	—	—	—	—
波兰	74666	77092	77643	99287	—
葡萄牙	13639	13805	13669	—	—
斯洛伐克	11244	11586	11248	—	—
斯洛文尼亚	3512	3414	3429	4063	—
西班牙	48465	48321	47710	62285	59256
瑞典	10894	10908	—	—	—
瑞士	8096	8119	7840	8844	—
土耳其	85864	82237	76507	—	—
英国	86257	88003	87185	107616	—
美国	609254	607005	608625	811300	—

注：可预防死亡指通过有效的公共卫生和初级预防措施，在疾病、伤害发生之前，通过减少发病率可以避免的死亡。

数据来源：https://stats.oecd.org/.

6-1-15 2018—2022可预防死亡率 单位：1/10万

国家	2018	2019	2020	2021	2022
澳大利亚	101	104	96	97	105
奥地利	128	124	134	141	—
比利时	121	117	144	—	
加拿大	126	121	129	137	126
智利	123	123	172	192	—
哥伦比亚	153	151	226	309	—
哥斯达黎加	135	136	159	—	
捷克	160	155	178	233	
丹麦	121	124	120	111	
爱沙尼亚	211	195	217	253	223
芬兰	130	125	129	127	
法国	—	—	—	—	
德国	127	122	129	—	
希腊	118	118	128	—	
匈牙利	271	262	290	375	276
冰岛	96	87	83	93	101
爱尔兰	109	—	—	—	—
以色列	73	72	83	93	
意大利	—	—	—	—	
日本	89	86	85	86	—

6-1-15　2018—2022可预防死亡率（续）单位：1/10万

国家	2018	2019	2020	2021	2022
韩国	107	103	99	99	—
拉脱维亚	272	248	262	364	—
立陶宛	247	241	285	326	258
卢森堡	103	93	107	104	95
墨西哥	220	221	436	441	—
荷兰	103	100	114	119	108
新西兰	—	—	—	—	—
挪威	—	—	—	—	—
波兰	181	182	227	276	—
葡萄牙	116	114	—	—	—
斯洛伐克	198	189	212	306	—
斯洛文尼亚	145	142	164	—	—
西班牙	95	92	118	112	—
瑞典	98	92	101	96	—
瑞士	89	84	94	94	—
土耳其	—	126	—	—	—
英国	129	123	151	—	—
美国	182	180	236	270—	—

数据来源：https://stats.oecd.org/.

6-1-16 2018—2023年每百万人口医院数

国家	2018	2019	2020	2021	2022	2023
澳大利亚	54.23	52.76	52.19	—	51	48.62
奥地利	30.31	29.84	29.94	29.92	28.94	—
比利时	15.23	14.27	14.13	14.07	13.94	13.92
加拿大	19.29	18.86	18.46	18.46	18.08	—
智利	18.83	18.63	17.83	16.36	16.24	16.13
哥伦比亚	211.14	211.12	214.08	—	—	—
哥斯达黎加	8.79	8.7	8.61	8.52	8.06	7.79
捷克	24.08	24.18	24.58	25.22	25.29	—
爱沙尼亚	22.69	22.61	21.81	20.29	20.01	—
芬兰	43.69	43.28	41.78	39.16	35.82	—
法国	45.28	44.61	44.23	44.08	43.8	—
德国	36.8	36.42	36.15	35.81	35.59	—
希腊	25.25	25.18	25.24	25.26	25.58	—
匈牙利	16.67	16.68	16.72	16.58	16.9	—
冰岛	22.68	22.19	21.83	—	20.94	20.89
爱尔兰	17.67	17.43	17.25	17.09	17	16.54
以色列	9.46	9.28	9.12	9.18	9.21	9.14
意大利	17.53	17.68	17.92	17.93	17.97	—

6-1-16 2018—2023年每百万人口医院数（续）

国家	2018	2019	2020	2021	2022	2023
日本	66.21	65.79	65.31	65.38	65.28	—
韩国	76.07	77.66	79.21	81.01	82.36	—
拉脱维亚	32.17	31.87	31.57	29.72	29.27	
立陶宛	33.91	33.64	27.91	27.49	26.83	—
卢森堡	16.45	16.13	15.86	15.62	15.49	14.95
墨西哥	36.94	37.19	38.41	38.73	38.57	38.5
荷兰	31.86	32.75	35.43	39.41	41.41	—
新西兰	33.67	32.13	31.24	31.3	32.01	31.84
波兰	33.22	32.2	32.25	32.55	32.7	—
葡萄牙	22.37	23.33	23.4	23.16	23.27	—
斯洛伐克	23.87	23.65	24.18	24.78	25.96	—
斯洛文尼亚	13.98	13.89	13.79	13.76	13.76	13.69
西班牙	16.71	16.48	16.3	16.37	15.77	—
瑞士	33	32.77	31.95	31.71	31.68	—
土耳其	18.84	18.62	18.4	18.38	18.3	—
英国	28.75	29.61	28.64	29.64	29.6	—
美国	18.8	18.55	18.38	18.47	18.36	—

数据来源：https://stats.oecd.org/.

6-1-17 2018—2023年千人口床位数　　　　单位：张

国家	2018	2019	2020	2021	2022	2023
澳大利亚	—	—	—	—	—	—
奥地利	7.27	7.19	7.05	6.91	6.71	—
比利时	5.63	5.58	5.55	5.51	5.46	5.42
加拿大	2.55	2.52	2.55	2.58	2.53	
智利	2.06	2.03	2.01	1.95	1.93	1.91
哥伦比亚	1.71	1.74	1.69	—	—	
哥斯达黎加	1.11	1.10	1.15	1.17	1.11	—
捷克	6.67	6.63	6.54	6.67	6.49	—
丹麦	2.61	2.59	2.59	2.52	2.47	2.44
爱沙尼亚	4.53	4.53	4.47	4.39	4.19	
芬兰	3.61	3.35	2.75	2.76	—	
法国	5.89	5.82	5.72	5.62	5.51	
德国	7.98	7.91	7.82	7.76	7.66	
希腊	4.20	4.15	4.20	4.24	4.29	
匈牙利	6.95	6.91	6.76	6.79		
冰岛	2.87	2.80	2.84	—		
爱尔兰	2.98	2.89	2.90	2.91	2.94	
以色列	2.97	2.97	2.92	2.91	2.99	2.99
意大利	3.17	3.16	3.19	3.12	3.09	—

6-1-17 2018—2023年千人口床位数（续）

单位：张

国家	2018	2019	2020	2021	2022	2023
日本	12.95	12.80	12.63	12.62	12.59	—
韩国	12.44	12.43	12.65	12.77	12.84	—
拉脱维亚	5.49	5.42	5.29	5.17	5.03	—
立陶宛	6.43	6.35	6.01	6.04	5.68	—
卢森堡	4.51	4.26	4.20	4.14	4.00	3.92
墨西哥	0.97	0.95	0.99	1.00	1.00	—
荷兰	3.18	3.02	2.91	2.95	2.45	—
新西兰	2.59	2.54	2.49	2.67	2.57	2.52
挪威	3.52	3.48	3.40	3.40	3.35	—
波兰	6.46	6.11	6.12	6.20	6.13	—
葡萄牙	3.43	3.49	3.47	3.49	3.47	—
斯洛伐克	5.70	5.76	5.68	5.68	5.69	—
斯洛文尼亚	4.44	4.43	4.28	4.25	4.13	—
西班牙	2.98	2.95	2.96	2.97	2.95	—
瑞典	2.13	2.07	2.05	2.00	1.90	—
瑞士	4.63	4.59	4.48	4.43	4.42	—
土耳其	2.85	2.88	3.01	3.02	3.09	—
英国	2.50	2.45	2.43	2.43	2.45	—
美国	2.83	2.80	2.78	2.77	2.75	—

数据来源：https://stats.oecd.org/.

6-1-18　2018—2023年千人口执业医师数

单位：人

国家	2018	2019	2020	2021	2022	2023
澳大利亚	3.75	3.83	3.91	4.02	4.12	—
奥地利	5.22	5.29	5.32	5.41	5.48	5.53
比利时	3.13	3.16	3.21	3.25	3.57	—
加拿大	2.72	2.74	2.73	2.77	2.75	—
智利	4.04	4.07	4.10	4.26	—	—
哥伦比亚	4.20	4.25	4.38	—	—	—
哥斯达黎加	3.48	3.47	3.48	3.43	3.47	—
捷克	3.49	3.57	3.61	—	4.28	—
丹麦	3.14	3.16	3.17	3.18	—	—
爱沙尼亚	4.31	4.40	4.47	4.53	4.55	—
芬兰	3.38	3.49	3.14	3.30	3.47	—
法国	3.89	3.89	4.32	4.38	3.2	—
德国	3.28	3.32	3.46	4.02	4.55	—
希腊	3.22	3.29	3.31	3.35	—	—
匈牙利	3.98	4.05	4.00	4.10	4.25	—
冰岛	2.49	—	2.60	—	4.39	4.53
爱尔兰	2.39	2.46	2.51	2.56	3.37	3.87
以色列	3.30	3.27	3.34	3.36	3.48	—
意大利	4.60	4.57	4.48	4.47	4.24	—
日本	—	—	—	—	2.65	—
韩国	2.44	2.44	2.41	2.51	2.62	—
拉脱维亚	3.67	3.75	3.85	3.90	3.4	—

6-1-18 2018—2023年千人口执业医师数（续）

单位：人

国家	2018	2019	2020	2021	2022	2023
立陶宛	3.31	3.38	3.43	3.53	3.62	—
卢森堡	4.86	4.97	5.09	5.16	—	—
墨西哥	2.36	3.30	3.33	3.44	—	—
荷兰	3.18	3.26	3.30	3.34	3.92	
新西兰	4.02	4.40	4.58	4.49	3.62	3.7
挪威	4.32	4.29	4.32	—	4.91	5
波兰	4.34	4.35	4.39	4.44	3.47	
葡萄牙	2.84	2.95	3.03	3.18	3.18	—
斯洛伐克	2.61	2.64	2.63	2.67	—	—
斯洛文尼亚	1.90	1.97	2.05	2.15	3.38	—
西班牙	0.84	0.89	—	—	—	—
瑞典	0.43	0.47	0.63	0.70		
瑞士	4.09	4.16				
土耳其	0.75	0.79	—	0.80	—	
英国	3.75	3.83	3.91	4.02	3.19	3.34
美国	5.22	5.29	5.32	5.41	5.48	—
巴西	3.13	3.16	3.21	3.25	—	—
印度	2.72	2.74	2.73	2.77	2.75	
印度尼西亚	4.04	4.07	4.10	4.26	—	—
俄罗斯	4.20	4.25	4.38	—	—	
南非	3.48	3.47	3.48	3.43	—	—

数据来源：https://stats.oecd.org/.

6-1-19　2018—2023年千人口药师数　　单位：人

国家	2018	2019	2020	2021	2022	2023
澳大利亚	0.88	0.89	0.91	0.94	0.94	—
奥地利	0.72	0.73	0.73	0.76	0.77	0.76
比利时	1.25	1.27	1.29	1.31	1.33	—
加拿大	1.03	1.04	1.04	1.05	1.03	—
智利	—	—	—	—	—	—
哥伦比亚	—	—	—	—	—	—
哥斯达黎加	—	—	—	—	—	—
捷克	0.69	0.72	0.71	0.72	0.71	—
丹麦	0.54	0.55	0.56	—	—	—
爱沙尼亚	0.72	0.72	0.73	0.71	0.71	—
芬兰	1.03	1.02	1.09			
法国	0.92	0.92	0.91	0.92	0.91	
德国	0.66	0.67	0.67	0.67	0.67	
希腊	—	—	—	—	—	—
匈牙利	0.80	0.83	0.78	0.81	0.84	
冰岛	0.52	0.54	0.57	0.59	0.61	—
爱尔兰	—	1.07	—	1.10	1.13	1.1
以色列	0.87	0.94	0.90	0.77	0.8	—
意大利	1.19	1.26	1.24	1.28	1.36	—
日本	1.90	—	1.99	—	2.03	
韩国	0.73	0.75	0.77	0.78	0.81	—
拉脱维亚	0.86	0.84	0.87	0.88	0.87	0.85

6-1-19 2018—2023年千人口药师数（续） 单位：人

国家	2018	2019	2020	2021	2022	2023
立陶宛	1.03	1.03	1.03	1.02	0.97	—
卢森堡	—	—	—	—	—	—
墨西哥	—	—	—	—	—	—
荷兰	0.21	0.21	0.22	0.22	0.22	
新西兰	0.70	0.70	0.72	0.72	0.71	0.71
挪威	0.83	0.86	0.88	0.91	0.62	0.64
波兰	0.76	0.74	0.75	0.75	0.75	—
葡萄牙	0.91	0.93	0.95	0.98	1.01	—
斯洛伐克	—	—	—	—	—	—
斯洛文尼亚	0.71	0.73	0.74	0.74	0.74	—
西班牙	1.19	1.23	1.32	1.26	1.23	—
瑞典	0.79	0.80	0.77	—	—	—
瑞士	0.69	0.67	—	0.66	—	—
土耳其	—	—	—	—	—	—
英国	0.86	0.87	0.85	0.84	0.90	—
美国	—	—	—	—	—	—
巴西	—	—	—	—	—	—
印度	—	—	—	—	—	—
印度尼西亚	—	—	—	—	—	—
俄罗斯	—	—	—	—	—	—
南非	—	—	—	—	—	—

数据来源：https://stats.oecd.org/.

6-1-20　2018—2023年千人口护士数　　　　单位：人

国家	2018	2019	2020	2021	2022	2023
澳大利亚	11.93	12.23	12.28	12.81	12.81	—
奥地利	6.85	10.30	10.32	10.60	11	—
比利时	11.07					
加拿大	9.95	9.98	10.06	10.25	10.18	
智利	—	—	—	—	—	
哥伦比亚	—	—	—	—	—	
哥斯达黎加	—	—	—	—	—	
捷克	8.52	8.56	8.66	8.95	9	—
丹麦	10.10	10.13	10.24	—	—	
爱沙尼亚	6.29	6.24	6.38	6.49	6.58	
芬兰	18.71	18.48	18.92			
法国	—	—	—	8.58		
德国	11.52	11.79	12.04	12.03	11.98	
希腊	3.37	3.38	3.65	3.77	3.87	
匈牙利	6.62	6.62	6.58	5.27	5.45	—
冰岛	14.67	15.36	15.63	14.95	15.10	15.3
爱尔兰	—	—	—	12.73	13.40	13.95
以色列	5.03	5.01	5.14	5.36	5.46	—
意大利	5.74	6.16	6.28	6.21	6.53	—
日本	11.76	—	12.10	—	12.18	
韩国	7.24	7.93	8.37	8.77	9.11	
拉脱维亚	4.35	4.39	4.18	4.19	4.17	

6-1-20 2018—2023年千人口护士数（续） 单位：人

国家	2018	2019	2020	2021	2022	2023
立陶宛	7.78	7.74	7.81	7.88	7.49	—
卢森堡	—	—	—	—	—	—
墨西哥	2.87	2.85	2.91	2.94	2.99	
荷兰	11.16	10.77	11.09	11.38	11.53	
新西兰	10.21	10.24	10.60	10.92	11.37	11.76
挪威	17.71	17.88	18.01	18.32	15.62	15.65
波兰	5.08	5.64	5.57	5.68	5.67	—
葡萄牙	—	—	—	—	—	—
斯洛伐克	—	—	—	—	—	—
斯洛文尼亚	10.14	10.28	10.47	10.49	10.43	—
西班牙	5.85	5.87	6.09	6.34	6.17	
瑞典	10.88	10.86	10.67	—	—	
瑞士	17.59	17.96	18.37	18.39	18.45	
土耳其	—	—	—	—	—	
英国	8.05	8.20	8.46	8.68	8.66	8.57
美国	—	—	—	—	—	
巴西	1.21	1.27	1.42	1.55		
印度	1.55					
印度尼西亚	1.70	2.17	2.28			
俄罗斯	8.46	8.48				
南非	1.22	1.10	1.03			

数据来源：https://stats.oecd.org/.

6-1-21　2018—2023年千人口口腔医师数　单位：人

国家	2018	2019	2020	2021	2022	2023
澳大利亚	0.60	0.61	0.61	0.63	0.65	—
奥地利	0.59	0.61	0.61	0.62	0.62	0.62
比利时	0.75	0.76	0.77	0.77	0.76	
加拿大	0.66	0.65	0.65	0.65	—	0.66
智利	—	—	—	—	—	—
哥伦比亚	—	—	—	—	—	—
哥斯达黎加	—	—	—	—	—	—
捷克	0.74	0.73	0.74	0.76	0.73	—
丹麦	0.72	0.72	0.71	—	—	
爱沙尼亚	0.97	0.98	1.00	1.01	1.02	
芬兰	0.73	0.75	0.74			
法国	0.64	0.65	0.65	0.66	0.68	
德国	0.86	0.85	0.85	0.86	0.85	
希腊	—	—	—	—	—	
匈牙利	0.70	0.73	0.67	0.71	0.75	—
冰岛	0.82	0.79	0.79	0.79	0.80	0.79
爱尔兰	—	—	—	0.46	0.48	0.47
以色列	0.77	0.83	0.87	0.85	0.84	—
意大利	0.83	0.87	0.87	0.84	0.89	—
日本	0.81	—	0.83	—	0.82	
韩国	0.50	0.51	0.52	0.53	0.54	
拉脱维亚	0.71	0.71	0.72	0.72	0.71	

6-1-21 2018—2023年千人口口腔医师数（续） 单位：人

国家	2018	2019	2020	2021	2022	2023
立陶宛	1.03	1.05	1.11	1.05	1.1	—
卢森堡	—	—	—	—	—	—
墨西哥	0.12	0.13	0.11	0.12	0.12	—
荷兰	0.56	0.57	0.57	0.57	0.57	—
新西兰	—	—	0.48	0.51	0.51	0.51
挪威	0.90	0.91	0.91	0.93	0.88	0.88
波兰	0.34	0.89	0.89	0.92	0.92	—
葡萄牙	—	—	—	—	—	—
斯洛伐克	—	—	—	—	—	—
斯洛文尼亚	0.72	0.72	0.75	0.75	0.74	—
西班牙	—	—	—	—	0.61	—
瑞典	0.81	0.78	0.77	—	—	—
瑞士	0.51	0.41	—	—	—	—
土耳其	—	—	—	—	—	—
英国	0.53	0.53	0.54	0.51	0.49	0.5
美国	—	—	—	—	—	—
巴西	—	—	—	—	—	—
印度	—	—	—	—	—	—
印度尼西亚	—	—	—	—	—	—
俄罗斯	—	—	—	—	—	—
南非	—	—	—	—	—	—

数据来源：https://stats.oecd.org/.

6-1-22　2017—2022年长期护理人员数　　单位：人

国家	2017	2018	2019	2020	2021	2022
澳大利亚	—	—	—	306022	—	—
奥地利	66751	68211	69291	69885	69775	—
比利时						
加拿大	220176	223329	226824	232142	270357	
智利						
哥伦比亚	—					
哥斯达黎加	—					
捷克	43120	39106	44833	44141	51266	—
丹麦	86986	87280	86697	85687	—	
爱沙尼亚	13578	13644	14173	14331	13967	
芬兰				—	53456	53968
法国						
德国	918620	—	974138		999958	
希腊	—					
匈牙利	39565	35314	35045	36038	35893	—
冰岛	—					
爱尔兰	25981	26383	26179	26271	26589	27201
以色列	105600	104500	103900	111500	128300	131500
意大利	—					
日本	2071008	2382115	2411446	2430685	2472757	
韩国	255497	287071	332332	366261	415676	
拉脱维亚	—					

6-1-22 2017—2022年长期护理人员数（续） 单位：人

国家	2017	2018	2019	2020	2021	2022
立陶宛	—	—	—	—	—	—
卢森堡	6293.4	6341.4	6489	6616.6	6997.3	—
墨西哥	—	—	—	—	—	—
荷兰	239000	255000	264000	266000	285000	—
新西兰	—	50252	—	—	—	—
挪威	110972	111820	113766	114566	115593	116241
波兰	—	—	—	—	—	—
葡萄牙	16454	17266	18405	18750	19489	20255
斯洛伐克	10220	13146	12301	11940	12373	20566
斯洛文尼亚	6381	6332	6432	6897	7567	8116
西班牙	413266	425174	441300	443836	454655	486062
瑞典	243524	242782	241418	239802	244004	—
瑞士	124747	127647	131141	134580	135830	—
土耳其	—	—	—	—	—	—
英国	—	—	—	—	—	—
美国	2817369	2861973	2807279	2602513	2516224	—
巴西	—	—	—	—	—	—
印度	—	—	—	—	—	—
印度尼西亚	—	—	—	—	—	—
俄罗斯	—	—	—	—	—	—
南非	—	—	—	—	—	—

数据来源：https://stats.oecd.org/.

6-1-23　2017—2022年每百名65岁及以上老人
可获得的长期护理人员人数　　单位：人

国家	2017	2018	2019	2020	2021	2022
澳大利亚	—	—	—	7.3	—	—
奥地利	4.1	4.1	4.2	4.1	4.1	—
比利时	—	—	—	—	—	—
加拿大	3.6	3.5	3.4	3.4	3.8	—
智利	—	—	—	—	—	—
哥伦比亚	—	—	—	—	—	—
哥斯达黎加	—	—	—	—	—	—
捷克	2.2	1.9	2.1	2.1	2.4	—
丹麦	7.9	7.8	7.6	7.4	—	—
爱沙尼亚	5.3	5.3	5.4	5.4	5.2	—
芬兰	—	—	—	—	4.3	4.2
法国	—	—	—	—	—	—
德国	5.2	—	5.4	—	5.5	—
希腊	—	—	—	—	—	—
匈牙利	2.2	1.9	1.9	1.9	1.8	—
冰岛	—	—	—	—	—	—
爱尔兰	4	3.9	3.8	3.7	3.6	3.6
以色列	10.6	10.1	9.7	10	11.2	—
意大利	—	—	—	—	—	—
日本	5.9	6.7	6.7	6.7	6.8	—
韩国	3.6	3.9	4.3	4.5	4.8	—
拉脱维亚	—	—	—	—	—	—

6-1-23 2017—2022年每百名65岁及以上老人可获得的长期护理人员人数（续）

单位：人

国家	2017	2018	2019	2020	2021	2022
立陶宛	—	—	—	—	—	—
卢森堡	7.5	7.4	7.3	7.3	7.5	—
墨西哥	—	—	—	—	—	—
荷兰	7.6	7.9	8	7.8	8.2	—
新西兰	—	6.8	—	—	—	—
挪威	12.7	12.5	12.4	12.2	12	11.7
波兰	—	—	—	—	—	—
葡萄牙	0.8	0.8	0.8	0.8	0.8	0.8
斯洛伐克	1.3	1.6	1.4	1.3	1.3	2.2
斯洛文尼亚	1.6	1.6	1.6	1.6	1.7	1.8
西班牙	4.7	4.7	4.8	4.8	4.9	5.1
瑞典	12.3	12.1	11.9	11.6	11.7	—
瑞士	8.2	8.2	8.3	8.4	8.3	—
土耳其	—	—	—	—	—	—
英国	—	—	—	—	—	—
美国	5.6	5.5	5.2	4.8	4.5	—
巴西	—	—	—	—	—	—
印度	—	—	—	—	—	—
印度尼西亚	—	—	—	—	—	—
俄罗斯	—	—	—	—	—	—
南非	—	—	—	—	—	—

数据来源：https://stats.oecd.org/.

6-1-24　2017—2022年人均年门诊次数　单位：人次

国家	2017	2018	2019	2020	2021	2022
澳大利亚	7.1	7.3	7.3	6.8	6.1	6.6
奥地利	6.5	6.6	6.6	5.8	6.5	—
比利时	7.0	7.2	7.3	6.2	6.7	—
加拿大	6.6	6.5	6.6	4.7	—	—
智利	3.8	2.8	2.9	2.2	2.6	2.9
哥伦比亚	1.9	2.2	2.6	—	—	—
哥斯达黎加	2.2	2.2	2.3	1.9	2.1	2.3
捷克	7.7	7.9	7.9	7.3	7.8	—
丹麦	4.1	4.1	3.9	4.0	3.8	—
爱沙尼亚	5.9	5.6	5.5	4.1	4.1	—
芬兰	4.4	4.4	4.4	4.0	4.1	—
法国	6.0	5.9	5.9	5.0	5.5	—
德国	9.9	9.9	9.8	9.5	9.6	—
希腊	3.5	3.3	3.5	2.7	2.7	—
匈牙利	10.9	10.7	10.7	9.4	9.5	—
冰岛	—	—	—	—	—	—
爱尔兰	5.7	5.0	5.8	—	—	—
以色列	8.4	8.2	8.1	6.8	7.2	6.9
意大利	10.1	10.3	10.4	5.2	5.3	—
日本	12.6	12.5	12.4	11.1	—	—
韩国	16.7	16.9	17.2	14.7	15.7	—
拉脱维亚	6.1	6.0	6.1	5.1	6.0	—

6-1-24   2017—2022年人均年门诊次数（续） 单位：人次

国家	2017	2018	2019	2020	2021	2022
立陶宛	9.5	9.9	9.5	6.1	6.5	—
卢森堡	5.7	5.8	5.6	4.4	4.8	—
墨西哥	2.5	2.4	2.2	1.4	1.5	—
荷兰	8.3	9.0	8.8	8.4	8.6	—
新西兰	3.8	—	—	—	—	—
挪威	4.5	4.5	4.4	3.7	3.9	—
波兰	7.6	7.6	7.7	6.8	7.6	—
葡萄牙	3.9	4.0	4.1	3.0	3.5	—
斯洛伐克	10.9	10.9	11.1	10.1	11.0	—
斯洛文尼亚	6.6	6.6	6.7	5.3	5.9	—
西班牙	7.3	—	7.0	4.9	4.8	—
瑞典	2.8	2.7	2.6	2.2	2.3	—
瑞士	4.3	—	—	—	—	—
土耳其	8.9	9.5	9.8	7.2	8.0	—
英国	—	—	—	—	—	—
美国	3.6	3.9	3.8	3.4		—
巴西	2.3	2.0	2.0	1.4	1.6	—
印度	—	—	—	—	—	—
印度尼西亚	—	—	—	—	—	—
俄罗斯	9.7	9.8	9.9	—	—	—
南非	—	—	—	—	—	—

注：门诊访问量不包含电话和电子邮件咨询、实验室检查、口腔医师和护士访问。
数据来源：https://stats.oecd.org/.

6-1-25　2018—2023年健康保险人口覆盖率　单位：%

国家	2018	2019	2020	2021	2022	2023
澳大利亚	100.0	100.0	100.0	100.0	100.0	100.0
奥地利	99.9	99.9	99.9	99.9	99.9	—
比利时	98.7	98.6	98.6	98.6	98.6	—
加拿大	100.0	100.0	100.0	100.0	100.0	100.0
智利	93.4	95.6	95.0	94.3	94.6	95.3
哥伦比亚	94.7	—	—	—	—	—
哥斯达黎加	91.6	91.1	91.8	90.9	92.2	93
捷克	100.0	100.0	100.0	100.0	100.0	100.0
丹麦	100.0	100.0	100.0	100.0	100.0	100.0
爱沙尼亚	94.5	95.0	95.2	95.9	96.1	94.8
芬兰	100.0	100.0	100.0	100.0	100.0	100.0
法国	99.9	99.9	99.9	99.9	99.9	—
德国	99.9	99.9	99.9	99.9	99.9	—
希腊	100.0	100.0	100.0	100.0	100.0	100.0
匈牙利	94.0	94.0	94.0	95.0	96.0	—
冰岛	100.0	100.0	100.0	100.0	—	
爱尔兰	100.0	100.0	100.0	100.0	100.0	100.0
以色列	100.0	100.0	100.0	100.0	100.0	100.0
意大利	100.0	100.0	100.0	100.0	100.0	100.0
日本	100.0	100.0	99.0	—	—	
韩国	100.0	100.0	100.0	100.0	100.0	—
拉脱维亚	100.0	100.0	100.0	100.0	100.0	100.0

6-1-25　2018—2023年健康保险人口覆盖率（续）　单位：%

国家	2018	2019	2020	2021	2022	2023
立陶宛	98.1	98.7	99.1	98.8	98.9	99.1
卢森堡	100.0	100.0	100.0	100.0	100.0	—
墨西哥	88.3	80.6	72.4	—	—	—
荷兰	99.9	99.9	99.9	99.9	99.9	
新西兰	100.0	100.0	100.0	100.0	100.0	100.0
挪威	100.0	100.0	100.0	100.0	100.0	—
波兰	92.9	93.4	93.3	94.0	96.7	96.9
葡萄牙	100.0	100.0	100.0	100.0	100.0	
斯洛伐克	94.5	94.6	94.6	95.0	95.3	—
斯洛文尼亚	100.0	100.0	100.0	100.0	100.0	
西班牙	100.0	100.0	100.7	100.0	100.0	100.0
瑞典	100.0	100.0	100.0	100.0	100.0	
瑞士	100.0	100.0	100.0	100.0	100.0	
土耳其	98.5	98.8	98.5	98.8	99.2	—
英国	100.0	100.0	100.0	100.0	100.0	—
美国	90.6	89.7	90.3	90.8	—	—
巴西	—	—	—	—	—	—
印度	—	—	—	—	—	—
印度尼西亚	—	—	—	—	—	—
俄罗斯	99.6	99.1	99.2	—	—	—
南非	—	—	—	—	—	—

数据来源：https://stats.oecd.org/.

6-1-26　2018—2023年平均住院率　　　单位：%

国家	2018	2019	2020	2021	2022	2023
澳大利亚	18.40	17.41	17.68	17.23	—	—
奥地利	24.75	24.35	20.22	20.93	20.92	—
比利时	16.87	16.76	13.94	15.16	14.55	
加拿大	8.41	8.27	7.24	7.62	7.69	
智利	8.90	8.57	6.84	7.46	8.05	7.32
哥斯达黎加	5.08	5.01	4.02	4.04	4.10	4.07
捷克	18.47	18.93	15.95	16.07	16.39	—
爱沙尼亚	15.59	15.39	13.55	13.47	12.92	
芬兰	16.38		14.32	14.37	13.19	
法国	18.50	18.26	16.05	16.50	15.40	—
德国	25.25	25.31	21.86	21.79	21.26	
希腊	—	—	—	—	—	
匈牙利	19.28	19.05	14.67	12.46	14.31	—
冰岛	—	10.60	—	—	9.41	
爱尔兰	13.40	13.22	11.44	11.98	12.06	—
以色列	13.42	13.30	11.71	12.52	12.42	—
意大利	11.52	11.30	9.31	9.83	9.75	—

6-1-26　2018—2023年平均住院率（续）　　单位：%

国家	2018	2019	2020	2021	2022	2023
日本	—	—	12.33	—	—	—
韩国	16.90	17.69	15.35	15.86	16.37	—
拉脱维亚	16.35	16.16	13.93	15.26	16.45	—
立陶宛	22.23	22.03	15.75	16.21	16.56	—
墨西哥	3.89	3.95	2.79	3.01	3.49	—
荷兰	8.98	8.76	7.67	7.78	7.73	—
新西兰	14.51	14.56	13.34	13.98	—	—
挪威	16.35	16.25	14.80	15.45	14.77	14.65
波兰	17.10	16.64	12.48	14.35	—	—
葡萄牙	8.28	8.63	7.34	7.65	6.99	6.46
斯洛伐克	19.09	18.91	15.48	14.29	—	—
斯洛文尼亚	17.53	17.30	14.30	15.11	15.04	—
西班牙	10.49	10.35	8.98	9.54	9.97	—
瑞典	13.87	13.68	12.76	13.01	11.84	—
瑞士	16.30	16.23	15.24	15.90	16.11	—
土耳其	16.59	—	—	—	—	—
英国	12.87	—	—	—	—	—